全国高等卫生职业教育护理专业“双证书”人才培养“十二五”规划教材

供护理、助产等专业使用

丛书顾问 文历阳 沈彬

儿科护理技术（含实训）

主　编　韦统友　朱鹏云

副主编　余传松　张永霞　李晓梅　秦爱华

编　者　（以姓氏笔画为序）

韦统友（枣庄科技职业学院）
朱鹏云（江西护理职业技术学院）
孙庆宁（江西省儿童医院）
李晓梅（锡林郭勒职业学院）
余传松（江西护理职业技术学院）
张永霞（广州医学院从化学院）
阿衣努尔·阿不力克木（新疆维吾尔医学专科学校）
陈　青（泰山护理职业学院）
秦爱华（商丘医学高等专科学校）
詹　鑫（枣庄科技职业学院）

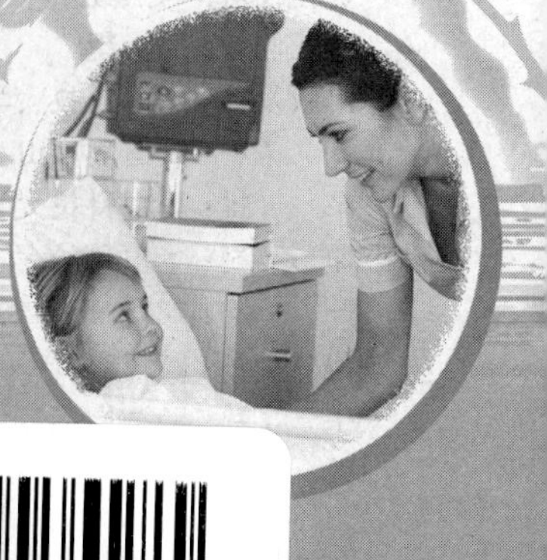

Erke Huli Jishu

華中科技大学出版社
http://www.hustp.com
中国·武汉

内 容 简 介

本书是全国高等卫生职业教育护理专业“双证书”人才培养“十二五”规划教材。

本书坚持以就业为导向，以职业技能培养为根本，以全面提高学生素质为核心，创新教材编写体例和内容编写模式，反映最新的教学理念，突出职业教育特色。本书分为六个项目，内容包括儿童保健、新生儿护理、儿科常见病患儿的护理、传染病患儿的护理、急症患儿的护理和儿科常用护理技术。

本书适合高职高专护理、助产等专业使用。

图书在版编目(CIP)数据

儿科护理技术/韦统友　朱鹏云　主编. —武汉：华中科技大学出版社，2012.6
ISBN 978-7-5609-7879-6

Ⅰ.儿…　Ⅱ.①韦…　②朱…　Ⅲ.儿科学：护理学-高等职业教育-教材　Ⅳ.R473.72

中国版本图书馆 CIP 数据核字(2012)第 068838 号

儿科护理技术　　韦统友　朱鹏云　主编

策划编辑：居　颖
责任编辑：罗　伟
封面设计：刘　卉
责任校对：马燕红
责任监印：周治超
出版发行：华中科技大学出版社(中国·武汉)
　　　　　武昌喻家山　　邮编：430074　　电话：(027)81321915
录　　排：华中科技大学惠友文印中心
印　　刷：华中科技大学印刷厂
开　　本：787mm×1092mm　1/16
印　　张：23.25
字　　数：592 千字
版　　次：2014 年 7 月第 1 版第 3 次印刷
定　　价：49.80 元

华中出版

本书若有印装质量问题，请向出版社营销中心调换
全国免费服务热线：400-6679-118　竭诚为您服务

全国高等卫生职业教育护理专业“双证书”人才培养“十二五”规划教材编委会

丛书学术顾问　文历阳　沈　彬

委　　员（按姓氏笔画排序）

于洪宇　辽宁医学院护理学院
王志亮　枣庄科技职业学院
艾力·孜瓦　新疆维吾尔医学专科学校
付　莉　郑州铁路职业技术学院
白梦清　湖北职业技术学院
任海燕　内蒙古医科大学
孙学华　淮北职业技术学院
杨美玲　宁夏医科大学高等卫生职业技术学院
沈小平　上海思博职业技术学院
陈荣凤　上海健康职业技术学院
金扣干　上海欧华职业技术学院
姚文山　盘锦职业技术学院
夏金华　广州医学院从化学院
倪洪波　荆州职业技术学院
徐国华　江西护理职业技术学院
郭素华　漳州卫生职业学院
隋玲娟　铁岭卫生职业学院

总序

Zongxu

世界职业教育发展的经验和我国职业教育发展的历程都表明，职业教育是提高国家核心竞争力的要素之一。近年来，我国高等职业教育发展迅猛，成为我国高等教育的重要组成部分，与此同时，作为高等职业教育重要组成部分的高等卫生职业教育的发展也取得了巨大成就，为国家输送了大批高素质技能型、应用型医疗卫生人才。截至2010年底，我国各类医药卫生类高职高专院校已达343所，年招生规模超过24万人，在校生78万余人。

医药卫生体制的改革要求高等卫生职业教育也应顺应形势调整目标，根据医学发展整体化的趋势，医疗卫生系统需要全方位、多层次、各种专业的医学专门人才。护理专业与临床医学专业互为羽翼，在维护人民群众身体健康、提高生存质量等方面起到了不可替代的作用。当前，我国正处于经济、社会发展的关键阶段，护理专业已列入国家紧缺人才专业，根据卫生部的统计，到2015年我国对护士的需求将增加到232.3万人，平均每年净增加11.5万人，这为护理专业的毕业生提供了广阔的就业空间，也对高等卫生职业教育如何进行高素质技能型护理人才的培养提出了新的要求。

教育部《关于全面提高高等职业教育教学质量的若干意见》中明确指出，高等职业教育必须"以服务为宗旨，以就业为导向，走产学结合的发展道路"，《中共中央国务院关于深化教育改革全面推进素质教育的决定》中再次强调"在全社会实行学业证书和执业资格证书并重的制度"。上述文件均为新时期我国职业教育的发展提供了具有战略意义的指导意见。高等卫生职业教育既具有职业教育的普遍特性，又具有医学教育的特殊性，护理专业的专科人才培养应以职业技能的培养为根本，与护士执业资格考试紧密结合，力求满足学科、教学和社会三方面的需求，把握专科起点，突出职业教育特色。高等卫生职业教育发展的形势使得目前使用的教材与新形势下的教学要求不相适应的矛盾日益突出，加强高等卫生职业教育教材建设成为各院校的迫切要求，新一轮教材建设迫在眉睫。

为了顺应高等卫生职业教育教学改革的新形势和新要求，在认真、细致调研的基础上，在教育部高职高专医学类及相关医学类专业教学指导委员会专家和部分高职高专示范院校领导的指导下，我们组织了全国30所高职高专医药院校的200多位老师编写了这套秉承"学业证书和执业资格证书并重"理念的全国高等卫生职业教育护理专业"双证书"人才培养"十二五"规划教材。本套教材由国家示范性院校引领，多所学校广泛参与，其中有副教授及以上职称的老师占70%，每门课程的主编、副主编均由来自高职高专医药院校教学一线的教研室主任或学科带头人组成。教材编写过程中，全体主编和参编人员进行了认真的研讨和细致的分工，在教材编写体例和内容上均有所创新，各主编单位高度重视并有力配合教材编写工作，责任编辑和主审专家严谨和忘我地工作，确保了本套教材的编写质量。

本套教材充分体现新一轮教学计划的特色，强调以就业为导向、以能力为本位、贴近学生的原则，体现教材的“三基”（基本知识、基本理论、基本实践技能）及“五性”（思想性、科学性、先进性、启发性和适用性）要求，着重突出以下编写特点。

(1) 紧跟教改，接轨“双证书”制度。紧跟教育部教学改革步伐，引领职业教育教材发展趋势，注重学业证书和执业资格证书相结合，提升学生的就业竞争力。

(2) 创新模式，理念先进。创新教材编写体例和内容编写模式，迎合高职高专学生思维活跃的特点，体现“工学结合”特色。教材的编写以纵向深入和横向宽广为原则，突出课程的综合性，淡化学科界限，对课程采取精简、融合、重组、增设等方式进行优化，同时结合各学科特点，适当增加人文社会科学相关知识，提升专业课的文化层次。

(3) 突出技能，引导就业。注重实用性，以就业为导向，专业课围绕高素质技能型护理人才的培养目标，强调突出护理、注重整体、体现社区、加强人文的原则，构建以护理技术应用能力为主线、相对独立的实践教学体系。充分体现理论与实践的结合，知识传授与能力、素质培养的结合。

(4) 紧扣大纲、直通护考。紧扣教育部制定的高等卫生职业教育教学大纲和最新护士执业资格考试大纲，随章节配套习题，全面覆盖知识点与考点，有效提高护士执业资格考试通过率。

这套规划教材作为秉承“双证书”人才培养编写理念的护理专业教材，得到了各学校的大力支持与高度关注，它将为高等卫生职业教育护理专业的课程体系改革作出应有的贡献。我们衷心希望这套教材能在相关课程的教学中发挥积极作用，并得到读者的青睐。我们也相信这套教材在使用过程中，通过教学实践的检验和实际问题的解决，不断得到改进、完善和提高。

全国高等卫生职业教育护理专业“双证书”人才培养“十二五”规划教材

编写委员会

前言

Qianyan

根据《中共中央国务院关于深化教育改革全面推进素质教育的决定》所强调的“在全社会实行学业证书、执业资格证书并重的制度”的有关文件精神，在认真、广泛调研的基础上，成立了“全国高等卫生职业教育护理专业‘双证书’人才培养‘十二五’规划教材编写委员会”，组织全国高职高专医药院校联合编写符合各院校教学特色的教材《儿科护理技术》。

“儿科护理技术”是一门研究小儿生长发育规律及其影响因素、儿童保健、疾病预防和护理，以促进小儿身心健康的护理技术。

本书坚持以就业为导向，以职业技能培养为根本，以全面提高学生素质为核心，紧跟教育部教学改革步伐，创新教材编写体例和内容编写模式，反映最新的教学理念，突出职业教育特色。在内容的选择上，坚持“贴近学生、贴近岗位、贴近社会”的基本思路，基础理论贯彻“实用为主，必需、够用为度”的原则，既包含深入浅出的理论知识，又与护理临床实际密切结合，围绕技术应用型人才的培养目标，充分体现社会对护理专业人才职业岗位的需求，努力实现理论与实践相结合，知识传授与能力、素质培养相结合。

全书贯穿整体护理思想，强调“以人的健康为中心”的现代护理理念。根据教育部职业教育人才培养模式改革的要求，依据儿科护理岗位的真实工作任务和工作过程进行课程设计，把本书的教学内容整合为儿童保健、新生儿护理、儿科常见病患儿的护理、传染病患儿的护理、急症患儿的护理和儿科常用护理技术六个学习项目，每个学习项目又分为若干个学习任务。以临床典型工作任务作引导，融“教、学、做”为一体，通过完成学习任务，培养学生的综合职业能力。在每个学习项目的开头依据护士执业资格考试大纲制订明确的“学习目标”，以便学生抓住学习重点；针对高职高专学生理论基础相对薄弱，但思维活跃的特点，适当穿插“案例引导”，实现理论与实践的紧密结合，提高学生的学习兴趣，培养学生学习的积极性；通过“知识链接”的形式插入新知识、新技术及相关的专业知识，以拓宽学生的视野，体现儿科护理新进展；“任务小结”有利于知识的归纳总结；在每个项目后均附有相应的“能力检测”，以进一步突出重点和难点，全面检测学生的学习情况，同时有助于提高学生运用所学知识分析问题、解决问题的能力。本书的编写注重对课程进行优化，除教材结构外还将教学内容进行了一定的调整。结合学科特点，加强了心理护理、健康教育、社区护理、家庭儿童护理等方面知识的传授，同时适当增加人文社会科学相关知识，提升了专业课的文化内涵。紧扣教育部制定的高等卫生职业教育教学大纲和最新护士执业资格考试大纲(2011 年版)，增加了新生儿脐炎、急性喉炎、气管异物患儿的护理等新内容，以使学生能全面、系统地领会和掌握儿科护理的基本理论、基本知识和基本技能。实现学业证书和执业资格证书的“双证融通”，有效提高护士执业资格考试通过率，提升学生的就业竞争力。

在本书的编写过程中，得到了教育部高职高专医学类及相关医学类教学指导委员会文历阳教授、沈彬教授等专家以及华中科技大学出版社相关领导、编辑的指导和帮助，得到了枣庄科技职业学院、江西护理职业技术学院、广州医学院从化学院、商丘医学高等专科学校、锡林郭勒职业学院、新疆维吾尔医学专科学校、泰山护理职业学院等院校及江西省儿童医院领导和同仁的大力支持，在此表示衷心感谢！

由于编写时间仓促，编者的经验与水平有限，书中的缺点和疏漏之处在所难免，恳请广大教师、学生提出宝贵意见。

编　者

2012 年 5 月

目录

Mulu

项目一　儿童保健

任务一　小儿年龄分期及各期保健

学习目标

掌握：小儿年龄分期及各期特点。

熟悉：小儿年龄各期保健要点。

小儿始终处在不断生长发育的动态过程中，这个过程是连续的，但也具有各年龄期的阶段性和特殊性。在各年龄期有各自的解剖、生理、心理和生长发育特点，其疾病的预防、保健及护理措施均有不同。为了更确切地评价小儿的生长发育，更好地把握其护理要点，从而做好儿科护理工作，在实际工作中人为地将小儿年龄阶段划分为7个年龄期，但各期之间既有区别，又有联系，不能截然分开，应以整体动态的观点来看。

一、胎儿期

1. 时间

从精子与卵子结合到小儿出生统称为胎儿期，约40周(280 d)。

胎儿期胎儿的发育可分为两个阶段：胚胎阶段和胎儿阶段。胚胎阶段是指妊娠最初8周，是受精卵细胞不断分裂、胎儿各组织、器官迅速分化形成的关键时期；胎儿阶段是指妊娠第9周至出生，这一阶段主要是胎儿体格迅速长大的过程。胎儿期是小儿生长发育的重要阶段。

知识链接

临床胎儿期的划分

临床上将胎儿期分为3个阶段。

(1) 妊娠早期　从精子与卵子结合至满12周，胎儿在此期末基本形成，可分辨出外生殖器。

(2) 妊娠中期　妊娠第13周至第28周(共16周)，此期胎儿各器官迅速生长，功能也逐渐成熟。

(3) 妊娠晚期　妊娠第29周至第40周(共12周)，此期胎儿以肌肉和脂肪发育为主，体重增加快。

2. 特点

胎儿完全依赖母体生存，因此，孕妇的健康状况、生活与工作环境、营养与卫生条件、情绪、疾病与用药等因素都可影响胎儿的生长发育，尤其是妊娠的最初8周。孕妇若受到不利因素的影响如感染、接触放射线物质、滥用药物、吸烟、酗酒、营养缺乏、心理创伤等，均可导致胎儿子宫内发育障碍，甚至导致先天畸形、死胎、流产、早产等。

3. 保健要点

加强孕期保健，包括孕妇咨询、营养供给、感染性疾病的防治、重视孕期的心理卫生、产前检查、胎儿生长监测，必要时进行遗传病的筛查。

二、新生儿期

1. 时间

从出生后脐带结扎时起至出生后满28 d称为新生儿期。新生儿期实际包含在婴儿期内，但由于此期小儿生长发育等方面有非常明显的特殊性，故将婴儿期中这一特殊时期单列为新生儿期。

知识链接

何谓围生期?

胎龄满28周(体重≥1 000 g)至出生后足7 d，称为围生期，也称围产期。

2. 特点

此期小儿完全脱离母体，开始独立生存，生存环境发生了巨大变化，从温暖的母体降临到相对寒冷的外界环境，而新生儿各器官、组织发育尚不成熟，对外界环境的适应能力很差，易受外界因素的影响而发病，需要进行一系列的生理调节。小儿易发生多种疾病，如低体温、新生儿硬肿症、新生儿窒息、新生儿溶血、新生儿感染等。此期发病率、死亡率最高。

3. 保健要点

此期须特别加强护理，应注意保暖、合理喂养(提倡母乳喂养)、预防感染性疾病等。

三、婴儿期

1. 时间

婴儿期是指从出生后到满1周岁之前。此期小儿以乳类为主要食物，又称乳儿期。

2. 特点

这个时期是小儿一生中生长发育速度最快的时期，为人生中体格发育的第一个高峰，对营养和能量、蛋白质的需要量相对较大，但此期小儿消化功能发育尚不完善，易发生消化功能紊乱和营养缺乏症；出生6个月以后来自母体的抗体逐渐消失，而自身免疫功能尚未成熟，易患传染病和感染性疾病。

3. 保健要点

大力提倡母乳喂养、按时添加辅食和注意合理营养，应有计划地接受预防接种，完成基础免疫程序，预防传染病和各种感染性疾病的发生。同时加强锻炼，培养良好习惯及进行早期智能开发。

四、幼儿期

1. 时间

幼儿期是指 1 周岁后到满 3 周岁之前。

2. 特点

此期小儿体格生长发育速度较之前减慢，智力发育明显加快，语言能力、思维能力、交往能力、生活能力明显增强，开始独立行走，活动范围逐渐扩大，接触周围事物的机会增多，促进了智力发育，同时因好奇心强，而且对危险识别能力不足，易发生意外伤害和中毒事故。此期乳牙已先后出齐，断乳后饮食由乳类转换为混合膳食，并逐步向成人饮食过渡。

3. 保健要点

应注意合理喂养，培养良好的饮食及卫生习惯，防止营养缺乏及消化功能紊乱；加强护理，防止意外伤害事故的发生；早期教育，培养幼儿良好的习惯，使其养成诚实、活泼、开朗的性格；由于幼儿接触外界的机会增多，而自身抵抗力仍低，应继续做好预防接种，防止传染病的发生。

五、学龄前期

1. 时间

学龄前期是指 3 周岁后到入小学前(6～7 岁)。

2. 特点

此期小儿生长发育速度进一步减慢达到稳步增长，但智力进一步发育，求知欲强，好奇、多问、好模仿，语言能力和思维能力进一步发展，自理能力增强。应注意学前教育，为入学做准备。由于小儿模仿性强，故此期具有高度可塑性，注意培养其优秀的道德品质，使其养成良好的卫生、学习、生活和劳动习惯。由于小儿缺乏生活经验，故意外事故也常有发生；随着免疫功能的增强，感染性疾病减少，但免疫性疾病如急性肾炎、风湿热等增多。

3. 保健要点

促进智力发育，重视潜在智力的开发，满足小儿求知欲，为入学做好准备；培养其良好的习惯和道德品质；预防免疫性疾病及意外伤害事故。

六、学龄期

1. 时间

学龄期是指从 6～7 岁至进入青春期之前(11～14 周岁)，相当于小学阶段。

2. 特点

此期小儿体格稳步增长，到此期末，除生殖系统外其他器官发育基本接近成人水平，大脑皮层进一步发育，智力发育较之前更为成熟，控制、理解、分析、记忆、综合能力增强，是接受科学文化教育的重要时期，也是儿童心理发展上的一个重大转折点。乳牙依次脱落换成恒牙。此期发病率明显减少。

3. 保健要点

此期注意加强体育锻炼，预防龋齿、近视、脊柱畸形的发生，保持正确的坐、立、行、走姿势；保证充足的营养和睡眠；防止精神、情绪和行为方面等问题；加强思想品德教育，促进德、智、体、美、劳全面发展。

七、青春期

1. 时间

青春期是指从第二性征出现到生殖功能基本发育成熟，身高停止增长的时期。女孩一般从 11～12 岁到 17～18 岁，男孩一般从 13～14 岁到 18～20 岁。

2. 特点

此期体格发育明显加速，呈现第二个生长高峰，生殖系统发育迅速并趋于成熟，智力飞跃发展，第二性征逐渐明显，但个体差异、种族差异较大，有时可相差 2～4 岁，女孩的青春期开始和结束年龄都比男孩的早 2 年左右。此期生理上成熟而心理上不成熟，由于神经内分泌调节不稳定，同时接触社会增多，外界环境及因素对其影响较大，易出现种种心理冲突，引起心理、日常行为、精神方面的变化，形成第二反抗期。

3. 保健要点

供给足够的营养以满足生长发育加速的需要；加强教育和引导，使之树立正确的人生观、价值观和良好的道德品质；加强生理卫生和正确的性知识教育；加强体格锻炼，保证身心健康发展。

任务小结

儿科护理技术是一门研究小儿生长发育规律及其影响因素、健康保健、疾病防治和临床护理，以促进小儿身心健康的专科护理技术。它涉及儿童时期所有的卫生保健问题。在学习中必须充分认识到小儿绝不是成人的缩影。因为小儿处在不断生长发育的过程中，所以在护理工作中必须了解其解剖生理特点、年龄分期及护理特点，根据各期的特点，提出相应的重点保健措施，促进儿童身心健康成长。

能力检测

一、名词解释

1. 新生儿期　2. 婴儿期　3. 围生期

二、选择题

A_1型题

1. 小儿时期生长发育最快的时期是（　　）。

A. 新生儿期　B. 婴儿期　C. 幼儿期　D. 学龄期　E. 青春期

2. 小儿死亡率最高的时期是（　　）。

A. 新生儿期　B. 婴儿期　C. 幼儿期　D. 学龄期　E. 青春期

3. 从 1 周岁后到满 3 周岁前称为（　　）。

A. 新生儿期　B. 婴儿期　C. 幼儿期　D. 学龄前期　E. 围生期

4. 胎龄满 28 周至出生后满足 7 d 称为（　　）。

A. 新生儿期　B. 婴儿期　C. 幼儿期　D. 学龄前期　E. 围生期

三、简答题

1. 试述小儿年龄分期。

2. 新生儿期的特点有哪些?

选择题参考答案:

1. B 2. A 3. C 4. E

(韦统友 阿衣努尔·阿不力克木)

任务二 生长发育与健康评估

学习目标

掌握:小儿体格发育的常用指标及测量方法。

熟悉:小儿生长发育的规律及影响因素;小儿神经心理发育的规律。

了解:小儿体格发育和神经心理发育的评价方法。

一、生长发育的规律和影响因素

生长发育是小儿不同于成人的重要特点,它包含着机体的质和量的动态变化。生长(growth)是指小儿各器官、系统的长大和形态变化,是量方面的改变;发育(development)是指细胞、组织、器官的分化逐渐完善和功能上的成熟,是质方面的改变。生长与发育紧密相连,不可分割,习惯上常以发育一词来概括生长和发育两个方面。掌握小儿生长发育的规律,有助于儿科护理工作者正确评估、分析小儿生长发育状况,并针对性地给予指导,促进小儿健康成长。

1. 生长发育的一般规律

(1) 连续性和阶段性 小儿生长发育是一个从量变到质变的连续的过程,但其速度因年龄阶段不同而不同,是具有阶段性的。例如,体重和身长在出生后第一年,尤其前三个月增长很快,第一年为出生后的第一个生长高峰,第二年以后生长速度逐渐减慢,直至青春期生长速度又迅速加快,出现第二个生长高峰。

(2) 不平衡性 小儿机体各系统的发育快慢不同,各有先后。神经系统发育较早;生殖系统发育较晚;淋巴系统则先快而后回缩;皮下脂肪在年幼时较发达;肌肉组织到学龄期发育才开始加速(图 1-2-1)。

(3) 顺序性 小儿生长发育遵循一定的顺序规律,即:①由上到下,如婴儿先会抬头,后会抬胸,再会坐、站和走;②由近到远,如先会抬肩和伸臂,再会控制双手的活动;③由粗到细,如先会用全掌抓握物品,再发展到能以手指端来捏取;④由简单到复杂的顺序规律,如先会画直线,后会画圆、画人,又如先学会咿呀发音,而后学会说单字和句子;⑤由低级到高级,如先学会感觉、认识事物,再发展到记忆、思维、分析和判断等。

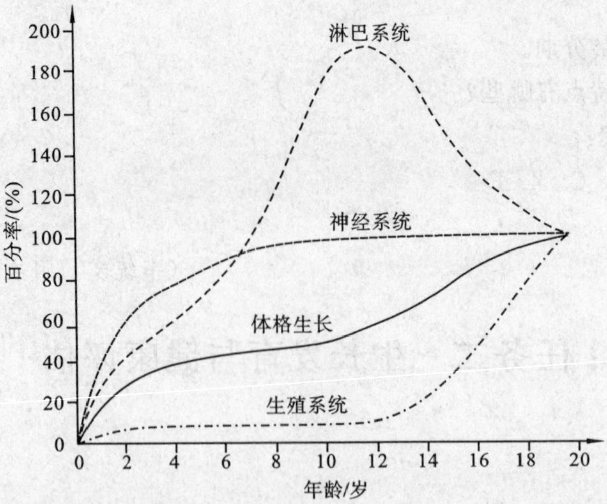

图 1-2-1　各系统发育速度与该年龄一般体格生长速度的比较

(4) 个体差异　小儿生长发育由于受机体内、外因素的影响，存在着显著的个体差异，因此，生长发育的正常值不是绝对的，而是有一定的正常范围。在判断小儿发育是否正常时必须考虑各种因素对小儿的影响，并做连续动态的观察，才能对小儿发育情况作出正确的判断和评价。

2. 影响生长发育的因素

影响小儿生长发育的两个最基本的因素是遗传因素和外界环境因素。遗传因素决定了机体生长发育的潜力，外界环境因素影响着这个潜力的发挥与体现，双方相互作用，最终决定了小儿生长发育的速度和程度。

1）遗传因素

(1) 遗传　遗传是指子代与亲代在形态结构及生理功能上的相似，父母双方的遗传因素会影响小儿生长发育的特征及趋向。种族的遗传信息不仅影响体格特征，如皮肤和头发的颜色、脸形特征、身材高矮、性成熟的迟早、对营养素的需要量以及对疾病的易感性等，同时也影响着小儿的气质、性格和能力等方面的特点。在异常情况下，严重影响生长的遗传代谢缺陷病、内分泌障碍、染色体畸形等直接与遗传有关。

(2) 性别　男孩、女孩各有其生长发育规律与特点。女孩的语言、运动发育略早于男孩；虽然女孩的青春期早于男孩的约 2 年，此时女孩的身高、体重可以超过男孩，但男孩青春期延续时间较长，最终至成人期男孩的体格生长明显超越女孩的。因此，在评估小儿生长发育水平时应分别按男孩、女孩的不同标准进行。

2）外界环境因素

(1) 孕母状况　孕母的生活环境、营养、情绪、疾病等各种因素均可影响胎儿的宫内发育。如妊娠早期的病毒感染可导致胎儿先天性畸形；孕母患严重营养不良、高血压可引起流产、早产和胎儿体格生长及脑的发育迟缓；孕母使用某些药物、接受放射线照射、环境污染和精神创伤等，都可阻碍胎儿的生长发育。

(2) 营养　充足和合理的营养是小儿生长发育的物质基础，是保证小儿健康成长极为重要的因素。小儿年龄越小，受营养因素的影响越大。充足的营养可使生长潜力得到最好的发挥。长期营养不足会导致体重不增甚或下降，同时可造成免疫、内分泌、神经调节等功能低下，影响智力、心理和社会适应能力的发展。小儿摄入过多能量所致的肥胖也会影响其正常的生长发育。

(3) 生活环境　良好的居住环境(如阳光充足、空气新鲜、水源清洁等)能促进小儿生长发育。健康的生活方式、科学的护理、正确的教养、和谐的家庭气氛、父母的爱抚、良好的学校和社会环境、适宜的锻炼和完善的医疗保健服务等，都是保证小儿体格、神经、心理发育达到最佳状态的重要因素。

(4) 疾病　疾病非常明显地阻碍着小儿的生长发育。急性感染常使体重减轻，慢性疾病可影响其身高和体重的增长；内分泌疾病常引起骨骼生长和神经系统发育迟缓；先天性疾病可影响小儿的体格和心理的发育。因此只有预防各种疾病的发生，才能使小儿在身心各方面得以正常发展。

二、生长发育常用指标

1. 体重

体重为身体各器官、组织和体液的总质量。体重是评价小儿体格生长和营养状况的重要指标，也是临床计算药量、静脉输液量的重要依据。

小儿体重的增长为非等速的增加，年龄越小体重增长越快。新生儿出生体重平均为 3 kg，出生体重与其胎次、胎龄、性别和宫内营养状况有关。出生后一周内可有暂时性体重下降，即生理性体重下降，减少出生体重的 10%以内，常于出生后 7～10 d 恢复到出生体重。出生后及早授乳或喂水，可减轻或避免生理性体重下降的发生。出生后前半年体重增长最快，平均每月增加 600～800 g，后半年体重平均每月增加 300～400 g，3 月龄时体重约为出生时的 2 倍(6 kg)，1 周岁时体重约为出生时的 3 倍(9 kg)，2 岁时体重约为出生时的 4 倍(12 kg)，2 岁后到青春前期体重增长减慢，每年增长约 2 kg。

为便于计算小儿药量和补液量，可按以下公式估算小儿体重。

1～6 个月：　体重(kg)＝出生体重(kg)＋月龄×0.7

7～12 个月：　体重(kg)＝6＋月龄×0.25

2～12 岁：　体重(kg)＝年龄×2＋8

12 岁以后，小儿进入青春期，因受内分泌影响，体格发育加快，体重增长迅速，故不能再按上述公式估算。

体重测量应在晨起空腹排尿后进行，平时也可于进食后 2 h 或饭前、排便后测量，脱去衣、帽、鞋、袜，只剩单衣、单裤。婴儿用载重 10～15 kg 盘式杠杆秤测量(图 1-2-2)，精确记录至 10 g；小儿用载重 50 kg 杠杆秤测量，精确记录至 50 g，测量方法有卧式、坐式、立式(图 1-2-3(a)、(b)、(c))。每次测量应选用同一个杠杆秤、同一时间进行，以便对比。秤前必须校正秤至零点。测量时小儿不可接触其他物体或摇晃，计算体重时应准确地减去衣物的重量，不合作或病重不能站立的小儿，由护理人员或家长抱着小儿一起称重，称后减去小儿衣物重量及成人体重(图 1-2-3(d))。测量过程中需注意保暖及安全。

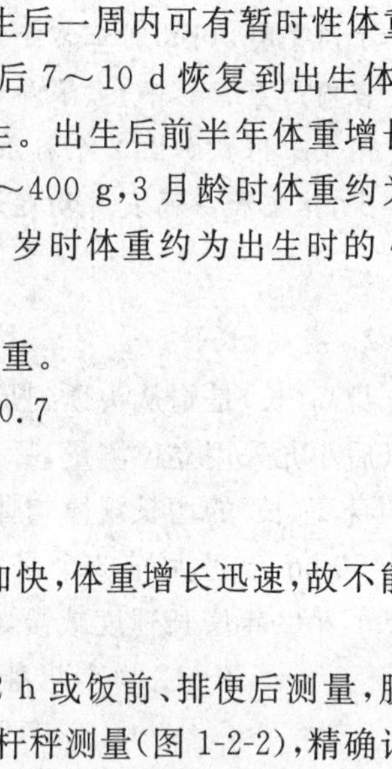

图 1-2-2　婴儿体重的测量方法

正常同年龄、同性别儿童的体重增长存在个体差异，

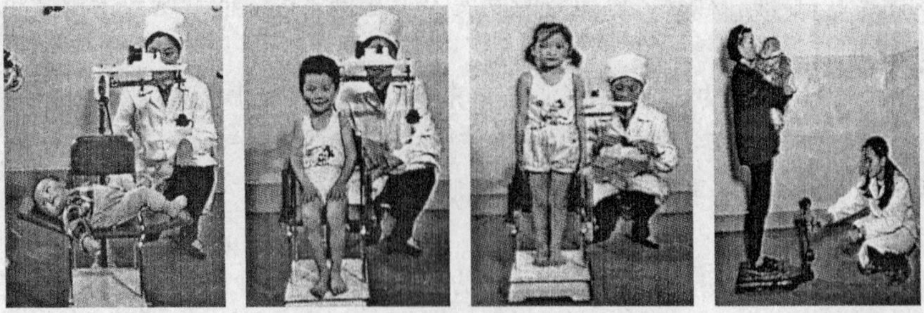

(a) (b) (c) (d)

图 1-2-3 小儿体重的测量方法

其波动范围不超过平均值的±10%。若体重超过平均值20%以上时，应考虑为肥胖症；若体重低于平均值15%以上时，应考虑为营养不良。

知识链接

体重增长偏离

体重增长偏离包括两种情况，即体重低下与体重过重。体重低下是指体重低于同年龄、同性别正常小儿体重中位数减去2个标准差或第3百分位以下者，见于宫内严重营养不良、喂养不当等；体重过重是指体重超出同年龄、同性别正常小儿体重中位数加上2个标准差或第97百分位以上者，见于营养摄入过多、活动量过少，体重和身高发育均超过同龄儿的正常小儿或水肿、肥胖症患儿。

2. 身高(长)

身高(长)是指从头顶到足底的全身长度。3岁以下小儿采用仰卧位测量，称为身长。3岁以后小儿采用立位测量，称为身高。身高(长)是反映骨骼发育的重要指标。

身高(长)的增长规律与体重的相似，年龄越小增长速度越快。新生儿出生时平均身长约为50 cm，出生后前3个月增长11～12 cm，约等于后9个月的增长值，1周岁时身长约为75 cm，第2年增长速度减慢，到2周岁时身长约为85 cm。2岁以后稳步增长，平均每年增长5～7 cm。2～12岁小儿身高(长)可按下列公式估算：

2～12岁小儿身高(长)(cm)＝年龄×7＋70

青春期出现身高增长的第二个高峰期，不能再按上式推算。

婴儿测量身长时，脱去鞋帽，仰卧于测量板上，头顶贴测量板顶端，测量者一手按住小儿两膝，使双下肢伸直，一手推动滑板贴至足底，读出身长厘米数，精确记录至0.1 cm(图1-2-4(a))。小儿取立位测量时，脱去鞋帽，站在立位测量器上，取立正姿势，头部保持正直姿势，两眼正视前方，足跟靠拢，足尖分开约60°，足跟、臀部、两肩胛和枕骨粗隆都同时接触测量杆，测量者移动身高计的头顶板贴紧头顶，读出身高厘米数，精确记录至0.1 cm(图1-2-4(b))。

身高(长)的生长受遗传、内分泌、营养、运动和疾病等因素的影响较明显，同年龄、同性别小儿的身高(长)增长存在个体差异，其波动范围不超过正常值的±30%。

身长包括头部、脊柱和下肢的长度，三部分发育进度并不相同，头部发育较早，脊柱次

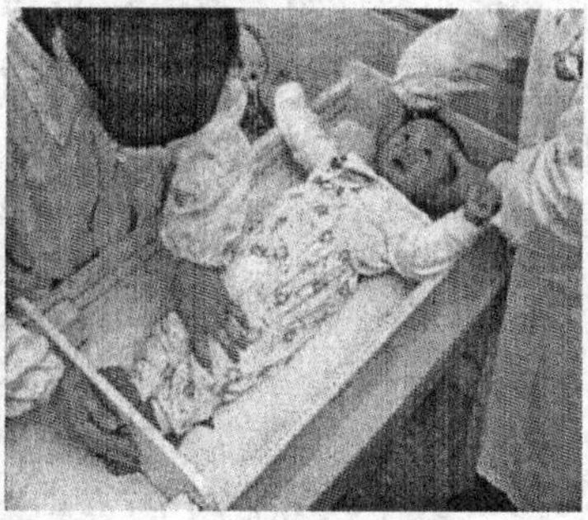

(a)

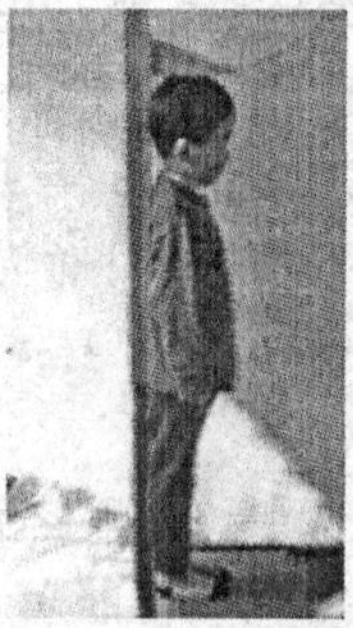

(b)

图 1-2-4　身高(长)的测量

之，下肢发育较晚。因此，有时临床上需要分别测量上部量(从头顶至耻骨联合上缘的长度，与脊柱的增长有关)和下部量(从耻骨联合上缘至足底的长度，与下肢长骨的发育有关)以检查其比例关系，某些疾病可使身体各部分比例失常。新生儿的上部量约占身长的60%，下部量约占身长的40%，身长的中点在脐以上；2岁时身长的中点在脐下；6岁时身高的中点移至脐与耻骨联合上缘之间；15岁时上部量和下部量相等，中点在耻骨联合上缘(图1-2-5)。

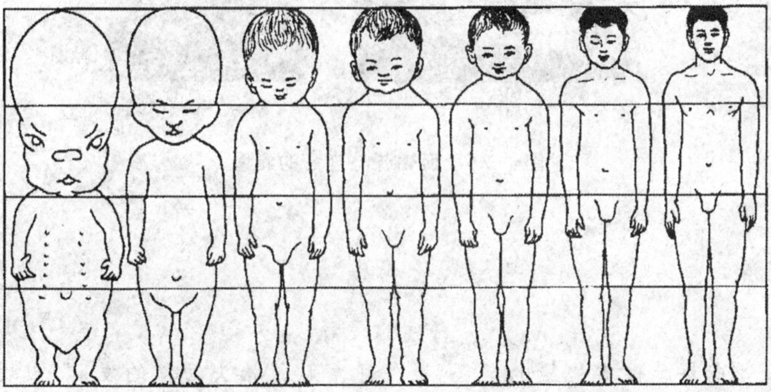

图 1-2-5　胎儿时期至成人时期身体各部比例

知识链接

身高增长偏离

身高增长偏离包括两种情况，即矮身材与高身材。矮身材是指身高低于同年龄、同性别正常小儿身高中位数减去2个标准差或第3百分位以下者，见于家族性矮小、重症营养不良、先天性甲状腺功能减低症、生长激素缺乏症等；高身材是指身高超出同年龄、同性别正常小儿身高中位数加上2个标准差或第97百分位以上者，见于家族性高身材、垂体性肢端肥大症、Marfan综合征等。

3. 坐高(顶臀长)

坐高是指由头顶至坐骨结节的长度，3岁以下小儿取仰卧位测量，称为顶臀长；3岁以后小儿取坐位测量，称为坐高。坐高主要反映头颅与脊柱的生长情况。

小儿坐高增长的规律与上部量的相同。随着下肢增长速度逐渐加快，坐高占身高的百分数逐渐下降。根据我国 1995 年 9 市地区儿童坐高与身高的统计结果显示：坐高占身高的百分数出生时约为 67%，6 个月时为 64%，1 岁时为 62%，2 岁时为 60%，6 岁时为 55%，14 岁时为 53%。此百分数显示了身体上、下身比例的改变，反映了身材的均匀性，它比坐高绝对值更有意义。

婴幼儿测量时，平卧于量板上，测量者一手提起小儿两腿，膝关节屈曲，使大腿与底板垂直，骶骨紧贴底板，一手移动足板紧压臀部，读出顶臀长厘米数，精确记录至 0.1 cm。3 岁以上小儿测量时，坐于坐高计的凳上，身体先前倾，使骶部紧靠量板，再挺身坐直，大腿靠拢紧贴凳面与躯干成直角，膝关节屈曲成直角，两脚平放，下移头顶板与头顶接触，读出坐高厘米数，精确记录至 0.1 cm。顶臀长与坐高的测量如图1-2-6所示。

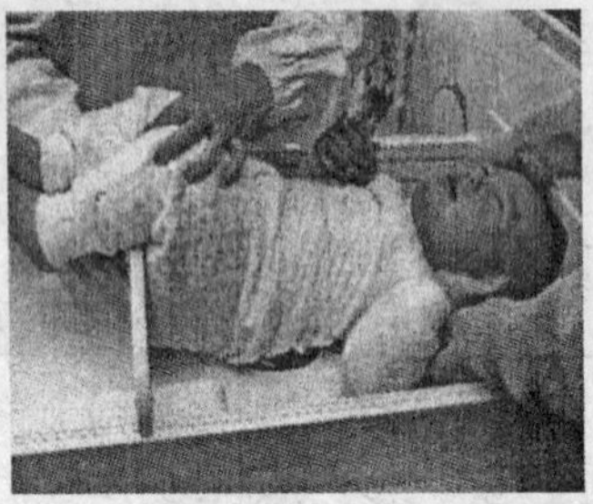

(a)

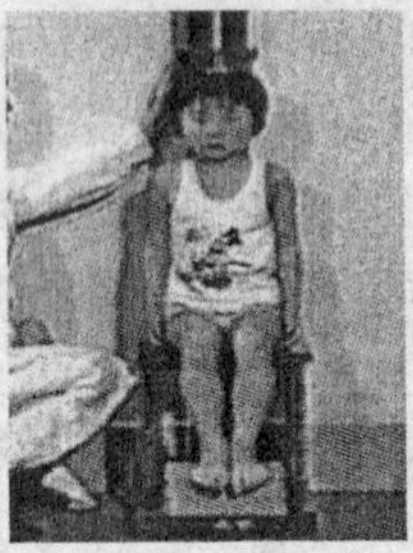

(b)

图 1-2-6　顶臀长与坐高的测量

知识链接

脊柱的发育

新生儿时脊柱仅有轻微的后凸，3 个月左右随抬头动作的发育，出现颈椎前凸，6 个月会坐时出现胸椎后凸，1 岁左右开始行走时出现腰椎前凸。脊柱形成的上述弯曲使身体能保持平衡。开始时弯曲是有弹性的，到 6～7 岁时脊柱这几个生理弯曲逐渐被韧带所固定。

4. 头围

头围是指经眉弓上方、枕后结节绕头一周的长度，头围反映脑和颅骨的发育程度。出生时头围平均为 34 cm，6 个月时为 44 cm，1 岁时为 46 cm，2 岁时为 48 cm，5 岁时为 50 cm，15 岁时头围接近成人的，为 54～58 cm。头围过小常提示脑发育不良，头围过大往往提示脑积水(图 1-2-7)。头围测量时测量者将软尺 0 点固定于小儿头部一侧眉弓上缘，使软尺紧贴头皮绕枕骨结节最高点及另一侧眉弓上缘回到 0 点，读出头围厘米数，精确记录至 0.1 cm。头围测量如图 1-2-8 所示。

5. 胸围

胸围是指沿乳头下缘水平绕胸一周的长度。胸围反映皮下脂肪、胸背肌肉、胸廓及肺的发育程度。正常新生儿胸围比头围小 1～2 cm，平均为 32 cm，1 岁左右胸围与头围相等，约

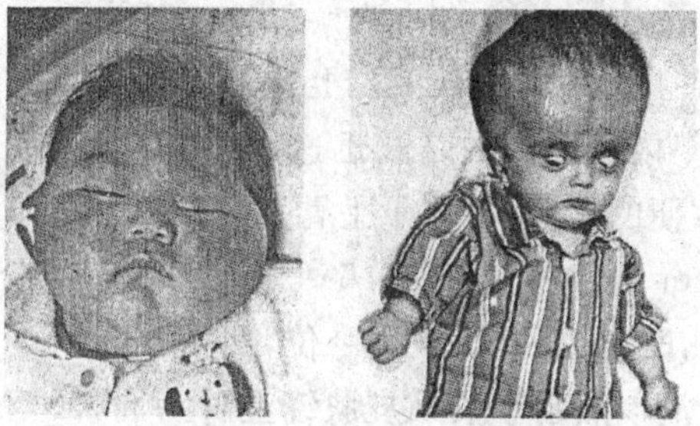

(a) 脑发育不良　　(b) 脑积水

图 1-2-7　脑发育不良与脑积水

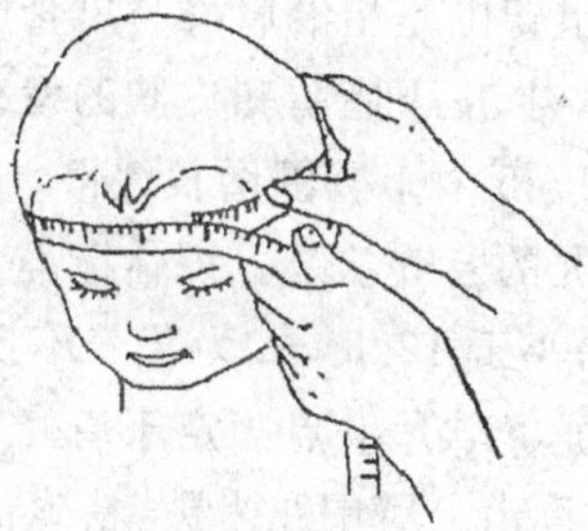

图 1-2-8　头围的测量

为 46 cm，1 岁以后胸围逐渐超过头围，1 岁至青春期前，胸围超过头围的厘米数约等于小儿岁数减去 1。测量胸围时小儿取卧位或立位，两手自然平放或下垂，测量者将软尺 0 点固定于一侧乳头下缘(乳腺已发育的女孩，固定于胸骨中线第 4 肋间)，将软尺紧贴皮肤，经背部两侧肩胛下角回至 0 点，取平静呼气、吸气时平均值的厘米数，精确记录至 0.1 cm。胸围测量如图 1-2-9 所示。

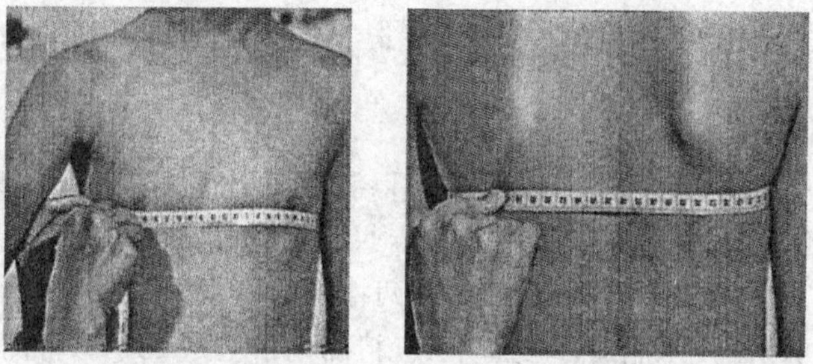

(a)　　(b)

图 1-2-9　胸围的测量

6. 腹围

腹围是指平脐(婴儿以剑突与脐之间的中点)水平绕腹一周的长度。2 岁前腹围与胸围大致相等，2 岁后则腹围较胸围小。患腹部疾病(如有腹腔积液)时须测量腹围。婴儿测量时取卧位，软尺 0 点固定于剑突与脐连线中点，经同一水平线绕腹部一周至 0 点，小儿则为平脐绕腹部一周，读出腹围厘米数，精确记录至 0.1 cm。腹围的测量如图 1-2-10 所示。

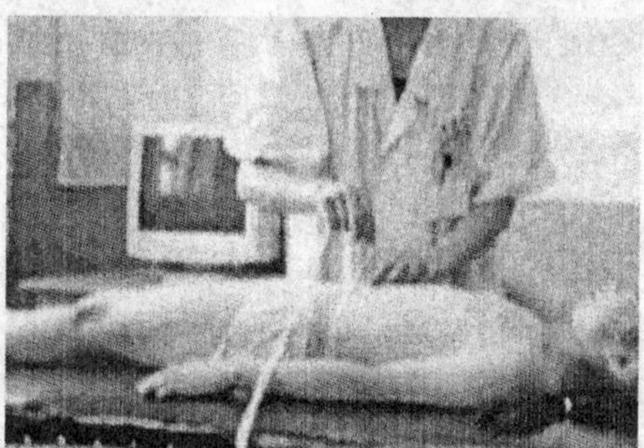

图 1-2-10　腹围的测量

7. 上臂围

上臂围是指沿肩峰与尺骨鹰嘴连线中点的水平绕上臂一周的长度。上臂围反映上臂骨骼、肌肉、皮下脂肪和皮肤的发育水平。出生后第 1 年内上臂围的增长迅速，尤其前半年很快。1～5 岁上臂围增长缓慢。在测量体重、身高不方便的地区，可测量上臂围以普查小于 5 岁小儿的营养状况。评估标准为：上臂围大于 13.5 cm 为营养良好；12.5～13.5 cm 为营养中等；小于 12.5 cm 为营养不良。测量上臂围时小儿取立位、坐位或仰卧位，两手自然平放或下垂。软尺 0 点固定于肩峰与尺骨鹰嘴连线中点，沿该点水平紧贴皮肤绕上臂一周，回至 0 点，读出上臂围厘米数，精确记录至 0.1 cm。上臂围的测量如图 1-2-11 所示。

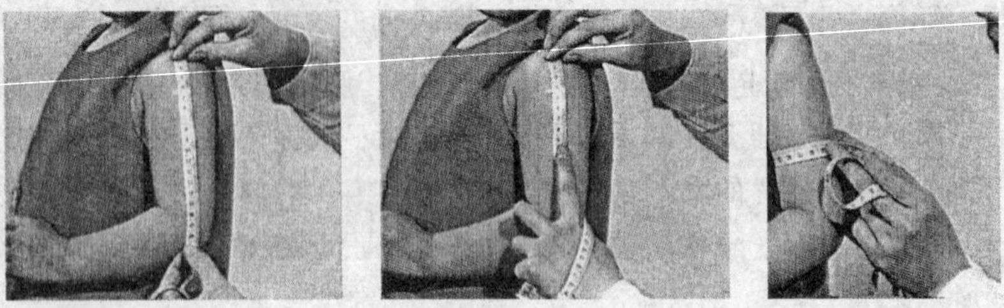

(a) (b) (c)

图 1-2-11 上臂围的测量

8. 皮下脂肪

因为皮下脂肪占全身脂肪的 50%以上，所以测量皮下脂肪不仅可反映全身的脂肪量，还可以判断小儿营养状况。测量皮下脂肪可用卡尺(图 1-2-12(a))进行测量。测量者用拇指及示指将测量部位皮肤及皮下脂肪捏起，捏时两指间的距离为 3 cm，将钳板插入捏起的皮褶两边至底部并钳住，读出皮下脂肪厚度厘米数，精确记录至 0.1 cm。常测量的部位有上臂二头肌部位、背部和腹部。腹壁皮下脂肪的测量如图1-2-12(b)所示。

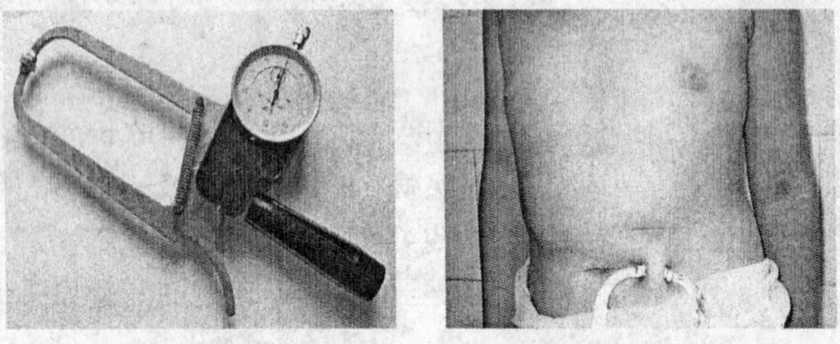

(a) 皮下脂肪测量卡尺　(b) 腹壁皮下脂肪的测量

图 1-2-12 腹壁皮下脂肪的测量

9. 颅骨缝与囟门

颅骨缝出生时尚分离，于出生后 3～4 个月时才完全闭合。小儿囟门分前囟和后囟(图 1-2-13)。前囟为顶骨和额骨边缘交界处形成的菱形间隙，出生时为 1.5～2.0 cm(菱形对边中点连线的长度)，以后随脑的发育和颅骨生长而增大，6 个月开始逐渐骨化而变小，于 1～1.5 岁闭合。前囟早闭或过小见于小头畸形；晚闭或过大见于佝偻病、先天性甲状腺功能减低症或脑积水。前囟饱满、紧张、隆起常提示颅内压增高，多见于脑炎、脑膜炎、脑肿瘤、脑积水、脑水肿；前囟凹陷多见于脱水或重度营养不良。后囟是由顶骨与枕骨边缘交界处形成的三角形间隙，出生时部分婴儿已闭合或很小，未闭者多于出生后 6～8 周闭合。

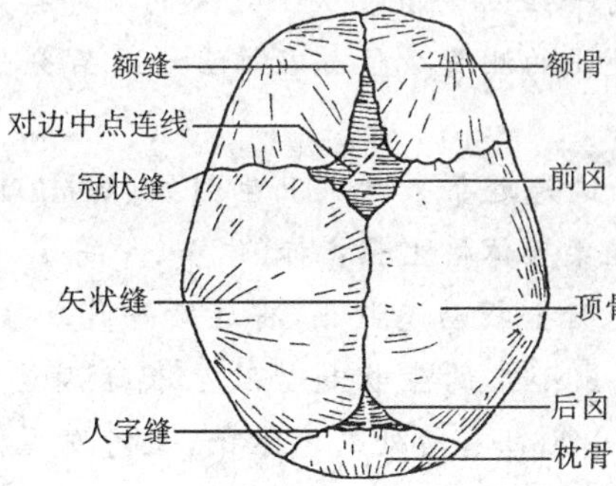

图 1-2-13 小儿囟门

10. 牙齿

人一生中有两副牙，即乳牙和恒牙。小儿一般于出生后 4～10 个月(平均为 6 个月)开始萌出乳牙，12 个月尚未出牙称为乳牙萌出延迟。2.5～3 岁时乳牙出齐，共 20 个。2 岁以内乳牙数目为月龄减去 4～6。乳牙萌出顺序一般为从下到上、自前向后(图 1-2-14)。6 岁左右开始在第二乳磨牙后方萌出第一颗恒牙，即第一恒磨牙，7～8 岁开始，乳牙按萌出顺序逐个脱落，取而代之以恒牙。12 岁左右萌出第二恒磨牙，18 岁以后萌出第三恒磨牙(又称智齿)。恒牙共 32 个，一般 20～30 岁出齐，但也有人终身不出第三恒磨牙。出牙为生理现象，个别小儿在出牙时可出现低热、流涎、睡眠不安、烦躁等反应。某些疾病，如较严重的营养不良、佝偻病、甲状腺功能减低症、先天愚型等患儿出牙延迟，牙釉质变差。

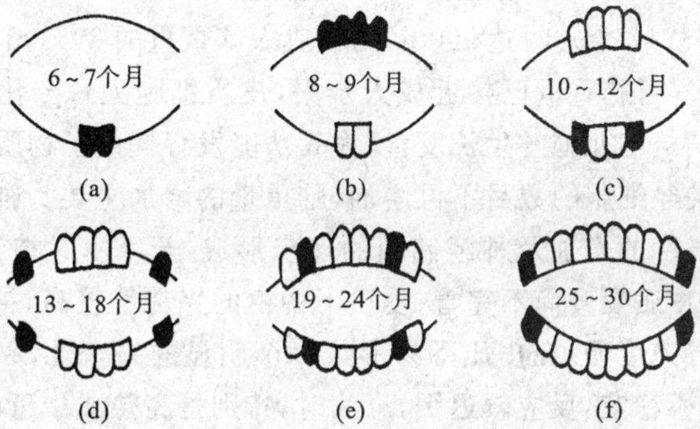

图 1-2-14 乳牙萌出顺序

11. 骨化中心

通常用 X 线检查了解手及腕部骨化中心出现的时间、顺序、数目、大小、形态，以判断骨骼的发育情况。正常小儿出生后腕部骨化中心的出现顺序是：出生时腕部无骨化中心，4～6 个月开始出现，10 岁时出齐，共 10 个。1～9 岁小儿的腕部骨化中心数约等于年龄加 1。

知识链接

生长发育评价的常用方法

(1) 均值离差法(标准差法) 该方法为最常见的统计学方法之一。以平均值加减标准差来表示。一般认为，被检小儿的测量值在平均值加减 2 个标准差的范围内(包括了总体的 95.4%)，则是生长正常的小儿。

（2）百分位数法　将一组变量值按从小到大的顺序排列成100份，每份即代表一个百分位数。被检小儿的测量数值如在第3～97百分位范围内（包括了总体的95%），则被视为正常。

（3）生长曲线图法　这是近年来世界卫生组织（WHO）向许多国家推荐的方法，即将同性别、各年龄组某项体格生长指标（体重、身高等）制成正常曲线图，对个体儿童从出生至青春期进行全程动态监测，将连续每月或每年的测量结果标记于曲线图上进行比较，可看出小儿的生长趋势及生长速度为向下（下降）、向上（增长）、平坦（不增），了解该小儿目前所处发育水平，及时发现偏差，分析原因并采取干预措施。

三、神经心理发育

小儿的神经心理发育主要是指感知、运动、语言的发育以及记忆、思维、情感、性格等一些心理活动的发展。它直接关系到智力发育，是儿童健康成长的一个极其重要的方面。小儿的神经心理发育主要表现为日常的行为，因此也称之为行为发育。小儿神经心理发育的基础是神经系统的发育，特别是脑的发育。

1. 神经系统的发育

（1）脑的发育　小儿神经系统发育的基础是脑的发育。出生后两年内，脑的发育是最快的。小儿出生时大脑在结构上已接近成人。出生时脑重350～400 g，占体重的1/9～1/8，约为成人脑重量的25%；12个月时达900 g，约为成人脑重量的60%；3岁时达1 400 g，约为成人脑重量的87%；7岁时脑重量已接近成人水平，皮质细胞大致分化完成，细胞功能却随年龄的增长而日益复杂。小儿脑的生长发育，为其功能发育提供了物质基础。

出生后大脑皮质神经细胞的数目不再增加，脑重量的增加主要为神经细胞体积的增大、突触数量和神经纤维长度的增加及神经髓鞘的逐步形成，至4岁时神经纤维的髓鞘完全形成。婴儿期，由于大脑皮质发育尚不完善，皮质下中枢的兴奋性较高，神经髓鞘形成不全，刺激引起的神经冲动传导速度慢，在皮质不易形成一个明显的兴奋灶，兴奋与刺激容易泛化。因此，小儿的脑电活动不稳定，反应较迟缓，患病时，特别是高热或中毒时，容易发生烦躁、嗜睡、惊厥或昏迷等神经系统症状。

（2）脊髓的发育　脊髓的发育在小儿出生时已较成熟，其发育与运动功能的发育相平行。小儿的脊髓比成人的长，新生儿脊髓下端位于第2腰椎的下缘，4岁时上升至第1腰椎。因此，婴幼儿做腰椎穿刺时穿刺部位应偏低，以免损伤脊髓。

2. 感知觉的发育

（1）视觉　新生儿的视觉不敏锐，只能看清15～20 cm距离内的事物；2个月起可协调注视物体，头跟随移动物体在水平方向转动90°；3～4个月时头、眼的协调较好，喜欢看自己的手，追寻活动的物体或人；4～5个月开始认识母亲；6～7个月目光可以随上下移动的物体垂直方向转动；8～9个月时开始出现视深度的感觉，能看到小物体；18个月时已能区别各种形状；2岁时能区别垂直线与横线；5岁时能区别各种颜色；6岁以后视深度已充分发展，视力达1.0。

（2）听觉　胎儿期5～6个月建立听觉系统。新生儿出生时中耳内有羊水潴留，影响听力；出生后3～7 d听觉良好；3～4个月时头可转向声源，出现定向反应，听到悦耳声音时会微笑；6个月时能区别父母的声音；7～9个月时能确定声源，区别语气及言语的意义；1岁时能听懂自己的名字；2岁时可精确地区别不同声音；4岁时听觉发育完善。听觉发育和儿童的语言发育直接相关，听力障碍如果不能在语言发育的关键期内或之前得到确诊和干预，则可因聋致哑。

(3) 味觉和嗅觉　新生儿出生时味觉和嗅觉已发育成熟，能辨别酸、甜、苦、咸等味道，闻到乳香会寻找乳头；3～4个月时能区别好闻与难闻的气味；4～5个月的婴儿对食物味道的微小改变已很敏感，此时是味觉发育的关键期，应合理添加各类辅食，使婴儿适应不同味道的食物。

(4) 皮肤感觉　皮肤感觉包括触觉、痛觉、温度觉和深感觉。新生儿触觉很灵敏，如眼睑、嘴唇、面颊、手掌、足底和前额等最为敏感，触之可有眨眼、张口、缩回手足等动作；6个月左右皮肤有定位能力。新生儿已有痛觉，但反应迟钝，2个月后才逐渐完善。新生儿温度觉很灵敏，尤其对冷的反应，环境温度骤降时即啼哭。2～3岁时能通过接触区分物体的大小、软硬和冷热等，5岁时能辨别体积和重量。

(5) 知觉　知觉主要有物体知觉、空间知觉、时间知觉和运动知觉等，是人对事物的综合反映，与视觉、听觉、皮肤感觉等的发育密切相关。小儿在6个月以前，主要是通过感觉认识事物，6个月后，随动作能力的发展及手眼协调，通过看、咬、摸、闻、敲击等活动，对物体的形状、大小、质地及颜色等产生初步的综合性知觉。1岁小儿开始有空间知觉和时间知觉，3岁能辨上、下，4岁能辨前、后，5岁能辨自身的左、右，4～5岁时有“早上”、“晚上”、“白天”、“明天”、“昨天”的时间概念，5～6岁时能区别“前天”、“后天”、“大后天”，一般10岁时能掌握和应用“秒”、“分”、“时”、“月”、“年”等概念。

3. 运动功能的发育

运动的发育可分为大运动(包括平衡)和细运动两大类。小儿运动发育遵循一定规律：①由上到下，如先会抬头，后会坐、站立；②由近到远，如先会抬肩、伸臂，再双手握物而至手指取物；③由不协调到协调，如先看到玩具手足乱动拿不到，后能一把抓住；④由粗动作到细动作，如先会全掌握持物品，后会手指端捏取；⑤先有正向动作后有反向动作，如先会抓握东西，后会放下东西，先会向前走，后会向后退等。

1) 平衡与大运动发育

(1) 抬头　新生儿在俯卧位时能抬头1～2 s，3个月时抬头较稳，4个月时抬头很稳并能自由转动。

(2) 坐　婴儿6个月时能双手向前撑住独坐，8个月时能坐稳并能左、右转身。

(3) 翻身、爬　婴儿7～8个月时已能用手支撑胸、腹，使上身离开床面或桌面，能有意识地从仰卧位翻至俯卧位，或从俯卧位翻至仰卧位；8～9个月时可用上肢向前爬；12个月左右爬时可手、膝并用；18个月时可爬上台阶。

(4) 站、走、跳　婴儿5～6个月扶立时双下肢可负重，并上、下跳动；9个月时可扶物站立；11个月时可独自站立片刻；12个月能走；15个月可独自走稳；18个月时能跑及倒退行走；2岁时能双足跳；3岁时能双足交替走下楼梯。

大运动发展的过程大致可归纳为“二抬四翻六会坐，七滚八爬周会走”(数字代表月龄)，如图1-2-15所示。

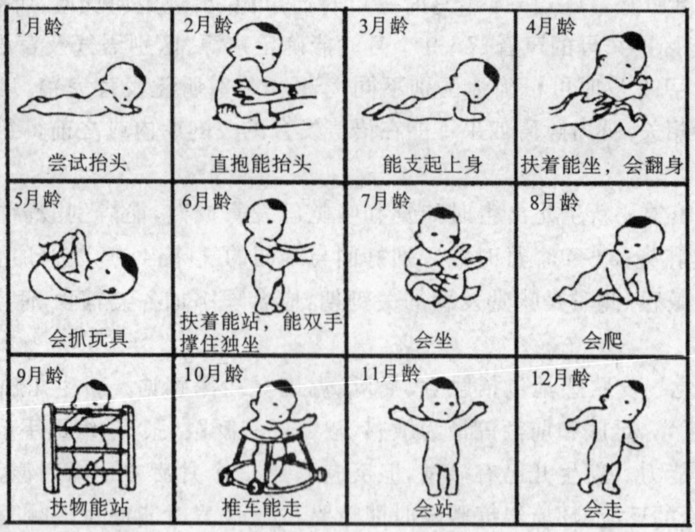

图 1-2-15　1 岁以内小儿大运动发育

2）细运动发育

新生儿两手握拳不易松开，2 个月时握拳逐渐松开，婴儿 3～4 个月时可自行玩手，开始有意识地用双手取物；6～7 个月时能用单手抓物，出现换手及捏、敲等探索性动作；9～10 个月时可用拇指、示指取物，喜欢撕纸；12～15 个月时学会用勺子，乱涂画；18 个月时能叠 2～3 块方积木；2 岁时能握杯喝水，可逐页翻书；3 岁时在成人的帮助下会穿衣服，能画圆圈及直线；4 岁时能独自脱、穿简单的衣服。

4. 语言的发育

语言是表达思维、观念等心理过程的方式，与智力有直接关系。小儿语言的发育除受语言中枢控制外，还需要正常的听觉和发音器官，同时，周围人群经常与儿童进行语言交流是促进语言发育的重要条件。其发展要经过发音、理解和语言表达 3 个阶段。

(1) 发音阶段　新生儿已会哭叫，婴儿 2 个月能发喉音，3 个月时能发“啊”、“咿”、“呜”等元音，6 个月时能发辅音，7～8 个月时能发“爸爸”、“妈妈”等语音，10 个月时会有意识地叫“爸爸”、“妈妈”。

(2) 理解阶段　婴儿在发音过程中逐渐理解语言，通过视觉、触觉与听觉的联系，逐步理解一些日常用品，如“奶瓶”、“电灯”等物品。6～7 个月时理解“不行”的含义，7～8 个月时叫其名字有反应，9 个月时开始能按成人的语言吩咐做相应的动作，如“欢迎”、“谢谢”等，多为模仿性的，10 个月会说“再见”。

(3) 语言表达阶段　在理解基础上，小儿学会表达语言。1 岁开始会说单词，以后可组成句子；先会用名词，后会用代名词、动词、形容词、介词等；从讲简单句发展为复杂句。如 1 岁时能说出物品的名字，2 岁时能说出 2～3 个字构成的句子，3 岁时能说短歌谣，4 岁时会唱歌，5 岁时开始识字，6～7 岁时能讲述完整的故事等。

语言的发育对小儿神经、心理的发育起着重要作用。应有目的地对小儿进行语言训练，提供适合语言发展的环境，鼓励家长与小儿进行交流，以促进小儿的语言发育。要注意 1～2 岁小儿可有暂时的乱语情况，3～4 岁小儿发音不准，常因着急易形成口吃。小儿动作、语言和适应性能力的发育过程见表 1-2-1。

表 1-2-1　小儿动作、语言和适应性能力的发育过程

年　龄	动　　作	语　　言	适应性能力
新生儿	无规律，不协调动作，紧握拳	能哭叫	铃声使全身活动减少
2个月	直立位及俯卧位时能抬头	发出喉音	能微笑，有面部表情，眼随物转动
3个月	仰卧位时转为侧卧位，用手摸东西	能发元音	头可随看到的物品或听到的声音转动 180°，注意自己的手
4个月	扶着髋部时能坐，或在俯卧位时用两手支持抬起胸部，手能握持玩具	笑出声	抓面前物体，自己玩手，见食物表示喜悦，较有意识地哭和笑
5个月	扶腋下能站得直，两手能各握一玩具	能喃喃地发出单调音节	伸手取物，能辨别人声，望镜中人笑
6个月	能独坐一会儿，用手摇玩具	能发辅音	能辨别熟人和陌生人，自拉衣服，自握玩具玩
7个月	会翻身，自己独坐很久，将玩具从一手换到另一手	能发出“爸爸”、“妈妈”等复音，但无意识	能听懂自己的名字，自握饼干吃
8个月	会爬，会自己坐起来和躺下去，能扶栏杆站起来，会拍手	能重复大人所发简单音节	注意观察大人的行为，开始认识物体，两手会传递玩具
9个月	试着独站，会从抽屉中取出玩具	能懂几个较复杂的词句，如“再见”等	看到熟人会伸出手来要人抱，能与人合作游戏
10～11个月	能独站片刻，扶椅或推车能走几步，能用拇指、示指对指拿东西	开始用单词，一个单词表示很多意义	能模仿成人的动作，招手说“再见”，抱奶瓶自食
12个月	能独走，弯腰拾东西，会将圆圈套在木棍上	能说出物品的名字，如灯、碗等，指出自己的手、眼等主要部位	对人和事物有喜憎之分，穿衣能合作，自己用杯喝水
15个月	走得好，能蹲着玩，能叠一块方积木	能说出几个词和自己的名字	能表示同意或不同意
18个月	能爬台阶，有目标地扔皮球	能认识并指出自己身体的各个部位	会表示大、小便，懂命令，会自己进食
2岁	能双脚跳，手的动作更准确，会用勺子吃饭	能说出2～3个字构成的句子	能完成简单的动作，如拾起地上的物品，能表达懂、喜、怒、怕
3岁	能跑，会骑三轮车，会洗手、洗脸，穿、脱简单衣服	能说短歌谣，数几个数	能认识画上的东西，认识男女，自称“我”，表现有自尊心、同情心，怕羞

续表

年　龄	动　　作	语　　言	适应性能力
4岁	能爬梯子,会穿鞋	能唱歌	能画人像,能初步思考问题,记忆力强,好发问
5岁	能单腿跳,会系鞋带	开始识字	能分辨颜色,数10个数,知道物品用途及性能
6~7岁	参加简单劳动,如扫地、擦桌子、剪纸、泥塑、结绳等	能讲故事,开始写字	能数几十个数,可进行简单加、减运算,喜欢独立自主,形成性格

知识链接

生长发育歌谣

一哭二笑四哈哈,俯卧抬头望妈妈;
五抓六坐握足玩,七翻八爬九叫爸;
十站对指十二走,看图说话在十八;
两岁能用勺吃饭,喜怒分明命令发;
三岁学穿鞋和袜,长成大娃别娇他。

5. 心理活动的发展

(1) 注意的发展　注意是人的心理活动对一定事物的指向和集中,可分为无意注意和有意注意。前者为自然发生的;后者为自觉的、有目的的行为,是认知过程的开始。新生儿已有非条件性的定向反射,如大声说话能使其停止活动。婴儿以无意注意为主,随着年龄增长、活动范围扩大及动作语言的发育,小儿逐渐出现有意注意,但幼儿时期注意的稳定性差,易分散和转移。5~6岁后小儿才能很好地控制自己的注意力。11~12岁后儿童注意力集中性和稳定性提高,注意的范围也不断扩大。

(2) 记忆的发展　记忆是将所获得的信息"储存"和"读出"的一个复杂的心理活动过程,包括识记、保持和回忆。回忆又可分为再认和重现。5~6个月婴儿虽能再认母亲,但直到1岁后才有重现。婴幼儿时期的记忆特点是以机械记忆为主,记忆的时间短、内容少,精确性差,较易记忆带有欢乐、愤怒、恐惧等情绪的事情;学龄前期儿童对有兴趣并能激起强烈情绪体验的事物较易记忆且保持长久;学龄期儿童的有意记忆能力增强,记忆的内容拓宽,复杂性增加。

(3) 思维的发展　思维是人应用理解、记忆和综合分析能力来认识事物的本质和掌握其发展规律的一种精神活动,是心理活动的高级形式。1岁以后的小儿开始产生思维。婴幼儿思维为知觉活动思维,学龄前期儿童则以具体形象思维为主,学龄期儿童逐渐学会了综合、分析、分类、比较等抽象思维方法,使思维具有目的性、灵活性和判断性,独立思考的能力有了进一步的提高。

(4) 想象的发展　想象是人在感知客观事物后,在大脑中创造出以往未遇到过或将来可能实现的事物形象的思维活动。常常通过讲述、画图、写作、唱歌等表达出来。新生儿无想象能力;1~2岁仅有想象萌芽;3岁后想象内容逐渐增多;学龄前期儿童仍以无意想象为主;学龄期儿童有意想象和创造性想象迅速发展。

(5) 情绪、情感的发展　情绪是人们对事物情景或观念所产生的主观体验和表达。新生儿因不适应宫外环境,常表现为不安、啼哭等消极情绪,而哺乳、抱、摇、抚摸等则可使其情绪愉快;6 个月后能辨认亲人,易产生对亲人的依恋及分离性焦虑情绪,这是小儿社会性发展的最早表现;9～12 个月时依恋达高峰;2 岁后小儿情绪表现日趋丰富和复杂。婴幼儿情绪表现特点为时间短暂,反应强烈,易变化,易冲动,外显而真实。随着年龄增长和与周围人交往的增加,小儿逐渐能有意识地控制自己的情绪,情绪反应渐趋稳定,情感也日益增加、分化和完善,产生信任感、安全感、荣誉感、责任感、道德感。

(6) 意志的发展　意志是自觉地、有目的地调节自己的行为,克服困难以达到预期目的或完成任务的心理过程。新生儿无意志,1～2 岁开始有意志发展和萌芽,随着年龄的增长,语言、思维能力的不断提高,社会交往的增多,在成人教育的影响下,小儿的意志逐步形成和发展。在日常生活、游戏和学习过程中,应注意培养小儿自觉、坚持、果断、自制等积极意志品质,以增强其自制能力、责任感和独立性。

(7) 性格的发展　性格是个体在客观现实中形成的稳定态度和习惯化了的行为方式。性格是重要的个性心理特征,由于每个人都有特定的生活环境和自己的心理特点,因此表现在兴趣、能力、性格、气质等方面的个性各不相同。婴儿期由于一切需要均依赖成人,婴儿逐渐建立了对亲人的依赖性和信赖感。幼儿期小儿已能独立行走,说出自己的需要,自我控制大小便,故有一定自主感,但又未脱离对亲人的依赖,常出现违拗言行与依赖行为交替的现象。学龄前期小儿生活基本能自理,主动性增强,但主动行为失败时易出现失望和内疚。学龄期小儿开始正规学习生活,重视自己勤奋学习的成就,如不能发现自己学习潜力将产生自卑情绪。青春期少年体格生长和性发育开始成熟,社交增多,心理适应能力加强但容易波动,在感情问题、伙伴问题、职业选择、道德评价和人生观等问题上,如处理不当易发生性格变化。

知识链接

神经心理发育的评价

小儿神经心理发育的水平表现在感知、运动、语言和心理过程等各种能力及性格方面,对这些能力和特征的检查称为心理测验。心理测验的方法是通过被试者回答问题或完成某些作业,来揭示被试者的某些心理状态。心理测试只能检测出小儿在生长发育过程中神经心理发育障碍的程度,而无诊断疾病的作用,不能替代其他临床学科的检查。目前国内外采用的心理测验方法主要有筛查性测验和诊断性测验两种。

1) 筛查性测验

(1) 丹佛发育筛查测验(DDST)　丹佛发育筛查测验是测量小儿神经心理发育最常用的方法,主要用于 6 岁以下小儿发育筛查,实际应用时对 4.5 岁以下的小儿较为适用。本测验共 104 个项目(原著有 105 个项目),各以横条代表,分布于应人能、细动作-应物能、语言能、粗动作能 4 个能区,检查时应逐项检测,并评定其及格或失败,最后评定结果为正常、可疑、异常、无法判断。对可疑者或异常者应进一步做诊断性测验。

(2) 图片词汇测验(PPVT)　本测验适用于 4～9 岁小儿。共有 120 张图片,每张有黑白线条画 4 幅。检查时测试者讲一个词汇，要求小儿指出其中相应的一幅画。该法可测试小儿听觉、视觉、知识、推理、综合分析、语言词汇、注意力、记忆力等，方法简便，测试时间短，尤其适用于语言或运动障碍者。

(3) 绘人测验　要求小儿根据自己的想象在一张白纸上用铅笔画一全身正面人像，然后根据人像身体部位、各部比例和表达方式的合理性等进行评分，方法简便，10～15 min 可完成，不需语言交往。本测验能反映被试者的视觉、听觉、动作协调、观察思维、理解记忆、空间能力、运筹、认知发育等方面的情况，适用于 5～9.5 岁的儿童。

2) 诊断性测验

(1) 贝利婴儿发育量表　适用于 2～30 个月的婴幼儿，包括精神发育量表(163 项)、运动量表(81 项)和婴儿行为记录(24 项)，顺利完成测试需45～60 min。精神发育量表测试小儿感知、记忆、学习、语言等能力；运动量表测试小儿控制自己身体的程度、大肌肉协调和手指精细动作；婴儿行为记录包括小儿情绪、社会性行为、注意力、坚持性、目的性等性格特点。其结果分别得出精神发育指数和运动发育指数。

(2) 盖瑟尔发育量表　适用于 4 周至 3 岁的婴幼儿，从大运动、精细动作、个人-社会、语言能及适应性行为 5 个方面进行测试，测得结果以发育商数(DQ)表示。每次检查约需 60 min。

(3) 斯坦福-比奈智力量表　适用于 2.5～18 岁的小儿及青少年，测试内容包括幼儿的具体智力如感知、认知和记忆，以及年长儿的抽象智力如思维、逻辑、数量和词汇等，用以评价小儿学习能力和对智力迟滞者进行诊断及程度分类，结果以智商(IQ)表示。年幼者测试时间为 30～40 min，年长儿约需 1.5 h。

(4) 韦茨勒学前及初小儿童智能量表(WPPSI)　适用于 4～6.5 岁小儿，测试内容包括词语类及操作类两大部分，得分综合后可提示小儿的全面智力才能，客观反映学前儿童的智能水平。每次测试需 40～50 min。

(5) 韦茨勒儿童智能量表修订版(WISC-R)　适用于 6～16 岁小儿，内容与评分方法同 WPPSI。每次测试需 1～1.5 h。

任务小结

小儿生长发育遵循着一定的规律，受遗传、性别、营养、疾病、孕母情况及生活环境影响。评价小儿体格生长常用指标有体重、身高（长）、坐高、头围、胸围、腹围、上臂围、皮下脂肪、牙齿、颅骨缝与囟门、骨化中心等，其中体重、身高（长）在实际工作中最常用。体重为身体各器官、组织和体液的总质量，是评价小儿体格生长和营养状况的重要指标，也是临床计算药量、静脉输液量的重要依据。身高(长)是指从头顶到足底的全身长度。3 岁以下小儿采用仰卧位测量，称为身长；3 岁以后立位测量，称为身高，身高是反映骨骼发育的重要指标。小儿的神经心理发育主要是指感知、运动、语言的发育以及记忆、思维、情感、性格等一些心理活动的发展。其基础是神经系统的生长发育，尤其是脑的发育，受遗传、营养、疾病、教育、环境等因素的影响。

能力检测

一、名词解释

1. 体重　2. 身高(长)　3. 头围　4. 胸围　5. 腹围

二、选择题

(一) A_1型题

1. 下列关于小儿生长发育的规律哪项是错误的?(　　)

A. 生长发育是一个连续过程　B. 生长发育有一定的顺序性
C. 各系统发育速度不平衡　D. 有一定的个体差异
E. 神经系统的发育先快而后回缩

2. 最能反映小儿体格发育,尤其是营养状况的重要指标是(　　)。

A. 身高(长)　B. 体重　C. 头围　D. 胸围　E. 牙齿

3. 正常2周岁小儿,其体重约为出生体重的(　　)。

A. 2倍　B. 3倍　C. 4倍　D. 5倍　E. 6倍

4. 最能反映小儿骨骼发育的指标是(　　)。

A. 身高(长)　B. 体重　C. 坐高　D. 胸围　E. 牙齿

5. 男孩,6个月,来院体检,经检查该小儿体格发育正常,测其头围约为(　　)。

A. 34 cm　B. 44 cm　C. 46 cm　D. 48 cm　E. 50 cm

6. 头围与胸围大致相等的年龄是(　　)。

A. 3个月　B. 6个月　C. 1周岁　D. 2周岁　E. 3周岁

7. 下列有关小儿前囟的描述,错误的是(　　)。

A. 出生时约为1.5 cm×2.0 cm(两对边中点连线)
B. 出生后数月随头围增大而略增大　C. 至1~1.5岁闭合
D. 前囟闭合过迟见于脑发育不良　E. 前囟饱满表示颅内压增高

8. 乳牙开始萌出的时间是(　　)。

A. 1~2个月　B. 4~10个月　C. 10~12个月
D. 1.5岁　E. 2岁

9. 下列小儿运动发育中哪项正常?(　　)

A. 4个月竖抱时能抬头　B. 8个月时会爬　C. 10个月时会坐
D. 12个月时能站立　E. 18个月时独立行走

10. 发育正常小儿,1岁时有乳牙的颗数是(　　)。

A. 2~4　B. 4~6　C. 6~8　D. 8~10　E. 10~12

11. 正常小儿能发“mama”音,但无真正意义的年龄是(　　)。

A. 3~4个月　B. 5~6个月　C. 7~8个月
D. 9~10个月　E. 10~12个月

(二) A_2型题

1. 正常小儿,身高112 cm,体重20 kg,开始萌出第一恒磨牙,乳牙尚未脱落,其可能的年龄是(　　)。

A. 5岁　B. 6岁　C. 7岁　D. 8岁　E. 9岁

2. 婴儿体重 9.2 kg，身长 75 cm，头围 46 cm，胸围 46 cm，牙齿 8 颗。最可能的年龄是(　　)。

A. 10 个月　B. 12 个月　C. 15 个月　D. 16 个月　E. 2 岁

3. 一足月儿，发育正常，体重 4.4 kg，能抬头，其年龄应为(　　)。

A. 1 个月　B. 2 个月　C. 3 个月　D. 4 个月　E. 5 岁半

4. 婴儿体重 4 kg，前囟 1.5 cm×1.5 cm，后囟 0.2 cm，能发和谐喉音，直立位时能抬头，能微笑，有面部表情，眼随物转动，最可能的年龄是(　　)。

A. 出生后 7 个月　B. 出生后 15 d　C. 出生后 2 个月
D. 出生后 3 个月　E. 出生后 4 个月

(三) A_3/A_4 型题

(1～2 题共用题干)

正常小儿，身高 85 cm，前囟已闭，头围 48 cm，乳牙 18 颗，会用勺子吃饭，能说出 2～3 个字构成的句子。

1. 此小儿的年龄最可能是(　　)。

A. 1 岁　B. 1 岁半　C. 2 岁　D. 3 岁　E. 3 岁半

2. 按公式计算此小儿的体重约是(　　)。

A. 15 kg　B. 13.5 kg　C. 12 kg　D. 10.5 kg　E. 9 kg

三、简答题

1. 简述小儿生长发育的一般规律。

2. 测量与计算小儿体重有何临床意义?

选择题参考答案：

(一) 1. E　2. B　3. C　4. A　5. B　6. C　7. D　8. B　9. B　10. C　11. C
(二) 1. B　2. B　3. B　4. C
(三) 1. C　2. C

(李晓梅)

任务三　儿童营养与喂养

学习目标

掌握：婴儿喂养方法、母乳喂养的优点、辅食的添加顺序。
熟悉：幼儿的膳食特点。
了解：小儿能量和营养素的需要。

生命体为了生存，必须摄入食物，食物可以满足机体活动、新陈代谢、生长发育、生殖等必需的营养素。小儿代谢旺盛，生长发育迅速，所需的能量和营养素相对较多，但小儿的消化系统尚未发育成熟，易发生营养不良和消化紊乱。因此，在儿童喂养中应根据不同年龄段小儿的生理特点，合理配备营养素的比例，保证能量的摄入，促进小儿健康成长。

一、能量与营养素的需要

案例引导

婴儿，8个月，体重8.2 kg，母乳喂养，辅食添加了米粉。请问：是否需要添加钙片和(或)鱼肝油？

(一) 能量的需要

能量是维持生命活动所必需的。人体能量代谢的最佳状态是达到消耗与摄入的平衡，能量过剩或缺乏都对身体健康不利。人体能量的来源是三大营养素：糖类、脂类和蛋白质。三大营养素在体内实际产生的能量依次为：糖类16.8 kJ/g(4 kcal/g)；脂类37.8 kJ/g(9 kcal/g)；蛋白质16.8 kJ/g(4 kcal/g)。小儿对能量的需要包括基础代谢、食物特殊动力作用、生长、活动及排泄五个方面。

1. 基础代谢

基础代谢所需能量是维持人体最基本生命活动所需的能量，是指在清醒、静卧、空腹的状态下，于18～25 ℃环境中，人体维持生命进行最基本的生理活动所消耗的能量。小儿生长发育快，基础代谢率较成人的高，婴幼儿基础代谢的能量需要占总能量需要的50%～60%。基础代谢随年龄的增长逐渐减少，成人基础代谢的能量需要仅占总能量需要的25%。婴儿每日平均所需能量约为230 kJ/kg(55 kcal/kg)，7岁时约为184 kJ/kg(44 kcal/kg)，12岁时接近成人的，约为126 kJ/kg(30 kcal/kg)。

2. 食物特殊动力作用

食物的特殊动力作用又称为食物的热效应，其所需能量是指食物在消化、吸收、利用过程中产生的额外能量消耗。三大产能营养素的食物特殊动力作用有差异，其中以蛋白质的最大，可使代谢增加约30%，脂类和糖类的分别为4%和6%。因婴儿的食物中蛋白质含量较高，此项能量占总能量的7%～8%，采用混合膳食的年长儿的约占5%。

3. 生长

生长发育所需能量为小儿特有，所需能量与生长发育速度成正比，占总能量的1/4～1/3。年龄越小，所需能量越多。6个月内的婴儿，每日所需能量达167～209 kJ/kg(40～50 kcal/kg)，6个月至1岁时为63～84 kJ/kg(15～20 kcal/kg)；1岁后小儿生长速度趋于平衡，需要能量随之减少，为20 kJ/kg(5 kcal/kg)。至青春期能量需要又增加。

4. 活动

活动所需的能量与小儿身体大小及活动强度、类型和时间有关。婴儿每日活动需能量63～84 kJ/kg(15～20 kcal/kg)。随着年龄增长活动增加，所需能量也相应增加，12～13岁时约为126 kJ/kg(30 kcal/kg)。活动所需能量个体差异较大，爱哭闹、活动多的小儿比安静者的高出3～4倍。当能量摄入不足时，小儿首先表现为活动减少。

5. 排泄

排泄所需能量即食物不能完全消化吸收，排出体外所消耗的能量，约占总能量的10%，腹泻时增加。

小儿所需总能量为以上五个方面所需能量的总和。通常认为基础代谢占50%，排泄占10%，生长和活动占32%～35%，食物特殊动力作用占7%～8%。年龄越小单位体重所需能量越多，婴儿每日约需460 kJ/kg(110 kcal/kg)，以后每增长3岁减去42 kJ/kg(10 kcal/kg)，至15岁时为250 kJ/kg(60 kcal/kg)。总能量的需要存在个体差异，实际应用时应根据小儿年龄、体型、体重、活动进行计算。

（二）营养素的需要

营养素按其化学结构和功能分为蛋白质、脂类、糖类、矿物质、维生素、膳食纤维和水。儿童所需的能量主要来自食物中的糖类、脂类、蛋白质。

1. 糖类

糖类也称为碳水化合物，是人体最主要的供能营养素，是构成机体组织成分的重要物质。每日对糖类的需要量小儿相对成人的较多，婴儿约为12 g/kg，年长儿约为10 g/kg。糖类所提供的能量占每日总能量的50%～60%。

2. 脂类

脂类是脂肪和类脂的总称，是人体第二供能营养素。脂肪还能提供必需脂肪酸，促进脂溶性维生素的吸收，增进食欲和增加饱腹感。每日需要量婴幼儿为4～6 g/kg，年长儿为3 g/kg，成人为1.0～1.5 g/kg。因婴儿期饮食以乳类为主，故脂肪所供能量占总能量的35%～50%，该比例随年龄增长逐渐下降，但应占总能量的25%～30%。

3. 蛋白质

蛋白质是构成人体细胞和组织的基本成分，也是保证各种生理功能的物质基础，多种激素、运输蛋白、酶类和免疫球蛋白等均由蛋白质组成。小儿生长发育快，单位体重蛋白质的需求量高于成人的。母乳喂养者每日需蛋白质2 g/kg；牛奶的蛋白质利用率比母乳的略差，故需要量略多，约为3.5 g/kg。单位体重蛋白质需要量1岁后逐渐减少，至青春期再次增加，成人每日为1.1 g/kg。蛋白质来源于动物性食物、植物性食物，其中蛋、牛奶、瘦肉和豆类中含有的必需氨基酸高。蛋白质供能占小儿每日总能量的8%～15%。

为满足儿童生长发育的需要，首先应保证总能量供给；其次三大营养素应供给平衡，比例适当，避免代谢紊乱。当能量摄入过多时，可造成异常脂肪堆积；能量供给不足时，则出现营养不良，从而影响小儿的生长发育。

4. 矿物质

矿物质包括常量元素和微量元素。小儿对矿物质需求量高于成人的，且较成人更易因缺乏矿物质而患病。常用矿物质的作用和主要来源如表1-3-1所示。

表1-3-1 常用矿物质的作用和主要来源

矿物质	作用	主要来源
钙	构成骨骼和牙齿的主要成分；降低神经肌肉的兴奋性；参与血凝	牛奶、小鱼、小虾、豆类、绿色蔬菜
钠	细胞外液、主要阳离子；维持渗透压；调节酸碱平衡	食盐、发酵类食物

续表

矿物质	作用	主要来源
磷	骨骼、牙齿、细胞核蛋白及各种酶的主要成分；协助糖类、脂类、蛋白质的代谢；维持酸碱平衡	瘦肉、豆类、蛋、牛奶、动物内脏
钾	细胞内液的主要阳离子；维持渗透压，调节酸碱平衡，维持心肌的兴奋性、传导性和自律性	蔬菜、水果、豆类
铁	构成血红蛋白、肌红蛋白、细胞色素和其他酶系统的重要成分	动物内脏、血、肉类、豆类、蛋黄
碘	参与甲状腺素合成	碘化食盐、海产品、瘦肉
镁	构成牙齿、骨骼；激活糖代谢酶；调节神经肌肉兴奋性；参与细胞代谢	谷类、大豆、紫菜、动物内脏
锌	为多种酶的成分或参与酶的激活	贝类、海产品、瘦肉、酵母
硒	抗氧化，保护细胞膜；保护心脏；免疫调节	海产品、瘦肉

(1) 常量元素　包括钙、磷、镁、钾、钠、氯和硫。主要参与构成人体的组织成分、调节神经肌肉兴奋性、维持水和电解质平衡、参与酶的构成或调节酶的活性等。其中钙缺乏最多见。小儿每日钙的需要应得到满足，以保证其生长发育；乳类是钙的最好来源。不同人群每天钙的适宜摄入量见表 1-3-2。

表 1-3-2　不同人群每天钙的适宜摄入量

不同人群	每天钙的适宜摄入量
0～1 岁者	母乳喂养 300 mg；人工喂养 400 mg
1～3 岁者	500 mg
4～8 岁者	800 mg
9～18 岁者	1 300 mg
19～50 岁者	1 000 mg
50 以上者	1 200 mg
孕妇和乳母	1 300 mg

(2) 微量元素　人体必需的微量元素有 8 种：铁、碘、锌、硒、铜、钼、钴、铬。其中铁、碘、锌缺乏症常见。必需微量元素是酶和维生素必需的活性因子；构成某些激素或参与激素的作用；参与核酸代谢等。

5. 维生素

维生素是维持人体正常生理功能及细胞内特异代谢反应所必需的营养素，对维持正常的生长发育有重要作用。其需要量虽不多，但体内不能合成或合成量不足，须由食物供给。根据维生素的溶解性可分为脂溶性维生素和水溶性维生素。各种维生素的作用和主要来源如表 1-3-3 所示。

表 1-3-3　各种维生素的作用和主要来源

	维生素	作　用	主要来源
水溶性维生素	维生素 B_2	参与机体氧化过程，维持皮肤、口腔和眼的健康	肝脏、蛋、牛奶、蔬菜、酵母
	维生素 B_6	转氨基反应的重要辅酶，参与氨基酸及脂肪代谢	各种食物，肠道内细菌可合成
	维生素 B_{12}	参与核酸的合成，促进四氢叶酸的形成，促进细胞及细胞核的成熟，对红细胞生成和神经组织代谢有重要作用	肝脏、肾脏、瘦肉等动物性食物
	维生素 C	参与人体的羟化和还原过程，对胶原蛋白、细胞间黏合质、神经递质的合成及类固醇的羟化，氨基酸代谢，抗体及红细胞的生成等均有重要的作用。	各种新鲜的水果和蔬菜
	叶酸	参与核苷酸的合成，有促进红细胞生成作用	绿叶蔬菜、肝脏、肾脏及酵母
脂溶性维生素	维生素 A	促进生长发育和维持上皮组织的完整性，增加皮肤黏膜的抵抗力，为形成视紫质所必需的成分，参与铁代谢，促进免疫功能	肝脏、牛奶、鱼肝油；胡萝卜中存在其前体
	维生素 D	调节钙、磷代谢，促进肠道对钙、磷的吸收，维持血液钙、磷浓度，有利于成骨作用	肝脏、鱼肝油、蛋黄、日光照射皮肤合成
	维生素 E	促进细胞成熟与分化，抗氧化	麦胚油、豆类、蔬菜
	维生素 K	由肝脏利用、合成凝血酶原	蛋、肝脏、豆类、青菜；肠内细菌合成

（1）脂溶性维生素　可在体内储存，不需每日供应，因排泄缓慢，过量易致中毒，缺乏时症状出现较迟。脂溶性维生素包括维生素 A、维生素 D、维生素 E、维生素 K。

（2）水溶性维生素　不易在体内储存，需每日供给，过量时不易发生中毒，不足时会迅速出现症状。水溶性维生素包括 B 族维生素和维生素 C。

6. 膳食纤维

膳食纤维主要来自植物的细胞壁，为不被小肠酶消化的非淀粉多糖，包括纤维素、半纤维素、木质素及果胶等。膳食纤维有吸收水分，增加粪便体积，软化粪便，促进肠蠕动，降解胆固醇，降低糖密度，减少铁、锌、钙、磷吸收的作用，可从谷类、新鲜蔬菜和水果中获得。

7. 水

水是维持生命活动最基本的物质。水的需要量与儿童的年龄、能量摄入、食物种类、肾功能成熟情况等有关。健康婴儿每日消耗体液 10%～15%，成人的则为 2%～4%。小儿生长发育快，代谢旺盛，需水量相对多，每日需水量婴儿约为 150 mL/kg，以后随年龄增加而减少，每增长 3 岁约减少 25 mL/kg，成人每日需水量约为 50 mL/kg。

二、婴儿喂养

案例引导

5 个月婴儿，生长发育好，母乳喂养，日哺乳 10 多次，添加米粉 1 次，在辅食添加中应注意什么？

婴儿喂养有母乳喂养、部分母乳喂养和人工喂养三种方法。

(一) 母乳喂养

母乳是婴儿最好的天然食物，对婴儿的健康生长发育有不可替代的作用。母乳喂养是最天然、最理想的喂养方法。健康母亲的乳汁可以满足足月儿正常生长到6个月所需的营养素、能量和液体量的需求。

1. 母乳喂养的优点

(1) 营养丰富　母乳的营养成分比例适当，生物效价高，最适合婴儿生长发育的需要。

① 母乳中的酪蛋白为β-酪蛋白，遇胃酸时凝块较小，有利于婴儿消化，清蛋白为乳清蛋白，可促进乳糖蛋白形成。

② 母乳所含脂肪中不饱和脂肪酸较多，初乳中更高，有利于大脑发育；且脂肪颗粒小，含较多脂肪酶，易于消化吸收。

③ 母乳中乳糖含量多，其中90%为乙型乳糖，有利于大脑发育，并能促进双歧杆菌和乳酸杆菌的生长，产生B族维生素，促进肠蠕动。

④ 母乳中矿物质容易吸收，钙磷比例(2∶1)适宜，钙吸收好，较少发生低血钙。微量元素(如锌、碘、铜)较多，有利于生长发育；铁含量虽与牛奶的相似，但母乳中铁的吸收率(49%)远高于牛奶的(4%)，较少发生缺铁性贫血。

(2) 增强婴儿免疫力　母乳中有众多不可替代的免疫成分。

① 初乳中有丰富的分泌型IgA(SIgA)，在胃内不受酸碱度影响，不被消化，可在肠道内发挥免疫作用。

② 母乳中含有大量免疫活性细胞，其中85%～90%为巨噬细胞，10%～15%为淋巴细胞，以及溶菌酶、补体、双歧因子及催乳素等免疫活性物质，可增强婴儿免疫力。

③ 母乳的乳铁蛋白对铁有强大的结合力，能夺走大肠杆菌及大多数需氧菌和白色念珠菌赖以生长的铁，从而抑制病原菌的生长。

(3) 哺喂简便　母乳的温度适宜，不易被污染，方便、经济。

(4) 增进母婴的情感交流　母乳喂养时，母亲与婴儿皮肤直接接触，通过母亲的抚摸、目光交流、温言细语，促进母子间互动，增强母婴间的情感交流，有利于婴儿心理和智力的健康发育。

(5) 有利于母亲康复　产后哺乳可刺激母亲产生催乳素，促进子宫收缩，加快子宫复原；并可抑制排卵，减少受孕机会；还可降低乳腺癌和卵巢癌的发生率。

2. 各期母乳的成分

根据世界卫生组织的标准母乳可分为初乳、过渡乳、成熟乳和晚乳。

(1) 初乳　为孕后期及产后4 d以内的乳汁。量少(每日15～45 mL)，呈碱性，质稍稠而呈微黄色，含脂肪较少而蛋白质多(以免疫球蛋白为主)，维生素A、牛磺酸和矿物质的含量较丰富，并有初乳小球，对新生婴儿的生长发育和抗感染能力十分重要。

(2) 过渡乳　为产后5～14 d的乳汁。总量逐渐增多，脂肪含量最高，蛋白质和矿物质含量逐渐减少。

(3) 成熟乳　为产后14 d～9个月的乳汁。总量达高峰，每天可达700～1 000 mL，蛋白质含量减少。

(4) 晚乳　为10个月以后的乳汁。各种营养成分均下降，分泌量逐渐减少，远不能满足小儿生长发育的需要。

3. 建立良好的母乳喂养

良好的母乳喂养应当是母子双方都积极参与并获得满足。良好母乳喂养的建立必须具备三个条件：一是乳母能分泌充足的乳汁；二是哺乳时能出现有效的射乳反射；三是婴儿吸吮能力良好。

(1) 产前准备　大力宣传母乳喂养的优点，做好孕妇产后哺乳的心理准备。同时，保证孕母的合理营养，孕期体重增加适当(12～14 kg)，使母体储存足够脂肪，满足哺乳能量的消耗。

(2) 乳头保健　在妊娠后期，做好哺乳前的准备工作，指导孕妇每日用清水(忌用肥皂或酒精)擦洗乳头并按摩乳房；乳头内陷者，每日用拇指牵拉乳头数次；哺乳后可挤出少量乳汁均匀涂在乳头上，乳汁中丰富的蛋白质和抑菌物质对乳头表皮有保护作用，可防止乳头皲裂而中止哺乳。

(3) 指导正确哺乳

① 早开奶、按需哺乳：正常新生儿脐带结扎后即可把婴儿抱至母亲怀中吸吮双侧乳房，最迟不超过半小时，以促使产妇乳汁早分泌、多分泌，减轻婴儿生理性黄疸、低血糖等。2个月以内婴儿每日多次、按需哺乳；2个月后逐渐采取按时喂养，2～3 h喂1次，每次15～20 min。

② 促进乳汁分泌：指导乳母哺乳前先热敷乳房，促进乳房血液循环，2～3 min后，再从乳房外侧边缘向乳晕方向轻拍或按摩乳房，有利于泌乳。哺乳时应先吸空一侧乳房，再吸另一侧，每次哺乳应让乳汁排空，必要时可使用吸奶器。

③ 正确的哺喂技巧：哺乳前应给婴儿更换尿布，母亲最好取坐姿，使婴儿头、肩部枕于母亲一侧手臂的肘弯部，让婴儿舔乳房或用鼻推压乳房，婴儿的气味、身体的接触都可刺激母亲的射乳反射；母亲另一手拇指和其余四指分别放在乳房上、下方将整个乳房托起，使婴儿口含乳头及大部分乳晕而不至堵塞鼻孔。当奶流急时，为避免婴儿呛、溢乳，应采取示指、中指轻夹乳晕两旁的"剪刀式"哺喂姿势。哺乳后将婴儿竖直抱起，头靠在母亲肩上，轻拍其背部，排出胃内空气，然后让婴儿取右侧卧位，以防溢乳。奶量足够时婴儿的表现：哺乳时能听到吞咽声；哺喂后能安静入睡；每天排1次多量或多次少量的软便，排数次小便；体重增加理想。

④ 保证乳母睡眠充足、心情愉快：泌乳受母亲情绪影响较大，避免精神紧张，进食营养价值较高的食物，可促进泌乳。

⑤ 不宜哺乳的情况：若母亲感染人类免疫缺陷病毒(HIV)或患有严重疾病(如恶性肿瘤、慢性肾炎、心功能不全、糖尿病、精神病、癫痫等)不宜哺喂。

(4) 指导断乳　随着月龄增加，母乳已逐渐不能满足小儿生长发育的需要，同时，婴儿的各项生理功能也可逐渐适应非流质食物，因此，可在婴儿4～6个月时开始添加辅食，逐渐减少哺乳次数，为断奶做准备。一般在婴儿10～12个月完全断奶，季节最好选择春、秋凉爽时，遇炎热季节或患病可适当延迟，但最迟不超过1岁半。

(二) 部分母乳喂养

部分母乳喂养是指同时采用母乳与兽乳或配方乳喂养婴儿的方法，可分为补授法和代授法两类。

1. 补授法

若婴儿体重增长不满意时，提示母乳不足，用配方乳或兽乳补充母乳喂养称为补授法，适用于4～6个月以内的婴儿。此方法母乳喂养次数一般不变，每次先喂母乳，将两侧乳房吸空后再以配方乳或兽乳补足母乳不足的部分，这样有利于刺激母乳分泌。补授乳量依婴儿需要或母乳量的多少而定，原则是“缺多少补多少”。

2. 代授法

用兽乳或配方乳代替一次或数次母乳量，称为代授法。为断离母乳，母乳喂养婴儿在4～6个月时，开始引入兽乳或配方乳时宜采用代授法。即在某一次母乳喂养时，有意减少母乳哺喂量，增加配方乳或兽乳，逐渐替代此次母乳量，以此类推直到完全替代所有的母乳。

（三）人工喂养

4～6个月以内的婴儿由于各种原因不能进行母乳喂养时，完全采用配方乳、兽乳或代乳品喂养婴儿，称为人工喂养。

1. 常用的兽乳制品及代乳品

1）鲜牛奶　人工喂养时常用，但其成分不适合婴儿。牛奶蛋白质含量较人乳的高，但以酪蛋白为主，在胃中形成凝块较大，不易消化，且氨基酸比例不恰当；脂肪颗粒大，并缺乏脂肪酶，较难消化；乳糖含量少，且为甲型乳糖，有利于大肠杆菌的生长，易致婴儿腹泻；其中矿物质比人乳的多3～3.5倍，不利于消化且加重婴儿肾脏的溶质负荷，钙磷比例不合适，不宜吸收；牛奶与人乳最大区别在于牛奶缺乏免疫因子，并且极易受病菌污染，使婴儿易患感染性疾病。牛奶与人乳主要成分的比较见表1-3-4。

表1-3-4　牛奶与人乳主要成分比较(100 mL)

	热量/ kcal	糖类/g	脂肪/g	蛋白质/g	钙/mg	磷/mg	铁/mg
牛奶	67	5.0	3.7	3.3	125	99	0.1
人乳	69	6.9	4.0	1.5	33	15	0.15

(1) 牛奶的家庭改造　可经稀释、加糖、煮沸而改变牛奶性质，适宜于婴儿的需要。①稀释：加水稀释，可降低牛奶中矿物质、蛋白质的浓度，减轻婴儿消化道及肾脏负荷。稀释奶仅用于新生儿，出生后不满2周者采用2：1奶（即2份牛奶加1份水）；逐渐过渡到3：1奶或4：1奶；满月后即可用全奶。②加糖：不仅是为了增加牛奶的甜味，或增加能量（牛奶与母乳能量接近），而且是为了改变牛奶中三大产能营养素的比例，以利于吸收，并可软化大便。一般每100 mL牛奶中加蔗糖5～8 g较为适宜。③煮沸：煮沸可达到灭菌的要求，且能使牛奶中的蛋白质变性，使之在胃中不易凝成大块。

(2) 婴儿需奶量的计算　按婴儿每天所需的总能量和总液量来计算需奶量。

例如：4个月婴儿，体重6 kg。如何使用牛奶喂养？

解析：按婴儿每日需能量110 kcal/kg，需水量150 mL/kg计算。

总能量＝6 kg×110 kcal/kg＝660 kcal；总液量为150 mL/kg×6 kg＝900 mL。

每100 mL牛奶的能量为67 kcal，加入8 g糖后的热量为：

67 kcal＋8 g×4.1 kcal/g≈100 kcal。

故每日需喂含8%糖的牛奶量为：(660 kcal÷100 kcal)×100 mL＝660 mL。

扣除660 mL牛奶量后，再补水900 mL－660 mL＝240 mL。

全牛奶喂养时，因蛋白质与矿物质浓度高，应在两次喂哺之间加水，故将全天牛奶和水量平均分次喂哺。

2）牛奶制品

(1) 全脂奶粉　鲜牛奶经高温灭菌、真空浓缩、喷雾干燥等工艺加工而成。加热可使蛋白质变性而易于消化，并减少致敏的可能。在喂哺时按重量1∶8(即1 g奶粉加8 g水)或按容量1∶4(即1匙奶粉加4匙水)冲调成全牛奶。

(2) 蒸发奶　鲜牛奶经真空浓缩至50%体积，然后装罐消毒而成，适用于胃容量小而需要较多营养素的低出生体重儿。

(3) 酸牛奶　鲜牛奶煮沸后冷却至60 ℃左右，再加入食用乳酸杆菌发酵成酸牛奶。特点是：凝块小，易于消化吸收，并有一定的抑菌作用；不仅适用于健康小儿，更适宜于消化不良的小儿。

(4) 婴儿配方奶粉　其是以鲜牛奶为基础改造的乳制品。其营养成分，如酪蛋白、矿物质等尽量接近人乳，以适合于婴儿的消化能力和肾功能；添加一些重要的营养素，如乳清蛋白、不饱和脂肪酸、乳糖等；强化婴儿生长时所需要的微量营养素，如核苷酸、维生素A、维生素D、β-胡萝卜素和微量元素铁、锌等。使用时按不同月龄选用。

知识链接

婴儿配方奶粉摄入量的估计：一般市售婴儿配方奶粉100 g供能约500 kcal(2029 kJ)，婴儿每日能量需要量约为100 kcal/kg(418.4 kJ/kg)，故每日20 g/kg配方奶粉即可满足其需要。由于婴儿配方奶粉的蛋白质与矿物质浓度接近母乳的，只要奶量适当，总液量可满足婴儿的需要。

3）羊奶

羊奶的营养价值与牛奶的大致相同，羊奶中蛋白质凝块较牛奶的细而软，脂肪颗粒大小与人乳的相仿，但叶酸含量很少，长期单纯用羊奶喂养易致巨幼细胞性贫血。

4）其他代乳品

如豆浆、豆浆粉等，适用于乳制品获得困难的边远地区或对牛奶蛋白过敏的婴儿。

2. 人工喂养的护理

(1) 尽量选择乳品或乳制品，注意调制适宜的浓度和量，以免引起营养不良或腹泻。

(2) 应定时、定量喂养。牛奶喂养一般3.5～4 h一次，每次哺喂15～20 min。随着月龄的增加逐渐增加奶量并减少喂养次数。

(3) 选用适宜的奶嘴和奶瓶，控制奶液的温度，以乳汁滴在成人手腕尺侧不感到过热为宜；喂奶时先使乳汁充满奶瓶的前半部，然后再让婴儿含住奶嘴吸吮，以免吸入空气。喂奶后轻拍其背，使之排出吞咽的空气。

(4) 注意婴儿食量的个体差异。应在每次喂奶后观察小儿的食欲、粪便的性状及体重增加是否理想，根据观察结果随时调整奶量。

(5) 确保乳品安全卫生。因乳品易被细菌污染，应分次配制。奶瓶余下的乳汁不宜下次再喂。喂奶前须洗净双手，每次配奶所用乳具应及时洗净并煮沸消毒。

（四）辅助食物（断奶期食物）的添加

随着婴儿生长发育的逐渐成熟，无论是哪种喂养方式都应逐步添加各种辅助食物（简称辅食），进入由纯乳类向固体食物过渡的时期。一般当婴儿体重达到 6.5～7 kg 时，即应添加辅助食物，此时多为 4～6 月龄。

1. 添加目的

① 补充乳类营养素的不足，满足婴儿生长发育的需要；②改变婴儿食物的质量，满足其生理需要并为断奶做好准备；③让婴儿逐步适应各种食物的味道，培养婴儿良好的饮食习惯，使婴儿从吸吮到用匙、杯及碗、筷进食，从喂哺过渡到自食。

2. 添加原则

① 由少到多，如强化铁的米粉从 1～2 勺渐增至多勺；②由稀到稠，如从乳类到米汤再到稀粥、软饭；③由一种到多种，小儿习惯一种食物后再加另一种，以刺激味觉，单一食物引入还可帮助了解是否出现食物过敏，不能同时添加几种；④由细到粗，如蔬菜应从菜汤到菜泥、碎菜；⑤患病期间暂不添加新的辅食，如遇天气炎热，应慎重添加新食物。

3. 添加顺序

辅食添加顺序见表 1-3-5。可用一句口诀简单概括“一汁四泥七末十稠粥”。

表 1-3-5　辅食添加顺序

年　龄	食物性状	辅食种类	进食技能训练
出生 15 d	—	浓缩鱼肝油滴剂	用滴管喂
出生 3～4 周	水状	果汁、蔬菜汁	用匙喂
出生 4～6 个月	泥状	米粉、烂粥、蛋黄、菜泥、水果泥等	用匙喂
出生 7～9 个月	末状	烂面、饼干、粥、鱼、肉末	学用杯，训练咀嚼
出生 10～12 个月	碎食物	稠粥、软饭、面包、碎菜、碎肉、豆制品	抓食，训练咀嚼；断奶瓶，自用勺

三、幼儿膳食

案例引导

2 岁幼儿，父母怕弄脏衣服、地板，不准孩子自己用勺吃饭，一直由父母喂各种食物，经常边吃饭边看电视或边吃饭边玩玩具。请问：此幼儿的喂养方式是否存在问题？

1 周岁以后，小儿进入幼儿期。此时小儿生长逐渐平稳，进食相对稳定；乳牙逐渐出齐，咀嚼和消化功能逐步成熟；主食从以乳类为主变为以谷类为主，食物选择逐渐多样化，向家庭膳食过渡。

1. 进食特点

(1) 心理行为影响　幼儿期神经心理迅速发育，进食时表现出强烈的自我进食欲望；成人如果忽略幼儿的要求，幼儿可能表现出不合作或违拗；另外，幼儿注意力易分散，进食过程中玩玩具、看电视等均会降低其对食物的注意力，导致进食下降。

(2) 食欲波动　幼儿有准确的判断能量摄入的能力。幼儿餐间能量摄入的差别可有

40%，但一日总的能量摄入比较一致，变化仅有10%左右。

(3) 进食技能的发育　与婴儿期的训练有关。如果辅食添加不合理，长期进食过细的食物，错过训练吞咽、咀嚼的关键期，幼儿可表现为不愿吃固体食物。

(4) 家属的影响　家人的进食行为及对食物的反应可成为幼儿的榜样，如果在幼儿进食某种食物时给予奖励或与愉快的行为相关，则幼儿对该食物的偏爱会增加，反之则减少，甚至产生厌恶情绪。

2. 幼儿膳食安排

幼儿期能量供给每日400～420 kJ/kg(90～100 kcal/kg)；蛋白质、脂类、糖类产能所占比例分别为10%～15%、30%～35%、50%～60%。蛋白质需要量每日40 g左右，且以优质蛋白质(如动物性蛋白质)为主，占总蛋白质需要量的1/2。食品制作要碎、软、细，易于咀嚼消化；烹调注意色、香、味，以增强幼儿食欲。幼儿膳食安排应合理，每日"四餐(两次奶类、两次主食)两点(两次点心)"为宜。须注意频繁进食、夜间进食、过多饮水均会影响小儿食欲；应培养幼儿定时进餐、不吃零食、不偏食的好习惯，同时允许和鼓励幼儿参与进食，培养其独立进食能力。

任务小结

营养是保证小儿正常生长发育的重要物质基础。小儿对能量的需要包括基础代谢、食物特殊动力作用、生长、活动与排泄五个方面。1岁以内婴儿每日需能量约460 kJ/kg(110 kcal/kg)。能量主要来自食物中的三大营养素，即蛋白质、脂类和糖类。在婴儿时期蛋白质、脂肪、糖类产能之比为(8%～15%)：(35%～50%)：(50%～60%)。微量营养素包括矿物质和维生素。常量元素钠、钾参与水和电解质平衡的维持等；钙、磷、镁等构成骨骼和牙齿，微量元素碘、铁、铜、锌等参与体内生长代谢等。维生素主要发挥调节体内新陈代谢的作用。水参加体内所有的新陈代谢及体温调节活动。婴儿每日需水150 mL/kg。膳食纤维能促进肠蠕动功能。

婴儿喂养方式有三种，即母乳喂养、部分母乳喂养、人工喂养。母乳喂养是最理想的喂养方法。母乳能满足婴儿营养需求，增强机体免疫力，且哺喂简便，能促进母婴的感情交流。婴儿出生15 d即可添加浓缩鱼肝油滴剂，以后逐渐按以下顺序过渡，即"一汁四泥七末十稠粥"，一般于10～12个月完全断奶。人工喂养最常用的乳品是鲜牛奶，其次是牛奶制品。无论是母乳喂养、部分母乳喂养还是人工喂养都应科学添加各种辅食，以补充乳类营养的不足，促进小儿生长发育，并为断乳做准备。辅食添加应遵循由少到多，由稀到稠，由细到粗，由一种到多种的原则。

能力检测

一、名词解释

1. 微量元素　2. 代授法　3. 初乳

二、选择题

(一) A_1型题

1. 婴儿期每日每千克体重所需能量和需水量为(　　)。

A. 140 kcal,125 mL B. 130 kcal,150 mL
C. 120 kcal,110 mL D. 110 kcal,150 mL
E. 100 kcal,140 mL

2. 全脂奶粉按重量调配,奶粉与水的比例是(　　)。
A. 1 : 4 B. 1 : 6 C. 1 : 8 D. 4 : 1 E. 2 : 1

3. 采用母乳喂养,不正确的方法是(　　)。
A. 正常新生儿出生后半小时即可开始喂乳
B. 每次哺乳时间为 15～20 min
C. 最初 1～2 个月可按需喂乳
D. 应两侧乳房各喂一半量
E. 哺乳前应先换尿布,母亲洗手和清洁乳头

4. 小儿摄取营养素对能量供给的比例是(　　)。
A. 蛋白质 35%,脂类 15%,糖类 50%
B. 蛋白质 15%,脂类 50%,糖类 35%
C. 蛋白质 15%,脂类 35%,糖类 50%
D. 蛋白质 50%,脂类 15%,糖类 35%
E. 蛋白质 35%,脂类 50%,糖类 15%

5. 婴儿开始添加淀粉类食物的年龄是(　　)。
A. 3 个月 B. 4 个月 C. 5 个月 D. 6 个月 E. 7 个月

6. 长期单纯用羊乳喂养的小儿易发生(　　)。
A. 低血糖症 B. 佝偻病 C. 夜盲症
D. 风湿病 E. 营养性巨幼细胞贫血

7. 健康婴儿,体重 6 kg,用 8% 糖牛奶喂养,其每日所需奶量和水量为(　　)。
A. 8%糖牛奶 550 mL,水 240 mL B. 8%糖牛奶 660 mL,水 240 mL
C. 8%糖牛奶 700 mL,水 200 mL D. 8%糖牛奶 720 mL,水 180 mL
E. 8%糖牛奶 760 mL,水 140 mL

8. 母乳喂养小儿患佝偻病较人工喂养小儿少,其原因是母乳(　　)。
A. 钙磷比例适宜 B. 含钙多 C. 含磷多
D. 含维生素 D 多 E. 含矿物质多

9. 母乳中的乙型乳糖可促进肠道中(　　)。
A. 大肠杆菌的生长 B. 变形杆菌的生长 C. 乳酸杆菌的生长
D. 白色念珠菌的生长 E. 葡萄球菌的生长

10. 婴儿断奶的方法不正确的是(　　)。
A. 一般在 10～12 个月完全断奶 B. 断奶应果断,一次做到
C. 断奶最好在春、秋季进行 D. 有病时,可暂缓至病愈后进行
E. 最迟不晚于 1 岁半断奶

(二) A_2型题

1. 4 个月小儿一直采用牛奶喂养,检查发现血清铁蛋白下降,另一名用母乳喂养的同龄小儿则无此改变,其原因是(　　)。
A. 母乳中铁含量高 B. 牛奶中铁含量高 C. 母乳中含矿物质多

D. 牛奶中铁吸收率高　　　　　　E. 母乳中铁吸收率高

三、简答题

1. 简述添加辅食的目的及原则。
2. 简述母乳喂养的优点。
3. 试述人工喂养时鲜牛奶的配制方法。

选择题参考答案:

(一) 1. D　2. C　3. D　4. C　5. B　6. E　7. B　8. A　9. C　10. B

(二) 1. E

(张永霞)

任务四　计划免疫

学习目标

掌握:我国1岁以内小儿的计划免疫程序、预防接种的注意事项。

熟悉:预防接种后的反应及处理。

了解:计划免疫常用生物制剂的特点。

一、基本概念

儿童计划免疫(planned immunization)是指根据免疫学原理、儿童的免疫特点和传染病发生的情况制订的免疫程序,有计划、有目的地将生物制品接种到婴幼儿体内,严格实施基础免疫及随后适时地加强免疫,以确保儿童获得可靠的免疫力,达到预防、控制和消灭传染病的目的。

(一) 人工主动免疫及常用制剂

1. 人工主动免疫

人工主动免疫是指给易感者接种特异性抗原,刺激机体产生特异性免疫抗体,从而产生主动免疫力。制剂在接种后经过一段时间才能产生抗体,但抗体持续的时间较久,一般为1～5年。在完成基础免疫后,还要适时地加强免疫,巩固免疫效果。如接种麻疹疫苗可预防麻疹的发生。

2. 常用制剂

常用制剂有菌苗、疫苗和类毒素。

(1) 菌苗　用细菌菌体或多糖体制成,按性质可划分为死菌苗和减毒活菌苗。①死菌苗:死菌苗的性质稳定、安全,但死菌苗进入人体后不能生长繁殖,产生免疫力不高,持续时间短,因此,接种量大,且需多次重复注射,如霍乱菌苗、乙型脑炎疫苗。②减毒活菌苗:减毒活菌苗接种到人体后,可生长繁殖而不引起疾病,产生免疫力持久且效果好,因此,接种量小，接种次数少。但减毒活菌苗有效期短，须冷藏保存，死后失效。常用的有卡介苗、脊髓灰质炎疫苗等。

(2) 疫苗　将病毒或立克次体接种于动物、鸡胚或组织培养，经处理后形成。常用疫苗有灭活疫苗(如狂犬病疫苗、乙型脑炎疫苗等)、减毒活疫苗(如麻疹疫苗、脊髓灰质炎疫苗等)。

(3) 类毒素　用细菌产生的外毒素加入甲醛变成无毒性但仍有抗原性的制剂，如破伤风类毒素和白喉类毒素等。

(二) 人工被动免疫及常用制剂

1. 人工被动免疫

人工被动免疫是指未接受主动免疫的易感者在接触传染病后，可给予其相应的抗体，使之立即获得免疫力。其特点是免疫效果产生快，抗体留在机体中的时间短暂，一般约3周，主要用于紧急预防或治疗，如外伤时注射破伤风抗毒素，可预防破伤风。

2. 常用制剂

常用的制剂有特异性免疫性血清、丙种球蛋白、胎盘球蛋白等。其中特异性免疫性血清包括抗毒素血清、抗菌血清、抗病毒血清三种，此类制剂来自于动物血清，对人体而言是一种异性蛋白，注射后易引起过敏反应或血清病，应谨慎使用。

知识链接

预防接种创始人爱德华·詹纳

爱德华·詹纳(Edward Jenner)(1749—1823)，是一名英国医生，以研究和推广牛痘疫苗、防治天花而闻名，被称为免疫学之父。18世纪时，英国乡间流行一个民间传说：一个人只要曾经染上牛痘，便不会再患上天花。挤牛奶的女工多数都曾感染牛痘，也的确很少患上天花。1796年5月14日，爱德华·詹纳进行实验，他以接种天花病毒的方法，替一名八岁男孩詹姆士·菲利浦接种牛痘病毒。男孩染上牛痘后，六星期内康复。之后爱德华·詹纳再替男孩接种天花病毒，结果男孩完全没有受感染，证明了牛痘病毒能令人对天花产生免疫。从此开创了预防接种的新纪元。

爱德华·詹纳称他的方法为预防接种。1798年他出版了关于预防接种办法的书：《关于牛痘预防接种的原因与后果》。他希望有朝一日可以令天花在地球上绝迹。他的梦想最后在全球的努力合作下取得成功，1970年天花终于在地球消失。

二、计划免疫程序

免疫程序是指疫苗接种的先后顺序和要求。我国卫生部规定，小儿在1周岁内必须进行国家计划内的一类疫苗的接种，此外，家长和小儿也可根据当地疾病的流行情况选择二类疫苗的接种，如甲型肝炎疫苗、流感疫苗、腮腺炎疫苗等。我国卫生部还规定了儿童计划免疫程序表(表1-4-1)。

表 1-4-1　儿童计划免疫程序表

预防病名	结核病	脊髓灰质炎	麻　疹	百日咳/白喉/破伤风	乙型肝炎
疫苗	卡介苗(减毒活结核菌悬液)	脊髓灰质炎疫苗	麻疹疫苗	百白破疫苗(百日咳菌液、白喉类毒素、破伤风类毒素的混合制剂)	乙型肝炎疫苗
接种方法	皮内注射	口服	皮下注射	皮下注射	肌内注射
接种部位	左上臂三角肌上缘	—	上臂外侧	上臂外侧	上臂三角肌
初种次数	1	3(间隔 1 个月)	1	3(间隔 4～6 周)	3
每日剂量	0.1 mL	每次 1 丸三型混合糖丸疫苗	0.2 mL	0.2～0.5 mL	0.5 μg
初种年龄	出生后 2～3 d 到 2 个月内	2 个月以上,每隔 1 个月 1 次	8 个月以上	3 个月以上: 第 1 次 3 个月; 第 2 次 4 个月; 第 3 次 5 个月	新生儿 24 h 内; 1 个月; 6 个月
复种	初种后 7 岁、12 岁及“三新”复查结核菌素阴性时加种	4 岁时加强口服Ⅲ型混合糖丸	7 岁时加强 1 次	1.5～2 岁、7 岁各加强 1 次,吸附白破二联类毒素	周岁时复查免疫成功者,3～5 年加强;免疫失败者,重复基础免疫
禁忌证	出生体重小于 2.5 kg、患结核、急性传染病、心脏病、湿疹、其他皮肤病、免疫缺陷者	免疫缺陷、免疫抑制剂治疗期间、发热、腹泻、急性传染病者	发热、鸡蛋过敏、免疫缺陷者	发热、有明确过敏史、神经系统疾病、急性传染病者	病毒性肝炎患者、急性传染病患者(包括有接触史而未过检疫期者)及其他严重疾病者
反应情况及处理	接种后 4～6 周局部有小溃疡,应保护创口不被感染,个别有淋巴结肿大或化脓。化脓用干针筒抽出脓液,破溃时涂 5%异烟肼软膏或 20% 对氨基水杨酸(PAS)软膏	一般无特殊反应,偶有低热或轻度腹泻,一般不治自愈	部分婴儿接种后 9～12 d 有发热及卡他症状,一般持续 2～3 d,也有个别的婴儿出现散在的皮疹或麻疹黏膜斑,予以对症处理	一般无反应,局部可出现红肿、疼痛、痒或伴低热、疲倦等,偶见过敏性皮疹,若全身反应重者,应及时到医院诊治	乙型肝炎疫苗接种很少有不良反应,个别者可有发热,或局部轻痛,不必处理

续表

预防病名	结核病	脊髓灰质炎	麻　疹	百日咳/白喉/破伤风	乙型肝炎
注意点	2个月以上小儿接种前应做结核菌素试验(1∶2 000)，阴性者接种	冷开水送服或含服，服后1 h内禁用热开水	接种前1个月，接种后2周避免用胎盘蛋白、丙种球蛋白制品	掌握间隔期，避免无效注射	病毒性肝炎患者、急性传染病患者及其他严重疾病者禁忌

知识链接

国家计划内的一类疫苗有哪些？

2005年6月1日国务院颁布施行的《疫苗流通和预防接种管理条例》规定：疫苗分为两类。第一类疫苗，是指政府免费向公民提供，公民应当依照政府的规定受种的疫苗，包括国家免疫规划确定的疫苗，省、自治区、直辖市人民政府在执行国家免疫规划时增加的疫苗，以及县级以上人民政府或者其卫生主管部门组织的应急接种或者群体性预防接种所使用的疫苗；第二类疫苗，是指由公民自费并且自愿受种的其他疫苗。卫生部根据全国范围内的传染病流行情况、人群免疫状况等因素，制定了国家免疫规划，并会同国务院财政部门拟订了纳入国家免疫规划的第一类疫苗种类，分别是：乙型肝炎疫苗、卡介苗、脊髓灰质炎疫苗、百(日咳)白(喉)破(伤风)疫苗、麻疹疫苗。一共是五种疫苗，可预防七种疾病。这些疫苗均是针对儿童的。

三、预防接种的注意事项

预防接种过程中的注意事项如下。

1. 专业人员接种

接种人员应接受专业的预防接种培训。

2. 环境准备

预防接种的环境应当光线明亮，空气新鲜，温度、湿度适宜；接种和急救用品摆放有序。

3. 心理准备

向家长及儿童做好宣传、解释工作，消除其紧张、恐惧的心理，接种时间最好在饭后，以防晕厥的发生。

4. 严格执行免疫程序

掌握不同疫苗的接种剂量、次数、间隔时间和疫苗间的联合免疫方案。

5. 严格执行查对制度和无菌操作原则

接种时操作者应严格执行“三查七对”和无菌操作原则制度，严防差错事故和感染的发生。抽吸后如有剩余药液放置不能超过2 h；接种后剩余活菌苗应烧毁。接种活疫苗时，只用75%酒精消毒。

6. 及时记录和预约

按规定在接种证上登记，保证接种及时、全程足量，避免重种、漏种，未接种须注明原因，必要时进行补种。及时记录和预约，交代接种后的注意事项及处理措施。

7. 严格掌握禁忌证

(1) 一般禁忌证　①活动性肺结核、肝肾疾病、风湿病、高血压者；②急性传染病者，包括有急性传染病接触史而未过检疫期者；③有癫痫或惊厥史的小儿；④严重的湿疹或化脓性皮肤病者，有哮喘、荨麻疹等过敏史者等。

(2) 特殊禁忌证　①体温高于 37.5 ℃或一周内每日腹泻 4 次以上的儿童，严禁服用脊髓灰质炎活疫苗糖丸；②正在接受免疫抑制剂（如糖皮质激素、细胞毒药物等）治疗的患儿能降低对疫苗的免疫反应，应尽量推迟常规的预防接种；③近 1 个月内注射过丙种球蛋白者，不能接种活疫苗；④有过敏史者慎用动物血清制品；各种生物制品的特殊禁忌证应严格按照使用说明执行。

四、预防接种后的反应及处理

（一）一般反应

一般反应可分为局部反应和全身反应。

1. 局部反应

接种后数小时至 24 h 注射部位会出现红、肿、热、痛，有时伴有局部淋巴结肿大或淋巴结炎。红晕直径在 5.0 cm 以上为强反应；红晕直径在 2.6～5.0 cm 为中等反应；红晕直径在 2.5 cm 以下为弱反应。局部反应持续时间一般为 2～3 d。接种活菌（疫）苗后局部反应出现较晚，且持续时间长。

2. 全身反应

患儿主要表现为发热，一般于接种 24 h 内出现不同程度的体温升高，多为中、低度发热，持续 1～2 d。体温为 37.5 ℃左右为弱反应，体温在 37.5～38.5 ℃为中等反应，体温超过 38.6 ℃为强反应。若接种的是活疫苗需经过一定时间的潜伏期（5～7 d）才有体温上升。此外，还伴有头痛、恶心、呕吐、腹痛、腹泻、全身不适等症状。全身反应轻者适当休息即可，重者可对症处理，注意休息，多饮水。

（二）异常反应

1. 过敏性皮疹

以荨麻疹最为多见，过敏性皮疹一般出现于接种后的几小时至几天内，服用抗组胺药物可痊愈。

2. 晕厥

晕厥是由于各种刺激引起反射性周围血管扩张所致的一过性脑缺血。儿童常由于空腹、疲劳、室内闷热、紧张或恐惧等原因，在接种时或接种后几分钟内突然出现头晕、心慌、恶心、面色苍白、出冷汗、手足冰冷等症状。严重者心跳、呼吸减慢，血压下降，知觉丧失。此时应立即使患儿平卧、头稍低，保持安静，饮少量热开水或糖水，短时间内即可恢复正常。如数分钟不恢复者，可针刺人中穴，也可皮下注射 1∶1 000 肾上腺素，每次 0.5～1 mL。

3. 全身感染

免疫系统有原发性严重缺陷或继发性免疫防御功能遭受破坏（如放射病者）；接种活菌

(疫)苗后,可扩散为全身感染,如接种卡介苗后引起全身播散性结核,应及时对症治疗。

4. 过敏性休克

于注射后数分钟或 2 h 内被接种者出现面色苍白、烦躁不安、口周青紫、脉搏细速、呼吸困难、四肢湿冷、惊厥、恶心、呕吐、大小便失禁甚至昏迷。如抢救不及时,在短期内可有生命危险。应使患者立即平卧、头稍低,注意保暖,并立即皮下注射或静脉注射 1∶1 000 肾上腺素 0.5～1 mL,必要时可重复注射。

任务小结

预防接种是小儿获得可靠的免疫力,达到预防、控制和消灭传染病的重要手段。我国卫生部规定,婴儿在 1 岁内必须完成卡介苗、脊髓灰质炎疫苗、百白破疫苗、麻疹疫苗及乙型肝炎疫苗接种的基础免疫。在疫苗接种时应注意各种疫苗预防接种的注意事项及接种后的反应和处理,确保儿童预防接种的效果和安全。

能力检测

一、名词解释

1. 疫苗　2. 菌苗　3. 主动免疫

二、选择题

(一) A_1型题

1. 下列哪种疫苗不是卫生部规定一类疫苗?(　　)

A. 卡介苗　B. 脊髓灰质炎疫苗　C. 百白破疫苗

D. 乙型肝炎疫苗　E. 水痘疫苗

2. 正确接种乙型肝炎疫苗的时间顺序是(　　)。

A. 0 个月、1 个月、2 个月　B. 1 个月、2 个月、3 个月

C. 2 个月、3 个月、4 个月　D. 0 个月、1 个月、6 个月

E. 3 个月、4 个月、5 个月

3. 下列哪种疫苗属于被动免疫制剂?(　　)

A. 乙型肝炎疫苗　B. 麻疹疫苗　C. 破伤风抗毒素

D. 卡介苗　E. 伤寒菌苗

4. 接种活疫苗时,局部皮肤消毒应用(　　)。

A. 75%酒精　B. 2%碘伏　C. 2%碘酊

D. 0.5%碘伏　E. 2%碘酊+75%酒精

5. 关于预防接种发生过敏性休克的急救措施,下列哪项不正确?(　　)

A. 患儿平卧、头稍低　B. 心内注射肾上腺素

C. 皮下注射肾上腺素　D. 静脉注射肾上腺素

E. 注意保暖、吸氧

(二) A_2型题

1. 5个月正常婴儿,出生后按计划免疫程序预防接种,下列哪种疫苗还未进行接种?(　　)

A. 卡介苗　　B. 脊髓灰质炎疫苗　　C. 麻疹疫苗
D. 乙型肝炎疫苗　　E. 百白破疫苗

（三）A_3/A_4型题

（1～2 题共用题干）

一健康的足月新生儿，男，出生时体重 3.1 kg。

1. 出生时应接种的疫苗是（　　）。

A. 卡介苗　　B. 霍乱疫苗　　C. 麻疹疫苗
D. 甲型肝炎疫苗　　E. 脊髓灰质炎疫苗

2. 此小儿满 2 个月应接种的疫苗是（　　）。

A. 卡介苗　　B. 乙型肝炎疫苗　　C. 麻疹疫苗
D. 脊髓灰质炎疫苗　　E. 百白破疫苗

三、简答题

简述 1 岁以内的小儿预防接种的程序及注意事项。

选择题参考答案：

（一）1. E　2. D　3. C　4. A　5. B

（二）1. C

（三）1. A　2. D

（秦爱华）

项目二　新生儿护理

任务五　正常足月儿、早产儿的特点及护理

学习目标

掌握：新生儿、早产儿的特点及护理。

熟悉：新生儿的分类，新生儿、早产儿的定义。

一、概述

新生儿是指从脐带结扎到出生后满 28 d 内的婴儿。围生期是指出生前后的一个特定时期，我国将它定义为从妊娠 28 周至出生后 7 d。新生儿期是胎儿期的延续，从宫内环境到外界环境需要一个适应过程，因此，此期发病率和死亡率最高。国际上常以围生儿和新生儿死亡率作为衡量一个国家儿童卫生保健水平的标准。因此，医护人员应充分认识其特殊性，努力提高新生儿的保健及护理水平。

目前新生儿常用的分类方法如下。

（一）根据胎龄分类

（1）早产儿　胎龄满 28 周至未满 37 周（196～259 d）的新生儿，其中第 37 周的早产儿因成熟度已接近足月儿，故又称过渡足月儿。

（2）足月儿　胎龄满 37 周至未满 42 周（260～293 d）的新生儿。

（3）过期产儿　胎龄超过 42 周（294 d）的新生儿。

（二）根据体重分类

（1）正常出生体重儿　出生体重为 2 500～4 000 g 的新生儿。

（2）低出生体重儿　初生 1 h 内体重不足 2 500 g 者。其中体重不足 1 500 g 者称为极低出生体重儿，体重不足 1 000 g 者称为超低出生体重儿或微小儿。低出生体重儿一般为早产儿和小于胎龄儿。

（3）巨大儿　出生体重超过 4 000 g 者。

（三）根据出生体重和胎龄关系分类

（1）小于胎龄儿　出生体重在同胎龄儿平均体重的第 10 百分位以下的新生儿。足月小样儿（胎龄已足月而出生体重小于 2 500 g 的新生儿）是小于胎龄儿最常见的一种。

（2）适于胎龄儿　出生体重在同胎龄儿平均体重的第 10～90 百分位的新生儿。

(3) 大于胎龄儿　出生体重在同胎龄儿平均体重的第 90 百分位以上的新生儿。

(四) 高危儿

高危儿是指已经发生或可能发生危重情况而需要救治或监护的新生儿,包括以下几种情况。

(1) 母亲有糖尿病史,孕期有阴道流血史、感染史,孕期有吸烟、吸毒、酗酒史,母亲为 Rh 阴性血型,过去有死胎、死产史及性传播疾病病史等。

(2) 母亲年龄过小(<16 岁)或过大(>35 岁)。

(3) 异常分娩史,包括母亲有妊娠高血压综合征、先兆子痫、子痫、羊膜早破、羊水胎粪污染、胎盘早剥、前置胎盘、各种难产、手术助产、分娩过程中使用镇静和止痛药物史等。

(4) 出生时有异常情况的新生儿,如 Apgar 评分小于 7 分、脐带绕颈、生后窒息的新生儿,早产儿,小于胎龄儿及有各种先天性严重畸形和疾病的新生儿等。

二、足月儿和早产儿的特点及护理

足月儿是指胎龄满 37 周至未满 42 周(260～293 d),体重在 2 500～4 000 g 之间,身长 47 cm 以上,无畸形和疾病的活产婴儿。早产儿是指胎龄满 28 周至未满 37 周(196～259 d),体重低于 2 500 g,身长不足 47 cm 的活产婴儿。

(一) 足月儿和早产儿的外观特点

足月儿和早产儿的外观特点比较见表 2-5-1。

表 2-5-1　足月儿与早产儿的外观特点比较

项　目	足　月　儿	早　产　儿
哭声	响亮	轻弱
肌张力	四肢屈肌张力高,呈屈曲姿态	颈肌软弱,四肢屈肌张力低下,呈伸直状
皮肤	红润,皮下脂肪丰满,胎毛少	薄而红嫩,胎毛多
头发	分条清楚	细,软而乱
耳	软骨发育良好,耳廓成形,直挺	软,缺乏软骨,耳廓不清楚
指(趾)甲	达到或超过指(趾)尖	未达指(趾)尖
足纹	足纹遍及整个足底	足底纹理少
乳腺	乳晕清楚,乳头突起,结节大于 4 mm	乳晕不清楚,无结节或结节小于 4 mm
外生殖器	男婴睾丸已降至阴囊,阴囊皱纹多;女婴大阴唇覆盖小阴唇	男婴睾丸未降或未全降,阴囊少皱纹;女婴大阴唇不能覆盖小阴唇

(二) 足月儿和早产儿的生理特点

1. 呼吸系统

足月儿呼吸中枢及肋间肌发育不够成熟,胸腔较小,肋间肌弱,呼吸运动主要靠膈肌,以腹式呼吸为主。呼吸浅表,节律常不规则,频率较快,为 40～50 次/分。

早产儿呼吸中枢发育相对更不成熟,调节功能差,呼吸浅表、不规则,较易出现呼吸暂停(即呼吸停止达 15～20 s,伴心率减慢,小于 100 次/分,并出现青紫及肌张力下降)。早产儿因肺泡表面活性物质缺乏，易发生新生儿肺透明膜病。

2. 循环系统

足月儿出生后血液循环途径和动力学发生重大改变。脐带结扎后，胎盘-脐血循环终止，同时出现自主呼吸。卵圆孔关闭、动脉导管功能上关闭。出生后心率较成人的快，为120～140 次/分，且波动范围大。血压低，平均为 70/50 mmHg(9.3/6.7 kPa)。

早产儿心率较足月儿的更快，血压更低，部分可有动脉导管未闭。

3. 消化系统

足月儿消化面积相对较大，有利于消化吸收。胃呈水平位，贲门括约肌发育较差，幽门括约肌较发达，易发生溢乳和呕吐。足月儿肠壁较薄，通透性高，有利于吸收母乳中免疫球蛋白，也易使肠腔内毒素及消化不全的产物进入血液循环，引发中毒症状。足月儿除淀粉酶不足外，其余消化酶均能基本满足生理需要。

早产儿吞咽反射弱，胃容量小，贲门括约肌发育更差，容易呛乳而发生乳汁吸入。其各种消化酶分泌不足，消化能力弱。早产儿肝功能不成熟，生理性黄疸较重。早产儿肝内储存糖原少，且合成蛋白质的功能不足，易致低血糖和低蛋白血症。

4. 泌尿系统

足月儿一般出生后 24 h 内排尿，如 48 h 内仍无尿，应查找原因。足月儿肾功能不成熟，肾小球滤过率低，浓缩功能较差，易出现脱水或水肿症状。肾脏的稀释功能尚可而排磷能力较差，易导致低钙血症。

早产儿肾浓缩功能更差，肾小管对醛固酮反应低下，肾排钠增多，易发生低钠血症；葡萄糖阈值低，易发生糖尿；碳酸氢根阈值低和肾小管排酸能力差，易发生代谢性酸中毒。

5. 血液系统

足月儿出生时血液中红细胞数和血红蛋白量较高，以后逐渐下降，此为足月儿生理性黄疸的主要原因之一。血红蛋白中胎儿血红蛋白约占 70%，后渐被成人血红蛋白替代。足月儿出生时白细胞数较高，第 3 天开始下降。

早产儿白细胞及血小板数量较足月儿的稍低。维生素 K 、铁储存的较足月儿的少，更易发生出血、贫血。

6. 神经系统

足月儿脑相对较大，皮质功能不完善，神经髓鞘形成不完全。足月儿出生时已具有原始的神经反射，如觅食反射、吸吮反射、握持反射、拥抱反射等，称为先天性反射。

早产儿神经系统成熟程度与胎龄密切相关，胎龄越小，各种原始神经反射越难引出或反射不完整，觉醒程度也低，易呈嗜睡状态。早产儿视网膜发育不良，当吸入高浓度氧气或长期吸氧可产生视网膜发育障碍，严重者可致失明。早产儿易发生缺氧，导致缺氧缺血性脑病。

7. 免疫系统

足月儿非特异性和特异性免疫功能均不成熟。皮肤黏膜薄嫩易损伤，脐部为开放性通道，细菌易进入血液循环；在胎儿时期可通过胎盘从母体获得免疫球蛋白 IgG，因此对某些传染病（如麻疹）有免疫力而不易感染。IgA（尤其是 SIgA）、IgM 缺乏，易患呼吸道和消化道感染。

早产儿免疫功能更差，胎龄越小，通过胎盘从母体获得的免疫球蛋白 IgG 含量越少，故极易发生感染，一旦发生感染往往病情重，预后差。

8. 体温调节

足月儿体温调节功能差，易随外界温度变化而变化。皮下脂肪较薄，体表面积相对较大，容易散热，当室温过低时可引起硬肿症，故适宜的环境温度（中性温度）对新生儿至关重要。

新生儿体温调节功能差的特点在早产儿中尤为突出，故早产儿易发生低体温和寒冷损伤综合征。同时早产儿因汗腺发育差，体温易升高，故应避免保暖过度。

9. 能量和体液代谢

足月儿生长发育需要能量多，基础能量消耗为 209 kJ/kg(50 kcal/kg)，每日总能量需 418～502 kJ/kg(100～120 kcal/kg)。液体需要量和胎龄有关。出生后第 1 天需水量为 60～100 mL/kg，以后每日增加 30 mL/kg，直到 150～180 mL/kg。

早产儿能量需求比足月儿的多，且由于早产儿消化能力和吸吮能力较差，故较足月儿更易发生能量代谢问题。早产儿所需液量略高于足月儿的。

（三）常见的几种新生儿特殊生理状态

1. 生理性体重下降

新生儿出生数日内，因进食不足及丢失水分、排出胎粪，出现体重轻度下降，但一般不超过出生体重的 10%，且在出生后 10 d 左右恢复到出生时体重。

2. 生理性黄疸

详见本书项目三相关内容。

3. 假月经

少数女婴出生后 5～7 d 内从阴道流出少量血液，可持续 1 周，此因孕母妊娠后期雌激素残留在胎儿体内，出生后突然中断所致，无须处理。

4. 乳腺肿大

出生后第 3～5 天，乳腺肿大如蚕豆或鸽蛋，大多于出生后 2～3 周内消退，男、女新生儿均可发生。此因孕母雌激素对胎儿影响中断所致，无须处理。

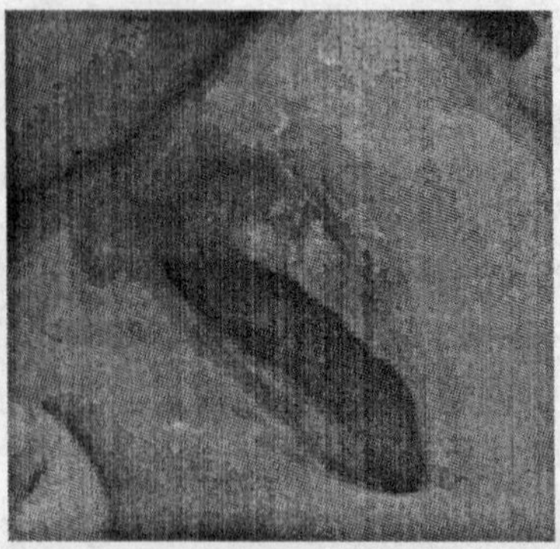

图 2-5-1　马牙

5. 马牙

新生儿口腔黏膜或齿龈上有黄白色小斑点，称为马牙(图 2-5-1)或板牙，于出生后数周至数月自行消失，此为上皮细胞堆积或黏液腺分泌物积留所致。新生儿两颊部常有脂肪垫隆起，俗称“螳螂嘴”，对吸吮有利，不可挑破。

【护理措施】

1. 保持呼吸道通畅

分娩后立即快速清除新生儿口、鼻部的分泌物及羊水，以免引起窒息及吸入性肺炎。保持新生儿适宜的体位，一般取右侧卧位。如仰卧时避免颈部前屈或过度后仰，并使头偏向一侧。早产儿缺氧者给予氧气吸入，氧浓度高低以维持正常动脉血氧分压为宜。吸氧时间不宜超过 3 d；呼吸暂停者给予弹足底、托背、刺激皮肤、放置水囊床垫等刺激，反复发作者可遵医嘱给予氨茶碱静脉滴注，必要时可用人工呼吸机辅助呼吸。

2. 维持体温稳定

新生儿出生后立即采用保暖措施。足月儿所处的室温应保持在22～24 ℃，早产儿所处的室温应保持在24～26 ℃，湿度55%～65%。根据早产儿的体重、胎龄及病情，给予不同的保暖措施，并加强体温监测。一般体重小于2 000 g者，应尽早置新生儿于新生儿暖箱保暖（见“暖箱使用法”）。体重大于2 000 g者，可采取简易保暖方法。

3. 合理喂养

提倡母乳喂养。正常足月儿提倡尽早哺乳，出生后半小时即让其吸吮乳头，以促进乳汁分泌，提倡按需哺乳；早产儿一般在出生后2 h试喂10%葡萄糖液1～2次，以防低血糖，无呕吐者可于出生后6 h开始正常哺乳。无法母乳喂养者可采用配方乳。喂奶量以不发生呕吐及胃潴留为宜，胎龄愈小，出生体重愈低，每次喂奶量愈少，喂奶间隔时间愈短（表2-5-2）。详细记录每天出入量并监测体重，以便分析、调整喂养方案。早产儿还应补充铁剂及维生素A、维生素C、维生素D、维生素E等物质，以防贫血、佝偻病等疾病发生。

表2-5-2 早产儿喂奶量与间隔时间

出生体重/g	<1 000	1 000～1 499	1 500～1 999	2 000～2 499
开始量/mL	1～2	3～4	5～10	10～15
每天隔次增加量/mL	1	2	5～10	10～15
喂奶间隔时间/h	1	2	2～3	3

4. 预防感染

(1) 建立消毒隔离制度，避免交叉感染：母婴室内应采用湿式清洁扫除，以免灰尘飞扬；必须建立严格的隔离、消毒及清洁制度，每日用紫外线照射30 min，定期全面清扫及消毒。

(2) 工作人员须持有健康证，注意个人卫生，严格遵守无菌操作及消毒隔离制度。若有感染性疾病或带菌（病毒）者应隔离。护理每个新生儿前后必须洗手。

(3) 重视皮肤清洁，初生时皮肤胎脂不必揩去，其有保护皮肤的作用，但皮肤皱褶处的胎脂可用温开水轻轻拭去。体温稳定后即可沐浴，水温应保持在38～40 ℃，每日1次，应注意避免烫伤。注意头颈、腋窝、手掌及其他皮肤皱褶处的清洗，洗净后用软毛巾轻轻拭干，涂抹少许爽身粉。新生儿每次大便后应及时更换尿布，同时用温开水冲洗臀部、拭干。

(4) 脐带护理：脐带脱落前若无渗血不宜任意解开包扎，保持敷料干燥，避免被尿液污染，一旦污染应及时更换；脐带脱落后，若脐部有渗出物，可涂75%酒精保持干燥，若有脓性分泌物，可先用3%过氧化氢溶液清洗，然后涂2%碘酊。

早产儿抵抗力比足月儿的更低，工作人员要严格执行消毒隔离制度，防止交叉感染。早产儿室内严格控制参观和示教人数，室内物品应定期更换、消毒。由于早产儿的皮肤更加娇嫩，屏障功能更差，应加强皮肤和脐部的护理，保持皮肤完整性和清洁。

5. 预防出血

早产儿出生后按医嘱立即肌内注射维生素K，每日1次，每次1～3 mg，连用3 d；及早哺乳可促进肠内菌群的形成，有利于维生素K的合成，防止因维生素K缺乏所致的出血。

【健康教育】

宣传育儿保健常识，向家长介绍喂养、保暖、防治感染、预防接种等有关知识。强调新生儿筛查的重要性，如先天性甲状腺功能减低症、苯丙酮尿症和半乳糖血症等先天性代谢性疾病或遗传性疾病。

任务小结

新生儿是指从脐带结扎到出生后满 28 d 内的婴儿，此期具有显著的生理解剖特点。新生儿按胎龄分为足月儿、早产儿、过期产儿。足月儿是指胎龄满 37 周至未满 42 周的新生儿，早产儿是指胎龄满 28 周至未满 37 周的新生儿。足月儿和早产儿外观上有显著的区别，且早产儿各系统功能相比足月儿更不成熟。针对新生儿特点，需采取保持呼吸道通畅、维持体温稳定、合理喂养、防治感染及出血等方面的护理。

能力检测

一、名词解释

1. 足月儿　2. 早产儿　3. 低出生体重儿　4. 高危儿

二、选择题

(一) A_1 型题

1. 关于正常足月儿，下面哪项是错误的？(　　)

A. 出生时胎龄满 37 周至未满 42 周　B. 体重在 2 500 g 以上

C. 身长在 47 cm 以上　D. 头围在 36 cm 以上

E. 无任何畸形和疾病的活产新生儿

2. 早产儿是指胎龄满(　　)。

A. 26 周至未满 35 周者　B. 27 周至未满 36 周者

C. 28 周至未满 37 周者　D. 29 周至未满 39 周者

E. 30 周至未满 40 周者

3. 新生儿排出胎便的正常时间是(　　)。

A. 12 h 内　B. 18 h 内　C. 24 h 内　D. 36 h 内　E. 48 h 内

4. 新生儿适宜的室温为(　　)。

A. 16～18 ℃　B. 18～20 ℃　C. 20～22 ℃

D. 22～24 ℃　E. 24 ℃

5. 新生儿生理性体重下降，下降比例不超过出生体重的(　　)。

A. 5%　B. 10%　C. 12%　D. 15%　E. 20%

6. 正常足月新生儿的外观特点是(　　)。

A. 胎毛多　B. 四肢屈曲　C. 乳晕不清

D. 女婴大阴唇不能覆盖小阴唇　E. 男婴睾丸未降

7. 以下哪项是早产儿的特点？(　　)

A. 头发分条清楚　B. 四肢肌张力可　C. 胎毛少

D. 足底纹理多　　E. 女婴大阴唇不能覆盖小阴唇

8. 新生儿排尿时间一般为(　　)。

A. 出生后 8 h 内　　B. 出生后 10 h 内　　C. 出生后 12 h 内

D. 出生后 2 4h 内　　E. 出生后 48 h 内

(二) A_2型题

1. 王某,出生后 5 d,一般反应好。体格检查发现上腭中线和齿龈上有黄白色小斑点。该如何处理?(　　)

A. 挑破　　B. 刮擦　　C. 消炎治疗

D. 涂制霉菌素　　E. 无须处理

2. 新生儿,女,出生 1 周,发现尿布上有少量血丝,无其他异常表现,出血的原因最可能的是(　　)。

A. 血尿　　B. 下消化道出血　　C. 假月经

D. 肛裂　　E. 痔疮

3. 朱某,胎龄 35 周,出生体重 2.1 kg,身长 45 cm,皮肤红嫩,胎毛多,头发细软,足底前 1/3 有足纹,该新生儿应为(　　)。

A. 足月小样儿　　B. 足月儿　　C. 过渡足月儿

D. 早产儿　　E. 低出生体重儿

(三) A_3/A_4型题

(1～2 题共用题干)

王某,男,出生后半小时。出生体重 1 800 g,胎毛多,头发细软、耳廓软不成形,乳腺无结节,足底纹理少,现患儿体温 35 ℃。

1. 根据患儿的特征,可以估计此新生儿为(　　)。

A. 极低出生体重儿　　B. 过期产儿　　C. 正常足月儿

D. 早产儿　　E. 超低出生体重儿

2. 对该患儿的护理,首要的是(　　)。

A. 维持体温稳定　　B. 鼻饲供给营养

C. 按医嘱使用抗生素　　D. 戴面罩做正压人工呼吸

E. 保持皮肤清洁干燥

三、简答题

1. 简述足月儿与早产儿的外观特点的区别。

2. 简述新生儿的分类。

3. 简述早产儿护理的要点。

选择题参考答案:

(一) 1. D　2. C　3. C　4. D　5. B　6. B　7. E　8. D

(二) 1. E　2. C　3. D

(三) 1. D　2. A

(余传松)

任务六　新生儿疾病患儿的护理

学习目标

掌握：新生儿窒息、新生儿寒冷损伤综合征、新生儿黄疸、新生儿败血症患儿的护理。

熟悉：新生儿脐炎、新生儿肺炎、新生儿缺氧缺血性脑病、新生儿颅内出血患儿的护理。

了解：新生儿低血糖症、新生儿低钙血症、新生儿破伤风患儿的护理。

一、新生儿窒息患儿的护理

案例引导

患儿，女，刚娩出。体格检查发现皮肤青紫，四肢肌张力松弛，呼吸慢，弹足底无反应。其母怀孕时患有妊娠高血压综合征。你认为该患儿的临床诊断是什么？首选的护理诊断是什么？护理措施有哪些？如何进行健康教育？

新生儿窒息(asphyxia of newborn)是指婴儿出生时无呼吸或呼吸抑制导致的低氧血症和高碳酸血症。如新生儿出生时无窒息，出生数分钟后出现呼吸抑制者也称新生儿窒息。国内新生儿窒息发病率为5%～10%。

【病因及发病机制】

任何导致胎儿或新生儿血氧浓度降低的因素均可引起窒息。

(1) 母亲因素　母亲全身性疾病，如心、肾疾病，严重贫血，急性传染病；产科疾病，如妊娠高血压综合征、胎盘早剥、前置胎盘和胎盘功能不足；母亲吸毒、吸烟或酗酒；母亲年龄大于35岁或小于16岁；多胎妊娠等。

(2) 分娩因素　脐带受压、打结、绕颈；手术产，如臀位生产、胎头吸引不顺利；产程中的麻醉剂、镇痛剂和催产药使用不当。

(3) 胎儿因素　早产儿、小于胎龄儿、巨大儿；畸形如后鼻孔闭锁、肺膨胀不全、先天性心脏病；羊水或胎粪吸入致使呼吸道阻塞；宫内感染所致神经系统受损等。

【临床表现】

1. 宫内窒息(胎儿缺氧)

缺氧早期为胎动增加，胎心率增快(大于160次/分)。晚期如缺氧持续则进入抑制期，胎心率变慢(小于100/分)或胎儿心脏停搏，胎动减少甚至消失，肛门括约肌松弛排出胎便。羊水被污染而呈黄绿色或墨绿色。

2. Apgar评分降低

临床上把Apgar评分作为对新生儿窒息的评判标准。Apgar评分总分为0～3分者为重度窒息,4～7 分者为轻度窒息,8～10 分者为正常。目前有学者认为单独的以 Apgar 评分作为评估低氧或产时窒息的唯一指标不够准确,应结合其他临床指标。

知识链接

Apgar 评分标准见表 2-6-1。

表 2-6-1 Apgar 评分标准

体 征	评分标准			评分/分		
	0	1	2	1 min	5 min	10 min
皮肤颜色	发绀或苍白	躯干红,四肢发绀	全身红			
心率	无	≤100 次/分	>100 次/分			
弹足底反应或导管插鼻反应	无反应	有些动作如皱眉	哭,打喷嚏			
肌张力	松弛	四肢略屈曲	四肢活动			
呼吸	无	慢,不规则	正常,哭声响			

3. 常见并发症

(1) 心血管系统　轻度窒息可使心肌受损;严重者出现心源性休克和心力衰竭。

(2) 呼吸系统　易发生羊水或胎粪吸入综合征,严重者可见肺出血和持续肺动脉高压。

(3) 泌尿系统　肾脏损害较多见,急性肾衰时有少尿、蛋白尿、血尿素氮及血肌酐增高。

(4) 中枢神经系统　易并发缺氧缺血性脑病和颅内出血。

(5) 代谢方面　常见低血糖症、低钠血症、低钙血症等。

(6) 消化系统　有应激性溃疡和坏死性小肠结肠炎等。缺氧还导致肝葡萄糖醛酸转移酶活性降低,酸中毒更可抑制胆红素与白蛋白结合而使黄疸加重。

【辅助检查】

(1) 血气分析　PaO_2降低,$PaCO_2$升高,pH 值下降。

(2) 血生化检查　血清钾、钠、钙、镁及血糖浓度降低。

(3) 头颅 B 超检查　显示脑水肿或颅内出血;必要时可做头颅 CT 检查。

【治疗原则】

(1) 预防与治疗孕母疾病。

(2) 早期评估,估计胎儿娩出有窒息危险时,应充分做好准备工作。

(3) 复苏:应强调争分夺秒,及时复苏并做好复苏后处理。

【护理评估】

(1) 健康史　了解母亲孕期健康史,有无可能导致窒息的疾病;了解分娩过程和孕母用药情况;询问胎儿出生前监测情况等。

(2) 身体状况　主要评估皮肤颜色、呼吸情况、心率、四肢肌张力及对刺激的反应等。

(3) 心理社会状况　了解患儿父母的心理状况,对本病的病因、临床表现、护理等疾病相关知识的了解程度;父母对小儿的治疗效果及可能引起的后遗症产生的焦虑情绪。

(4) 辅助检查　了解血气分析及血生化检查结果;病情稳定后进行头颅 B 超检查和 CT

检查。

【护理诊断】

(1) 不能维持自主呼吸　与低氧血症和高碳酸血症有关。

(2) 体温过低　与缺氧、环境温度低有关。

(3) 潜在并发症　缺氧缺血性脑病、颅内出血、感染。

(4) 恐惧(家长)　与病情危重及预后不良有关。

【护理目标】

(1) 患儿能维持有效的呼吸，呼吸平稳，临床无缺氧表现。

(2) 体温恢复正常。

【护理措施】

1. 维持自主呼吸

(1) 复苏　配合医生按 A、B、C、D、E 步骤进行复苏。

A. 通畅气道　①安置体位：患儿仰卧，肩部垫高 2～3 cm，使颈部稍后伸至中枕位。②清除分泌物：立即清除口、鼻、咽及气道分泌物。

B. 建立呼吸　①触觉刺激：拍打或弹足底和摩擦患儿背部促使自主呼吸出现。②复苏器加压给氧(图 2-6-1)：如无自主呼吸和(或)心率小于 100 次/分，立即用复苏器加压给氧。面罩应密闭口、鼻，通气频率为 30～40 次/分，手指压与放的时间比为1 ∶ 1.5，氧气流量应大于等于 4～5 L/min。胸廓起伏时证明通气有效。③喉镜下经喉气管插管(图 2-6-2)：在复苏过程中，出现以下指征时须在 20 s 内完成气管插管和一次吸引。这些指征包括：胎粪黏稠或声门下有胎粪颗粒需吸净者；重度窒息需较长时间加压给氧人工呼吸者；应用复苏器加压给氧效果不好，心率在 80～100 次/分，不能继续增加者。

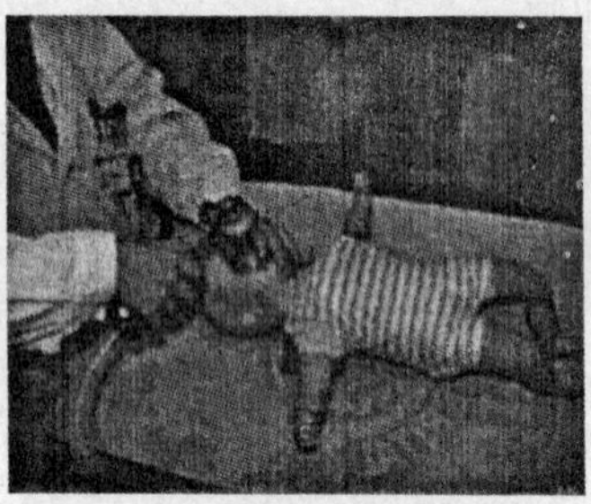

图 2-6-1　复苏器加压给氧

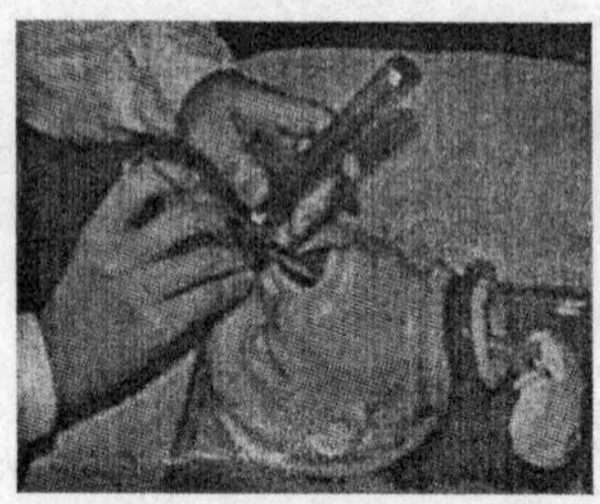

图 2-6-2　喉镜下经喉气管插管

C. 恢复循环　胸外按压心脏：如心率小于 80 次/分，应胸外按压心脏，一般采用拇指法(图 2-6-3)。操作者的双拇指并排或重叠于患儿胸骨体下 1/3 处，其他手指围绕胸廓托在后背，按压频率约为 120 次/分，按压深度为胸廓压下 1～2 cm，按压有效的标志位可触及大动脉(如颈动脉和股动脉)搏动。

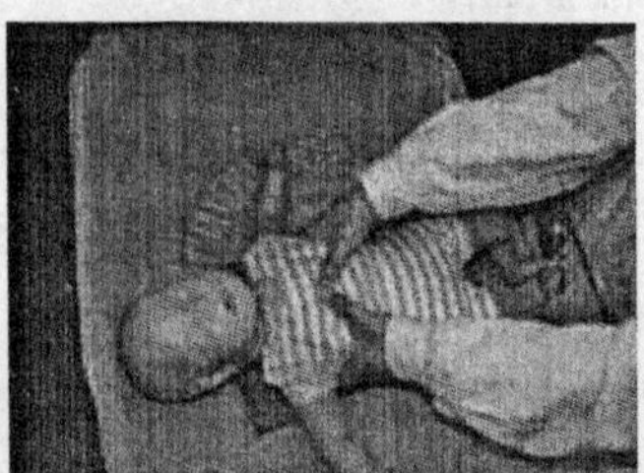

图 2-6-3　胸外按压心脏(拇指法)

D. 药物治疗　①建立有效的静脉通路；②保证药物应用：胸外按压心脏不能恢复正常循环时，可遵医嘱给予静脉和(或)气管内注入 1∶10 000 肾上腺素。根据病情遵医嘱扩容，纠正酸中毒、低血糖、低血压。

E. 评价　复苏的过程中，每操作一步的同时，均要评价患儿的情况，然后再决定下一步的操作。

(2) 复苏后监护　床边备好吸引器等物品，遵医嘱应用止惊药物。保护血管，避免药液外渗。监测患儿意识、肌张力、体温、呼吸、心率、血氧饱和度及血压、尿量，观察用药反应，认真填写护理记录单。

2. 保暖

整个治疗护理过程中应注意患儿的保暖，可将患儿置于远红外辐射床上，患儿病情稳定后置于暖箱中，维持患儿肛温 36.5～37.0 ℃。无条件者可用热水袋保暖，但注意不得直接接触皮肤，以免烫伤。

3. 预防感染

严格执行无菌操作技术及加强环境管理，严格消毒和隔离。

【健康教育】

安慰家长，耐心细致地解答病情；介绍有关的医学基础知识，告诉家长患儿目前的情况和可能的预后，帮助家长树立信心，减轻家长的恐惧心理。对出院的患儿，应定期复查。对有后遗症的患儿，应指导家长学会康复护理的方法。

二、新生儿缺氧缺血性脑病患儿的护理

案例引导

患儿，女，出生后 1 d。生时脐带绕颈，Apgar 评分为 3 分。目前出现频繁抽搐现象。头颅 CT 检查发现右侧额叶大片低密度影。你认为该患儿的临床诊断是什么？此疾病的病因是什么？护理措施有哪些？如何进行健康教育？

新生儿缺氧缺血性脑病(hypoxic-ischemic encephalopathy，HIE)是指由各种围生期因素引起的缺氧和脑血流减少或暂停而导致胎儿和新生儿的脑损伤，是新生儿窒息的严重并发症，病情重，病死率高，严重病例的存活者可引起神经系统后遗症。

【病因及发病机制】

HIE 的发生主要是缺氧，围产期缺氧与胎儿在宫内环境及分娩过程有密切关系。缺氧可使脑组织发生以下改变。

(1) 脑血流改变　窒息早期，体内出现器官间血液重新分布，以保证脑组织血液供应。如缺氧继续存在，这种代偿机制失效，脑血流灌注下降，脑组织血液供应发生变化，脑内血液分流，供应大脑半球的血流减少，以保证丘脑、脑干和小脑的血灌注量。缺氧及酸中毒还可引起脑血管自主调节功能障碍，形成压力性脑血流，当压力升高过大时，可造成脑室周围毛细血管网破裂出血，而压力降低时脑血流量减少，又可引起缺血性脑损伤。

(2) 代谢改变　缺氧时无氧糖酵解增加、乳酸堆积，导致低血糖和代谢性酸中毒；ATP 产生减少，细胞膜钠泵、钙泵功能不足，使钠、钙离子进入细胞内，激活某些受其调节的酶，从而进一步破坏脑细胞膜的完整性。

【临床表现】

本病可分为轻度、中度和重度。

(1) 轻度　出生后 12～24 h 内症状最明显，常表现为过度兴奋，如激惹、四肢抖动等。肌张力和神经反射正常，瞳孔正常或扩大，心率增快，脑电图正常，3～5 d 后症状减轻或

消失。

(2) 中度　出生后 24～72 h 内症状最明显，常表现为轻度抑制症状，如意识淡漠、嗜睡、肌张力减退、神经反射减弱等，可出现惊厥、瞳孔缩小、心动过缓、脑电压低，经 1～2 周后逐渐恢复。

(3) 重度　出生至 72 h 症状最明显，突出表现为重度抑制症状，如昏迷、深反射及浅反射均消失、肌张力低下、瞳孔固定无反应、心动过缓、低血压、呼吸不规则或暂停、呈去大脑状态、脑电图呈抑制波等。病死率高或留有较重的神经系统后遗症。

【辅助检查】

(1) 头颅 B 超检查或 CT 检查、磁共振成像检查　可帮助确定病变的部位、范围等情况。

(2) 脑电图检查　可出现异常尖波、棘波。

(3) 血生化检查　血清磷酸肌酸激酶的活性显著增高，有助于早期确定脑组织损伤程度和判断预后。

【治疗原则】

(1) 控制惊厥。

(2) 降低颅内压，减轻脑水肿。

(3) 对症支持治疗。

【护理评估】

1. 健康史

(1) 缺氧　多见于围生期窒息、反复呼吸暂停、严重呼吸系统疾病及右向左分流型先天性心脏病等。

(2) 缺血　多见于严重的心动过缓或心跳骤停、重度心力衰竭或周围循环衰竭等。

2. 身体状况

密切观察分娩后患儿的意识障碍，肌张力、原始反射的改变及脑干功能改变。

3. 心理社会状况

患儿家属对于本病往往不了解。对于轻症患儿往往有忽视心理，对于重症患儿易产生焦虑、担忧甚至恐惧心理。同时应注意评估家属的经济承受能力。

【护理诊断】

(1) 潜在并发症　惊厥发作、颅内压升高。

(2) 有窒息的危险　与惊厥有关。

(3) 有发生废用综合征的危险　与脑缺氧、反复抽搐所致脑损伤有关。

【护理目标】

(1) 患儿颅内压降为正常水平，保持生命体征平稳。

(2) 避免或减轻废用综合征。

【护理措施】

(1) 控制惊厥　若发生惊厥应立即止惊。首选苯巴比妥钠，负荷量为 20 mg/kg，注射速度不得过快，一般用时 10～15 min。其他止惊药有地西泮(安定)、水合氯醛等。同时保持呼吸道通畅，清除口、鼻腔分泌物，松解衣领。保持安静，应避免意外损伤。

(2) 降低颅内压　首选甘露醇，也可联合使用呋塞米及地塞米松。体位：抬高头、肩 15°～30°。保持安静、少搬动。必要时吸氧。

(3) 脑代谢激活剂和高压氧治疗　常用药物有脑活素及胞二磷胆碱，10～14 d 为一个疗程。生命体征稳定后尽早采用高压氧治疗有助于损伤脑细胞的恢复。

(4) 观察记录　监测呼吸、心率、瞳孔、意识、体温、尿量,观察神经系统症状和体征的变化。

(5) 康复干预　尽早进行感知、动作训练;定期随访;做好心理护理。

【健康教育】

向患儿家长耐心细致地介绍病情及预后;帮助家长树立信心,配合治疗。定期随访,尽早发现和处理后遗症,突出早期康复干预的重要性。指导家长掌握康复护理的方法。

三、新生儿颅内出血患儿的护理

案例引导

患儿,男,出生后 20 h。分娩时因胎头过大导致产程延长,后经产钳助产娩出。因昏迷 1 h 伴频繁抽搐转入新生儿病房。你认为该患儿的临床诊断是什么?产生疾病的原因是什么?为了明确诊断应做哪些检查?护理措施有哪些?

新生儿颅内出血(intracranial hemorrhage of the newborn)是指主要由缺氧和产伤引起的一种出血性脑损伤,以室管膜下、脑室内出血最常见,是新生儿期的常见疾病和死亡的主要原因之一,应积极防治。

【病因及发病机制】

(1) 损伤型颅内出血　由产伤引起,见于头盆不称、胎位不正、臀位产、产钳助产、吸引产、急产等使胎头受压,引起小脑幕或大脑镰破裂,而致颅内血管破裂。出血部位常在顶部硬脑膜下或小脑幕附近,以足月儿、过期产儿多见。

(2) 缺氧型颅内出血　由于围生期重度窒息,导致毛细血管内皮损伤,使其通透性增加;同时损伤血管自主调节功能,形成压力被动性脑血流,导致毛细血管破裂。

(3) 其他　新生儿颅内出血少数可因凝血功能障碍所致;早产儿高渗性药物的应用,有时也可导致颅内出血。

【临床表现】

新生儿颅内出血的特征表现为兴奋、抑制交替出现。

(1) 意识改变　如易激惹、烦躁或嗜睡、昏迷等。

(2) 眼部体征　如凝视、斜视、眼球震颤等。

(3) 颅内压升高　如脑性尖叫、前囟隆起、惊厥等。

(4) 呼吸改变　如呼吸增快、节律不规则、呼吸暂停等。

(5) 肌张力　兴奋状态时表现为肌张力增高,抑制状态时肌张力降低。

(6) 其他　面色苍白、贫血和黄疸加深等。

【辅助检查】

(1) 脑脊液检查　对于鉴别蛛网膜下腔出血、脑室内出血或排除化脓性脑膜炎有帮助,但病情重不能耐受操作者不应轻易做腰椎穿刺。

(2) 头颅 B 超检查或 CT 检查　检查对诊断脑出血及其出血部位有重要意义。

【治疗原则】

(1) 控制惊厥　首选苯巴比妥,还可选用地西泮(安定)、水合氯醛等。

(2) 降低颅内压　采用呋塞米静脉推注，中枢性呼吸衰竭者可用小剂量 20%甘露醇。

(3) 其他　止血及对症支持治疗。

【护理评估】

(1) 健康史　重点评估是否有产伤及围生期的重度窒息及其他可能导致颅内出血的相关因素。

(2) 身体状况　重点评估分娩后患儿的意识障碍，惊厥现象、瞳孔的改变以及相应的生命体征的改变。

(3) 辅助检查　生命体征稳定时进行颅脑 CT 检查、B 超检查以及脑脊液的检查。

(4) 心理社会状况　家长对本病的严重性、预后缺乏认识。对重症患儿，家长可能会出现焦虑、悲伤、恐惧等心理反应，甚至放弃治疗。

【护理诊断】

(1) 潜在并发症　颅内压增高。

(2) 低效性呼吸型态　与呼吸中枢受损有关。

(3) 营养失调，低于机体需要量　与吸吮反射减弱及呕吐有关。

【护理目标】

(1) 患儿颅内压降为正常，生命体征平稳。

(2) 维持正常呼吸，无呼吸暂停、无缺氧现象。

【护理措施】

1. 降低颅内压

(1) 保持安静　患儿应绝对静卧直至病情稳定，为防止出血加重和减轻脑水肿，将头、肩部抬高 15°～30°；取侧卧位，尽量少搬动；喂乳时不宜抱起。各项护理操作集中进行，避免引起频繁刺激患儿而诱发惊厥。在进行头皮静脉穿刺、面罩加压吸氧、气管插管等操作时动作要轻柔。

(2) 药物治疗　遵医嘱给予镇静剂、止血剂、脱水剂。①给予维生素 K_1、酚磺乙胺（止血敏）、卡巴克络（安络血）控制出血，贫血患儿输入少量新鲜血浆或全血；②给予呋塞米、地塞米松降低颅内压，慎用甘露醇；③给予地西泮或苯巴比妥钠控制惊厥，注射速度宜慢，避免抑制心跳、呼吸。使用药物时要注意配伍禁忌和观察药物疗效。

2. 维持正常呼吸

(1) 及时清除呼吸道分泌物，保持呼吸道通畅。

(2) 合理用氧，可减轻颅内出血。根据缺氧程度调整供氧的方式和浓度，维持 PaO_2 在 7.9～10.6 kPa(60～80 mmHg)。呼吸暂停时应刺激患儿皮肤，频发者采取人工辅助呼吸。病情好转时停止用氧。

3. 密切观察病情

注意观察患儿神志、瞳孔、呼吸及肌张力等改变，及早发现颅内压增高征象，及时调整护理计划，做好抢救准备，通知医生。

4. 供给足够的能量和水分

病重者喂养时间延后至出生后 72 h，禁食期间按医嘱静脉补给营养，输液速度宜慢，并在 24 h 内均匀输入。病情稳定后先喂糖水，然后喂母乳，吸吮力差的患儿可用滴管喂养或鼻饲。

【健康教育】

耐心向家长介绍病情，帮助其树立信心，减轻紧张和恐惧心理；对重症患儿，指导家长观测后遗症，尽早进行神经功能康复训练；定期随访。

四、新生儿寒冷损伤综合征患儿的护理

案例引导

患儿，女，出生后 5 d。因少吃、少哭、少动入院治疗。体格检查：肛温 31 ℃，腋温 32.6 ℃。精神差；双下肢及臀部皮肤出现硬化及水肿，色暗红，压之有轻度凹陷；心率 100 次/分。该患儿系早产儿。你认为该患儿的临床诊断是什么？首要的护理诊断是什么？护理措施有哪些？如何进行健康教育？

新生儿寒冷损伤综合征（neonatal cold injure syndrome）简称新生儿冷伤，是由于新生儿体温调节的内在缺陷或者在寒冷及其他外部因素的作用下引起的低体温及皮肤和皮下脂肪变硬、水肿，严重者出现多脏器损伤，本病又称新生儿硬肿症（neonatal scleredema）。

【病因及发病机制】

寒冷、早产、低体重、窒息、重症感染（如败血症及肺炎）等均为本病可能的致病因素。本病发病机制（图 2-6-4）如下：①新生儿体温调节中枢发育不成熟；②新生儿体表面积相对大，皮下脂肪层薄，易散热，早产儿尤甚；③新生儿皮下脂肪中饱和脂肪酸含量高，体温降低时易凝固；④新生儿储存的棕色脂肪，可在受寒冷刺激时提供能量，而早产儿棕色脂肪储量少，在窒息、缺氧及严重感染时棕色脂肪产能不足，可致体温过低。

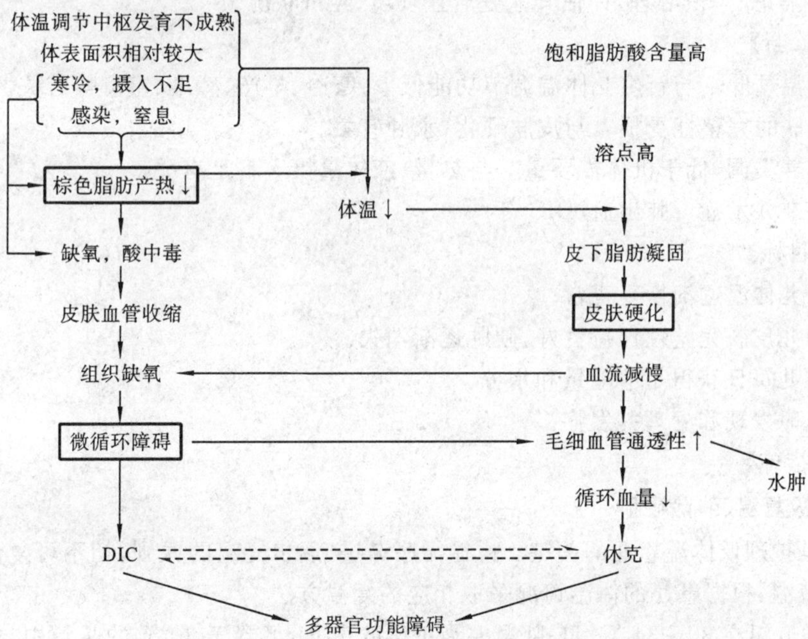

图 2-6-4　新生儿寒冷损伤综合征发病机制

【临床表现】

(1) 反应差　常表现为“四不”，即不吃、不哭、不动、体温不升。

(2) 低体温　低体温为本病的首发症状。体温常降至 35 ℃以下，重症者体温常降至 30 ℃以下，早期腋-肛温差为正值，病程长和重症者为负值，表示能量储备耗竭。

(3) 硬肿　皮肤硬化及水肿，多发生在全身皮下脂肪积聚的部位。其特点：硬、冷、肿、色暗红，压之有轻度凹陷。硬肿发生的顺序：小腿→大腿外侧→整个下肢→臀部→面颊→上肢→全身，呈对称性发生。

(4) 多器官功能障碍　早期心音低钝，心率缓慢，微循环障碍。严重时出现休克、弥散性血管内凝血(DIC)、肺出血、急性肾衰竭等多器官功能障碍，肺出血、DIC 为主要死因。

【辅助检查】

可根据病情需要选择动脉血气分析，进行血糖、血电解质、血尿素氮、血肌酐、血小板、凝血酶原时间、凝血时间、纤维蛋白原等检测，必要时可进行心电图检查和胸部 X 线检查。

【治疗原则】

(1) 复温　其是治疗的关键，强调逐渐复温。

(2) 对症治疗　有缺氧者应及时给氧；有感染者应选用抗生素；有出血或出血倾向者应使用止血剂；及时纠正酸中毒等。

(3) 支持疗法　循序渐进供给足够的热量，有利于体温恢复。

(4) 其他　纠正多器官功能障碍。

【护理评估】

(1) 健康史　评估是否有寒冷、感染、早产、窒息等相关因素。

(2) 身体状况　主要评估患儿腋温、肛温、腋-肛温差及肤色和质感，同时注意患儿的一般反应以及是否有其他器官并发症。

(3) 心理社会状况　评估患儿家长对本病病因、性质、护理、预后知识的了解程度，家长是否有产生焦虑、恐惧心理，评估其家庭居住环境、经济状况。

【护理诊断】

(1) 体温过低　与新生儿体温调节功能低下、寒冷、早产、感染、窒息等有关。

(2) 皮肤的完整性受损　与皮肤硬化、水肿有关。

(3) 营养失调，低于机体需要量　与热量、液体量摄入不足有关。

(4) 潜在并发症　肺出血、DIC 等。

【护理目标】

(1) 患儿体温逐渐恢复正常。

(2) 患儿皮肤完整性保持良好，硬肿逐渐消失。

(3) 患儿每日获得足够能量和水分。

(4) 及时发现和处理并发症。

【护理措施】

1. 积极复温、消除硬肿

复温是护理低体温患儿的关键。遵循循序渐进、逐步复温的原则，切不可复温过快。监测肛温和腋温，根据患儿的体温情况采取相应的复温方法。

(1) 对肛温在 30～34 ℃，肛-腋温差为正值的患儿，可置于 30 ℃的暖箱中，根据患儿体温恢复情况调节暖箱温度在 30～34 ℃范围内，使患儿 6～12 h 恢复正常体温。

(2) 对肛温小于 30℃，肛-腋温差为负值的患儿，应取的复温方法是先将患儿置于比其体温高 1～2 ℃的暖箱中，以后每小时提高暖箱温度 0.5～1 ℃，最高不超过 34 ℃，使患儿体温于 12～24 h 恢复正常。

(3) 如无条件者可采用母亲怀抱、热水袋、热炕、电热毯等保暖方式复温，热水袋和其他保暖物品不得直接接触皮肤，以防烫伤。

2. 保证热能供给

轻症患儿可采取鼻饲。重症者按医嘱静脉补充营养及液体，也可用静脉滴注血浆、鲜血等。有明显心、肾功能损伤者，应严格控制速度及液量，静脉滴入的液体应加温至 35 ℃。待消化道功能正常后再开始喂奶，首选母乳，早期每日供给能量约 210 kJ/kg，随体温恢复及日龄增长可恢复正常能量供应。

3. 给氧

可给予持续低流量氧，待体温正常后停止给氧。

4. 预防感染

做好消毒和隔离，加强皮肤护理，经常变换体位，防止体位性水肿和坠积性肺炎，尽量减少肌内注射，防止皮肤破损引起感染。低温时免疫力下降，易感染，重症新生儿硬肿症多伴有感染，宜选用有效、广谱且对肾功能无损害的抗生素如第三代头孢菌素。

5. 纠正器官功能紊乱

(1) 弥散性血管内凝血(DIC)　重症患儿常伴有 DIC，DIC 是本病导致患儿死亡的重要原因，加强高凝期治疗是关键。应用肝素时掌握好指征，常用量首次 0.5～1 mg/kg，以后每 6～8 h 1 次，每次 0.5 mg/kg，随病情好转延长时间和减少用量，直至凝血时间恢复正常逐渐停药。为补充凝血因子可少量输新鲜血或血浆。

(2) 抗休克、改善微循环　扩容、纠酸、应用血管活性药物，并做好相应的用药护理。

(3) 急性肾衰竭　①利尿；②严格控制液体入量；③维持水、电解质及酸碱平衡，纠正高钾血症、低钠血症、代谢性酸中毒等。

(4) 肺出血　一经确诊早期给予气管内插管，进行正压通气治疗，同时积极治疗引起肺出血的病因。

6. 观察病情

① 监测体温：复温过程中用体温计同时测肛温、腋温，计算腋-肛温差值，便于估计病情的进展和严重程度，还可作为调节暖箱温度的依据。每 1 h 监测体温一次，体温正常后改为每 3～4 h 一次。②观察心率、呼吸、一般状态、哭声、尿量，详细记录护理单，病情有特殊变化时及时与医生联系。

【健康教育】

介绍有关疾病的知识，有关保暖、喂养、预防感染等育儿知识。指导患儿家长加强护理，注意保暖，保持适宜的环境温度和湿度，鼓励母乳喂养，保证足够的能量。

五、新生儿黄疸患儿的护理

案例引导

患儿，女，出生后 20 h。因皮肤黄染 4 h 转入新生儿科。体格检查发现，患儿反应差，皮肤黄染，面色苍白，肝位于右侧肋下 3 cm。其母为 Rh 阴性血型。你认为该患儿的临床诊断是什么？还需要做哪些检查？护理措施有哪些？最危险的潜在并发症是什么？

新生儿黄疸(neonatal jaundice)是指胆红素在体内积聚，而引起巩膜、皮肤或其他器官黄染，分为生理性黄疸和病理性黄疸两种。引起黄疸的原因多而复杂，病情轻重不一，重者可导致胆红素脑病(核黄疸)，常遗留严重后遗症。

1. 新生儿胆红素代谢特点

(1) 胆红素生成较多　新生儿初生时红细胞数较高，寿命较短，每日生成的胆红素为成人的2倍多，主要属于未结合胆红素。

(2) 肝功能不成熟　肝细胞内尿苷二磷酸葡萄糖醛基转移酶的量少，且酶的活力不足，不能将未结合胆红素有效转变为结合胆红素，导致未结合胆红素淤积在血液中。肝脏对胆红素摄取能力差，新生儿肝细胞内Y、Z蛋白含量低，出生后5～10 d才达到成人水平。

(3) 转运胆红素的能力不足　刚出生的新生儿有不同程度的酸中毒，酸中毒可影响胆红素与白蛋白的联结；早产儿白蛋白含量较少，白蛋白含量直接影响联结胆红素的能力。

(4) 肠肝循环增加　由于新生儿肠道内正常菌群尚未建立，不能将进入肠道的胆红素还原成粪胆原排出体外。同时肠道内β-葡萄糖醛酸苷酶活性较高，将结合的胆红素分解成葡萄糖醛酸和未结合胆红素，再经肠壁吸收经门静脉到达肝脏，导致肠肝循环增加。

2. 分类

(1) 生理性黄疸　大部分足月儿在出生后2～3 d出现黄疸，4～6 d达高峰，于7～14 d自然消退，血清胆红素小于205 μmol/L(12 mg/dL)，一般情况良好。早产儿生理性黄疸较足月儿的出现早、持续时间长，达3～4周，血清胆红素小于257 μmol/L(15mg/dL)。较小的早产儿由于血脑屏障发育不成熟，即使血清胆红素小于171 μmol/L(10 mg/dL)也可能发生胆红素脑病，应注意监护。

(2) 病理性黄疸　①黄疸在24 h内出现；②重症黄疸血清胆红素足月儿大于205 μmol/L(12 mg/dL)，早产儿大于257 μmol/L(15 mg/dL)或每日上升大于85 μmol/L(5 mg/dL)；③黄疸持续时间长(足月儿大于2周，早产儿大于4周)；④退而复现，并进行性加重；⑤血清结合胆红素大于26 μmol/L(1.5 mg/dL)。

【病因及发病机制】

1. 非感染性

(1) 新生儿溶血病　新生儿溶血病是指母婴血型不合引起的新生儿免疫性溶血，以ABO血型不合为最常见，约占70%，Rh血型不合约占30%。由于母婴血型不合，胎儿红细胞通过胎盘进入母体，刺激母体产生相应的IgG血型抗体，当此抗体进入胎儿血循环与其红细胞上相应抗原结合时，导致红细胞在单核-吞噬细胞系统内遭遇破坏，引起胎儿血管外溶血。由于A、B血型物质广泛存在于自然界，故约50%的ABO血型不合可发生在第1胎；由于Rh抗原物质仅存在于人(或猴)的红细胞中，我国汉族人大多为Rh阳性血型，仅0.34%为Rh阴性血型，故在母体无输血史的情况下，第1胎较少发生Rh血型不合。

(2) 新生儿胆道闭锁　因先天畸形或宫内感染引起的胆管炎、胆管纤维化等，导致胆汁排泄障碍。

(3) 母乳性黄疸　由于少数母亲母乳中β-葡萄糖醛酸苷酶活性高，导致胆红素肠肝循环增加所致。

(4) 其他　遗传性疾病，如红细胞6-磷酸葡萄糖脱氢酶缺陷(蚕豆病)、球形红细胞增多症、半乳糖血症、α_1-抗胰蛋白酶缺乏症等；药物性黄疸，由维生素K、新生霉素等引起。

2. 感染性

(1) 新生儿肝炎综合征　多数因在胎儿或新生儿时期感染乙型肝炎病毒、巨细胞病毒、风疹病毒、单纯疱疹病毒、梅毒螺旋体和弓形体等所致。以上病原体均可使肝功能受损，而致肝酶抑制、胆红素代谢障碍、毛细胆管胆汁淤积、胆红素排泄受阻等。

(2) 新生儿败血症　该病是由于细菌毒素损害肝脏功能以及加快红细胞破坏所致。

【临床表现】

1. 新生儿溶血病

(1) 黄疸　Rh溶血病患者大多在24 h内出现黄疸并迅速加重，而ABO溶血病患者大多在出生后2～3 d出现黄疸，血清胆红素以未结合胆红素为主。

(2) 贫血　Rh溶血病患者贫血出现早且重，ABO溶血病患者严重贫血者少，一般到新生儿后期才出现。

(3) 肝脾肿大　Rh溶血病患者多有不同程度的肝脾大，由于骨髓外造血活跃所致。ABO溶血病患者则不明显。

严重者随着黄疸的逐渐加深出现神经系统症状，即为胆红素脑病，如不及时治疗患儿可很快死亡。存活者可能逐步出现较为严重的神经系统后遗症。Rh溶血病患者较ABO溶血病患者更为严重。

2. 新生儿胆道闭锁

在出生后2周开始出现黄疸并进行性加重；粪色由浅黄转为白色；肝进行性肿大；肝功能损害，结合胆红素增高。若本病长时间未治愈可逐渐发展至肝硬化。

3. 母乳性黄疸

一般于母乳喂养后4～5 d出现黄疸，2～3周达高峰，4～12周后降至正常。患儿一般状态良好，停止喂母乳24～72 h后黄疸即下降。

4. 新生儿肝炎综合征

胎儿早期感染可致胎儿多系统损害，多发性畸形或死胎、流产；妊娠后期及新生儿期感染，最易累及肝胆系统而表现为胆汁淤积或肝炎综合征，大便可由黄色转为灰白色，常伴肝脾肿大及肝功能损害。

5. 新生儿败血症

参阅本项目新生儿败血症的相关内容。

【辅助检查】

红细胞、血红蛋白含量降低及网织红细胞、有核红细胞含量增高；血清胆红素含量增高；血清结合胆红素含量增高；母婴血型不合；患儿红细胞直接抗人球蛋白试验阳性；患儿红细胞抗体稀释试验阳性；患儿血清游离抗体阳性；肝功能检查异常等。必要时可行CT检查。

知识链接

抗人球蛋白试验

抗人球蛋白试验又称Coombs试验，是检测不完全抗体敏感的方法。间接抗人球蛋白试验阳性表明有抗体存在；直接抗人球蛋白试验阳性说明红细胞已被血清抗体致敏。

【治疗原则】

必须尽快治疗，以免发生胆红素脑病。尽早找出病因，采取相应治疗。采取多种手段如蓝光疗法、补充白蛋白等方式降低胆红素含量，必要时可行换血疗法。提早喂养诱导建立正常肠道菌群，刺激肠蠕动以利于排便，减少胆红素的肠肝循环；不用对肝有损害及可能引起溶血及黄疸的药物。注意保暖，供给足够营养。同时积极纠正缺氧、脱水、酸中毒。

【护理评估】

(1) 健康史　了解患儿母亲既往有无不明原因的流产、早产、死胎、死产史；了解患儿胎龄、分娩方式、Apgar评分、母婴血型、体重、喂养及保暖情况；询问患儿体温变化及大便颜色、药物服用情况、有无诱发物接触等；了解胆红素变化。

(2) 身体状况　应注意评估黄疸的特点，观察患儿的反应、精神状态、吸吮力、肌张力等情况，了解胆红素变化。监测体温、呼吸，注意有无感染灶，有无抽搐等。

(3) 心理社会状况　了解患儿家长的心理状况及对本病病因、性质、护理、预后的认识程度，尤其是胆红素脑病患儿家长的心理状况和有无焦虑情绪。

【护理诊断】

(1) 潜在并发症　胆红素脑病。

(2) 知识缺乏(家长)　缺乏黄疸护理的有关知识。

【护理目标】

(1) 患儿胆红素脑病的早期征象得到及时发现、及时处理。

(2) 病理性黄疸迅速消退。

【护理措施】

1. 一般护理

注意保暖，体温维持在36～37 ℃。提早喂养，刺激肠道蠕动，促进胎便排出。保证足够能量供给，按医嘱维持输液速度及哺乳计划。

2. 严密观察病情变化，做好相关护理

(1) 婴儿出生后即应密切观察皮肤黄染情况　注意出现的时间、加深的速度、黄染的程度、消退的时间、是否有退而复现的情况，以利于及早明确黄疸的性质。应注意必须在自然光源下观察黄疸。

(2) 注意观察初生婴儿的全身症状　如有精神萎靡、嗜睡、吸吮无力、双眼斜视、四肢肌张力减退等胆红素脑病的早期表现，立即通知医生，做好抢救准备。密切观察大小便次数、量和颜色，如存在胎粪延迟排出，应给予灌肠处理，促进粪便及胆红素排出。

3. 降低血清胆红素含量，预防胆红素脑病的发生

(1) 降低血清胆红素含量　遵医嘱给予肝酶诱导剂(如苯巴比妥)，输血浆或白蛋白，促进游离的未结合胆红素与白蛋白结合，减少胆红素脑病发生。

(2) 实施蓝光疗法和换血疗法　蓝光疗法适用于较重的未结合胆红素血症，是目前最常用的退黄手段，可迅速降低未结合胆红素含量，防止胆红素脑病发生。具体要求详见项目六。换血疗法适用于较重的新生儿溶血病，尤其是Rh溶血病。换血前消毒皮肤，从脐静脉处插入硅胶管，每次10～20 mL等量交换血液，速度控制在2～4 mL/kg，总换血量为160 mL/kg。换血疗法对于无菌、抗凝的要求很高。换血期间应密切监测生命体征变化。

4. 病因治疗

注意及时发现造成病理性黄疸的原因并采取针对性措施。

【健康教育】

(1) 让家长初步了解如何判断生理性黄疸和病理性黄疸,以便及早发现,及时治疗。

(2) 使家长了解病情,配合治疗。①新生儿溶血:做好产前咨询及预防用药。②红细胞6-磷酸葡萄糖脱氢酶缺陷(蚕豆病):忌食蚕豆及其制品。③母乳性黄疸:不严重者可继续母乳喂养,若黄疸严重,患儿一般情况差,可考虑暂停母乳喂养,黄疸消退后恢复母乳喂养。④若发生胆红素脑病,注意后遗症的出现,及时给予神经系统康复治疗。

六、新生儿肺炎患儿的护理

案例引导

患儿,女,刚娩出。羊水混有墨绿色物质。体格检查发现皮肤青紫,呼吸 67 次/分,心率 165 次/分,有明显三凹征。口腔内发现有墨绿色黏稠物质。双肺呼吸音粗,右下肺呼吸音减弱。弹足底无反应。你认为该患儿的临床诊断是什么?首选的护理诊断是什么?应立即进行的护理措施有哪些?

新生儿肺炎(neonatal pneumonia)为新生儿时期常见病,是导致围生期小儿死亡的重要原因,特别是胎粪吸入导致的肺炎最为严重。正确处理新生儿肺炎对于降低围生期死亡率有重大意义。

【分类】

新生儿肺炎可分为吸入性肺炎和感染性肺炎。

(1) 吸入性肺炎　胎儿在宫内或娩出时吸入羊水致肺部发生炎症,称为羊水吸入性肺炎;吸入被胎粪污染的羊水,称为胎粪吸入性肺炎,由于胎儿缺氧严重,出生后除肺炎外,多伴 HIE、颅内出血等多系统损害,故胎粪吸入性肺炎又称胎粪吸入综合征,其病死率最高;出生后因喂养不当或呛奶、消化道畸形等引起乳汁吸入而致肺炎,称为乳汁吸入性肺炎。

(2) 感染性肺炎　细菌、病毒、衣原体等都可引起新生儿感染性肺炎。病原体的侵入可发生在宫内、分娩时及出生后。最常见的病原体是大肠杆菌、肺炎球菌及金黄色葡萄球菌等。

【病因及发病机制】

(1) 产前感染　胎儿在宫内吸入污染的羊水而致病,或胎膜早破时孕母阴道细菌上行导致感染,或母亲在孕期受病毒、细菌等感染,病原体通过胎盘血液循环至肺部引起感染。

(2) 产时感染　因分娩过程中吸入污染的产道分泌物或脐带切断时无菌消毒不严格发生血行感染。

(3) 产后感染　由上呼吸道下行感染肺部或病原体通过血循环直接引起肺部感染。当胎儿在宫内或分娩过程中胎头或脐带受压可刺激肠道副交感神经,促使胎儿排便。尤其在缺氧时,肛门括约肌松弛使胎粪排出,低氧血症又刺激胎儿呼吸中枢诱发胎儿喘息样呼吸,将胎粪吸入鼻咽及气管内。而胎儿娩出后的有效呼吸更使呼吸道内的胎粪进一步吸入肺内。气道内的黏稠胎粪造成机械性梗阻，引起肺气肿和肺不张，使肺泡内压力逐渐增高，造成气胸和间质性肺气肿，加重通气障碍，产生急性呼吸衰竭，因此胎粪吸入性肺炎最严重。

【临床表现】

(1) 吸入性肺炎　羊水、胎粪吸入者多有宫内窘迫和(或)出生时的窒息史。在复苏或出生后出现呼吸急促(呼吸大于60次/分)、呼吸困难、口唇青紫、鼻翼扇动、三凹征、口吐泡沫或从口腔内流出液体，两肺可闻及固定的湿啰音。乳汁吸入性肺炎往往有喂奶呛咳史。胎粪吸入者病情往往较重。缺氧严重者可出现神经系统症状；若并发气胸和纵隔气肿时，病情迅速恶化甚至死亡。

(2) 感染性肺炎　宫内感染的患儿症状出现较早，多在第1天发生。而产时感染性肺炎则要经过一定潜伏期，如细菌感染多在新生儿出生后3～5 d发病，病毒感染多在出生后1周左右发病，产后感染性肺炎则多在出生后5～7 d发病。患儿一般症状不典型，主要表现为反应差(少吃、少哭、少动)、口吐白沫、呼吸浅促、青紫、体温不升或发热，病情严重者出现点头呼吸或呼吸暂停；肺部体征不明显，少数仅表现双肺呼吸音粗。金黄色葡萄球菌肺炎易并发脓胸，病情常较严重。

知识链接

胎　粪

新生儿出生后12 h内开始排便，最初排出的大便称为胎粪，为深墨绿色、黏稠、无臭味，由胎儿肠道脱落的上皮细胞、消化液及吞下的羊水组成，若喂乳充分，2～3 d后逐渐过渡为黄色糊状便。如出生后24 h内无胎粪排出，应注意检查有无肛门闭锁等消化道畸形。胎儿轻度缺氧时，因缺氧刺激迷走神经活跃，使胎心变慢、肠蠕动增加及肛门括约肌松弛而排出粪便。胎龄为35周时迷走神经才开始活跃，故90%以上胎粪吸入性肺炎见于足月儿和过期产儿。

【辅助检查】

(1) X线检查　胸片可显示肺纹理增粗，有点状、片状阴影，为确诊性检查。

(2) 血气分析　PaO_2下降，$PaCO_2$升高，pH值降低。

(3) 病原学检查　取血液、气管分泌物做细菌培养、病毒分离；采用免疫学的方法检测病原的抗原及抗体有助于诊断。

【治疗原则】

吸入性肺炎治疗原则是应尽快清除吸入物。感染性肺炎治疗原则主要是控制感染、针对病原体选择合适的抗生素，同时保持呼吸道通畅，并给氧、保暖及对症处理，及时处理并发症。

【护理评估】

(1) 健康史　评估是否有产前感染、产时感染及产后感染的情况。

(2) 身体状况　注意评估有无青紫、吐奶、口吐白沫，有无气促或呼吸节律改变，听诊双肺呼吸音有否改变，同时注意评估心、脑、肾等脏器的并发症。

(3) 心理社会状况　了解患儿父母的心理状况，对本病的病因、临床表现、护理等疾病相关知识的了解程度，尤其是对小儿治疗预后的担忧和焦虑程度。

(4) 辅助检查　临床经X线检查发现肺炎改变即可确诊，同时了解血气分析以及病原学检查结果以指导治疗。

【护理诊断】

(1) 清理呼吸道无效　与咳嗽反射功能不良及无力排痰有关。

(2) 气体交换受损　与吸入后气道阻塞、肺部炎症有关。

(3) 体温调节无效　与感染有关。

(4) 潜在并发症　心力衰竭。

【护理目标】

(1) 患儿呼吸道通畅，呼吸平稳，呼吸困难及缺氧症状逐渐减轻。

(2) 患儿体温逐渐恢复正常。

(3) 每日获得足够的能量及水分。

【护理措施】

1. 保持呼吸道通畅

(1) 胎头娩出后立即清除口、咽、鼻黏液。无呼吸或疑有分泌物堵塞气道者，立即用喉镜进行气管插管，并通过气管内导管将吸入物吸出，之后进行吸氧或人工呼吸。

(2) 分泌物黏稠者可行超声或氧气雾化吸入，促进分泌物排出。

(3) 经常变换体位，预防肺内分泌物堆积感染并改善受压部位的肺扩张，呼吸道分泌物多时可轻拍背部促其排出。

(4) 痰液过多、无力排出者应及时吸痰，吸痰时勿损伤黏膜。

2. 合理用氧，改善呼吸功能

(1) 有低氧血症者，根据病情和血氧监测情况采用鼻导管、面罩、头罩等方法给氧，使其PaO_2维持在7.9～10.6 kPa(60～80 mmHg)；重症并发呼吸衰竭者，给予正压通气。

(2) 遵医嘱针对性应用抗生素、抗病毒药物，并密切观察药物的作用。金黄色葡萄球菌肺炎可选用耐酶青霉素、第1代头孢菌素或丁胺卡那霉素；大肠杆菌、克雷白菌肺炎可用丁胺卡那霉素或第3代头孢菌素；呼吸道合胞病毒肺炎可用利巴韦林(病毒唑)；白色念珠菌肺炎可用两性霉素B；衣原体肺炎首选红霉素。

3. 维持正常体温

体温过高时采取降温措施，以物理降温为主，但应避免冷水及酒精擦浴。体温过低时给予保暖。

4. 供给足够的能量及水分

少量多餐，细心喂养，防止窒息。病情重者予以鼻饲或由静脉补液。

5. 密切观察病情

注意患儿的生命体征改变。如合并心力衰竭，遵医嘱给予强心、利尿药物，控制补液量和补液速度；如合并气胸或纵隔气肿，应立即做好胸腔穿刺及胸腔闭式引流的准备。

【健康教育】

向家长讲述疾病的有关知识和护理要点，解释机械通气对疾病治疗的重要性。及时让家长了解患儿的病情，指导家长阅读有关育儿知识(尤其是喂养、保暖及预防感染的知识)。

七、新生儿败血症患儿的护理

案例引导

患儿，女，出生后5 d。因拒乳、反应低下2 d，抽搐1次入院。体格检查：体温35 ℃，呼吸40次/分，心率120次/分。嗜睡，反应差，面部、躯干部皮肤及巩膜黄染，前囟隆起，颈项强直，心肺无异常，肝右肋下3 cm，脐周红肿，局部有较多脓性分泌物。双侧巴氏征阳性。初步拟诊为新生儿败血症。试分析：①确诊应做哪项检查？最可能的感染途径是什么？②患儿的护理诊断有哪些？应采取哪些护理措施？③根据病史，患儿应考虑存在哪些并发症？哪项检查有助于明确诊断？

新生儿败血症(neonatal septicemia)是指细菌侵入新生儿血液循环系统生长繁殖、产生大量毒素造成的全身感染。其发病率及病死率较高，早产儿尤甚。

【病因及发病机制】

(1) 非特异性免疫差　①屏障功能较差，角化层、真皮层薄，胶原纤维疏松、易受损，黏膜通透性高，纤毛运动、腺体分泌不全、胃酸低、胆酸少等因素均有利于细菌由皮肤(尤其是脐残端)、呼吸道、消化道侵入血液；②淋巴结缺乏吞噬细菌的过滤作用，血-脑屏障发育不良，败血症易并发脑膜炎；③补体水平低，补体激活旁路途径较传统途径的活性更低下；④中性粒细胞储备少、趋化作用差，备解素、调理素、纤维结合蛋白、溶菌酶等含量低下，影响中性粒细胞的吞噬和杀菌能力。

(2) 特异性免疫差　①仅IgG能通过胎盘，胎龄越小，IgG水平越低；②因缺乏IgM，对革兰阴性杆菌易感；③因缺乏SIgA，细菌易由呼吸道、消化道侵入血循环；④新生儿T淋巴细胞对特异性外来抗原的应答差，出生后10 d内未致敏的T淋巴细胞不能发挥特异的细胞免疫功能，且反应速度慢，产生干扰素及各种淋巴因子不足；⑤巨噬细胞与自然杀伤细胞功能差，故吞噬与直接杀伤病原体的功能均不如成人的；⑥细胞免疫功能较差，对真菌、病毒及细胞内寄生细菌的易感性增高且较难清除。

【临床表现】

新生儿败血症无特征性表现。产前感染、产时感染多在出生后3 d内发病；产后感染多发生在出生3 d以后。一般表现为反应低下、嗜睡、拒食、不哭和体温不稳定。若出现病理性黄疸、休克表现、肝脾肿大、出血倾向的同时有皮肤感染病灶，应高度怀疑新生儿败血症。严重者可并发肺炎、化脓性脑膜炎等。

【辅助检查】

(1) 血培养　为败血症的确诊检查，抽血培养时必须严格执行无菌操作。

(2) 外周血检测　新生儿白细胞总数可升高，也可出现降低；血沉增快，C反应蛋白含量增高。

【治疗原则】

(1) 关键治疗　采用早期、联合、足量、静脉应用抗生素，一个疗程为10～14 d。

(2) 支持治疗　如保暖、供氧，保证能量及水分的供给。

(3) 原发灶处理　及时处理脐炎、脓疱疮等局部病灶。

【护理评估】

1. 健康史

1）病原体

我国以葡萄球菌最多见，其次为大肠埃希菌等革兰阴性杆菌。

2）感染途径

(1) 产前感染　孕妇发生菌血症时致病菌经胎盘侵入血循环而感染胎儿；胎膜早破、产程延长、羊膜囊穿刺术操作不慎也可致胎儿感染。致病菌以大肠杆菌多见。

(2) 产时感染　胎儿吸入污染的羊水；产时医疗操作污染。致病菌以大肠杆菌多见。

(3) 产后感染　细菌经皮肤、黏膜或呼吸道侵入血液，以脐炎所致者最常见。

2. 身体状况

注意评估患儿一般反应，有无"四不"症状（即不吃、不哭、不动、体重不增）。注意评估体温变化，有无黄疸、肝脾肿大及各系统并发症情况。

3. 心理社会状况

评估患儿家长对本病性质、预后的认识程度；重症患儿家长可能会产生自责、恐惧及焦虑心理。

【护理诊断】

(1) 体温调节无效　与感染有关。

(2) 皮肤完整性受损　与脐炎、脓疱疮等感染灶有关。

(3) 营养失调，低于机体需要量　与吸吮无力、食欲缺乏及摄入不足有关。

(4) 潜在并发症　化脓性脑膜炎、肺炎。

【护理目标】

(1) 患儿体温维持在正常范围。

(2) 患儿皮肤恢复完整性。

(3) 喂养合理，使其获得足够能量及水分。

(4) 及时发现和处理并发症。

【护理措施】

(1) 维持体温稳定　应每 2～4 h 测体温 1 次。体温不升则用保温措施，但应注意避免烫伤。体温高时予以物理降温，新生儿不宜用退热剂，物理降温不得采取酒精擦浴、冷盐水灌肠等刺激性强的方式。

(2) 遵医嘱应用抗生素　早期、联合运用有效抗生素，足量、足疗程、静脉给药，但应注意保护血管，有计划地交替穿刺部位。可根据血培养结果选择敏感抗生素。血培养结果出来之前可针对常见菌如金黄色葡萄球菌经验性用药。

(3) 消除局部感染灶　对于脐炎、皮肤破损、鹅口疮、脓疱疮等，应及时处理，防止感染蔓延扩散。皮肤小脓疱可用无菌针头刺破（刺破前后用医用酒精消毒）。

(4) 保证营养供给　保证能量和液体供应。结合病情必要时可给予静脉内高营养，早产儿可静脉注射免疫球蛋白。

(5) 病情观察　观察有无化脓性脑膜炎的表现，如高声尖叫、呕吐频繁、前囟饱满、双眼凝视、面肌抽动等；观察生命体征变化，注意有无肺炎的表现如气促、口唇青紫、口吐白沫等，同时还应注意有无黄疸、休克、中毒性肠麻痹的征象，并详细记录。

【健康教育】

向家长讲解疾病相关知识，指导家长正确喂养和护理患儿，保持患儿皮肤清洁。向家属解释使用抗生素治疗本病需较长时间才能控制，对病情康复应有耐心和信心。

八、新生儿脐炎患儿的护理

案例引导

患儿，女，出生后 4 d。因 1 d 前发现脐部红肿入院。体格检查：体温 35 ℃，呼吸 40 次/分，心率 120 次/分，脐部可见红肿，并有黄色分泌物，颈软，心肺无异常，肝右肋下 1 cm。初步拟诊为新生儿脐炎。试分析：①应采取哪些护理措施？②患儿可能会出现哪些并发症？③如何进行健康教育？

新生儿脐炎(neonatal omphalitis)是指由于脐部切断时污染或出生后处理不当而被细菌侵入脐部所致的炎症。细菌侵入脐部后可进入血液循环引起菌血症，并进一步发展为败血症。

【病因及发病机制】

脐带为连接胎儿和胎盘的管状结构，由两条动脉和一条静脉构成。脐带被切断后便形成了创面，这是细菌侵入新生儿体内的一个重要门户。新生儿的脐带残端一般需 7～10 d 时间才干枯脱落。在此期间，如果护理不当，极易受到细菌感染；如果脐带脱落过晚，也容易成为细菌繁殖的场所，引起脐带炎症。

常见的病原体有金黄色葡萄球菌、大肠埃希菌，其次为溶血性链球菌，或混合细菌感染。

【临床表现】

(1) 局部表现　早期脐带根部发红，或脱落后伤口不愈合，脐窝湿润，有渗出液。之后脐周皮肤红肿，脐窝可见脓性分泌物，带臭味，严重者可形成局部脓肿。

(2) 全身中毒症状　轻者反应尚可，严重者体温不稳定，少吃、少哭、少动，烦躁不安。

(3) 并发症　败血症、化脓性脑膜炎、腹膜炎等。

(4) 慢性脐炎　脐部形成肉芽肿，可见有樱桃红色的突出物。脐部有黏性分泌物，可经久不愈，严重者可形成瘘道。

【辅助检查】

脓液涂片可见细菌及中性粒细胞增多。脓液培养阳性率很高。

【治疗原则】

局部消毒处理，必要时给予抗生素治疗。

【护理评估】

(1) 健康史　重点评估有无造成免疫力低下的情况、污染脐带的情况。

(2) 身体状况　注意评估患儿脐部病灶及一般反应，评估体温变化，有无黄疸、肝脾肿大及败血症等并发症情况。

(3) 心理社会状况　评估患儿家长对本病性质、预后的认识程度；轻症患儿家长可能会产生忽视心理，严重患儿家长可能对脐炎产生的并发症产生忧虑情绪。

【护理诊断】

(1) 体温调节无效　与感染有关。

(2) 皮肤完整性受损　与脐部感染灶有关。

(3) 潜在并发症　败血症、化脓性脑膜炎。

【护理目标】

(1) 患儿体温维持在正常范围。

(2) 患儿皮肤恢复完整性。

【护理措施】

1. 一般护理

保持脐部干燥、清洁，勤换尿布，防止尿液污染。

2. 抗感染护理

(1) 加强局部换药，注意无菌技术。用3%过氧化氢溶液清洗，然后再涂以碘伏，也可选用碘酊再涂以75%酒精脱碘，每日3次。局部形成较大脓肿者可切开排脓。

(2) 脐部化脓、蜂窝组织炎或出现全身症状者可用新青霉素、氨苄青霉素或头孢菌素等药物静脉滴注。

(3) 脐部肉芽肿形成者可用10%硝酸银溶液烧灼后，敷以油膏。如肉芽肿较大，行手术切除。

3. 保证足够的能量和液体供应

食欲差者可行鼻饲或行静脉营养治疗。

【健康教育】

向家长讲解疾病相关知识，指导家长正确护理患儿脐部：脐带脱落前每天用75%酒精清洁肚脐，保持肚脐干爽，不要让纸尿裤或衣服摩擦脐带残端。如果脐带红肿或有分泌物立即到医院治疗。

九、新生儿低血糖症患儿的护理

案例引导

患儿，女，出生后2 d。因出生时血生化检查发现血糖异常转入新生儿科。体格检查：患儿出生体重2 kg，体温35 ℃，呼吸43次/分，心率130次/分，嗜睡，反应差，四肢肌张力低下，心肺无异常，吸吮能力较差，血糖浓度1.3 mmol/L。试分析：①该新生儿是否正常？②该患儿应采取哪些护理措施？

新生儿低血糖症(hypoglycemia of newborn)是指全血血糖低于2.2 mmol/L(40 mg/dL)。低血糖症在新生儿期较为多见，尤其是低出生体重儿更为常见。

【病因及发病机制】

(1) 葡萄糖产生过少和需要增加　见于窒息缺氧、败血症、寒冷损伤、先天性心脏病、小于胎龄儿和先天性内分泌代谢缺陷病等。与下列因素有关：①肝糖原、脂肪、蛋白质储存少，糖异生途径中的酶活力低，如小于胎龄儿；②热量摄入不足，代谢率高，糖的需要量增加，糖异生作用缺陷，如败血症、寒冷损伤、先天性心脏病；③胰高血糖素缺乏、先天性垂体功能不全、皮质醇缺乏、糖原累积病、先天性氨基酸及脂肪代谢缺陷等，常出现持续性低血糖症。

(2) 葡萄糖消耗增加　多见于糖尿病母亲的婴儿、Rh溶血病、Beckwith综合征、窒息、小于胎龄儿及婴儿胰岛细胞增生症等。

【临床表现】

多数患儿无症状或无特异性症状，表现为反应差或烦躁、喂养困难、哭声异常、肌张力低，严重者可出现惊厥、呼吸暂停等。经补充葡萄糖后症状消失，血糖恢复正常。如反复发作应考虑糖原累积病、先天性垂体功能不全等。

【辅助检查】

(1) 血糖测定：纸片法常用作筛查；静脉血标本测定血糖结果较为可靠，血标本应及时送检。高危儿应在出生后 1 h 测血糖，并在 3 h、6 h、12 h、24 h、48 h 复查。

(2) 持续反复发作低血糖症者应做血胰岛素、胰高血糖素、甲状腺素、促甲状腺激素(TSH)、生长激素及皮质醇测定。

【治疗原则】

积极恢复正常血糖，并寻找病因，针对病因进行治疗。

【护理评估】

(1) 健康史　重点评估有无造成低血糖症的病因及出生后的喂养情况。

(2) 身体状况　一般无特殊症状，主要表现为反应差，重者出现神经系统症状。

(3) 心理社会状况　评估患儿家长对本病性质、预后的认识程度；轻症患儿家长可能会对医护人员的诊断产生怀疑，严重患儿家长可能对低血糖症引起的惊厥产生恐惧心理。

【护理诊断】

(1) 体温调节无效　与低血糖症有关。

(2) 营养失调，低于机体需要量　与吸吮无力、低血糖症有关。

【护理目标】

(1) 患儿体温维持在正常范围。

(2) 恢复正常的血糖。

【护理措施】

1. 维持血糖稳定

(1) 无症状低血糖症　先指导患儿进食，如血糖值不升高改为静脉输注葡萄糖，每分钟 6～8 mg/kg，4～6 h 后根据血糖测定结果调节输注速率，稳定 24 h 后停用。

(2) 有症状低血糖症　静脉输注 10%～25%葡萄糖，0.2～0.5 g/kg，速度为 1 mL/min，以后改为每分钟 8～10 mg/kg，每 4～6 h 监测血糖一次，正常 24 h 后逐渐减慢速度，48～72 h 停止输注。

(3) 持续或反复低血糖症　可提高葡萄糖输注速度至每分钟 12～16 mg/kg，急症情况下加用胰高血糖素，也可加用氢化可的松。胰岛细胞增生症则须做胰腺次全切除。先天性代谢缺陷患儿应给予特殊饮食疗法。

2. 对症护理

低体温儿应注意保暖，给予氧气吸入，有感染时遵医嘱给予抗感染药物等。

3. 观察病情变化

(1) 监测患儿血糖，以供诊断和治疗参考。

(2) 观察患儿呼吸规律变化，以便及时抢救。

(3) 观察患儿有无昏迷、惊厥，及时与医生联系，配合治疗。

【健康教育】

(1) 出生后能进食者应提供尽早喂养，根据病情给予 10%葡萄糖或母乳。早产儿或窒息可能发生低血糖症患儿尽快建立静脉通路,保证葡萄糖输入。

(2) 新生儿加强保暖,防止感染发生。指导家长学会观察病情变化。

十、新生儿低钙血症患儿的护理

案例引导

王毛毛,男,出生后 1 d。其母亲,G_1P_1,孕 34 周,患儿出生时 Apgar 评分为 8 分。患儿因惊厥 1 次转入新生儿科。体格检查:体温 36.5 ℃,呼吸 40 次/分,心率 120 次/分。神智清楚,前囟平软,颈软,心肺无异常,肌腱反射亢进,肌张力增高。血生化检查显示:血钙总量 1.2 mmol/L。试分析:① 该患儿抽搐的原因是什么? ② 患儿最主要的护理措施是什么?

新生儿血钙总量低于 1.75 mmol/L(7.0 mg/dL)或游离钙低于 0.9 mmol/L(3.5 mg/dL)时称为低钙血症(hypocalcemia of newborn),其是新生儿惊厥的重要原因之一,常见于孕母患糖尿病或妊娠高血压综合征、早产儿及有窒息史者。

【病因及发病机制】

(1) 早期低钙血症　发生于出生后 1～2 d。原因是:胎儿血钙比母血钙高,甲状旁腺功能暂受抑制,出生后血钙进行性下降,24～48 h 最低,但甲状旁腺激素尚不能代偿性增多,无法动员骨钙使血钙提高;此外,新生儿血中降钙素较高,肾小管对甲状旁腺激素反应低下也有一定关系。

(2) 晚期低钙血症　发生于出生后 48 h,多见于牛奶喂养足月儿,因牛奶含磷比人乳的高,且钙磷比例不当,不利于钙的吸收,又加上新生儿肾小球滤过率较低、肾小管再吸收磷较多,故牛奶喂养足月儿血磷高,而血钙则较母乳喂养足月儿的低。

(3) 其他低钙血症　过多使用碳酸氢钠等碱性药物,呼吸机换气过度造成呼吸性碱中毒,用枸橼酸钠作抗凝剂的血液进行换血等,均可使游离钙降低而出现惊厥。如低钙血症反复不能纠正时,应考虑以下较少见的先天性甲状旁腺功能低下。

【临床表现】

早期临床表现差异很大,与血钙浓度不一定平行,早产儿血钙很低时也可无惊厥。主要症状为神经肌肉兴奋性增高,出现抖动、手足抽搐,局部或全身抽搐,新生儿抽搐可多次发作,一般持续时间短,一般为数分钟。严重者可出现呼吸暂停、喉痉挛而出现窒息。惊厥发作间歇患儿神志清楚,一般情况良好。肌腱反射可增加,肌张力可增高。

【辅助检查】

(1) 血钙测定　血钙总量低于 1.75 mmol/L(7.0 mg/dL)或游离钙低于 0.9 mmol/L(3.5 mg/dL)。

(2) 心电图检查　可见 Q-T 间期延长。

【治疗原则】

立即补钙,钙剂治疗有特效。

【护理评估】

(1) 健康史　注意评估是否有以下情况:早产儿、缺氧、窒息、缺氧缺血性脑病、颅内出血、应激状态、糖尿病母亲的婴儿。

(2) 身体状况　注意有无低钙的神经兴奋性增高的表现。

(3) 心理社会状况　轻症患儿家长可能会产生忽视心理，严重患儿家长可能对低钙所致的惊厥产生恐惧感以及对于是否出现神经系统后遗症产生忧虑。

【护理诊断】

(1) 有窒息的危险　与抽搐发作时喉部痉挛有关。

(2) 知识缺乏(家长)　缺乏相关疾病护理知识。

【护理目标】

(1) 患儿不发生窒息。

(2) 家长能配合治疗，正确喂养患儿。

【护理措施】

(1) 静脉用药的护理　静脉注射10%葡萄糖酸钙，剂量每次2 mL/kg，必要时6～8 h后重复用量1次。症状控制后改为口服。10%葡萄糖酸钙要用5%葡萄糖液稀释至少1倍，经稀释后药液推注速度应小于1 mL/min，静脉注射过快可致心脏停搏。监护心率，心率小于80次/分，应停用。确保输液通畅，发现药液外溢，应立即停止注射，局部用25%～50%硫酸镁湿敷。

(2) 口服补钙的护理　应在两次喂奶之间给药，禁忌与牛奶同服，以免影响钙吸收。先口服氯化钙，3 d后改为乳酸钙。

(3) 观察　注意检查患儿生命体征，以及有无惊厥和窒息的先兆。备好吸引器、氧气、气管插管、气管切开用具等急救物品。

【健康教育】

孕期注意营养，妊娠晚期应多进食含钙及维生素D丰富的食物，必要时补充钙剂。鼓励母乳喂养，多晒太阳。

十一、新生儿破伤风患儿的护理

案例引导

患儿，女，出生后7 d。因喂养困难2 d，频繁抽搐1 d入院。体格检查：体温39 ℃，呼吸45次/分，心率120次/分；昏迷，苦笑面容，头向后仰，双拳紧握，上肢屈曲，下肢伸直，呈角弓反张状，前囟隆起，脐周红肿，心肺无异常。该患儿系旧法接生。试分析：①其最可能的诊断是什么？②患儿存在哪些护理诊断？应采取哪些护理措施？

新生儿破伤风(neonatal tetanus)是指破伤风杆菌由脐部侵入引起的新生儿急性感染性疾病，临床以张口、吸吮困难，牙关紧闭，苦笑面容，全身肌肉呈阵发性强直性痉挛为其特征，俗称“脐风”、“七日风”、“锁口风”。本病预后差，死亡率高，存活者多有后遗症。采用旧法接生的新生儿发病率较高。

【病因及发病机制】

破伤风杆菌为革兰阳性厌氧菌。接生时消毒不严或脐部污染，破伤风杆菌乘机侵入脐部在脐部发生感染，坏死的脐带残端致使局部缺氧，有利于破伤风杆菌生长繁殖，并产生破伤风痉挛毒素(外毒素)。此毒素经淋巴液、血液进入中枢神经系统，与神经节苷脂结合，使后者不能释放甘氨酸等抑制性传递介质，引起全身肌肉强烈痉挛和交感神经兴奋。

【临床表现】

该病潜伏期为2～8 d，发病越早，病情越重，预后越差。

1. 早期

常以哭闹不安起病，患儿想吃但口张不大，吸吮困难。早期多不发热。

2. 晚期

(1) 牙关紧闭　牙关紧闭是最早发现的线索，与三叉神经首先受累有关。

(2) 苦笑面容　面肌痉挛、口角向外牵引呈苦笑面容。

(3) 全身阵发性强直性痉挛　发作时神志清醒，头向后仰，双拳紧握，上肢屈曲，下肢伸直，呈角弓反张状，间歇发作。间歇期轻微刺激(如声、光、饮水、针刺等)都可引起痉挛发作。

(4) 呼吸肌痉挛或喉肌痉挛　可导致呼吸困难、发绀、窒息。

【辅助检查】

可做病原学检查，但临床一般根据不洁接生史及典型的症状、体征即可确诊。

【治疗原则】

控制惊厥，保证营养，预防感染。

【护理评估】

(1) 健康史　患儿起病前常有接生时消毒不严及脐带处理不当。

(2) 身体状况　注意有无典型的牙关紧闭、苦笑面容、全身阵发性强直性痉挛(角弓反张)。

(3) 心理社会状况　父母对新生儿破伤风产生的原因缺乏了解，对新生儿出现的症状产生担心和焦虑，小儿发生惊厥时，可出现恐惧心理。父母对于治疗效果往往缺乏信心。

【护理诊断】

(1) 婴儿行为紊乱　与频繁惊厥有关。

(2) 组织完整性受损　与破伤风杆菌感染脐带残端有关。

(3) 营养失调，低于机体需要量　与咀嚼肌痉挛有关。

(4) 潜在并发症　感染等。

【护理目标】

(1) 患儿痉挛持续时间缩短，间歇期延长，直至停止。

(2) 患儿脐部感染被控制，无红肿、坏死，脐部分泌物减少，脐带残端愈合。

(3) 患儿获得充足的营养及水分。

【护理措施】

1. 婴儿行为紊乱的护理

控制痉挛，保持呼吸道通畅。

(1) 保持环境安静，减少刺激　患儿应放置于单独病房，并安排专人看护，尽量避免任何声、光、触、拍等刺激；各种治疗和护理应在镇静剂使用后集中进行，操作时动作要轻，尽可能静脉给药，减少肌内注射及皮下注射；尽可能应用留置针。

(2) 保持呼吸道通畅　取侧卧位，便于分泌物流出。及时清除口腔及呼吸道分泌物，保持呼吸道通畅，防止窒息。痰液黏稠者可雾化稀释，严重者可吸痰。

(3) 给氧　间歇用氧，但尽量避免鼻导管给氧，以免刺激鼻黏膜而加重痉挛。可选用头罩给氧，氧流量至少为5 L/min。病情好转后及时停止给氧，避免氧疗并发症的发生。

(4) 镇静药物的护理　首选安定，也可选用苯巴比妥、水合氯醛等镇静剂，每隔4～6 h

选择两药交替使用。痉挛减轻后，减少用药次数或药物剂量。避免药量过大及注射速度过快，以免抑制呼吸中枢。正确使用镇静药物是患儿康复的关键。

2. 保持皮肤完整性

(1) 脐部护理　保持脐部干燥，应及时清理脐部分泌物，减少不断产生的破伤风杆菌；先用3%过氧化氢溶液或1∶4 000 高锰酸钾溶液清洗脐窝内脓性分泌物，再涂2%碘酊及医用酒精脱碘，敷以消毒纱布，每天更换1次，直至脐部感染痊愈为止，换下的敷料应焚烧处理；脐周注射破伤风抗毒素3 000 U。也可同时静脉注射青霉素，以抑制体内的破伤风杆菌。

(2) 口腔护理　新生儿口腔黏膜皮肤柔嫩，血管丰富，防御能力差，易引起口腔感染，可用生理盐水清洗口腔。

(3) 皮肤护理　注意腋下、颈部、皮肤皱褶处的清洗，定时翻身，防止压疮的发生。

3. 保证营养供给

(1) 静脉营养　病初频繁痉挛者应暂时禁食，给予静脉营养保证能量、蛋白质的供给。

(2) 鼻饲　痉挛减轻后可采用鼻饲，插胃管前应先给予镇静剂。

4. 密切观察病情，防止并发症

密切观察生命体征，注意痉挛持续时间、频率、程度，及时发现窒息、呼吸、心跳停止，并通知医生。准备各种急救药品、器械，以利于抢救。

【健康教育】

大力宣传预防新生儿破伤风的知识，推广无菌接生技术，培训基层接生人员。紧急情况时所用接生剪刀及其他物品可用2.5%碘酊消毒。接生不严格者应于24 h内剪去脐带残端，重新采用新法结扎，并肌内注射破伤风抗毒素。

任务小结

新生儿各系统功能发育不成熟，易患多种疾病且死亡率高，同时新生儿疾病症状常不典型，故应加强护理。新生儿黄疸可分为生理性黄疸和病理性黄疸。生理性黄疸出生后2～3 d出现，4～5 d达高峰，7～14 d自然消退(早产儿3～4周)，血清胆红素足月儿小于205 μmol/L，早产儿小于257 μmol/L，一般情况良好，无须处理；病理性黄疸出现早，持续时间长，黄疸重，反应差。部分高未结合胆红素血症可导致胆红素脑病，应及时退黄并针对病因治疗。颅内出血和HIE主要由缺氧和产伤引起，以出生后短时期内出现神经系统兴奋、抑制症状为特征，头颅B超检查、CT检查有助于确诊；护理措施主要是降颅压、对症治疗及后续康复治疗。新生儿寒冷损伤综合征与寒冷、早产、感染、窒息等有关，以低体温、皮肤硬肿为主要表现，重症者可有多器官功能损害，硬肿从双下肢外侧开始；关键护理措施是逐渐复温。新生儿败血症表现不典型，缺乏特征性，常表现为“四不”症状，易并发化脓性脑膜炎；病原体以葡萄球菌最多见，最常从脐部侵入，血培养有助于确诊；治疗和护理上关键是应用抗生素控制感染。新生儿脐炎是败血症的主要原因，表现为脐部红肿，有脓性分泌物；护理措施主要为保持脐部干燥、清洁，并进行脐部护理，必要时可用抗生素治疗。新生儿破伤风是由破伤风杆菌侵入脐部所致，以牙关紧闭、苦笑面容和全身阵发性强直性痉挛为特征，死亡率高；治疗必须处理好痉挛关、营养关、感染关；护理措施重点为止惊药物的护理及脐部的处理。新生儿低血糖症和低钙血症为新生儿期常见的代谢和电解质紊乱，分别以血糖和血钙的检测为诊断依据，针对性地补充葡萄糖或者钙为主要的治疗和护理措施。

能力检测

一、名词解释

1. 新生儿寒冷损伤综合征　2. 新生儿窒息　3. 新生儿低血糖症　4. 新生儿低钙血症

二、选择题

(一) A_1型题

1. 以下关于新生儿生理性黄疸的特点，错误的是(　　)。

A. 较小早产儿胆红素为 171 μmol/L 也可能发生胆红素脑病
B. 一般状况好
C. 每日胆红素升高大于 85 μmol/L(5 mg/dL)
D. 出生后 2～3 d 出现
E. 足月儿黄疸持续时间不超过 2 周

2. 新生儿生理性黄疸应给予(　　)。

A. 蓝光照射　B. 输入血浆　C. 输入清蛋白
D. 口服葡萄糖液　E. 口服苯巴比妥钠

3. 新生儿出现生理性黄疸主要是因为(　　)。

A. 新生儿胆道狭窄　B. 新生儿胆汁黏稠
C. 新生儿胆囊较小　D. 出生后过多的红细胞破坏
E. 肝脏形成胆红素能力强

4. 黄疸在出生后 24 h 内出现应首先考虑(　　)。

A. 新生儿生理性黄疸　B. 新生儿溶血病　C. 新生儿肝炎
D. 新生儿败血症　E. 胆道闭锁

5. 胆红素脑病的早期征象不包括(　　)。

A. 喂养困难　B. 肌张力减退　C. 拥抱反射减退
D. 嗜睡　E. 腹泻

6. 新生儿病理性黄疸的原因不包括(　　)。

A. 病毒感染　B. 细菌感染　C. 血型不合
D. 母乳性黄疸　E. 新生儿脱水热

7. 下列哪项不属于新生儿颅内出血病情观察的主要内容？(　　)

A. 神志状态　B. 瞳孔大小　C. 囟门状态
D. 各种反射　E. 饮食情况

8. 新生儿颅内出血的诊断依据应除外(　　)。

A. 缺氧史　B. 尖叫　C. 产伤史
D. 嗜睡、拒乳　E. 感染病灶

9. 新生儿颅内出血患儿发生颅内压增高时最早适宜选用(　　)。

A. 20 %甘露醇　B. 呋塞米(速尿)　C. 地塞米松
D. 50%葡萄糖　E. 氢化可的松

10. 足月臀位产儿，出生后易激惹，尖叫，前囟饱满，面色较苍白，双肺呼吸音清，心率为 128 次/分，最可能的诊断是(　　)。

A. 维生素D缺乏性手足搐搦症　B. 化脓性脑膜炎

C. 新生儿败血症　D. 新生儿颅内出血　E. 感染性肺炎

11. 新生儿颅内出血不适宜的治疗措施是(　　)。

A. 保持安静　B. 早期使用甘露醇以降低颅内压

C. 烦躁不安、惊厥时可用镇静剂　D. 可使用维生素 K,以控制出血

E. 恢复期使用神经细胞营养药

12. 新生儿败血症最易合并的疾病是(　　)。

A. 化脓性脑膜炎　B. 肺炎　C. 皮肤脓肿

D. 骨髓炎　E. 深部组织脓肿

13. 新生儿败血症常见的感染途径是(　　)。

A. 脐部感染　B. 宫内感染　C. 胎膜早破

D. 羊水穿刺　E. 消化道感染

14. 新生儿败血症最常见的病原体是(　　)。

A. 厌氧菌　B. 葡萄球菌　C. 大肠埃希菌

D. 溶血性链球菌　E. 肺炎球菌

15. 新生儿败血症的典型表现是(　　)。

A. 高热　B. 血白细胞总数增高　C. 皮肤有感染灶

D. 黄疸、肝脾大　E. 无特征性

16. 新生儿败血症确诊的主要依据是(　　)。

A. 高热持续不退伴精神萎靡　B. 高热伴肝脾肿大

C. 高热伴全身中毒症状　D. 高热伴白细胞总数升高

E. 血培养阳性

17. 重症新生儿寒冷损伤综合征复温的要求是(　　)。

A. 迅速复温　B. 4～6 h 内体温恢复正常

C. 6～14 h 内体温恢复正常　D. 12～24 h 内体温恢复正常

E. 24～48 h 内体温恢复正常

18. 新生儿寒冷损伤综合征皮肤硬肿发生的顺序是(　　)。

A. 大腿、小腿、上肢、臀部、面颊　B. 小腿、大腿、臀部、上肢、面颊

C. 小腿、大腿、上肢、臀部、面颊　D. 小腿、大腿、臀部、面颊、上肢

E. 大腿、小腿、面颊、臀部、上肢

(二) A_2型题

1. 王毛毛,女,出生后第 3 天出现皮肤轻度黄染,一般情况良好,血清胆红素为 170 μmol /L(10 mg/dL),该女婴可能是(　　)。

A. 新生儿败血症　B. 新生儿溶血病　C. 先天性胆道闭锁

D. 新生儿肝炎　E. 生理性黄疸

2. 足月儿,出生后 2 d。出生后 2 h 出现皮肤巩膜黄染,拒乳,嗜睡;肝位于肋下 2.5 cm 处,质软;血清胆红素为 273 μmol/L;母亲血型为 O 型,小儿血型为 A 型。首先应做何处理?(　　)

A. 供给高渗葡萄糖　　B. 光照疗法　　C. 输血浆或白蛋白
D. 换血　　E. 口服苯巴比妥

3. 女婴，出生后第4天起出现皮肤轻度黄染，一般情况良好，血清胆红素为205 μmol/L(12 mg/dL)，停母乳2 d后黄疸消退。该女婴可能是(　　)。

A. 新生儿败血症　　B. 新生儿溶血病　　C. 先天性胆道闭锁
D. 新生儿肝炎　　E. 母乳性黄疸

4. 足月儿，出生后2 d，产钳助产，抽搐3次，拒乳，前囟隆起，CT检查发现右侧额叶有高密度影。最可能的诊断是(　　)。

A. 新生儿低钙血症　　B. 新生儿低血糖症　　C. 新生儿颅内出血
D. 新生儿败血症　　E. 新生儿化脓性脑膜炎

5. 早产儿，出生后2 d，出生时有窒息，复苏后出现烦躁不安、尖叫、肢体痉挛，入院时肌肉松弛、嗜睡，CT检查发现右侧额叶有低密度影。应考虑为(　　)。

A. 新生儿破伤风　　B. 新生儿 HIE　　C. 新生儿颅内出血
D. 新生儿败血症　　E. 新生儿化脓性脑膜炎

6. 新生儿，出生后20 d，皮肤黄染退而复现3 d，精神差、嗜睡、不吃、不哭、不动，脐窝有少许脓性分泌物，诊断为新生儿败血症。其首选护理措施是(　　)。

A. 消除脐部感染灶　　B. 少量多次喂水　　C. 维持体温
D. 抗生素治疗　　E. 立即放入暖箱

7. 一新生儿寒冷损伤综合征患儿，肛温为31 ℃，用暖箱复温，暖箱的起始温度应为(　　)。

A. 26 ℃　　B. 29 ℃　　C. 30 ℃　　D. 32 ℃　　E. 34 ℃

8. 患儿，出生后4 d，诊断为新生儿寒冷损伤综合征。下列处理措施哪项不妥？(　　)

A. 供给足够液体和能量　　B. 尽量减少肌内注射　　C. 应快速复温
D. 积极治疗原发病及并发症　　E. 注意有无出血倾向

(三) A_3/A_4型题

(1～3题共用题干)

足月新生儿，第一胎，男，出生后3 d，母乳喂养，出生后24 h出现黄疸，皮肤黄染还渐加重；血红蛋白为100 g/L，母亲血型为O型，小儿血型为B型。

1. 该患儿最有可能的诊断为(　　)。

A. 胆道闭锁　　B. 新生儿生理性黄疸
C. 新生儿 ABO 溶血病　　D. 母乳性黄疸
E. 新生儿败血症

2. 该患儿的护理措施不包括(　　)。

A. 给予光照疗法　　B. 输血浆　　C. 保暖
D. 停止母乳喂养　　E. 给予苯巴比妥

3. 若该患儿出现嗜睡、尖声哭、肌张力下降，胆红素上升至386 μmol/L，该患儿可能发生了(　　)。

A. 低血糖症　　B. 颅内出血　　C. 胆红素脑病

D. 呼吸衰竭　　E. 新生儿化脓性脑膜炎

（4～5 题共用题干）

刘毛毛，男，出生后 5 d，患新生儿败血症入院。体温 39 ℃，反应低下，精神萎靡，面色苍白，食欲差，黄疸明显，脐部有少许分泌物。

4. 说出该患儿可能的病原体及其侵入方式（　　）。

A. 大肠杆菌，脐部侵入　　B. 绿脓杆菌，产后感染

C. 破伤风杆菌，脐部侵入　　D. 葡萄球菌，脐部侵入

E. 葡萄球菌，宫内感染

5. 关于新生儿败血症的护理下列哪项是错误的？（　　）

A. 注意保暖和防止交叉感染　　B. 供给足够的液体和营养

C. 根据细菌培养和药敏试验选用抗生素　　D. 发热时采用酒精擦浴来降温

E. 密切观察病情变化

（6～9 题共用题干）

余宝宝，早产儿，出生后 3 d。1 月份在家出生，体重 2 200 g；少吃，少动，皮肤变硬伴水肿 2 d；入院时肛温为 28 ℃。

6. 该患儿最有可能的诊断为（　　）。

A. 新生儿肺炎　　B. 新生儿窒息

C. 新生儿寒冷损伤综合征　　D. 新生儿颅内出血

E. 新生儿败血症

7. 应首先采取以下哪种主要措施护理？（　　）

A. 复温　　B. 供给液体　　C. 使用抗生素

D. 供给足够能量　　E. 母乳喂养

8. 该患儿首选的护理问题是（　　）。

A. 营养失调　　B. 有感染的危险

C. 有皮肤完整性受损的危险　　D. 体温过低

E. 潜在并发症

9. 对该患儿正确的护理措施是（　　）。

A. 将患儿放入 34 ℃暖箱复温　　B. 6 h 内将患儿体温恢复至正常

C. 采用 60 ℃热水袋保暖　　D. 每小时箱温调高 2 ℃

E. 放入 29 ℃的暖箱中复温

选择题参考答案：

（一）1. C　2. D　3. D　4. B　5. E　6. E　7. E　8. E　9. B　10. D　11. B　12. A　13. A　14. B　15. E　16. E　17. D　18. D

（二）1. E　2. B　3. E　4. C　5. B　6. D　7. C　8. C

（三）1. C　2. D　3. C　4. D　5. D　6. C　7. A　8. D　9. E

（余传松）

项目三　儿科常见病患儿的护理

任务七　住院患儿的护理

学习目标

掌握：与小儿沟通的途径、技巧，住院患儿的健康评估，小儿用药的选择，剂量的计算，给药的方法。

熟悉：儿科医疗机构的分类、设置及护理管理，小儿健康评估的特点。

了解：与小儿沟通的特点，各年龄小儿的用药特点。

一、儿科医疗机构设置及护理管理

小儿的生理、心理特点因不同年龄阶段而有所差异，不同年龄的小儿所患疾病和患病时的发病过程、病理变化及恢复过程也有不同的特点。由于小儿抵抗力较弱，易患传染病和发生交叉感染，所以儿科医疗机构的设置及护理管理均应根据上述特点合理安排，以促进患儿尽快恢复健康。

知识链接

儿科医疗机构的分类

儿童属于特殊人群，儿科医疗机构较一般成人医疗机构有其特殊要求。我国儿科医疗机构基本分为3类：

(1) 专门的儿科医疗机构，如各省、市的儿童医院；

(2) 妇幼保健院，设有产科及儿科的医疗机构；

(3) 综合医院的儿科。

在一般医院中，儿科医疗机构包括儿科门诊、儿科急诊及儿科病房三部分。

（一）儿科门诊

1. 设置

1）预诊室

预诊的目的是及时发现传染病患儿，使其在隔离室接受诊治，防止患儿之间的交叉感染。此外，预诊还可及时给予正确的分诊指导，使危重患儿得到及时抢救。预诊应由经验丰富、判断能力强的高年资护士担任，要求处理问题迅速、准确、果断。

预诊室应设在儿童医院的大门口或距大门最近处，综合医院则应设在儿科的入口处。预诊室内应备有检查床、压舌板、手电筒及一般的隔离消毒设备，如紫外线灯、洗手设备、隔离衣等。预诊室应有两个出口，一个通向门诊候诊室，另一个通向传染病隔离室。

预诊检查主要有问诊、望诊及简单体检。预诊时应力求抓住重点，简明扼要，并根据不同季节传染病的流行特点结合患儿的接触史、症状及特殊体征迅速做出判断。

2）传染病隔离室

传染病隔离室为诊治传染病或疑似传染病患儿时使用。室内应有诊查床、桌、椅及必要的诊查用具，还必须备有隔离衣及针对不同传染病的消毒设施及洗手设备。隔离室最好有多间，以便按不同传染病种分别诊治或在消毒诊室时交替使用。隔离患儿离开后，诊室须经消毒处理后方可收治另一种病种的患儿。

3）门诊部

（1）体温测量处　患儿就诊前先测量体温，如有体温达 38.5 ℃以上者，可酌情先给予退热处理，并优先安排就诊，以防热性惊厥。

（2）候诊室　儿科候诊室应宽敞、明亮、清洁，空气流通，设有足够的候诊椅，以便容纳就诊的患儿及家属，并设有 1～2 张小床为患儿换尿布、包裹之用。应备有饮水设备及消毒水杯。可利用墙报、黑板报、电视等开展科学卫生知识的宣传，使患儿及家属能在候诊的同时接受卫生科普知识的教育。

（3）诊查室　诊查室是医生给患儿看病的地方，应设有较多的单间诊室，以免因小儿哭闹，互相干扰。室内应设有诊查床、桌、椅、诊查用具及消毒洗手设备。诊查室内应保持安静，进入诊查室内的人员不能太多，一般一次只允许一个患儿及其家长陪同入室就诊。

（4）治疗室　治疗室内应有常用治疗器械及抢救药品，供注射、穿刺、灌肠等治疗用。有条件的医院最好分别设置小儿皮试室、静脉注射室、肌内注射室、采血室、灌肠室、换药室等。

（5）化验室　化验室应设在诊查室附近，药房及收费处可设在儿科门诊出口处。

2. 护理管理

（1）做好组织管理工作　儿科门诊陪伴患儿的家属多，人流量大，患儿易哭吵，因此，护理人员要做好就诊前的准备工作，有计划地组织、安排患儿按顺序就诊，协助医生诊查并做好解释工作，使门诊就诊秩序有条不紊。

（2）密切观察病情变化　儿科病人在预诊、候诊等整个诊治过程中，随时可能发生病情变化，因此，护理人员应密切观察患儿病情变化，一旦发生紧急情况，及时处理。

（3）防止医疗差错的发生　儿科门诊由于儿科疾病特点，在一定季节或时间内就诊患儿较集中，护士在进行各项操作时均应严格执行查对制度，遵守操作规程，无论在测量体温或治疗时，均应认真、仔细，要防止因忙乱而发生差错。随时注意患儿安全，防止发生意外事故。

（4）预防交叉感染　严格执行消毒隔离制度和无菌制度，定期做病原微生物培养；对于传染病患儿应及时给予隔离诊治，避免患儿之间的交叉感染。

（5）提供健康教育　可利用黑板报等形式进行卫生宣教或在患儿就诊时间内有针对性地对患儿及家长进行疾病健康知识的宣讲，对家长提出的问题要给予耐心的解释和必要的指导。有条件者可设儿童保健咨询处。

（二）儿科急诊

小儿发病急，病情变化快，意外事故多，如误服毒物、吞食异物等，而有些疾病在典型症状出现前，即可危害生命，如中毒性痢疾、惊厥、感染性休克、流行性脑脊髓膜炎等，所以儿科急诊护士应有敏锐的观察力及良好的判断力，根据病情对危重患儿及时进行抢救。就诊顺序为先抢救后挂号，先用药后缴费。

知识链接

儿科急诊的范围

凡高热、惊厥(含癫痫持续状态)、呼吸困难、发绀、循环衰竭、严重吐泻伴脱水、急性中毒、急性腹痛、新生儿患者等均属儿科急诊范围。儿科预诊室护士要以高度的责任感主动巡视、观察候诊患儿，若患儿病情危急，应立即送急诊室抢救，再补办各种手续。

1. 设置

小儿急诊室是抢救患儿生命的第一线，应设抢救室、诊查室、观察室、隔离观察室、治疗室及简易手术室等，并保证急诊室 24 h 开放、接诊。

抢救室内应有充足的抢救器械、用具及药物。室内设病床 1～2 张，备有输液架、活动床栏、约束带等，还有远红外线辐射式抢救台，以供小儿抢救使用。室内应备有供氧及吸引装置、心电监护仪、简易呼吸机、洗胃机、气管插管、气管切开用具等，以及各种穿刺包、切开包、导尿包等。室内放置抢救车 1 台，配有常用抢救药品、物品、记录本及笔等，以满足抢救危重患儿的需要。

观察室内设病床及常规抢救设备，有条件者可备各种监护仪和暖箱，此外还要备有各种医疗文件。

简易手术室内除基本设备外，还应备有大面积烧伤初步处理、骨折固定、外伤缝合、止血、冲洗、夹取异物、紧急胸部手术或腹部手术等的器械用具及抢救药品。

知识链接

儿科急诊的特点

(1) 病情发生、发展特点　病情来势凶猛、变化快、死亡率高。

(2) 工作量特点　在综合医院中，儿科急诊数量可占全院急诊总数量的 1/4～1/3。

(3) 儿科急诊的高峰期　一年中最冷和最热的季节为高峰季节，一日中的高峰期在上午 8～12 点及下午 18～22 点。

2. 护理管理

(1) 对护理人员的素质要求　儿科急诊护理人员要具有高度的责任心及良好的心理素

质，要具有很强的业务能力，掌握常见疾病的抢救程序及要点，熟练掌握各种抢救仪器的操作技术，提高抢救效率。新调入者须经过岗前培训，经考核合格后方可上岗。

知识链接

儿科急诊抢救的"五要素"

儿科急诊抢救的"五要素"为人、医疗技术、药品、仪器设备及时间，其中人起主要作用。

(2) 做好组织抢救工作　儿科急诊患儿的病情来势凶猛、变化快，病种常较复杂，陪护的家属较多，因此，急诊科护理人员要有较强的组织能力，做到临危不乱，配合医生，使抢救有条不紊地进行。

(3) 严格执行各种管理制度　儿科急诊护理人员要严格执行各种规章制度，抢救用品放在固定位置，定期清点，班班交接，及时维修、定期保养抢救器械，及时补充急救药品，使抢救器械及药品均处于完好的备用状态；护理人员必须坚守工作岗位，随时做好抢救病人的准备。

(4) 建立急诊登记制度　经急诊抢救或留观察室住院观察的患儿都要进行登记，以便追踪分析总结，不断提高抢救质量。

登记时注明患儿到达急诊科的时间、接受急诊的时间等，抢救中的口头医嘱必须当面复述无误后才执行，执行时须经他人核对药物，用过的针剂瓶必须保留备查，执行口头医嘱后督促医生及时补开处方并补记录，以保证抢救工作的连续性。

(三) 儿科病房

1. 设置要求

儿科病房应单独设置或位于病房的第一层，有单独的出入口，病房大门有两面均需钥匙开启的保险锁，一般每个病区以收治30～40名患儿为宜。

(1) 病室　大病室设病床4～6张，小病室设病床1～2张。每个床单位占地至少2 m^2，床间距为1 m，床与窗台的距离为1 m，病室之间采用玻璃隔断，便于医护人员观察患儿。窗外应加防护栏，阳台有栅栏，暖气应加安全罩；病床应无棱角且周围有安全栏，高度在70 cm以上，两侧床栏可以上下拉动。病室墙壁可装饰颜色鲜明、儿童喜爱的各种图案，减少患儿的恐惧感与陌生感。每间病室均有洗手设备及夜间照明装置。

(2) 医护人员办公室　应设在病房中部，靠近危重患儿病室，以便随时观察患儿，及时发现病情变化，及时处理。

(3) 治疗室　治疗室内设治疗桌、治疗车、药柜、器械柜、冰箱等，并备有各种注射、输液、穿刺用物及常用药品等。治疗室最好分为两小间，中间有门可通，其中一间可进行各种注射及输液的准备，另一间则可进行各种穿刺，有利于无菌操作，同时也减少其他患儿的恐惧感。

(4) 配膳室与配乳室　宜设在病房门口外间，内设配乳用具消毒设备、冰箱、分发膳食的小车等。由配膳员将营养室备好的膳食按医嘱分发到患儿床前。

(5) 游戏室　可设在病房的一端。室内宜宽敞，阳光充足。布局应体现儿童特征。备有小桌、小椅、玩具柜及适合不同年龄小儿的玩具及连环画等。

(6) 盥洗室、浴室、厕所　各种设备应适合儿童使用,注意安全。浴室应宽敞,便于护士协助患儿沐浴。厕所应有门,但勿加锁。

(7) 杂用室　室内有便盆、便壶、污水池、污衣袋、大水池(浸泡各种需消毒的用品)、分类垃圾桶或垃圾通道等。

2. 护理管理

(1) 环境管理　病房的环境对患儿的治疗和护理极为重要。儿科病房应阳光充足,温度、湿度适宜(表2-7-1),室内布置整洁、美观。墙壁、窗帘、寝具、衣物采用明快的颜色,为适合小儿心理需要,减少患儿的恐惧感,可用图画与玩具装饰。病房一律采用湿式清洁法,经常保持环境的整洁。工作人员忌穿响底鞋,不要大声说话,消灭噪声,保持病房安静。

表2-7-1　不同年龄小儿病房内适宜的温度和湿度

不同年龄小儿	室温/℃	湿度/(%)
新生儿	22～24	55～65
婴幼儿	20～22	55～65
儿童	18～20	50～60

(2) 生活管理　儿科病房内的生活制度要考虑小儿的病情与年龄特点。根据小儿病情安排休息与活动的时间,根据不同年龄特点安排游戏及学习,使小儿形成有规律的生活,消除小儿(尤其是长期住院的患儿)的寂寞、恐惧、焦虑感。

(3) 预防医院内感染　小儿抗病能力较低,患病小儿的抵抗力就更低,所以预防患儿之间或患儿与医护人员之间的医院内感染,在儿科病房中显得尤为重要。应做到以下方面。

① 病房应明确清洁区、污染区。病室每天应定时通风,按时做紫外线消毒,定期做空气培养、地面消毒,严格执行消毒隔离制度。

② 不同病种患儿尽量分室收治,有条件时同一病种的不同时期患儿也尽量分室收治。患儿用过的物品须经消毒处理后方可再用。

③ 工作人员进入病房要穿工作服,戴帽子、口罩,洗手后方可开始工作。护理患儿,分发药品、食物及治疗操作前后均应洗手。感冒者不宜护理患儿,尤其是新生儿及早产儿。

④ 制定合适的陪护、探视制度,经常对患儿家属开展卫生宣教,家属患感染性疾病时应暂不探视患儿。

(4) 传染病管理　普通儿科病房不收治麻疹、猩红热、腮腺炎、白喉、百日咳等传染病患儿,一旦发现这类患儿应立即转送传染病院(科)治疗。对曾接触过的易感儿可酌情做被动免疫,并对病区做适当的消毒处理。对新生儿、早产儿、正在化疗的白血病患儿、肾病及抵抗力低下的易感患儿,均应施行保护性隔离。

(5) 安全管理　安全管理是儿科病房工作中不可忽视的重要部分,必须时刻提高警惕,防止意外发生。主要措施如下。

① 各种设备保护措施齐全:儿科病房的设备均应有安全保护措施,如床栏杆及护窗条的间距不宜过宽,窗子要有插销,暖气要加罩,电插座离地面应有一定距离,并有保护装置等。

② 防烫伤及烧伤:为患儿保暖时水温不能超过50 ℃,保温瓶(袋)必须外加布套;开饭时,热饭菜及牛奶等流质食物不可预先发放于患儿能触及处,以免烫伤;使用暖箱时,事先要

检查有无漏电，不漏电方可使用，使用中要定时检测箱内温度、湿度及患儿体温，及时调整箱内温度、湿度，并做好记录，严格交接班。

③ 注射时防意外：给婴儿做肌内注射、皮下注射时，应采取进针快、推药快、拔针快的“三快”方法，以防患儿两手和身体突然活动而发生折针等意外。

④ 测体温时防意外：给不能自理的患儿测体温时，无论用肛表或腋表测温一定要用手扶持体温表，取出体温表后方能离开患儿。

⑤ 防窒息：为新生儿、婴幼儿、危重儿、虚弱儿盖被时，切勿遮盖口鼻，以免发生窒息。

⑥ 防外伤：患儿玩具应选用橡胶或塑料制品，禁止患儿玩弄刀、剪、玻璃及易破损的物品，任何针头、刀剪、玻璃等锐器在操作完毕后须清点检查，不能遗留在病室内，工作人员工作服上不要使用大头针，以免刺伤患儿。

⑦ 防医疗事故：晚夜班护士单独值班时，应加强巡视，遇有患儿病情变化（如发热、惊厥、腹痛、烦躁哭闹、大汗淋漓等）或护士晨间采血、灌肠等护理操作需较长时间时，均应及时唤起医生及时处理或协助巡视病房，确保患儿医疗安全。

⑧ 防进食意外：婴儿禁吃花生米、豆类等颗粒状及带刺的食物，禁吃果冻等半固体食物；患儿进食时避免哭闹和逗笑，以防呛咳而吸入气管；在给患儿喂水、喂奶、喂药时应将其抱起，并严密观察病情变化，喂毕应取头高侧卧位，防止溢奶、呕吐致误吸。

⑨ 防摔伤、坠床：病室地面应随时保持清洁干燥，特别是冬春潮湿季节，打扫卫生时，先用湿拖把、后用干拖把及时将地面擦干，防止地面有水致患儿滑倒。避免患儿在病室内彼此追逐、打架，以免发生意外；离开患儿时应加固床栏，床栏之间间隙不宜过宽，以防患儿坠床。

⑩ 防中毒：药柜要上锁，病房使用灭蟑螂、灭鼠药物应放在小儿拿不到的地方，以防误食。

（6）家属管理　向家属开展宣教工作，解释医院规章制度，如消毒隔离制度、安全制度等，争取家属的配合，共同做好病房管理。

二、小儿健康评估的特点

小儿由于生理、心理均处于不断成长、发展的过程中，受外界影响也较大，因此小儿健康评估的具体内容与成人的不同。

（一）健康史的收集

收集健康史主要通过与小儿及其家长的交谈来实现，收集的主观资料应围绕小儿目前和过去的健康状态和相关的心理、社会环境，然后将收集的信息进行综合分析作为护理诊断的依据。

1. 一般情况

一般情况包括姓名、乳名、性别、年龄、出生日期、出生地、民族、通讯地址、联系电话、入院日期、病历申述者、病史采集日期、主管护士、主管医生等。注意出生日期要注明年、月、日，以便计算实足年龄，而且年龄要记录准确，新生儿到天数，婴幼儿到月数，年长儿到几岁几个月。

2. 现病史

首先问清主诉，即此次就诊的主要原因和发病经过、时间等。现病史是指此次患病的详细情况，包括发病时间、主要症状、病情发展过程、严重程度及接受过何种处理等，还应包括其他系统和全身的伴随症状，以及同时存在的疾病，如营养缺乏性疾病、贫血等。

3. 既往史

与成人不同，小儿的既往史主要包括出生史、喂养史、生长发育史、既往健康史、日常活动和心理-社会史。询问时应根据不同年龄及不同健康问题各有侧重。

(1) 出生史　第几胎第几产，是否足月顺产，母孕期情况，分娩经过，是否为新法接生，出生时情况如有无窒息、产伤，Apgar 评分和体重等。

(2) 喂养史　婴幼儿及营养性疾病和消化系统疾病患儿要详细询问喂养史，常可从中了解病因。问清母乳喂养还是人工喂养，乳品种类，冲调浓度，喂哺次数、量，辅食添加及断奶情况，近期进食食物的种类、餐次，食欲状况，喜欢的食物等。有无挑食、偏食、吃零食等不良饮食习惯，有无呕吐、腹泻、腹痛、溢奶等喂养问题。

(3) 生长发育史　了解以往生长发育情况，体格发育指标如身高、体重、头围、出牙情况等；动作能包括开始会抬头、翻身、独坐、爬、站、走的时间；语言能发育如无意识叫“爸爸、妈妈”，有意识叫“爸爸、妈妈”的时间，现在语言情况；认知发展；个性特点；对新环境的适应性；幼儿园或学校的学业情况等。

(4) 既往健康史　曾患何种疾病，既往住院史，患儿对疾病、住院的反应，药物及食物过敏史，近期用药史，预防接种史包括接种何种疫苗、接种次数、接种年龄、接种后有何不良反应，传染病史等。

(5) 日常活动　主要包括活动环境，卫生习惯，睡眠与休息，睡眠习惯，排泄习惯，户外活动时间，是否有特殊行为问题，如吮拇指、咬指甲、手淫等。

(6) 心理-社会史　了解患儿在幼儿园或学校的表现、不良习惯和家庭环境，通过了解和观察小儿与父母间的互动，判断其身心发展特征、适应能力等。

(二) 体格检查

1. 小儿体格检查的原则

(1) 环境舒适　检查室应温暖、光线充足，以便检查时尽量暴露检查部位，避免漏检重要体征，同时可以根据不同年龄小儿需求布置玩具和书籍；检查时体位不强求一致，婴幼儿可由父母抱着检查，怕陌生的小儿可从背部查起，查腹部时可平卧于家长膝上，不一定平卧于检查台上等。

(2) 恰当沟通，尽量取得小儿合作　对于婴幼儿可先与其交谈几句，或用玩具或听诊器等哄逗，以解除其恐惧心理及紧张情绪；对于年长儿应表扬、鼓励、讲清道理，以取得其合作；对于个别不合作的哭闹小儿则要取得家长配合，不能由于患儿拒绝而不做检查，必要时可先休息一段时间再行检查。

(3) 技术熟练，检查顺序灵活　给小儿检查时，动作要轻快、准确，避免重复。同时检查顺序要灵活，如在询问时可观察患儿的精神状态、病容、面色、呼吸情况、眼球运动等；在小儿安静时先做心肺听诊；一般对小儿刺激较大的口腔、咽部检查放在最后，但要注意全身系统检查，不可遗漏。

(4) 保护和尊重小儿　小儿免疫力弱，易患感染性疾病，要注意防止医院内感染。检查小儿前要清洗双手，穿工作服，必要时戴口罩；检查仪器及检查室要注意消毒；检查过程中要保证小儿安全，特别是婴幼儿，同时还要注意保护小儿隐私，特别是学龄期小儿和青少年。

2. 体格检查方法和内容

(1) 一般状况　常在询问病史时，趁小儿不注意时就开始观察，这样比较自然，所得的资料比较可靠。内容包括小儿发育与营养状况、精神状态、面容、面色、对周围人和事物的反应、哭声、活动能力、体位、有无脱水或先天畸形等。

(2) 一般测量　除测量体温、呼吸、脉搏、血压四大生命体征外，必要时还应测量体重、身高(长)、头围、胸围等生长发育指标。

① 体温：口温只适用于能配合的年长儿，37.5 ℃以下为正常；腋温应用比较广泛，将体温表置于腋窝处屈臂夹紧至少 7～10 min，36～37 ℃为正常；肛温最准确，但对小儿刺激大，将肛表涂润滑剂后缓慢推入肛门内 3～4 cm，至少 3 min，36.5～37.5 ℃为正常。

② 呼吸和脉搏：应在小儿安静时进行。婴幼儿以腹式呼吸为主，故可按腹部起伏计数，一起一伏为一次。呼吸过快不易看清者可用听诊器听呼吸音计数，呼吸微弱者还可用少量棉花纤维贴近鼻孔边缘，观察棉花纤维扇动情况计数。年幼儿腕部脉搏不易扪及，可计数颈动脉或股动脉搏动，但不可以拇指诊脉，防止拇指动脉搏动和小儿动脉相混淆。同时除注意呼吸、脉搏频率外，呼吸、脉搏节律及深浅也应注意。各年龄小儿呼吸、脉搏正常值见表2-7-2。

表 2-7-2　各年龄小儿呼吸、脉搏正常值

各年龄小儿	呼吸/(次/分)	脉搏/(次/分)	呼吸：脉搏
新生儿	40～45	120～140	1：3
1 岁以下者	30～40	110～130	1：(3～4)
2～3 岁者	25～30	100～120	1：(3～4)
4～7 岁者	20～25	80～100	1：4
8～14 岁者	18～20	70～90	1：4

③ 血压：不同年龄小儿所用血压袖带宽度不一样，应为其上臂长度的 2/3，过宽测出的血压较实际值偏低，太窄则测出的值偏高。新生儿及婴儿可用简易潮红法或多普勒超声诊断仪测定。2～12 岁小儿血压正常值可用公式推算：收缩压(mmHg)＝80＋(年龄×2)，舒张压为收缩压的 2/3。

(3) 皮肤和皮下组织　最好在明亮光线下观察皮肤有无颜色苍白、潮红、黄疸、发绀、皮疹、淤点、色素沉着及毛发异常等变化；用手触摸皮肤湿润度、弹性及皮下组织厚薄和充实度，有无脱水、水肿、硬肿，必要时测量脂肪厚度。

(4) 淋巴结　检查枕后、颈部、耳后、腋窝、腹股沟等处淋巴结大小、数目、质地、活动度及有无压痛等。正常小儿可扪及单个质软、状似黄豆的淋巴结，可移动，无压痛。

(5) 头部

① 头颅：应注意其形状大小、前囟大小及紧张度，是否隆起或凹陷，婴儿须触摸顶部及枕部颅骨有无软化呈乒乓球感觉，枕部有无枕秃，新生儿有无产瘤、血肿等。

② 眼、耳、鼻：检查眼时应注意：双眼睑有无红肿、下垂、闭合不全，有无结合膜充血、脓性分泌物，有无角膜浑浊、溃疡，瞳孔大小，对光反射等。检查耳时注意其外形，外耳道有无分泌物、红肿，提耳时有无疼痛等。检查鼻时应注意其形状，有无鼻翼扇动、鼻分泌物、鼻塞等。

③ 嘴唇、口腔：了解嘴唇有无苍白、发绀、湿润、干燥、张口呼吸、口角糜烂，牙龈、颊黏膜有无充血、溃疡、黏膜斑、鹅口疮，腮腺开口处有无红肿和分泌物，牙的数目及其排列，龋齿数。小儿咽部检查应在体检最后进行，观察扁桃体是否肿大，有无充血、分泌物、伪膜，咽部

有无充血、溃疡、疱疹、咽后壁脓肿等情况。

(6) 颈部　观察有无斜颈、短颈等畸形或活动异常；甲状腺有无肿大；气管位置；颈静脉有无充盈，颈动脉有无异常搏动等。

(7) 胸部

① 胸廓：外形有无异常，小儿要特别注意佝偻病引起的胸廓畸形，如串珠肋、肋膈沟、肋缘外翻、鸡胸、漏斗胸等，胸廓两侧是否对称，心前区有无隆起等。

② 肺：注意呼吸快慢深浅，有无节律异常、呼吸困难、三凹征（胸骨上窝、锁骨上窝、肋间隙在小儿吸气时向内凹陷）等。听诊时小儿不会按要求深呼吸，可趁啼哭后出现深吸气时进行听诊，肺炎时可听到细湿啰音；小儿呼吸音较成人的响，呈肺泡支气管呼吸音，不要误认为异常。

③ 心：注意心前区是否有隆起，心尖搏动是否移位。心脏听诊时应注意心率、心律、心音强弱、杂音等，小儿时期肺动脉瓣区第二心音比主动脉瓣区的响（即 $P_2>A_2$）。

(8) 腹部　新生儿期除腹部一般检查外，要特别注意脐带有无炎症和分泌物，患儿稍大后注意有无脐疝。婴幼儿有时可在右肋缘下 1～2 cm 处扪及，质地柔软，无压痛，属正常，6～7 岁后不应再触及。

(9) 脊柱和四肢　观察有无畸形，如佝偻病引起的下肢呈现“O”形腿或“X”形腿，手镯征、脚镯征，脊柱侧弯等。

(10) 会阴、肛门及外生殖器　肛门有无畸形、肛裂，女孩阴道有无分泌物、畸形，男孩有无包皮过长、过紧，阴囊鞘膜积液，隐睾及畸形，有无腹股沟疝等。

(11) 神经系统　一般检查：神志、精神状态、前囟饱满度、反应灵敏度、动作语言发育情况，有无异常行为、肢体动作能力等。脑膜刺激征：一般重点检查有无颈部抵抗，克氏征和布氏征等。神经反射：新生儿期检查相应生理反射是否存在，如吸吮反射、握持反射、拥抱反射、觅食反射等，小婴儿提睾反射、腹壁反射等浅反射弱或引不出，但可出现踝阵挛或膑阵挛，2 岁以下婴幼儿双侧巴氏征可呈阳性。

（三）家庭评估

家庭评估包括家庭结构评估、家庭环境评估和家庭功能评估，这是小儿健康评估的特点之一，因为小儿时期正处在不断生长发育的过程中，家庭的影响对其身心的健康成长非常重要。

1. 家庭结构评估

家庭结构评估是指家庭的组成，以及影响小儿身心健康的有关家庭的社会、文化、宗教和经济特点。

(1) 家庭组成　家庭组成是指目前与小儿共同居住的家庭成员的组成及排列顺序。评估中应特别注意父母目前的婚姻状况，是否近期结婚，是否有分居、离异及死亡情况，同时应了解小儿对家庭危机事件的反应。

(2) 家庭成员的职业及教育状况　家庭成员（主要是父母）的职业不仅是指目前所从事的工作，而且也包括工作的强度、工作地离居住地的距离、工作满意度及是否暴露于危险环境等；家庭成员（主要是父母）的教育状况是指教育经历、培训类型、所掌握的技能、有无宗教信仰等。

2. 家庭环境评估

家庭环境评估的内容包括家庭环境和社区环境两部分。前者包括住房类型、房间布局、整洁性、安全性、居住问题(设施、卫生条件、装修时间等)及新近的家庭变迁等;后者包括邻里关系、学校位置、上学交通状况、娱乐空间及环境中存在的危险因素等。

3. 家庭功能评估

家庭功能评估涉及的是家庭成员之间彼此的影响力以及相互关系的质量,它是决定家庭成员在家庭中所处的地位及所承担的责任。

(1) 家庭成员的关系及家庭角色　家庭成员的关系是指他们的亲密程度,特别是父母之间;家庭角色是指每个家庭成员在家庭中所处的地位及所承担的责任。

(2) 家庭中的沟通交流　家庭中充分、及时、有效的沟通对小儿身心影响很大,评估中应注意询问父母是否鼓励孩子与他们交流思想,孩子是否耐心倾听父母的意见,孩子是否愿意与父母探讨问题并分享感受等。

(3) 家庭中民主化程度　包括家庭中的权威、决策方式及家庭成员情感表现和个性化表露的程度等。

三、住院患儿的健康评估

住院患儿的健康评估贯穿于整个护理过程之中,护理人员应以满足患儿身心需要,以恢复或增进健康为目标,运用护理程序实施计划性、连续性、全面整体的护理。由于小儿时期生长发育是处在不断变化的动态时期,在生理、心理方面均不成熟,容易受到外界环境因素的影响,因此在运用护理程序实施整体护理时,要充分考虑小儿身心特点,运用多学科知识来分析、判断患儿的健康问题,采取及时有效的护理措施,并不断评估其效果,以制订进一步的护理方案。

(一) 护理评估

护理评估是整个护理程序的基础,是非常重要的,主要包括从各方面收集患儿的主观资料和客观资料,然后进行分析、综合、整理,以确定护理诊断。

1. 收集资料

(1) 资料内容　包括主观资料和客观资料两种。主观资料是指患儿自身感到的不适即患儿的主诉,如患儿感到腹痛、恶心、头晕、头痛等。客观资料则是通过家长或护理人员观察、体检及借助医疗仪器检查所发现的事实或体征,如体温升高、血压下降、肝脾大等。

(2) 资料来源　包括患儿、家长、其他照顾者及医生的叙述,以及体格检查、辅助检查等得来的资料。

(3) 收集资料方法　常用方法有交谈、观察、体格检查和阅读相关资料。

① 交谈:与患儿、家长及照顾者进行有目的的谈话。小儿年龄越小,语言表达能力越差,从交谈中获取的可利用的资料越少。如幼儿只能用一些简单的句子,学龄前儿童虽能使用较完整的句子,但注意力不集中,不能用语言准确表达自身的不适,直到学龄儿童才开始能用语言表达自己的主观感受,逐渐提供一些可靠真实的资料,因此,与患儿父母的交谈显得尤为重要。交谈前,护士要明确谈话目的,安排合适的时间、地点,交谈中护士要注意力集中,运用倾听技巧,不能随便打断对方的谈话,同时注意适当的引导,不用暗示性语言,避免使用医学术语,态度和蔼,以取得对方的信任,获得准确完整的资料,为下一步提出正确的护理诊断打下基础。通过交谈,获得的资料应包括患儿入院时主要病史(发病经过)、既往史(包括出生史、生长发育史、喂养史、预防接种史等,这些资料是儿科所特有的,必须详细询问

并收集)、过敏史、基本生活习惯(饮食、睡眠、排泄、清洁卫生习惯、自理程度等)、性格特征、对住院的反应、家庭结构、居住环境及家庭-社会对患儿关心支持情况等。

② 观察:通过视、听、触、嗅等感觉器官收集资料。如通过视觉了解患儿身体特点、面部表情、行为表现、步态、姿势等。通过听觉了解患儿呼吸道有无痰液堵塞、是否喘息、哭声是否有力等。通过触觉,感觉皮肤的温度、湿度,是否有硬肿及器官大小改变。通过嗅觉,了解排出物的气味等。由于小儿语言表达能力有限,临床观察在儿科显得尤为重要。

③ 护理体格检查:护理体格检查与医疗的体检目的不同,前者是为了对患儿身、心、社会方面进行功能评估,提出护理诊断,后者是为了诊断疾病。同时护理体格检查与成人体检也不同,故应注意小儿生长发育情况,并取得患儿及家长的配合,还要考虑小儿年龄的特点和忍耐程度,应对体检顺序、时间进行适当的调整,如给婴儿检查时,先听诊胸部和心脏,最后再查咽部;小儿可先检查四肢后再检查其他部位,以减少小儿的恐惧感,获得客观资料。

④ 阅读相关资料:护理人员通过阅读与患儿有关的病历,各种医疗、护理记录以及相关书籍、文献来获得一些资料。

2. 分析和整理资料

对收集的资料常按马斯洛(Maslow)的层次需要理论和健康状态进行分类,对有不清楚或有疑点的资料需要重新调查、确认、补充新资料,然后通过与生理正常值或患儿健康时的状态比较,发现健康问题,做出正确的护理诊断。

(二) 护理诊断

在获得与患儿健康有关的资料后,进行综合评估,研究分析,确定其主要的健康问题,做出护理诊断(包括现存的或潜在的),这些问题是在护理职能范围之内,并能用护理方法去帮助解决的。

护理诊断包括健康问题(problem)、原因(etiology)、症状及体征(symptom and sign)三个组成部分,称为PES公式。如一个肺炎患儿,他存在的健康问题之一是呼吸道不通畅,这个护理诊断可叙述为:"清理呼吸道无效,与分泌物过多、黏稠,不易排除有关。呼吸不畅,有痰鸣。"

护理诊断是一个简明扼要的定义性叙述,在为患儿做护理诊断中,要注意以下三个方面问题。

(1) 患儿仍在生长发育中,做护理诊断时,既要考虑疾病造成的健康问题,也要考虑小儿生长发育的需要及因疾病给小儿正常生长发育带来的影响。如小儿是否存在生长发育改变,婴儿应注意评价母乳喂养的有效性等。

(2) 护理诊断应包括对家长认知的诊断。小儿缺乏准确自述病情的能力,生活缺乏完全的自理能力,需要家长帮助和照顾。若小儿患病,家长易产生焦虑、内疚、担忧等情绪,同时由于缺乏疾病护理知识,更加重了不良情绪的程度,影响对小儿的照顾质量。因此,儿科护理对象除患儿外,还包括对其家长进行心理护理和健康知识的指导,帮助他们解决存在的问题。

(3) 目前在我国护理诊断尚无统一的名称,主要参考北美护理诊断协会(NANDA)制订的护理诊断148项,未能涵盖的以护理问题的形式提出。因此为了给患儿和家长高质量的护理,儿科护士需要具备一定的理论水平、较高的专业素质以及丰富的临床工作经验。

(三) 护理计划

制订护理计划的目的是指导护理行动,使护理工作适合患儿的具体需要。它是以护理诊断为依据，使护理对象尽快恢复健康为目标。在计划中要明确目标与措施，使执行和评估有所依据。护理计划的制订分为三步：确定护理诊断的先后次序；提出护理目标；制订护理措施。

1. 确定护理诊断的先后次序

一个患儿可能同时存在几个护理诊断，应根据其重要性和紧迫性排出先后次序。护理诊断可依照马斯洛（Maslow）的层次需要理论进行排序，首先应满足机体最基本的生理需要，即维持生命的基本需要，然后才考虑更高层次的需要。一般来说，凡是危及患儿生命须立即解决的问题，如气体交换受损、严重的体液不足等，应置于最优先的地位，其他不危及患儿生命但导致身体或精神上不健康或情绪、生活等问题，如活动耐力下降、焦虑等可置于次要位置。这样护士可以根据轻重缓急，确定执行护理措施的先后次序。同时随着患儿病情的变化，护理诊断的先后顺序也在不断变化之中，即原来次要的问题在优先考虑的问题解决之后可转变为新的优先问题。

2. 提出护理目标

护理目标是护理工作预期要达到的结果，可分为长期目标和短期目标。长期目标是指需要相对较长时间才能实现的目标，如患儿恢复右臂的功能；而短期目标是指在较短的时间内可达到的目标，如在 3 d 内患儿右臂能举过肩。一般长期目标须通过多个短期目标才能逐步实现。长期目标很重要，但正确的短期目标更为重要，因为它便于评估，同时患儿及家长能够在短期目标的不断实现下增强实现长期目标的信心。护理目标应有针对性，必须具体、切实可行，并且可观察和测量。

3. 制订护理措施

护理措施是指制订出协助患儿达到护理目标的具体措施。一个护理目标，往往需要由几项护理措施来实现。如针对发热的患儿，护士可以采取物理降温、调整饮食及遵医嘱给予退热剂等措施来达到降温的目标。

（四）执行计划

执行计划即把护理计划付诸于实际行动，帮助患儿解决现存或潜在的健康问题的过程。在执行计划时，要注意以下几个方面。

1. 熟悉患儿的情况

熟悉患儿的护理病史和护理评估的资料，然后才能正确地落实护理措施。由于患儿的家庭环境、生活习惯、爱好等各不相同，故护士采取护理措施时，要注意患儿的性格特点。

2. 取得患儿和家长的合作

在病情允许的情况下，通过护士的指导让患儿或家长参加一部分护理工作，以减少患儿的恐惧、焦虑心理，自觉地配合医护人员的治疗、护理活动。

3. 继续收集资料

在护理过程中，护士要继续观察患儿的情况，了解患儿的问题是否得到解决，执行计划后患儿的反应，有无新的问题发生，及时收集资料，迅速、准确处理一些新的健康问题与病情变化，并进一步判断原有的护理诊断是否正确及目标能否达到等。同时将护理措施的执行情况及患儿的反应准确地进行记录，随时根据病情变化作出判断，重新制订新的护理措施。

（五）护理评价

护理评价是指将实施护理计划后所得到患儿健康状况的资料与预定的护理目标逐一对

照，按评价标准对护士执行护理程序的效果、质量作出评定的过程。护理评价应贯穿于患儿住院的全过程，目的是总结经验，改进工作，提高护理质量。

护理评价按实现程度分为：目标完全实现；目标部分实现；目标未实现。根据达到目标的程度不同，下一步的护理工作随之不同。

通过护理评价，如目标完全实现，则这一护理行动就可以结束。若患儿问题有所解决，目标部分实现，则有关护理行动继续进行。若护理评价发现，采取护理措施后，未实现预定的护理目标，应分析原因，考虑所收集的资料是否正确、全面，护理诊断是否正确，护理目标是否恰当，护理措施是否制订得完善、有效并正确执行了，然后，重新进行评估和确定护理诊断，或重新确定护理目标，采取更有效的护理措施。循环往复，直到患儿达到最佳健康状态。

护理程序是对住院患儿实施高质量、全面护理的一种方法。它的正确应用，不仅能提高患儿的护理质量，促进患儿恢复健康，护士也会逐渐提高自身的逻辑思维、发现问题和解决问题的能力，不断提高业务知识及专业技术水平。

四、与小儿的沟通

沟通是人与人之间传递信息、观念、态度或情感的交流过程，一般可以通过语言、非语言沟通等途径来实现。沟通是儿科护理工作中的重要技能，通过沟通不仅使护理人员完成有效的护理评估，而且可以帮助建立良好的护患感情。但是由于小儿处在不断生长发育过程中，语言、心理发育尚不成熟，因此与小儿沟通时需要了解小儿的特点，采用一些特殊的沟通技巧。

（一）与小儿沟通特点

1. 语言表达能力差

不同年龄阶段的小儿，由于生长发育水平不同，表达个人需求的方式也有差别。婴儿的语言发育尚未成熟，在饥饿、睡眠不足、口渴、尿布潮湿或要人爱抚时，多用不同声调的哭声表示需要。1～2 岁的小儿开始学习语言，但因吐字不清、一词多用、叠音字较多，很难被人理解、听懂，因此与此时的小儿沟通时不能或不能完全采用语言。3 岁以上小儿语言表达能力逐渐增强，但缺乏逻辑思维能力，容易掺杂个人感受，受环境因素的影响，故表达往往不够准确。

2. 综合分析、认识问题的能力差

小儿在不同年龄阶段，对事物的认识、对问题的分析和理解是从直觉活动思维和具体形象思维逐步过渡到抽象逻辑思维。至学龄期儿童才学会正确掌握概念，对问题给予合乎逻辑的推理和判断。因此，在小儿抽象逻辑思维尚未完全形成时，易影响沟通效果。

（二）与小儿沟通途径

与小儿沟通的途径包括与小儿的直接沟通和与小儿父母沟通而间接地与小儿沟通两种途径。具体沟通的方法如下。

（1）词语性沟通　词语性沟通是指通过语言、文字来交流信息，包括语言沟通和文字语言沟通。由于语言沟通具有较清楚、准确、迅速地传递信息的优点，也由于小儿书写能力的欠缺，故语言沟通是最常用的与患儿沟通的方式。如护士向患儿做自我介绍和介绍医院、病房环境等，小儿也可向护士表达自己的感受和需求。

（2）非词语性沟通　非词语性沟通是指利用非语言行为进行的沟通，又称身体语言，包括表情、姿势、手势、抚摸、目光、体态、服饰等，是与小儿进行无声的交流，同样是一种重要的沟通方法，尤其是对语言表达或理解能力差的小儿。护理人员整洁的服饰，和蔼的微笑，温柔的目光，亲切的抚摸，能使小儿感到安全、信任。

(3) 游戏　游戏是小儿生活的重要组成部分。适当的游戏可发展小儿的想象力和创造力，促进小儿运动，同时小儿通过游戏能表达自己的感受、发泄情感、消除不良情绪；另一方面游戏可缩短护理人员与小儿之间的距离，也是增进护士和患儿关系最重要、最有效的方式。

(4) 绘画　小儿的图画能表示许多有意义的资料，多与个人熟悉的、体验到的事物有关。绘画分为自发性与目标性两种。前者是让小儿按自己的兴趣、想象随意画；后者是小儿根据给出的内容、范围要求绘画，如告诉小儿："画个人"或"画画你的家"。通过绘画能帮助小儿表达自己的感受，护理人员通过绘画与小儿交流，了解和发现存在的问题。

(5) 与家长沟通　通常情况下，与小儿的沟通需要其父母协助完成。护士以其热情、客观、理解、关心、同情的态度，与小儿父母之间传递信息，提供他们疏导个人感情，放松紧张、焦虑、内疚等情绪的机会，防止父母的不良情绪对小儿产生直接影响，小儿也以独特的目光观察护士，他们看到自己父母与护士融洽交流，也会增加对护士的信任感，使小儿与父母都能保持情绪稳定，积极配合治疗护理。

(三) 与小儿沟通的技巧

在与小儿沟通的过程中，一定要用"心"去与小儿拉近距离和增进感情，态度要诚恳，要充分尊重小儿的感受，及时表达出对小儿及家长的关爱、信任，再运用智慧，利用词语性、非词语性等沟通技巧，只有这样才能进入小儿的心灵世界，达到真正有效的沟通，掌握小儿的需求，更好地护理和教育小儿。

1. 词语性沟通技巧

(1) 主动介绍　第一次接触小儿及其家长时，护士应向他们介绍自己，并亲切地询问小儿的乳名、年龄、学校或幼儿园的名称等小儿熟悉的生活事件，缩短小儿及家长与护士的距离。同时利用小儿好奇心强、喜欢提问题的特点，鼓励小儿自己表达或提出疑问，避免形成替代沟通的局面，影响小儿主动合作的积极性。

(2) 选择小儿能理解的表达方式　不同年龄阶段的小儿，语言表达及理解能力的发展不同，护士在与小儿交谈中，应用小儿熟悉常用的词句，多用肯定语句，少使用需要小儿用"是与不是或要与不要进行思考"的语句，如体格检查需要解开衣服时，对小儿这样解释："我们来听听你的胸部，解开你的衣扣要我帮忙吗？"避免说："我们要检查你的胸部，你要不要解开衣扣？"后者采用"要与不要"的询问句式，但实际只有一个答案，而前者则给予小儿行为上的解释与选择，使小儿能主动配合。

(3) 态度真诚，语音适当　诚恳的态度是建立良好沟通的基础。小儿语言表达能力差，对事物的感受也与成人的不同，对小儿叙述的事情要认真体会、分析，如未明白，必要时可请小儿重复一次，不要随意打断；对小儿幼稚甚至夸大的说法，应该理解和接受，不能敷衍，更不能讥笑，否则会损伤小儿自尊，失去其信任。在沟通过程中，还要注意语气、顿挫、声调、音量和速度等，如在谈话中稍加停顿，给小儿理顺思路的时间；稍慢的速度、适当的音量、亲切的语气等能引起小儿的注意和反应，从而收集准确、全面的资料。

2. 非词语性沟通技巧

(1) 面带微笑　即使不会用语言表达的婴儿，若看到接近他的人表情严肃也会感到紧张，甚至啼哭，因此护士面部表情会对小儿的情绪产生影响。护士发自内心的微笑，会给小儿留下美好的印象，所以除治疗外一般不需戴口罩，这样患儿经常能看到护士亲切的微笑，以消除患儿紧张、不安的情绪。

（2）适时抚摸　对婴幼儿来说，抚摸是有利于情感交流的形式，护理人员通过怀抱、抚摸向小儿传递“爱”的信息，使小儿感到安全、舒适，得到情感的满足，有利于小儿心理发展。

（3）平等尊重　虽然患儿年龄小，缺乏经验和经历，甚至对外界一无所知，但仍要平等相待，尊重患儿。如保持和小儿较近距离，采取蹲姿以达到和小儿双眼在同一水平线等，可使他们维持自尊，增强沟通的效果。

3. 游戏沟通的技巧

安排游戏时，要结合小儿年龄特点，婴幼儿只能做简单游戏如抓握、抱持、爬、站、走等，学龄前期小儿则主要运用玩具，做较为复杂的游戏如丢手绢、玩纸牌等，学龄期小儿喜欢运动和戏剧性游戏等，因此，应考虑不同年龄小儿心理发育特点，选择适当的游戏，加速熟悉过程，提高沟通效果。

4. 分析绘画的技巧

分析绘画可了解小儿对自己、他人的想法。如图中个体形象大小，反映在小儿心目中重要的、权威的人或事；图中画面出现的次序，反映小儿对人或事按其重要程度排列的次序；图中小儿与家庭成员或其他人物的位置，反映小儿的地位；整体图画中涂擦、重叠多少与小儿的矛盾、焦虑心理有关，但这些线索并不完全正确，应结合小儿的背景资料进行全面细致的分析。

5. 与小儿父母沟通的技巧

虽然父母与小儿是分别独立的个体，但是在与小儿的沟通中同样需要父母的协助才能更好地完成。护士应以热情、客观、理解、关心的态度与小儿父母之间传递信息，为他们提供疏导个人感觉，放松紧张、焦虑情绪的机会，小儿也会以独特的目光观察护士，他们看到自己的父母与护士交流得很融洽，便会增加对护士的信任感，更容易和这位护士亲近，使沟通能够在轻松的氛围中进行。

与小儿父母沟通中的谈话要多采用开放式的问题，如“孩子现在怎么样”，使小儿父母在轻松的氛围下表达自己所关心的主题；同时在沟通中要适时用倾听、适当的沉默等沟通技巧；对小儿父母的陈述做出适当的反应也是促进交谈顺利进行的重要技巧。

五、小儿用药护理

合理的药物治疗是防治疾病的重要措施之一。合理用药可以获得较好的防治效果，有利于人们的健康，反之，则可因药物的毒副作用对机体造成不利影响，妨碍健康甚至成为某些疾病的致病因素。小儿正处于生长发育阶段，肝、肾功能不成熟，对药物的不良反应比较敏感，因此，给小儿用药时必须了解药物的性能及作用原理、适应证与禁忌证，同时还应考虑由于年龄因素引起的各种差异，从而选择适当的药物、剂型、剂量、给药途径及给药间歇，方能真正做到合理用药。

（一）各年龄期小儿用药的特点

1. 胎儿期

许多药物可通过胎盘进入体内。药物对胎儿的影响取决于孕妇所用药物的性质、剂量及疗程，并与胎龄有关。如孕妇长期服用苯妥英钠可引起胎儿颅面、肢体及心脏等的畸形；雄激素、黄体酮及己烯雌酚等可致胎儿性发育异常；孕妇用氨基糖苷类药物可致胎儿耳聋、肾损害等。

2. 新生儿期

新生儿肝酶系统发育不成熟，对药物的解毒能力差。如氯霉素的使用剂量不当，可在体内蓄积中毒，引起灰婴综合征。新生儿肾小球滤过率及肾小管分泌功能差，使药物排泄缓慢，所以某些由肾排泄的药物如地高辛、氨基糖苷类药物等应注意用量。此外，应注意新生儿还可受到临产孕妇及乳母所用药物的影响，如孕妇临产时用吗啡、哌替啶等麻醉剂或镇痛剂，可致新生儿呼吸中枢抑制，阿托品、苯巴比妥等药物可经母乳影响婴儿，需慎用，卡那霉素、异烟肼有可能引起乳儿中毒，因此，乳母应禁用这类药物。

3. 婴幼儿期

婴幼儿期神经系统发育尚未完善，对阿片类药物特别敏感，易致呼吸中枢抑制，因此禁用阿片类药物。婴幼儿对镇静药耐受量较大，如应用巴比妥类药物时，用量按体重计算较成人的多。氨茶碱可引起过度兴奋，应慎用。

（二）药物的选择

1. 抗生素

小儿易患感染性疾病，故常用抗生素进行抗感染治疗。儿科护士既要掌握抗生素的药理作用和用药指征，更要重视其副作用。过量使用抗生素还容易引起肠道菌群失衡，引起真菌或耐药菌感染，因此，应严格掌握其适应证，不可滥用。

2. 糖皮质激素

糖皮质激素有抗炎、抗过敏及抑制免疫等作用。短疗程常用于治疗过敏性疾病、重症感染性疾病等；长疗程则用于治疗肾病综合征、血液病、自身免疫性疾病等。在使用中应严格掌握使用指征，不可随意减量或停药，防止出现反弹现象。长期使用糖皮质激素可使患儿免疫力降低，引起继发感染，影响蛋白质、脂肪及糖类代谢，影响骨骼生长。哮喘、某些皮肤病则提倡局部用药。在使用中必须重视其副作用。对原因不明的发热，切忌轻率应用糖皮质激素。水痘患儿禁用糖皮质激素，以防加重病情。

3. 退热药

一般使用对乙酰氨基酚和布洛芬，剂量不宜过大，必要时 4～6 h 后可重复使用。用药后注意观察患儿的体温和出汗情况，及时补充液体。婴儿不宜使用阿司匹林，以免发生 Reye 综合征。

4. 镇静止惊药

在患儿高热、烦躁不安、剧咳不止等情况下可给予镇静药。发生惊厥时可用苯巴比妥、水合氯醛、地西泮等镇静止惊药。

5. 镇咳止喘药

婴幼儿一般不用镇咳止喘药，多用祛痰药口服或雾化吸入，使分泌物稀释而易于咳出。对于哮喘患儿提倡局部吸入 β_2 受体激动剂类药物，必要时也可用茶碱类药物，但新生儿、小婴儿慎用。

6. 止泻药与泻药

对腹泻患儿不主张用止泻药，可适当使用保护肠黏膜药物，或辅以含双歧杆菌或乳酸杆菌的微生态制剂，以调节肠道微生态环境。小儿便秘时一般不用泻药，多采用调整饮食和松软大便的通便法，如吃蜂蜜、蔬菜、水果等。

（三）药物剂量的计算

小儿药物剂量的计算方法如下。

1. 按体重计算法

按体重计算法是最基本、最常用的计算方法。计算公式为：

小儿药物剂量＝每天（或每次）每千克所需药量×体重(kg)

需连续应用数天的药物，如抗生素、维生素等，常按每天剂量计算，再分2～3次给药；而临时对症给予的药物，如退热药、镇静药等，常按每次剂量计算。患儿体重以实际测得值为准，较大儿童按体重计算法所得剂量超过成人剂量时，以成人剂量为上限。

临床上若为注射用药物，护士还须准确地将医嘱的药量换算为抽取的药液量，如地西泮针剂规格为每支10 mg/2 mL，若注射剂量为4 mg，注射药液量＝4 mg÷10 mg×2 mL＝0.8 mL。若注射药物为瓶装粉剂，护士应先计算好溶化粉剂的液量，并计算出抽取的药液量，如苯巴比妥针剂规格为0.1 g，注射剂量为0.08 g，用生理盐水2 mL溶解，注射药液量＝0.08 g÷0.1 g×2 mL＝1.6 mL。无论采取何种计算方法，都应认真计算、仔细核对，防止出现差错。

2. 按年龄估算法

该方法用于计算不需十分精确的药物，如营养类药物等可按年龄估算，比较简单易行。

3. 按体表面积计算法

该方法比按体重和年龄计算更准确，但方法较复杂。计算公式为：

剂量＝体表面积(m^2)×每平方米体表面积所需药量

不超过30 kg小儿体表面积(m^2)＝体重(kg)×0.035＋0.1

大于30 kg小儿体表面积(m^2)＝[体重(kg)－30]×0.02＋1.05

4. 按成人剂量折算法

该方法仅用于未提供小儿剂量的药物，所得剂量一般偏小，不常用。估算公式为：

小儿剂量＝成人剂量×小儿体重(kg)/50

（四）给药方法

1. 口服法

口服法是最常用的给药方法。对患儿身心的不良影响小，只要条件许可，应尽量采用口服法给药。婴幼儿常选用糖浆、水剂、冲剂等，也可将药片捣碎后加糖水吞服，年长儿可用片剂或药丸。小儿喂药时最好将小儿抱起或头略抬高，以免呛咳时将药吐出。在病情需要时可采用鼻饲给药。

知识链接

口服给药的注意事项

(1) 在喂药中要防止呛咳、误吸，如患儿出现恶心，应暂停喂药，轻拍其背部或转移注意力，待好转后再给药。

(2) 婴儿喂药应在喂奶前或两次喂奶间进行，以免因服药时呕吐而将奶吐出。

(3) 对幼儿和学龄期儿童要训练和鼓励其自愿服药。

(4) 给予油类药物时，药物可滴在小勺药粉上同服，或用塑料滴管，吞咽障碍者或新生儿应注意避免强喂油剂，以免发生吸入性肺炎。

(5) 任何药液一般不混于奶中喂服。

2. 注射法

注射法比口服法疗效快，多用于急重症和不宜口服的患儿。常采用肌内注射、静脉推注及静脉滴注的方法。其特点是见效快，但对小儿刺激大，易造成患儿恐惧，宜在注射前做适当解释，注射中给予鼓励。肌内注射一般选择臀大肌外上方，对不合作、哭闹挣扎的婴幼儿，可采取“三快”的特殊注射技术，即进针快、注药快及拔针快，以缩短时间，防止发生意外。肌内注射次数过多还可造成臀肌挛缩、影响下肢功能，非病情必需不宜采用。静脉推注多在抢救时应用，推注速度要慢。静脉滴注不仅用于给药，还可补充水分及营养、供给能量，应根据年龄大小、病情严重程度控制滴速。

3. 外用法

外用法适用于水剂、混悬剂、粉剂等，但要注意防止小儿用手抓摸药物，误入眼、口，引起意外。

4. 其他给药方法

雾化吸入法常用；灌肠法在小儿时期采用不多，可用于缓释栓剂；含剂、漱剂很少用于婴幼儿，年长儿可采用。

在具体应用给药方法时，要结合小儿的生理特点、疾病的种类和病情、给药目的及途径全面考虑，以达到合理、适量、高效的用药效果。

任务小结

儿科医疗机构包括三类：专门的儿童医院、妇幼保健院、综合医院中的儿科。在一般医院中，儿科医疗机构包括儿科门诊、儿科急诊及儿科病房。儿科门诊设预诊室的最主要目的是及时发现传染病患者，防止患儿之间的交叉感染。儿科急诊室应设抢救室、诊查室、观察室、隔离观察室、治疗室和小手术室。儿科急诊抢救“五要素”为人、医疗技术、仪器设备、药品、时间。其中人是最主要的，同时精湛的技术，种类齐全的药品，先进的仪器设备及争分夺秒的处理也是保证抢救成功的重要环节。儿科病房一般根据小儿年龄、病种及身心特点合理安排。每个病区以收治30～40名患儿为宜，病室之间采用玻璃隔断，这是小儿病房特有的，便于医护人员观察患儿。为了保证患儿在住院期间能安全、有效地进行治疗和生活，促进患儿早日康复，应重视儿科病房的设置与护理管理工作，根据小儿的生理和心理特点，为患儿提供一个舒适、安全的就医环境。

小儿时期由于生理、心理均处于不断成长、发展的过程中，受外界影响也较大，因此小儿在健康评估的具体内容方面与成人的有所不同。在运用护理程序实施整体护理时，也要充分考虑小儿身心特点，运用多学科知识来分析、判断患儿的健康问题，采取及时有效的护理措施，也要不断评估其效果，以制订进一步的护理方案。沟通是儿科护理工作中的重要技能，但是由于小儿的语言、心理发育尚不成熟，因此与小儿沟通需要了解小儿的特点，采用一些特殊的沟通技巧，使护理人员完成有效的护理评估，也有助于建立良好的护患关系。

作为护理人员，要主动认真地做好小儿用药等护理工作。儿科药物常有抗生素、退热药、镇静止惊药、止咳平喘药、糖皮质激素、止泻药与泻药等。注意不要滥用抗生素，小儿最常用的退热药为对乙酰氨基酚和布洛芬，使用糖皮质激素时注意其副作用。此外，水痘患儿应严禁使用糖皮质激素。儿科药物剂量计算方法有：按体重计算法、按体表面积计算法、按年龄估算法、按成人剂量折算法四种，其中按体重计算法目前应用最为广泛，按体表面积计算法较其他方法更为准确。小儿给药的方法为：口服法、注射法、外用法、雾化吸入法等。其中口服法是临床上普遍使用的给药方法，静脉推注多在抢救时使用。

能力检测

一、选择题

(一) A_1型题

1. 儿科门诊设置不包括(　　)。

A. 预诊室　B. 接诊室　C. 急诊室　D. 诊疗室　E. 隔离室

2. 下列哪项一般在成人病房很难见到？(　　)

A. 设有洗澡间、卫生间　B. 设有医护办公室
C. 设有配餐室、配膳用具　D. 设有治疗室
E. 病室之间有玻璃隔墙

3. 下列哪项不属于儿科抢救室必须配置的设备？(　　)

A. 心电监护仪　B. 人工呼吸机　C. 供氧设备
D. 玩具柜　E. 喉镜

4. 对危重患儿的就诊程序应是(　　)。

A. 先挂号　B. 先交费　C. 先抢救　D. 先量体温　E. 先化验血常规

5. 儿科急诊抢救"五要素"中最主要的因素是(　　)。

A. 医疗技术　B. 药品　C. 仪器设备　D. 时间　E. 人

6. 下列儿科病房的设施中，不妥的是(　　)。

A. 小病室容纳 4～6 张床　B. 病室间为玻璃隔墙
C. 窗户加设护栏　D. 每个床单位占地 2 m^2
E. 每间病室均有洗手设备和夜间照明装置

7. 儿科病房的床位大约设为(　　)。

A. 10 张　B. 15 张　C. 25 张　D. 40 张　E. 50 张

8. 与小儿的沟通中，最重要、最有效的方式是(　　)。

A. 绘画　B. 触摸　C. 游戏　D. 书写　E. 魔术

9. 婴儿发热时常用的退热药物为(　　)。

A. 阿司匹林　B. 安乃近　C. 苯巴比妥(鲁米那)
D. 对乙酰氨基酚　E. 肠溶栓剂

10. 糖皮质激素禁止用于(　　)。

A. 水痘患儿　B. 肾病患儿　C. 重症感染患儿
D. 肺炎患儿　E. 过敏性疾病患儿

11. 小儿最常用的给药途径是(　　)。

A. 灌肠　　B. 肌内注射　　C. 皮内注射

D. 静脉滴注　　E. 口服

(二) A_2型题

1. 当护士经过传染病隔离房间时,发现小床床栏落下,婴儿独自在哭,护士应(　　)。

A. 向护士长报告此事　　B. 穿上隔离衣,到房间去拉上床栏

C. 冲进房间,拉上床栏　　D. 批评照顾该患儿的护士

E. 询问值班人员家属是否来过此房间

2. 责任护士首次接触一位2岁的住院患儿时应(　　)。

A. 叫患儿的名字,并抱起患儿　　B. 蹲下与患儿说话,但不抱患儿

C. 给患儿喜欢吃的东西　　D. 站着给患儿玩具

E. 站着与其父母说话,但不理睬患儿

(三) A_3/A_4型题

(1～2题共用题干)

某市要建立一所大型综合医院,在儿科门诊的入口处设置预诊室。

1. 设置预诊室的目的之一是(　　)。

A. 有秩序地就诊　　B. 测试体温　　C. 发现传染病

D. 发放挂号条　　E. 解答就诊疑问

2. 预诊的检查方法为(　　)。

A. 问诊、望诊及血常规化验　　B. 问诊、望诊及胸部透视

C. 问诊、望诊及尿常规化验　　D. 问诊、望诊及心电图

E. 问诊、望诊及简单体检

二、简答题

1. 如何做好儿科病房的安全管理工作?

2. 与小儿沟通有哪些技巧?

3. 小儿给药的方法有哪些? 如何实施?

选择题参考答案:

(一) 1. B　2. E　3. D　4. C　5. E　6. A　7. D　8. C　9. D　10. A　11. E

(二) 1. C　2. B

(三) 1. C　2. E

(詹　鑫)

任务八　营养紊乱患儿的护理

学习目标

掌握：营养不良患儿的症状、护理；维生素D缺乏性佝偻病的病因、分期及表现；低钙惊厥的症状、辅助检查。

熟悉：营养不良的原因；维生素D缺乏性佝偻病患儿的治疗、护理；维生素D缺乏性手足搐搦症患儿的治疗、护理。

了解：肥胖症患儿的症状、体征及护理。

案例引导

母亲因"宝宝近1个月来吃奶差、体重不增"带1岁的儿子到儿科门诊检查。体格检查：体温36.5 ℃，脉搏115次/分，呼吸32次/分，体重6.8 kg，身长75 cm，精神较差，面色苍白。腹壁皮下脂肪0.3 cm，四肢肌张力低。该患儿出生体重为3 kg。近1个月来一直腹泻。你认为该患儿的临床诊断是什么？严重程度如何？护理措施有哪些？

一、营养不良患儿的护理

营养不良(malnutrition)是指由于能量和(或)蛋白质不足所致的一种慢性营养缺乏症，多见于3岁以下的婴幼儿。主要表现为体重减轻、皮下脂肪减少和皮下水肿，常伴有各器官不同程度的功能紊乱。

【病因及发病机制】

由于喂养不当、消化吸收障碍以及糖尿病、甲状腺功能亢进症、结核病等其他疾病引起长期营养供应不足或能量丢失过多，导致自身组织消耗。体内脂肪消耗使皮下脂肪减少、患儿消瘦。随病情发展，蛋白质呈负氮平衡，血清总蛋白和清蛋白减少，发生低蛋白性水肿。细胞外液呈低渗状态，易出现低渗性脱水、酸中毒、低钠血症、低钾血症、低钙血症和低镁血症；糖原储存不足或消耗过多，出现低血糖症；能量摄入不足、皮下脂肪薄、散热快等造成体温偏低；消化液及消化酶分泌减少、酶活性降低，影响各种营养素的消化吸收。严重者可出现循环系统、泌尿系统、神经系统并发症及免疫功能的低下。

【临床表现】

(1) 最早出现的表现为体重不增，继而出现体重下降。营养不良时间较长者身高低于正常，同时出现精神萎靡、反应低下及智力发育迟缓。

(2) 皮下脂肪减少，严重者逐渐消失，皮肤干燥、苍白、失去弹性。头发干枯，指甲薄，额部出现皱纹呈"老人貌"，肌张力下降，甚至肌肉萎缩呈"皮包骨"样(图3-8-1)，可出现低蛋白性水肿，体温常低于正常。皮下脂肪减少顺序为：最先是腹部，以后是躯干、臀部、四肢，最后

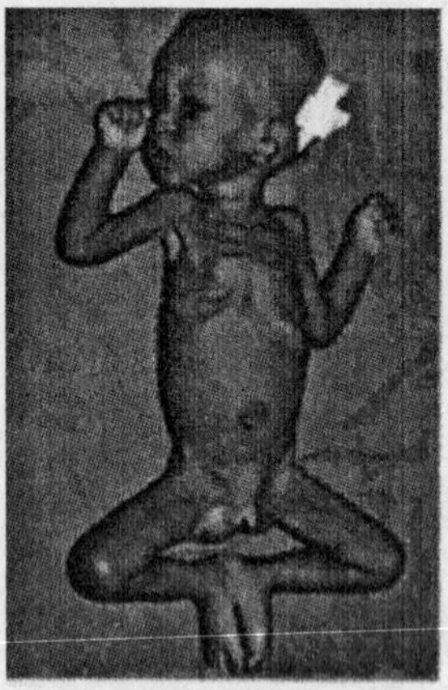

图 3-8-1　营养不良

是面颊部。不同程度营养不良的临床特点见表 3-8-1。

(3) 常见并发症如下。

① 营养性贫血:营养不良患儿造血所需原料如蛋白质、铁、维生素 B_{12} 均易缺乏。最多见为营养性缺铁性贫血。

② 各种维生素缺乏:常见者为维生素 A 缺乏,表现为皮肤、角膜干燥,夜视力降低,有时也有 B 族维生素、维生素 C、维生素 D 的缺乏。

③ 感染:易继发上呼吸道感染、口腔感染、小叶性肺炎、肺结核、肠炎、中耳炎、尿路感染、败血症等各种感染。

④ 自发性低血糖:营养不良患儿有时可突然发生自发性低血糖,表现为体温不升、面色灰白、神志不清、脉搏减慢、呼吸暂停等,多于早晨及饥饿时出现。

表 3-8-1　婴幼儿不同程度营养不良的临床特点

	营养不良程度		
	Ⅰ度(轻度)	Ⅱ度(中度)	Ⅲ度(重度)
体重低于正常平均值	15%~25%	25%~40%	40%以上
腹部皮褶厚度	0.4~0.8 cm	<0.4 cm	消失
身高(长)	正常	低于正常	明显低于正常
消瘦	不明显	明显	"皮包骨"样
皮肤	干燥	干燥、苍白	苍白、干皱、无弹性,可出现淤点
肌张力	正常	明显降低、肌肉松弛	肌张力低下、肌肉萎缩
精神状态	正常	烦躁不安	萎靡,反应低下,抑制与烦躁交替

知识链接

婴幼儿喂养要求

世界卫生组织及我国卫生部均提倡母乳喂养。母乳含有丰富的易吸收的乳清蛋白和不饱和脂肪酸以及能促进肠道正常菌群生长的乙型乳糖,钙磷比例恰当,易于吸收,同时含有多种免疫物质。出生后 6 个月之内可纯母乳喂养,之后可按由少到多、由稀到稠、由细到粗、由一种到多种的原则添加辅食。要养成良好的饮食习惯。到 1 岁时可于身体健康时断奶。婴幼儿好的喂养表现是体重、身高等指标正常增长,精神好,较少患病。

【辅助检查】

血清清蛋白浓度降低是最重要的改变。视黄醇结合蛋白、甲状腺前白蛋白和转铁蛋白等较清蛋白减低更敏感,具有早期诊断价值。血清胆固醇、各种电解质浓度可下降,血清淀粉酶、碱性磷酸酶等活力下降。

【治疗原则】

本病提倡综合治疗，即去除病因，调整饮食，补充营养物质，促进消化和改善代谢功能，积极处理各种危及生命的并发症。

【护理评估】

(1) 健康史　详细询问喂养史、饮食习惯，是否母乳不足，是否正确添加辅食；了解有无慢性消化系统疾病史或先天性畸形，有无急、慢性疾病史。

(2) 身体状况　主要评估体重、身高，与同年龄、同性别健康小儿正常标准相比较；测量皮下脂肪的厚度；检查有无肌张力下降，有无水肿等。

(3) 心理社会状况　了解患儿的家庭是否经济困难或家长是否具有正确的育儿知识，以及父母对于患儿营养不良产生的忧虑情绪。

【护理诊断】

(1) 营养失调，低于机体需要量　与能量、蛋白质缺乏有关。

(2) 生长发育迟缓　与能量、营养物质缺乏有关。

(3) 知识缺乏(家长)　与患儿家长缺乏合理喂养知识有关。

(4) 潜在并发症　营养性贫血、低血糖、维生素 A 缺乏、感染。

【护理目标】

(1) 患儿营养素摄入的品种和数量逐渐增加。

(2) 患儿的体重、身高等生长发育指标符合正常值。

(3) 患儿家长了解病因，能正确地选择婴幼儿食物，合理喂养小儿。

(4) 患儿不发生感染、低血糖及其他并发症。

【护理措施】

1. 饮食护理

提倡母乳喂养。若无母乳可选择牛奶，中重度营养不良应先给予稀释奶或脱脂奶，逐渐过渡到带有肉、鱼、肝等营养的辅食。供给充足的能量与蛋白质。其饮食调整的原则是：由少到多、由稀到稠、循序渐进、逐渐添加。

(1) 能量的供给　轻度营养不良患儿，一般消化功能尚可，供给的能量从每日 60～80 kcal/kg(250～330 kJ/kg)开始，逐步递增到 140 kcal/kg，待体重接近正常后再恢复到正常能量供给量。中度及重度营养不良患儿消化吸收功能较差，饮食调整需要谨慎，能量供给从 45～55 kcal/kg 开始逐步少量增加。若患儿消化吸收能力恢复，可逐渐增至 120～170 kcal/kg，并按实际体重计算所需能量。待体重恢复后，恢复正常的能量供应。

(2) 蛋白质的供给　从每日 1.5～2.0 g/kg 开始，逐渐增加至每日 3.0～4.5 g/kg。食欲不佳者可行静脉高营养，但输液速度不宜快，输液量不宜过多，以免加重患儿的心脏负担。

(3) 补充维生素和矿物质　给予各种蔬菜和水果，由少量开始，循序渐进，以免腹泻。有腹泻者多为低渗性脱水，补液时宜选择 2/3 张电解质液。

2. 促进消化和改善代谢功能

遵医嘱给予各种消化酶如胃蛋白酶、胰酶或多酶片等帮助消化，补充锌剂及 B 族维生素，促进食欲，改善吸收，同时注意补充铁剂、叶酸等。重者可选用蛋白质同化类固醇制剂如苯丙酸诺龙肌内注射，合成蛋白质和促进食欲的作用较为明显。

3. 观测病情，预防及处理并发症

(1) 预防感染　采用保护性隔离，不与感染性疾病患儿住同一病房。保持室内空气新鲜、清洁，阳光充足，温度、湿度适宜。注意餐具消毒和饮食卫生，预防消化道感染。保持皮肤、口腔清洁，避免发生皮肤破溃、口腔炎。

(2) 低血糖的预防　患儿在清晨空腹起床时易出现低血糖，可起床时进食少量含糖食品预防。一旦出现，立即注射25%～50%的葡萄糖液。

【健康教育】

宣传、普及科学的喂养知识，大力提倡母乳喂养，对母乳不足或不宜母乳喂养者应采取混合喂养或人工喂养，并及时添加辅食。教会家长认识病情，及时发现病情变化，定期测体重、身高。纠正儿童不良饮食习惯如挑食、偏食、吃零食、饮食不规律等。指导家长合理安排小儿生活作息时间。锻炼身体，增强体质。

二、肥胖症患儿的护理

案例引导

患儿，男，7岁。因活动不便，活动后气短1年就诊。体格检查：体重45 kg，身高1.3 m；皮下脂肪厚，分布均匀；乳房较同龄儿的大，未触及结节；大腿、下腹皮肤有白纹；心肺功能正常。询问健康史，该患儿食欲旺盛，不给其进食即哭闹，喜肉食和甜食，平素喜好看电视，不愿参加户外活动，活动后气短易疲乏，性格较孤僻，患儿的父亲也较肥胖。你认为该患儿的临床诊断是什么？产生的原因是什么？护理措施有哪些？如何进行健康教育？

肥胖症(obesity)是指由于长期能量摄入量超过消耗量，过多的能量转化为脂肪，导致体内脂肪积聚过多的一种营养代谢障碍性疾病。我国儿童肥胖症的发病率为5%左右。肥胖症分为单纯性肥胖症和继发性肥胖症，以单纯性肥胖症为主。小儿肥胖症与成人肥胖症、高血压、冠心病、糖尿病、胆石症等有一定的关联，应引起社会和家庭的重视。

【病因及发病机制】

(1) 摄入营养素过多　摄入过多的能量超过机体代谢的需要，多余的能量转化成脂肪储存在体内，导致肥胖症。

(2) 遗传因素　肥胖症有高度的遗传性，双亲肥胖者子女发生肥胖症者约占80%，单亲肥胖者后代40%发生肥胖症，而正常双亲后代发生肥胖症的只有约14%。

(3) 活动量过少　活动量过少，能量消耗少，即使未摄入过多能量也易导致肥胖症。

(4) 继发性肥胖症　伴有肥胖临床表现的内分泌代谢病和遗传性疾病占儿童肥胖症的3%～5%。患儿长期卧床、脑部疾病及长期糖皮质激素治疗等也可引起肥胖症。

知识链接

儿童的能量需求

儿童年龄越小，对于能量的需求相对越大，个体之间也存在较大差异。1岁以内婴儿每日约需能量 460 kJ/kg(110 kcal/kg)，以后每增长 3 岁，递减 42 kJ/kg(10 kcal/kg)，约到 15 岁时为 200～250 kJ/kg(50～60 kcal/kg)。小儿年龄越小，生长发育越快，所需能量相对越多。供应能量的营养素合理百分率为：蛋白质 15%，脂类 35%，糖类 50%。若能量长期供给不足，可造成营养不良，影响小儿的正常生长发育；反之，能量供给过多时，可发生肥胖症。

【临床表现】

(1) 体重超标　体重超过同性别、同年龄、同身高正常小儿标准的 20%为肥胖，其中超过 20%～29%为轻度肥胖，超过 30%～49%为中度肥胖，超过 50%以上为重度肥胖(图 3-8-2)。体重明显超标者可有疲乏感，活动后气短。过多的脂肪堆积可限制胸廓和膈肌运动，导致肺通气不足、呼吸浅快引起低氧血症、气急、发绀，甚至出现心脏扩大、充血性心力衰竭，称为肥胖-换氧不良综合征。

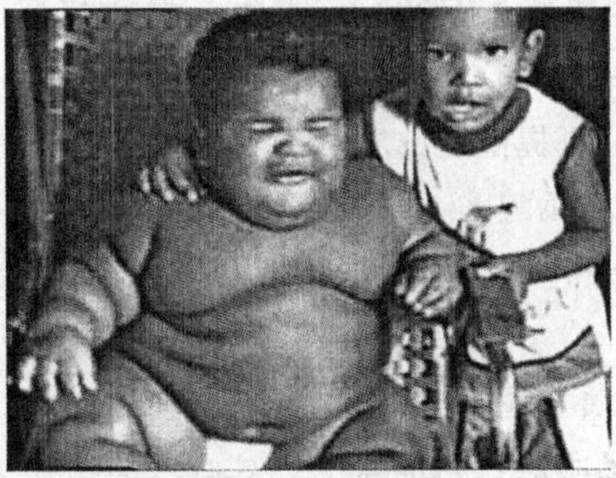

图 3-8-2　肥胖症患儿

(2) 体格检查　可见体脂增多，单纯性肥胖症小儿的脂肪分布均匀，继发性肥胖症小儿的脂肪分布多不均匀，腹部膨隆下垂。重度肥胖者可出现因胸腹、臀部、大腿脂肪过多而导致的皮肤白纹或紫纹。身高可正常或超过正常标准。女性肥胖儿外生殖器发育大多正常，胸部脂肪增多，应注意和真正乳房发育相区别。男性患儿由于大腿会阴部脂肪过多，阴茎可掩藏在脂肪组织中而使阴茎显得过小，少数继发性肥胖症可致外生殖器发育不良。部分肥胖症患儿可因长期受重压出现扁平足及膝外翻。

【辅助检查】

血清甘油三酯、胆固醇增高，常有生长激素水平的降低。肝脏 B 超检查可见脂肪肝改变。

【治疗原则】

一般不采用药物治疗和外科手术治疗，主要治疗方法为限制饮食，增加活动，消除心理障碍。

【护理评估】

(1) 健康史　详细了解小儿的喂养和进食情况，是否有遗传因素，是否日常活动量少，是否应用导致肥胖症的药物。

(2) 身体状况　评估体重、身高、皮下脂肪厚度；评估是否行动不便和运动耐力如何，是否经常有疲惫感；性发育是否正常。

(3) 心理社会状况　肥胖症儿童常有心理障碍，应评估患儿有无自卑、紧张、焦虑、抑郁等心理反应，是否有社会交往能力障碍，了解其父母对病情的认知程度。

【护理诊断】

(1) 营养失调，高于机体需要量　与能量摄入过多和(或)运动少有关。

(2) 自我形象紊乱　与肥胖造成形体改变有关。

【护理目标】

(1) 患儿摄入适宜的能量，体重减轻接近或达到正常。

(2) 建立自信，消除心理障碍。

【护理措施】

1. 饮食护理

(1) 循序渐进地限制进食，使摄入的总能量低于机体的消耗量，但必须满足小儿基础营养的需要，不影响生长发育。重度肥胖者给予每日 3 347 kJ 能量，中度肥胖者给予每日 4 184 kJ 能量，轻度肥胖者给予每日 5 020 kJ 能量，待体重接近正常时可调整总能量。

(2) 选择高蛋白(30%～35%)、低脂肪(20%～25%)、低糖类(40%～45%)、高维生素的食物。青春期生长发育快，可提高蛋白质量到50%。蔬菜提倡选择体积大、饱腹感明显而能量低的种类如萝卜、青菜、黄瓜等。

(3) 培养良好的饮食习惯，不过饱、不吃零食、不吃夜宵、少量多餐。

2. 增加运动量

运动疗法是减轻体重的重要手段。在控制饮食的同时，制订运动计划，增加运动量，促进能量消耗，减轻体重。选择既能消耗能量又容易坚持的运动项目，如散步、慢跑、游泳、踢球、体操等。每日坚持运动 1 h 以上，避免剧烈运动，以运动后较轻松、不感到过度疲劳为原则。

3. 心理护理

避免家长和周围人群过多的责备，引导患儿正确看待自身形象的改变，消除患儿自卑、忧虑心态，帮助患儿建立自信，鼓励患儿参加正常的集体活动和户外活动。

【健康教育】

通过宣讲，使家长意识到肥胖症对健康的危害性，传授科学喂养方法，强调控制饮食的重要性，培养小儿良好的饮食习惯，增加活动量。定期随访、监测。

三、维生素D缺乏性佝偻病患儿的护理

案例引导

患儿，女，10个月。因烦躁、睡眠不安2个月就诊。体格检查：体重 7 kg，身高 68 cm；前囟 1.5 cm×1.5 cm 大小；颅骨按压有乒乓球样感觉，额骨和顶骨增厚，可见枕秃；尚未出牙；心肺功能正常，腹部较膨隆。询问健康史，该患儿系早产儿，采用牛奶喂养，尚未添加辅食。你认为该患儿的临床诊断是什么？产生疾病的原因是什么？护理措施有哪些？如何进行健康教育？

维生素 D 缺乏性佝偻病(rickets of vitamin D deficiency)是指因维生素 D 缺乏引起钙、磷代谢紊乱的一种全身慢性营养性疾病(图 3-8-3),临床上以骨骼改变为特征,多见于 2 岁以内的婴幼儿。我国北方患病率高于南方的,可能与北方冬季长、日照时间短有关。本病是我国儿童保健重点防治的"四病"之一。

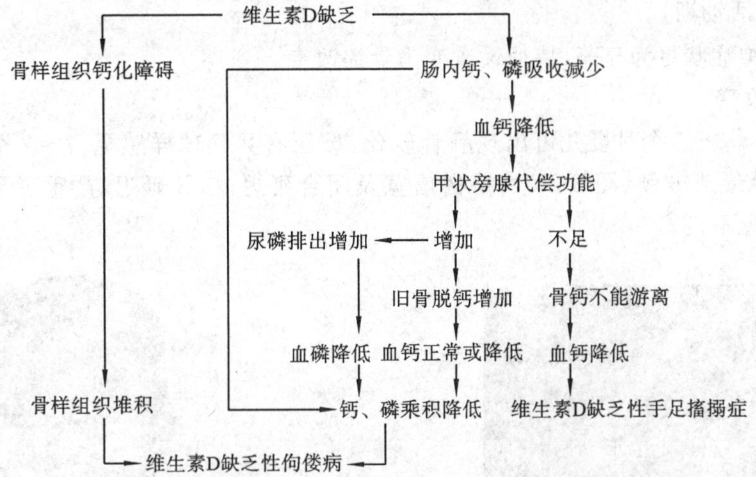

图 3-8-3 维生素 D 缺乏性佝偻病和维生素 D 缺乏性手足搐搦症的发病机制

【病因及发病机制】

(1) 日光照射不足　体内维生素 D 的主要来源为皮肤内 7-脱氢胆固醇经紫外线照射生成。日光中的紫外线不能透过普通玻璃,且易被高层建筑阻挡,烟雾、灰尘、衣服也可吸收部分紫外线。冬季日照时间短,紫外线量不足,易发病。

(2) 需要量增多　机体生长速度与需钙量呈正性相关。早产儿、多胎儿体内储存钙少,出生后生长速度较足月儿的快,更易出现维生素 D 缺乏。

(3) 摄入不足和储存不足　天然食物中维生素 D 含量很少,不能满足婴儿生长发育的需要。牛奶中钙、磷比例不恰当,吸收率低。少数母亲妊娠期营养不良、肝肾疾病、软骨病造成孕母体内缺乏维生素 D,早产、多胎使婴儿体内储量不足。

(4) 疾病因素　胃肠道疾病或肝胆疾病影响维生素 D 和钙、磷的吸收。长期服用苯妥英钠、苯巴比妥类药物,也能使维生素 D 代谢发生障碍。

知识链接

维生素 D 的生理功能

维生素 D 的主要生理功能:①促进肠道对钙、磷的吸收;②增加肾小管对钙、磷的重吸收,提高血磷浓度,有利于骨的矿化作用;③促进成骨细胞的增殖,使血中钙、磷向骨质生长部位沉积。维生素 D 和甲状旁腺激素、降钙素一起维持着体内钙、磷代谢的平衡。

【临床表现】

维生素 D 缺乏性佝偻病临床上分为 4 期:初期、激期、恢复期、后遗症期。

1. 初期

多在出生后3个月左右发病。以神经、精神症状为主，如烦躁、易激惹、睡眠不安、夜间啼哭。交感神经兴奋导致多汗，头部汗多刺激头皮而引起患儿摇头擦枕，出现枕秃（图3-8-4）。此期一般无骨骼改变。

2. 激期（活动期）

神经、精神症状更为显著，特征性改变为骨骼改变。

1）骨骼改变

（1）头部　3～6个月婴儿可出现颅骨软化，按压有乒乓球样感觉；7～8个月婴儿因额骨和顶骨增厚形成方颅（图3-8-5）；前囟增宽及闭合延迟；出牙延迟，严重者牙齿排列不整齐，牙釉质发育不良。

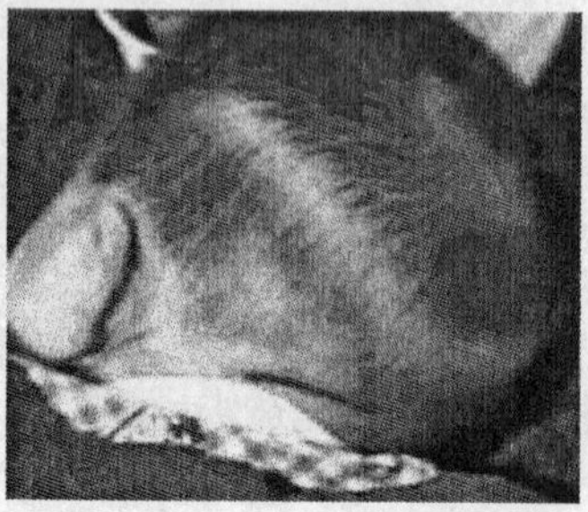

图3-8-4　枕秃

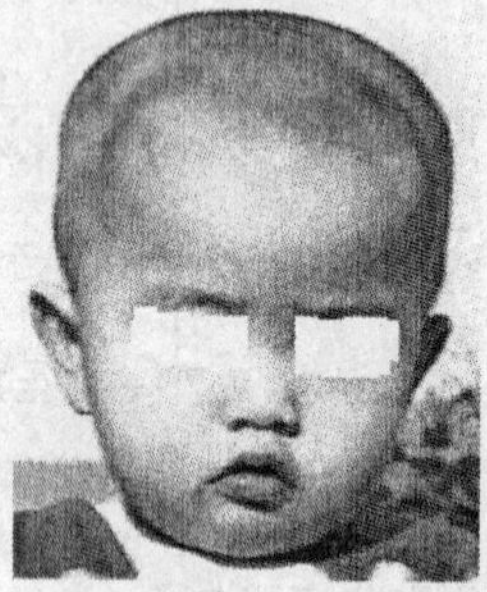

图3-8-5　方颅

（2）胸部　胸廓畸形多见于1岁左右小儿，包括：肋骨串珠，以第7～10肋最明显；胸骨柄前突形成鸡胸（图3-8-6），剑突部内陷形成漏斗胸（图3-8-7）。膈肌附着处的肋骨受膈肌牵拉而内陷形成的横沟称为肋膈沟或郝氏沟；严重的胸部畸形可影响肺的功能。

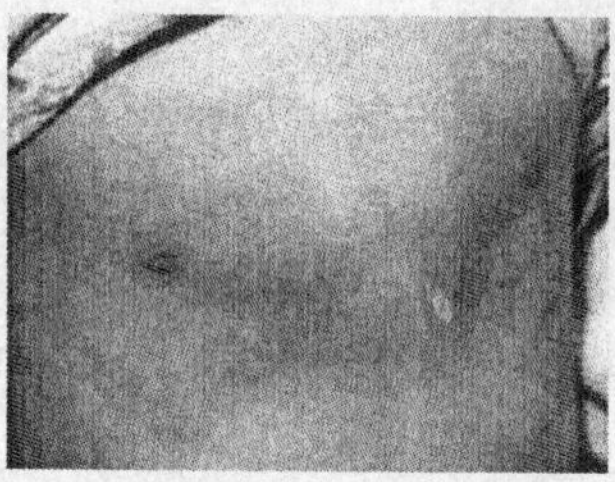

图3-8-6　鸡胸

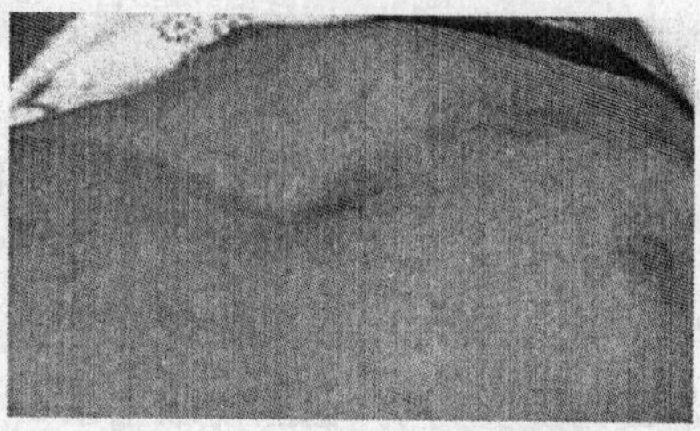

图3-8-7　漏斗胸

（3）四肢　手镯征（图3-8-8）、脚镯征（腕部、踝部骨骺膨大形成）见于6个月以上小儿；由于骨质软化与肌肉关节松弛，小儿开始站立与行走后因负重可出现下肢弯曲，形成严重膝内翻（“O”形腿）或膝外翻（“X”形腿）畸形（图3-8-9、图3-8-10）。久坐者，可因韧带松弛导致脊柱后突或侧弯畸形。

2）全身肌肉松弛

患儿肌肉发育不良，肌张力低下，韧带松弛，表现为头颈软弱无力，坐、立、行等运动发育迟缓，腹肌张力低下致腹部膨隆。

3）其他

重症患儿脑发育受累，条件反射形成缓慢，表情淡漠，语言发育迟缓，免疫力低下，常伴发感染。

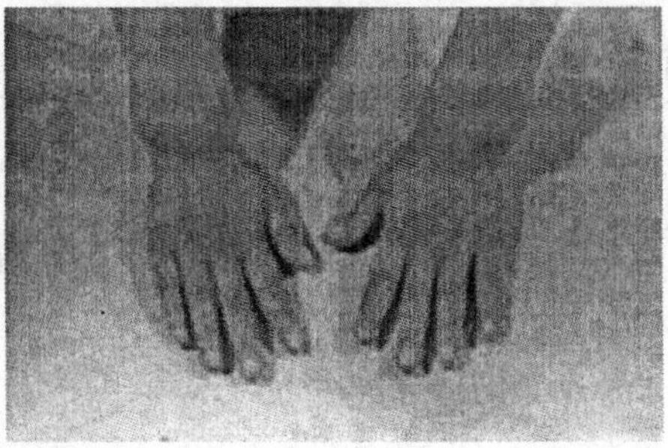

图 3-8-8 手镯征

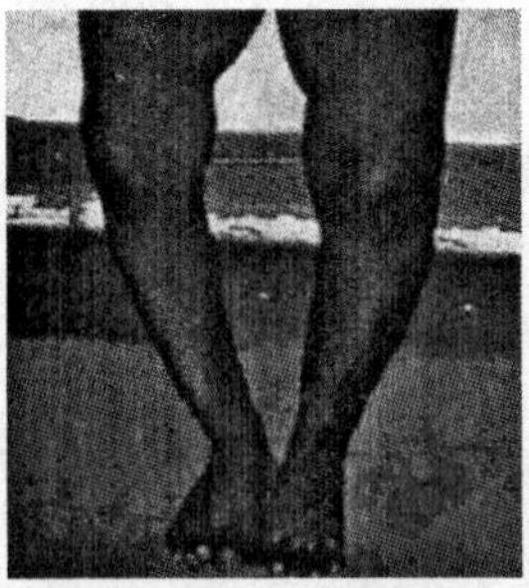

图 3-8-9 “O”形腿

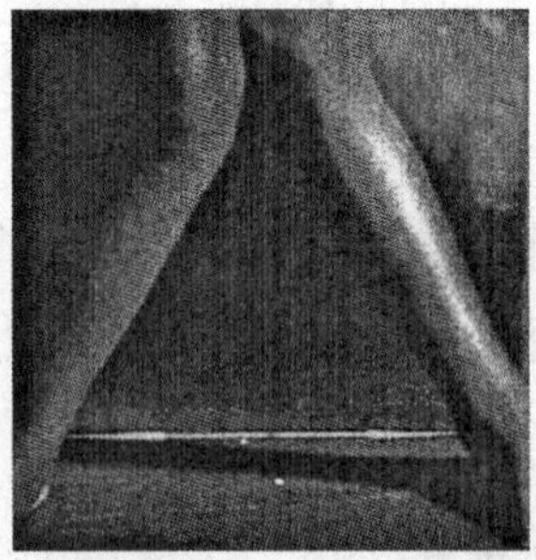

图 3-8-10 “X”形腿

3. 恢复期

患儿经适当治疗后，临床症状好转或消失，精神活泼，肌张力恢复正常。

4. 后遗症期

多见于 2 岁以后的小儿，临床症状消失。严重维生素 D 缺乏性佝偻病患儿常残留不同程度的骨骼畸形，轻度者很少留有骨骼改变。

【辅助检查】

各期(除后遗症期外)辅助检查改变见表 3-8-2。

表 3-8-2 维生素 D 缺乏性佝偻病各期辅助检查改变

项目	初期	激期	恢复期	正常值
血清钙	短期下降，以后正常	降低	逐渐恢复	10.0～11.0 mg/dL (2.25～2.75 mmol/L)
血清磷	降低	更低	恢复最快	1.3～2.3 mmol/L
钙磷乘积	<35	<30	>30	>40
血碱性磷酸酶	稍增高	更高	恢复最慢	15～30 金氏单位
X 线改变	干骺端钙化预备线轻度模糊	干骺端钙化预备线消失，呈毛刷状；骨骺软骨带显著增宽，骨质稀疏，皮质变薄	干骺端钙化预备线重新出现，但仍不规则，骨密度渐恢复正常	—

【治疗原则】

应贯彻“重在预防、早期介入、综合治疗”的原则。主要治疗措施为多晒太阳，及时添加维生素 D 及补充钙质。

【护理评估】

(1) 健康史　评估是否有日光照射不足、早产、多胎等诱因，是否生长发育过快，是否有胃肠道疾病和肝胆疾病。

(2) 身体状况　检查小儿有无骨骼改变和肌张力降低等情况。评估小儿有无非特异性神经精神症状。

(3) 心理社会状况　评估患儿居住条件及环境、饮食及日常活动情况，父母对可能引起的后遗症产生的忧虑情绪。

【护理诊断】

(1) 营养失调，低于机体需要量　与维生素 D 摄入不足有关。

(2) 潜在并发症　维生素 D 中毒。

【护理目标】

(1) 患儿能获得足量维生素 D，临床表现减轻或消失。

(2) 患儿不发生维生素 D 中毒。

【护理措施】

1. 一般护理

(1) 合理喂养　母乳钙、磷比例恰当，故婴儿期提倡母乳喂养，无母乳者可选择维生素 D 强化牛奶或奶粉。及时添加含维生素 D、钙质丰富的辅食，如动物肝、蛋黄、奶油、蘑菇和海产品等。

(2) 接受紫外线照射　增加户外活动或游戏时间。在不影响保暖的情况下尽量暴露皮肤。每日接受日光照射由数分钟开始逐渐延长至 1～2 h，夏季应避免太阳直射，可在树荫或阴凉处进行日光照射，较寒冷时可在室内开窗进行日光照射。

(3) 预防感染　保持室内空气清新和适宜的湿度、温度，注意个人卫生，勤换内衣。尽量避免交叉感染。

(4) 防治骨骼畸形加重　不得过早、过久地进行坐、站、走等负重行为，以免骨骼畸形加重。鼓励患儿多采取卧位，恢复期后再开始增加负重活动。

2. 药物护理

(1) 按医嘱给予维生素 D　初期给予维生素 D 每日 5 000～10 000 U，激期给予每日 10 000～20 000 U，口服给药，连用 1 个月后改为预防量(每日 400～800 U)至 2 岁，北方地区可延长至 3 岁。维生素 D 为脂溶性维生素，易在体内蓄积中毒，故不可擅自增加维生素 D 的用量，药物应放置于儿童不能拿到的地方。重症或伴有其他疾病及不能坚持口服者，可肌内注射维生素 D。因维生素 D 是油剂，注射时应选择较粗的针头，做深部肌内注射，每次应更换注射部位，以免发生硬结，可做预防性热敷。在维生素 D 治疗的同时，适当给予 B 族维生素、维生素 C、维生素 A 及含钙丰富的食物。

(2) 钙剂　口服或肌内注射维生素 D，一般不需要先服钙剂，但 3 个月以内婴儿和有维生素 D 缺乏性手足搐搦症病史者，肌内注射前宜先服钙剂 2～3 d，肌内注射后再继续服药至 2 周。可用 10% 氯化钙或葡萄糖酸钙，1～3 g/d。

3. 病情观察

用药期间观察患儿神经、精神症状是否改善，有无维生素 D 中毒的症状（畏食、恶心、倦怠、烦躁不安、低热、呕吐、腹泻、顽固性便秘及血钙浓度大于 3 mmol/L），并及时予以干预。

【健康教育】

讲解有关维生素 D 缺乏性佝偻病的预防护理知识，鼓励孕妇和儿童多晒太阳，讲解晒太阳的正确方法。提倡母乳喂养，选择富含维生素 D、钙和蛋白质的食物。孕妇妊娠晚期适量补充维生素 D。对早产儿、双胎儿、低体重儿，从出生后 2 周开始补充维生素 D。介绍鱼肝油的服用方法。

四、维生素 D 缺乏性手足搐搦症患儿的护理

案例引导

患儿，男，1 岁，因惊厥 2 次入院治疗。体格检查：体温 37 ℃，脉搏 115 次/分，呼吸 32 次/分；精神较差，神志清楚；方颅，颈软，胸部可见肋膈沟；心肺正常；腹部平软；巴氏征阴性。你认为该患儿的临床诊断是什么？护理措施有哪些？如何进行健康教育？

维生素 D 缺乏性手足搐搦症（tetany of vitamin D deficiency）又称低钙惊厥，是指由于维生素 D 缺乏使血钙浓度降低，神经肌肉兴奋性明显增高，出现惊厥、喉痉挛或手足抽搐等症状（图 3-8-3）。本病多见于 4 个月至 3 岁的小儿，冬、春季多发。

【病因及发病机制】

(1) 维生素 D 缺乏时，血钙浓度降低；当甲状旁腺调节反应迟钝时，骨骼不能以脱钙的形式补充血钙浓度。血清中钙离子含量明显降低是引起惊厥、喉痉挛或手足抽搐的直接原因。

(2) 春、夏季紫外线量明显增加或近期补充大量维生素 D，导致血钙大量转移至骨骼，如未及时补充钙质，将导致血钙浓度突然降低。

(3) 当合并发热、感染、饥饿时，组织细胞分解释放磷，使血磷浓度增加，与钙结合沉积于骨骼，钙离子含量出现明显下降。

【临床表现】

1. 典型症状

(1) 惊厥　惊厥是本病最常见的症状，表现为四肢抽动、两眼上翻、面肌痉挛、意识丧失，一般不伴有发热，持续数秒至数分钟，少数可达十几分钟。发作间歇意识清醒，可多次发作。发作轻者，仅表现为短暂的眼球上翻和面肌抽动或者局部肢体抽动，且发作时神志可正常。

(2) 手足抽搐　多见于较大的婴幼儿和年长儿，手足抽搐是本病特有的表现。表现为突然发生手、足痉挛呈弓状（图 3-8-11、图 3-8-12），双手腕屈曲，手指僵硬伸直，拇指内收贴紧掌心，足部踝关节伸直，足趾弯曲向下呈“芭蕾舞足”，发作停止后活动自如。

(3) 喉痉挛　多见于 2 岁以下小儿，表现为喉部肌肉突然痉挛，出现呼吸困难、犬吠样咳嗽、声嘶、吸气性喉鸣，严重者可突然发生窒息而死亡。

2. 隐性体征

当血钙浓度降低至临界水平，临床典型症状尚未出现，此时可通过刺激周围神经而引出

局部肌肉痉挛,此现象称为隐性体征。

(1) 面神经征　用手指尖或叩诊锤叩击患儿颧弓与口角间的面颊部,引起同侧口角和眼睑抽动者为阳性。

(2) 陶瑟征　用血压计袖带包裹上臂,使血压维持在收缩压与舒张压之间,5 min 内该手出现痉挛属阳性。

(3) 腓神经征　以叩诊锤叩击膝下外侧腓骨头上方的腓神经,可引起足向外侧收缩者为阳性。

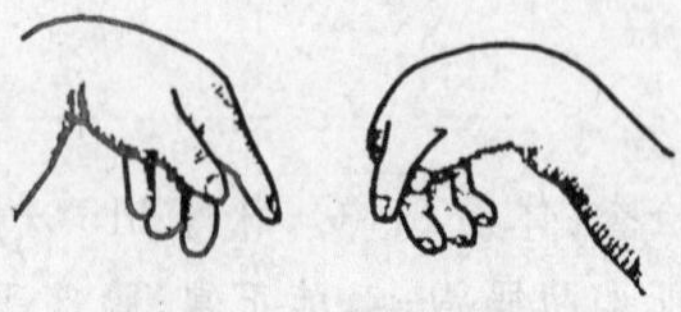

图 3-8-11　手痉挛

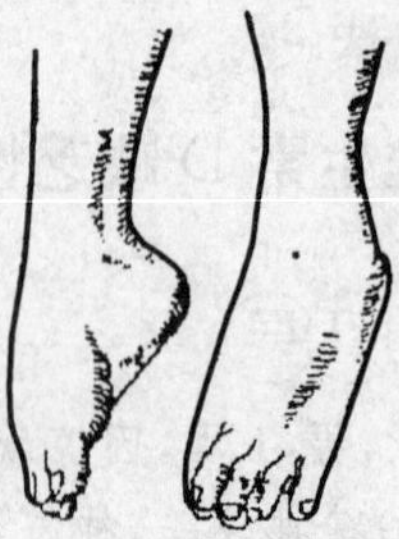

图 3-8-12　足痉挛

【辅助检查】

血清总钙浓度小于 1.75 mmol/L,或血清钙离子含量小于 1.0 mmol/L。血磷正常或偏高。

【治疗原则】

首要治疗为控制惊厥,然后迅速补钙,同时给予维生素 D 治疗。

【护理评估】

(1) 健康史　询问是否有维生素 D 缺乏性佝偻病的病史,是否接受日光照射急剧增加,近期是否补充大量维生素 D,有无发热、感染、饥饿、腹泻等诱因。

(2) 身体状况　评估患儿惊厥、喉痉挛或手足抽搐的发作形式和严重程度,评估是否具有骨骼改变,评估是否有隐性神经体征。

(3) 心理社会状况　因儿童发病突然,表现较重,家长可表现出焦虑和恐惧情绪。

【护理诊断】

(1) 有窒息的危险　与惊厥、喉痉挛发作有关。

(2) 潜在并发症　惊厥发作、外伤。

(3) 营养失调,低于机体需要量　与维生素 D 缺乏有关。

【护理目标】

(1) 患儿不再发生惊厥。

(2) 患儿不发生窒息及外伤。

【护理措施】

1. 控制惊厥、喉痉挛及手足抽搐

(1) 遵医嘱立即使用镇静剂　抽搐发作时争取时间,就地抢救。首选地西泮,静脉注射,每次 0.1～0.3 mg/kg,静脉注射时速度宜慢,以免注射过快抑制呼吸。无静脉通道时可肌内注射。也可选用 10%水合氯醛和苯巴比妥。

(2) 补充钙剂　常用 10%葡萄糖酸钙 5～10 mL,加入 10%葡萄糖液 10～20 mL 稀释,缓慢静脉注射(要求 10 min 以上),以免发生心跳骤停。注意保护血管,避免药物外渗。

2. 预防窒息

密切观察惊厥及喉痉挛发作情况，做好急救准备。惊厥发作时，解开患儿衣领，将头偏向一侧，舌尖拉出口外；喉痉挛发作时，及时清除口鼻分泌物，保持呼吸道通畅并给氧，严重者可行气管插管。

3. 防止受伤

已出牙的小儿，在上、下齿之间放置牙垫，避免舌被咬伤，床两侧加床栏保护，防止发生坠床、摔伤。

4. 惊厥停止后护理

惊厥停止后可遵医嘱口服钙剂。氯化钙易吸收，故选取10%氯化钙溶液，每日口服5～10 mL，服用前用3～5倍葡萄糖液稀释以减轻对胃肠的刺激。3 d后改服葡萄糖酸钙溶液。钙剂不宜与牛奶同服，以免影响吸收。遵医嘱给予维生素D，每日2 000～5 000 U，可与钙同服，1个月后改为预防量。

【健康教育】

介绍本病的原因及预后，缓解家长对后遗症的担忧。讲解本病急性发作时的正确处理方法。提醒切勿大喊大叫或抱起患儿奔跑求医。指导出院后维生素D和钙剂的补充方法。提倡多晒太阳。

任务小结

营养不良由缺乏蛋白质和(或)能量引起，喂养不当为最主要的原因。最早表现为体重不增，继而减轻。皮下脂肪减少最早为腹部；常并发感染、自发性低血糖、营养性缺铁性贫血、维生素A缺乏。其分度主要以体重减轻占体重的比例及腹壁脂肪厚度为判断标准。护理上应注意调整饮食，给予高蛋白质、高能量、高维生素饮食，遵循由少到多、循序渐进的原则。小儿肥胖症多为单纯性肥胖症，能量摄入过多是主要原因，最主要的措施为饮食疗法和运动疗法。

维生素D缺乏性佝偻病的根本原因是缺乏维生素D。日光照射不足为缺乏维生素D的最主要因素。初期主要表现为精神、神经症状，激期主要表现为骨骼改变，并出现血钙浓度的明显降低。护理上应多晒太阳、补充维生素D及钙剂；出生后2周至2岁给予维生素D预防，预防量为400～800 U/d。维生素D缺乏性手足搐搦症的根本原因是维生素D缺乏，直接原因为血钙浓度降低(血清总钙浓度小于1.75 mmol/L或血清钙离子含量小于1 mmol/L)，惊厥、手足抽搐、喉痉挛为主要表现。护理上应迅速控制惊厥、解除喉痉挛、及时补充钙剂，稳定后给予维生素D治疗。

能力检测

一、名词解释

1. 营养不良　　2. 维生素D缺乏性佝偻病　　3. 维生素D缺乏性手足搐搦症

二、选择题

(一) A_1型题

1. 营养不良患儿常伴有多种维生素缺乏，其中以哪种最常见？(　　)

A. 维生素A　　B. B族维生素　　C. 维生素C

D. 维生素D　　E. 维生素E

2. 重度营养不良患儿腹壁皮下脂肪厚度应是(　　)。

A. 0.7～0.8 cm　　B. 0.5～0.6 cm　　C. 0.3～0.4 cm

D. 0.1～0.2 cm　　E. 基本消失

3. 护理重度营养不良患儿,应特别注意观察可能发生下列哪种情况?(　　)

A. 重度贫血　B. 低血钠　C. 低血钾　D. 低血糖　E. 继发感染

4. 婴儿营养不良最常见的病因是(　　)。

A. 先天不足　B. 喂养不当　C. 缺乏锻炼　D. 疾病影响　E. 免疫缺陷

5. 重度营养不良小儿能量供应的原则是(　　)。

A. 由少迅速增至正常　　B. 由少逐渐增至正常

C. 由少迅速增至接近正常　　D. 由少迅速增至超过正常

E. 由少逐渐增至超过正常

6. 营养不良患儿最初的表现是(　　)。

A. 体重减轻　　B. 体重不增　　C. 皮下脂肪减少

D. 精神不振　　E. 毛发枯黄

7. 营养不良患儿皮下脂肪消减首先出现的部位是(　　)。

A. 面部　B. 臀部　C. 躯干　D. 腹部　E. 小腿

8. 营养不良的护理措施中,哪项应放在首位?(　　)

A. 加强护理,预防感染　　B. 消除病因,治疗原发病

C. 调整饮食,供给充足的能量　　D. 药物治疗,必要时补充清蛋白

E. 中医疗法

9. 维生素D缺乏性佝偻病在活动初期的主要表现是(　　)。

A. 方颅　　B. 肋骨串珠　　C. 出牙延迟

D. 肌张力低下　　E. 易激惹、多汗

10. 预防维生素D缺乏性佝偻病应主要强调(　　)。

A. 母乳喂养　　B. 及早添加辅食

C. 及早口服鱼肝油　　D. 及早服用钙剂

E. 经常晒太阳

11. 口服维生素D治疗维生素D缺乏性佝偻病,一般持续多久改为预防量?(　　)

A. 1个月　B. 2个月　C. 3个月　D. 6个月　E. 1年

12. 婴儿预防维生素D缺乏性佝偻病,每天服用维生素D的剂量是(　　)。

A. 100～200 U　　B. 300～500 U　　C. 400～800 U

D. 1 000～1 500 U　　E. 1 500～2 000 U

13. 维生素D缺乏性手足搐搦症患儿惊厥发作时,下列处理原则哪项是正确的?(　　)

A. 立即肌内注射维生素D

B. 迅速供给大剂量维生素D

C. 快速静脉推注10%葡萄糖酸钙溶液

D. 缓慢静脉注射10%葡萄糖酸钙溶液

E. 大量维生素D和钙剂同时使用

14. 婴儿因维生素D缺乏性手足搐搦症突然窒息致死的原因最可能的是由于(　　)。

A. 惊厥　B. 手足搐搦　C. 喉痉挛　D. 面神经征　E. 异物吸入

(二) A_2型题

1. 女婴,7个月,体重5.4 kg。出生后以母乳喂养,量少,未加辅食。尚未出牙,不会爬。体格检查:神志清楚,精神尚可,腹部皮下脂肪0.3 cm,肌肉稍松弛,可能的诊断是(　　)。

A. 正常儿　B. 佝偻病　C. 重度营养不良

D. 轻度营养不良　E. 中度营养不良

2. 患儿,1岁,因迁延性腹泻入院。今晨突然面色苍白,脉搏缓慢,神志不清,皮下脂肪消失呈老人貌。首先应采取的紧急措施是(　　)。

A. 静脉注射甘露醇　B. 静脉注射胰岛素

C. 静脉注射高渗性葡萄糖液　D. 静脉注射肾上腺素

E. 静脉注射去甲肾上腺素

3. 患儿,10个月,易激惹,夜间常哭闹、多汗、睡眠不安,有方颅、肋串珠。下列护理措施错误的是(　　)。

A. 指导合理喂养　B. 操作轻柔以防骨折

C. 多抱患儿到户外晒太阳　D. 添加含维生素D的食物

E. 提倡进行站、立锻炼

4. 患儿,7个月,维生素D缺乏性佝偻病激期。长期服用维生素D制剂,每日500 U,现出现畏食、恶心、倦怠、烦躁不安、低热、腹泻,该患儿可能发生(　　)。

A. 并发肠道感染　B. 维生素D中毒

C. 并发呼吸系统感染　D. 并发神经系统感染

E. 神经、精神症状

5. 患儿,8个月,维生素D缺乏性佝偻病。因中度等渗性脱水入院,经输液治疗后脱水纠正,出现面肌抽动,首先考虑(　　)。

A. 低钾血症　B. 低钙血症　C. 低血糖症　D. 低钠血症　E. 低镁血症

6. 患儿,男,6个月,平时易激惹,夜间啼哭,采用人工喂养。曾多次突发惊厥,持续1 min左右,惊厥停止后如常,无发热、呕吐。今又突发惊厥,现处理措施正确的是(　　)。

A. 先止惊,再补充维生素D,最后补钙

B. 先补钙,再止惊,最后补充维生素D

C. 先止惊,再补钙,最后补充维生素D

D. 先止惊,再同时补充维生素D和钙剂

E. 先补充维生素D,再止惊,最后补钙

(三) A_3/A_4型题

(1～2题共用题干)

3个月婴儿,冬季出生,采用人工喂养,近日来夜间啼哭,睡眠不安,头部多汗,体格检查可见枕秃,未见骨骼畸形,X线检查无异常。

1. 该患儿应考虑为(　　)。

A. 维生素D缺乏性佝偻病早期

B. 结核病

C. 维生素D缺乏性佝偻病恢复期

D. 维生素D缺乏性佝偻病后遗症期

E. 维生素D缺乏性佝偻病激期

2. 该患儿若选用口服给药法，维生素D的治疗量应持续（　　）。

A. 5个月　　B. 4个月　　C. 3个月　　D. 2个月　　E. 1个月

（3～4题共用题干）

9个月小儿，人工喂养，因多次惊厥就诊。多为突发惊厥，表现为两眼上翻，肢体抽搐，神志不清，持续数秒钟，发作停止后一切活动如常，体温为37 ℃，可见方颅、枕秃。

3. 为明确诊断，实验室检查最有意义的是（　　）。

A. 血磷　　B. 血钾　　C. 血钙　　D. 血沉　　E. 血糖

4. 其治疗原则为（　　）。

A. 立即给予维生素D　　B. 先用钙剂再用维生素D

C. 先用维生素D再用钙剂　　D. 同时用维生素D和钙剂

E. 反复应用镇静剂

（5～6题共用题干）

患儿，5个月，易激惹，夜间啼哭，难以入睡，诊断为维生素D缺乏性佝偻病。给予肌内注射维生素D 30万U后，突发惊厥，持续30 s，过后如常，体温37 ℃，有枕秃及颅骨软化，血钙浓度为1.6 mmol/L。

5. 该患儿惊厥的直接原因是（　　）。

A. 缺乏维生素D　　B. 缺乏钙剂　　C. 化脓性脑膜炎

D. 酸中毒　　E. 癫痫

6. 对该患儿的护理首先应（　　）。

A. 继续补充维生素D　　B. 降温　　C. 尽快给予葡萄糖酸钙溶液

D. 及时纠正酸中毒　　E. 做脑电图检查

（7～8题共用题干）

患儿，男，10个月。偏食，经常感冒、腹泻。体格检查：体重5 kg，头发枯黄，面色苍白，皮下脂肪薄，肌肉萎缩，肌张力软，心肺无异常。

7. 患儿目前的状态为（　　）。

A. 正常　　B. 轻度营养不良　　C. 中度营养不良

D. 重度营养不良　　E. 以上都不对

8. 补充能量供应要求为（　　）。

A. 从35～45 kcal/kg开始　　B. 从45～55 kcal/kg开始

C. 从60～80 kcal/kg开始　　D. 从120～130 kcal/kg开始

E. 从130～170 kcal/kg开始

选择题参考答案：

（一）1. A　2. E　3. D　4. B　5. E　6. B　7. D　8. C　9. E　10. E　11. A　12. C　13. D　14. C

（二）1. E　2. C　3. E　4. B　5. B　6. C

（三）1. A　2. E　3. C　4. B　5. B　6. C　7. D　8. B

（余传松）

任务九　消化系统疾病患儿的护理

学习目标

掌握：不同类型口炎、腹泻患儿的护理评估、护理诊断、护理措施、健康指导；小儿液体疗法的护理。

熟悉：小儿消化系统的解剖生理特点；腹泻的分类；小儿体液平衡的特点、脱水程度和性质、低钾血症、代谢性酸中毒、常用溶液及其配制方法。

了解：口炎、腹泻的分类及发病机制、腹泻患儿的护理目标。

一、小儿消化系统的解剖生理特点

1. 口腔

足月新生儿在出生时已具有较好的吸吮、吞咽功能，双颊脂肪垫发育良好有助于吸吮，早产儿则较差。新生儿出生时唾液腺发育不够完善，唾液分泌不足，导致口腔黏膜干燥，而易受损，易患口炎。3～4 个月时唾液开始分泌增多；5～6 个月后唾液腺完全发育，唾液量明显增多，而婴儿口腔浅，又不会及时吞咽所分泌的唾液，易出现生理性流涎。3 个月以下小儿唾液中淀粉酶含量不足，因而不宜喂淀粉类食物。

2. 食管

新生儿和婴儿食管下端贲门括约肌发育不成熟，控制能力差，易发生胃食管反流，绝大多数在 8～10 个月时症状消失。

3. 胃

婴儿的胃呈水平位，贲门括约肌发育不成熟、幽门括约肌发育良好，婴儿吸奶时常同时吞咽过多空气，故易导致溢乳。新生儿的胃容量为 30～60 mL，1～3 个月为 90～150 mL，1 岁时为 250～300 mL，5 岁时为 700～850 mL。胃排空时间随食物种类不同而异：水为 1.5～2 h，母乳为 2～3 h，牛奶为 3～4 h。早产儿胃排空速度慢，易发生胃潴留。

4. 肠

小儿肠管相对比成人的长，一般为身长的 5～7 倍，故分泌面积及吸收面积较大，有利于消化吸收，但固定作用差，易发生肠套叠、肠扭转。直肠相对较长，黏膜及黏膜下层固定较差，易发生脱肛。肠壁薄故通透性高，屏障功能差，肠内毒素、消化不全产物和过敏原等可经肠黏膜进入体内，引起全身性感染和变态反应性疾病。早产儿肠乳糖酶活性低，因此易发生乳糖吸收不良。

5. 肝脏

年龄越小，肝脏相对越大，婴幼儿正常肝脏能在右肋缘下触及 1～2 cm，柔软、无压痛，6～7岁以后一般不能触及。婴儿肝脏结缔组织发育较差，肝细胞再生能力强，不易发生肝硬化，但易受各种不利因素的影响，如缺氧、感染、中毒等而发生肿大和变性，影响其正常功能。

肝脏储存糖原较少，特别是新生儿容易发生低血糖症。婴儿期胆汁分泌较少，影响脂肪的消化和吸收。

6. 胰腺

出生时胰液分泌量少，3～4 个月时增多。胰淀粉酶活性较低，1 岁后才接近成人的，故不易过早(尤其出生后 3 个月以内)喂淀粉类食物。婴幼儿时期胰液及其消化酶的分泌易受炎热天气和各种疾病的影响而被抑制，容易发生消化不良。

7. 肠道细菌

胎儿消化道内无细菌，出生后数小时即经空气、乳头、用具等从口、鼻、肛门侵入肠道，主要集中在结肠和直肠内。肠道菌群受食物成分影响，母乳喂养者以双歧杆菌为主，人工喂养和混合喂养者肠道内有大肠杆菌、嗜酸杆菌、双歧杆菌及肠球菌，它们所占比例几乎相等。正常肠道菌群对侵入肠道的致病菌有一定的拮抗作用。

8. 小儿粪便特点

1) 正常粪便

(1) 胎粪　为新生儿最初排出的大便，深墨绿色、黏稠、无臭味，由胎儿肠道脱落的上皮细胞、浓缩的消化液及吞下的羊水组成。多数在出生后 12 h 内开始排便，喂乳后 2～3 d 逐渐过渡为婴儿粪便。

(2) 母乳喂养儿粪便　呈金黄色、糊状，偶有细小乳凝块，不臭，呈酸性(pH 4.7～5.1)，每日 2～4 次。

(3) 牛奶、羊奶喂养儿粪便　呈淡黄色，较干稠成形，含乳凝块较大、较多，有臭味，呈中性或碱性(pH 6～8)，每日 1～2 次。

(4) 混合喂养儿粪便　母乳加牛奶、羊奶喂养儿的粪便与单喂牛奶者的相似，但较软、黄。添加谷物、蔬菜、肉、蛋等辅食时大便性质与成人粪便相似，大便次数每日 1 次左右。

2) 异常粪便

在小儿异常粪便中腹泻性粪便最多见，表现为在食物种类没有发生改变的情况下，大便次数突然增加、粪便变稀。在分析原因时应考虑：若粪便有恶臭味，表示蛋白质消化不良；若带有酸味、多泡沫，表示淀粉消化不良；若粪便外观油腻或奶瓣(乳凝块)较多，则表示脂肪消化不良。秘结性粪便多因进食蛋白质偏多、淀粉或糖过少或肠蠕动弱、水分吸收过多所致。黑色粪便，多为消化道出血或进食大量含铁食物、服用铁剂所致。粪便带有血丝，多为肛裂、直肠息肉所致。陶土样粪便则为胆道梗阻所致。

二、口炎患儿的护理

案例引导

患儿，女，出生后 8 d，人工喂养，今天其母在喂养过程中无意发现患儿口腔中有类似于乳凝块样片状物，强行剥离后局部黏膜潮红、出血，故来医院就诊。你认为该患儿的临床诊断是什么？首选的护理诊断是什么？护理措施有哪些？如何进行健康教育？

口炎(stomatitis)是指口腔黏膜由于各种感染或局部理化刺激而引起的炎症，若病变限于局部如舌、齿龈、口角也可称为舌炎、齿龈炎或口角炎等。口炎可单独发生，也可继发于全身性疾病如急性感染、腹泻、营养不良和B族维生素、维生素C缺乏症等。食具消毒不严、口腔不卫生常常是导致口炎的诱因。本病多见于婴幼儿。临床以口腔黏膜破损、疼痛、流涎及发热为特点。

【病因及发病机制】

婴幼儿时期口腔黏膜干燥、柔嫩、血管丰富，有利于微生物繁殖。当食具消毒不严、口腔不卫生、营养不良、机体抵抗力下降时，可致本病的发生。①鹅口疮（thrush）又称雪口病，为白色念珠菌感染所致，多见于新生儿及营养不良、腹泻、长期应用广谱抗生素或糖皮质激素的患儿，常通过污染的乳具感染，新生儿也可在出生时经产道感染；②疱疹性口炎（herpetic stomatitis）由单纯疱疹病毒感染引起，多见于1～3岁小儿，传染性强，可在集体托幼机构引起小流行；③溃疡性口炎（ulcerative stomatitis）主要由链球菌、金黄色葡萄球菌感染引起。多见于婴幼儿，常发生于急性感染、长期腹泻等机体抵抗力下降时。

【临床表现】

(1) 鹅口疮　临床特征是在口腔黏膜上出现白色乳凝块样物质（图3-9-1），最常见于颊黏膜，其次是舌、齿龈、上腭，起初呈点状和小片状，逐渐融合成片，不易拭去，若强行擦拭剥落后，局部黏膜潮红、出血。患处不痛、不流涎。一般无全身症状，也不影响吃奶，偶可累及食管、肠道、喉、气管、肺等，出现呕吐、吞咽困难、声音嘶哑或呼吸困难。

(2) 疱疹性口炎　起病时发热，体温达38～40℃，常有上呼吸道感染症状。齿龈红肿（齿龈炎），触之易出血，继而在牙龈、舌、唇内和颊黏膜等处可见单个、一簇或几簇黄白色小水疱（图3-9-2），直径1～2 mm，迅速破裂后形成浅溃疡，上面覆盖黄白色膜样渗出物，周围有红晕，有时累及上腭及咽部。口角及唇周皮肤也可有疱疹。局部疼痛，出现流涎、拒食、烦躁、颌下淋巴结肿大。病程为1～2周。

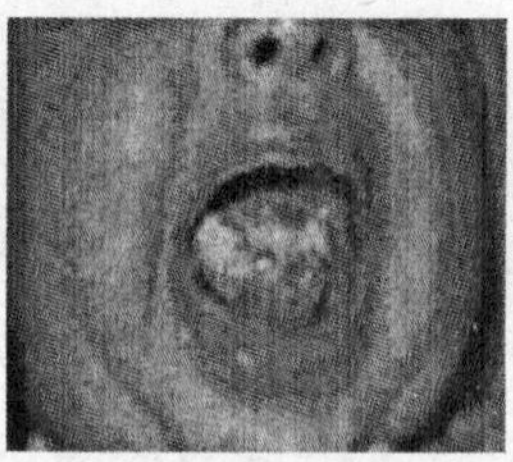

图 3-9-1　鹅口疮

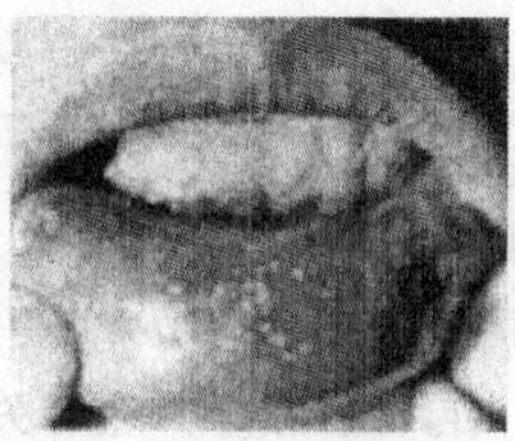

图 3-9-2　疱疹性口炎

知识链接

疱疹性口炎与疱疹性咽峡炎的鉴别

疱疹性口炎由单纯疱疹病毒感染引起，传染性强，一年四季均可发生，疱疹可见于牙龈、舌、唇内和颊黏膜等处，有时累及上腭及咽部，颌下淋巴结肿大。疱疹性咽峡炎，由柯萨奇病毒引起，多发生于夏、秋季，疱疹主要在咽部和软腭，有时可见于舌，但不累及牙龈和颊黏膜，颌下淋巴结不肿大。

(3) 溃疡性口炎　口腔黏膜充血水肿，常见于舌、唇内及颊黏膜处，可蔓延到唇及咽喉部，形成大小不等的糜烂或溃疡（图3-9-3），溃疡表面有纤维素性炎性渗出物形成的假膜，常呈灰白色，边界清楚，易拭去而遗留出血的创面，但不久又被假膜覆盖。可有局部疼痛、流涎、拒食、烦躁等表现，常有发热，体温可达 39～40 ℃，局部淋巴结肿大。病程为 7～10 d。

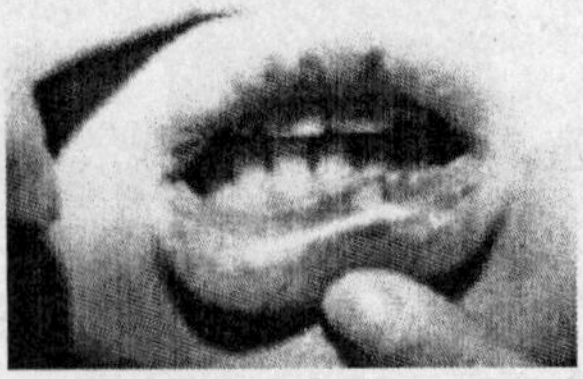

图 3-9-3　溃疡性口炎

【辅助检查】

(1) 血常规检查　溃疡性口炎患儿白细胞和中性粒细胞总数增多，而疱疹性口炎、鹅口疮患儿白细胞和中性粒细胞总数正常或降低。

(2) 病原菌检查　真菌性口炎患儿，可取白膜涂片，加10%氢氧化钠溶液 1 滴，镜检可见真菌菌丝及孢子。溃疡性口炎患儿取少许假膜涂片染色见大量细菌。

【治疗原则】

以清洁口腔及局部涂药为主，有原发或继发细菌感染时可用抗生素，发热时可用退热剂等对症处理。

【护理评估】

(1) 健康史　应注意询问患儿有无不适当的擦拭口腔或饮食过热史；有无奶具消毒的习惯；患儿有无全身性疾病，如营养不良、长期腹泻等病史；有无长期使用广谱抗生素、糖皮质激素的用药史及有无疱疹性口炎接触史。

(2) 身体状况　应注意评估患儿体温，尤其应注意评估有无齿龈红肿、口腔黏膜疱疹、溃疡、白膜；病变的形态、分布及范围；有无疼痛、流涎、拒食、颌下淋巴结肿大等表现。

(3) 心理社会状况　口炎常由于抵抗力下降、口腔不洁而致病。疱疹性口炎为自限性疾病，但传染性强，全年均可发生，常在托幼机构引起小流行。应注意评估托幼机构有无采取预防措施；家长对该病的病因、护理方法的了解程度，有无焦虑心理；患儿对住院、治疗有无恐惧心理等。

(4) 辅助检查　血常规检查可了解有无白细胞和中性粒细胞总数增高。结合口腔黏膜渗出物涂片检查，以协助诊断。

【护理诊断】

(1) 口腔黏膜改变　与护理不当、理化因素刺激、口腔不洁、抵抗力低下等有关。

(2) 疼痛　与口腔黏膜炎症有关。

(3) 体温过高　与感染有关。

(4) 知识缺乏(家长)　与家长缺乏口炎预防及护理知识有关。

【护理目标】

(1) 患儿口腔黏膜恢复正常。

(2) 患儿口腔疼痛消失。

(3) 患儿体温恢复正常。

(4) 患儿家长能说出护理患儿的要点，懂得口炎的预防措施。

【护理措施】

1. 促进口腔黏膜愈合

(1) 保持口腔清洁　进食后漱口，多喂开水，保持口腔黏膜湿润和清洁。清洗口腔每日 2～4 次，以餐后 1 h 为宜，动作应轻快，避免呕吐。可用 3%过氧化氢溶液或 0.1%利凡诺溶液(鹅口疮用 2%碳酸氢钠溶液)清洗溃疡面，较大儿童可以用含漱剂。流涎者，应及时清理口腔分泌物，保持口周皮肤干燥、清洁，避免引起皮肤湿疹及糜烂。

(2) 局部用药　清洗后涂药，先将干棉球放在颊黏膜腮腺管口处或舌系带两侧，以隔断唾液，再把病变表面水分吸干后方可涂药，采用滚动式涂药，忌来回涂擦，以免患儿疼痛加重。涂药后闭口 10 min 左右再取出棉球，勿立即漱口、饮水或进食。鹅口疮患儿局部涂 1% 甲紫溶液，每日 1～2 次，病变广泛时可涂 10 万～20 万 U/mL 制霉菌素鱼肝油混悬溶液，每日 3～4 次。疱疹性口炎患儿局部可用碘苷，也可用锡类散、西瓜霜等。控制或预防继发感染可涂 2.5%～5%金霉素鱼肝油。

2. 减轻疼痛

应以温凉流质或半流质饮食为宜，避免喂过热、过冷、酸、辣等刺激性的食物，疼痛明显者在进食前局部涂 2%利多卡因。对不能进食者，应给予肠道外营养，以保证能量和水分的供给。

3. 维持体温正常

监测体温，当体温过高时，给予松解衣服、置冰袋、酒精擦浴等物理降温，必要时采用药物降温。

【健康教育】

(1) 给家长讲解口炎发生的原因，示教口炎时清洗口腔及局部涂药的护理方法。

(2) 告诉家长疱疹性口炎有较强的传染性，应注意与健康小儿隔离，患儿用过的食具要及时消毒，以防交叉感染。鹅口疮患儿使用过的乳具，应先放于 5%的碳酸氢钠溶液中浸泡 30 min 后用清水冲净再煮沸消毒。

(3) 教育孩子养成良好的卫生习惯，进食后漱口，避免粗暴擦拭口腔。

(4) 向家长宣传均衡营养对提高机体免疫力的重要性，避免偏食、挑食，养成良好的饮食习惯。

三、小儿腹泻的护理

案例引导

患儿，女，8 个月。因呕吐、腹泻 2 d 伴少尿 1 d 入院。患儿 2 d 前因受凉出现呕吐、腹泻，呕吐每天 3～4 次，呕吐物为胃内容物，腹泻每日 6～7 次，大便为黄色蛋花汤样，有少许黏液，无脓血。家长自行给予“助消化药”，效果不佳。入院前1 d，呕吐频繁，且大便次数增多达 16 次/天，出现水样便，尿量明显减少，故入院治疗。你认为该患儿的临床诊断是什么？首选的护理诊断是什么？护理措施有哪些？如何进行健康教育？

小儿腹泻(infantile diarrhea)又称腹泻病，是指一组由多种病原体、多种因素引起的以大便次数增加和性状改变为主要症状的临床综合征，严重者可引起脱水、电解质紊乱和酸碱平衡紊乱。本病为婴幼儿时期的常见病，发病年龄多在 2 岁以下，1 岁以内者约占半数。一年四季均可发病，其中夏、秋季发病率最高。本病是造成小儿营养不良、生长发育障碍的重要原因之一，是我国儿科儿童保健重点防治的“四病”之一。

【分类】

(1) 按病因分类　分为感染性腹泻和非感染性腹泻。

(2) 按病程分类　分为急性腹泻(病程 2 周以内)、迁延性腹泻(病程 2 周～2 个月)、慢性腹泻(病程 2 个月以上)。

(3) 按病情分类　分为轻型腹泻、重型腹泻。

【病因及发病机制】

1. 病因

1) 易感因素

(1) 消化系统发育不成熟　婴幼儿胃酸和消化酶分泌少，消化酶活性低，对食物的耐受力差；婴幼儿生长发育快，所需营养物质多，消化系统负担重，易发生消化功能紊乱。

(2) 机体防御功能差　胃内酸度低，胃排空较快，对进入胃内的细菌杀灭能力弱；血液中免疫球蛋白(尤其是 IgM 和 IgA)和肠道分泌型 IgA 均较低；特别是新生儿正常肠道菌群尚未建立或因使用广谱抗生素等引起肠道菌群失调，均易患肠道感染。

(3) 人工喂养因素　由于不能从母乳中获得有很强的抗肠道感染作用的体液因子(如分泌型 IgA、乳铁蛋白等)、巨噬细胞和粒细胞等成分，加上食物、食具易污染，故人工喂养儿肠道感染发病率明显高于母乳喂养儿的。

2) 感染性因素

(1) 肠道内感染　可由病毒、细菌、真菌、寄生虫引起。①病毒感染：以轮状病毒引起的秋季腹泻最常见，其次是腺病毒、埃可病毒和柯萨奇病毒等。②细菌感染(不包括法定传染病)：致病菌以大肠埃希菌最常见，其次为空肠弯曲菌、耶尔森菌、鼠伤寒沙门菌等。③真菌感染：长期应用广谱抗生素或糖皮质激素可诱发白色念珠菌性肠炎。④寄生虫感染：常见的有蓝氏贾第鞭毛虫、阿米巴原虫和隐孢子虫等。

知识链接

大肠杆菌的分型

引起腹泻的大肠杆菌不同，其致病毒性和发病机制也不同。大肠杆菌有五型，具体分型如下。①致病性大肠杆菌：侵入肠道后，黏附在肠黏膜上皮细胞，引起肠黏膜微绒毛破坏，皱襞萎缩变平，黏膜充血、水肿而致腹泻。②产毒性大肠杆菌：可黏附在小肠上皮刷状缘上，在细胞外繁殖，产生不耐热肠毒素和耐热肠毒素，引起腹泻。③侵袭性大肠杆菌：可直接侵入小肠黏膜引起炎症反应，也可黏附和侵入结肠黏膜，导致肠上皮细胞炎症和坏死，引起痢疾样腹泻。④出血性大肠杆菌：黏附于结肠产生与志贺杆菌相似的肠毒素，引起肠黏膜坏死和肠液分泌，致出血性肠炎。⑤黏附-集聚性大肠杆菌：以集聚方式黏附于下段小肠和结肠黏膜致病，不产生肠毒素，也不引起组织损伤。

(2) 肠道外感染　由于发热及病原体的毒素作用可使消化功能紊乱，所以当患上呼吸道感染、肺炎、泌尿道感染、败血症或急性传染病时可伴发腹泻。

3) 非感染性因素

(1) 饮食因素　食物量不当、食物种类改变太快及食物成分不适宜、喂养时间不规律及个别婴儿对食物的某种成分过敏或不耐受等均可导致腹泻。

(2) 气候因素　天气突然变冷，腹部受凉使肠蠕动增强；天气炎热时消化液分泌减少，口渴饮乳过多等可诱发消化功能紊乱而致腹泻。

(3) 精神因素　精神紧张可致肠道功能紊乱，引起腹泻。

2. 发病机制

引起腹泻的机制有:①渗透性腹泻,肠腔内存在大量不能被吸收的具有渗透活性的物质;②分泌性腹泻,肠腔内电解质分泌过多;③渗出性腹泻,炎症所致的液体大量渗出;④肠道功能异常性腹泻,肠道运动功能异常等。临床上的腹泻常是在多种机制共同作用下发生的(图 3-9-4)。

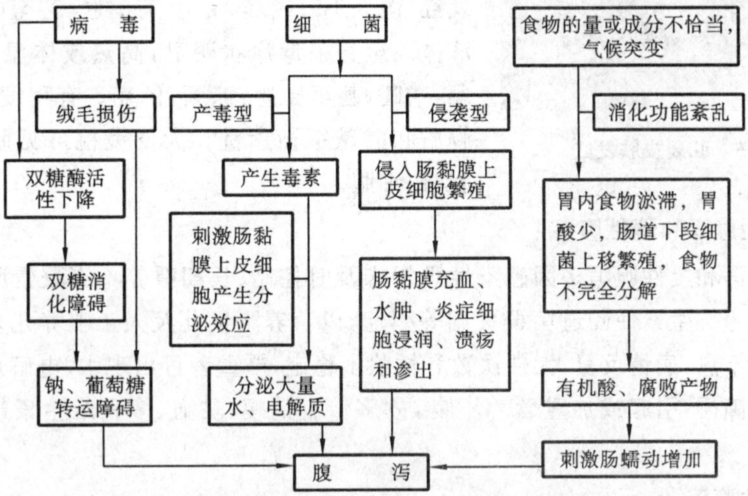

图 3-9-4 腹泻发病机制

(1) 感染性腹泻 病原体随污染的食物、日用品、手或水等进入消化道,当机体防御功能下降时,大量病原体侵入肠道并产生毒素,引起感染性腹泻。如轮状病毒肠炎可引起渗透性腹泻,病毒侵入小肠绒毛的上皮细胞,使之变性、坏死,绒毛变短脱落,导致水、电解质吸收减少,肠液在肠腔内大量积聚而导致腹泻,同时,继发双糖酶分泌不足,使食物中糖类消化不全而滞留在肠腔内,并被细菌分解成小分子的短链有机酸,使肠液的渗透压增高,进一步造成水和电解质的丢失。再如肠毒素性肠炎可引起分泌性腹泻,细菌在肠腔中释放不耐热肠毒素和耐热肠毒素,两者都促进肠道水分和氯化物分泌增多,并抑制钠和水的再吸收,导致腹泻。侵袭性大肠埃希菌、空肠弯曲菌、耶尔森菌、鼠伤寒沙门菌以及金黄色葡萄球菌等可直接侵入肠黏膜组织,产生广泛的炎性反应,引起肠黏膜充血、水肿、炎症细胞浸润、溃疡和渗出等病变,出现血便或黏冻状大便。

(2) 非感染性腹泻 非感染性腹泻主要由喂养不当引起,以人工喂养儿多见。当进食过量或食物成分不恰当时,消化过程发生障碍,食物淤滞于小肠上部,使肠内的酸度降低,肠道下段细菌上移繁殖,造成内源性感染,使消化功能更加紊乱,加之食物分解后产生胺类等物质刺激肠道,使肠蠕动增加,引起腹泻,严重的可导致水、电解质紊乱。

【临床表现】

1. 急性腹泻

(1) 轻型腹泻 多由饮食因素或肠道外感染引起。起病可急可缓,以胃肠道症状为主,表现为食欲减退,偶有呕吐,呕吐物为胃内容物,大便次数增多,每日大便多在 10 次以下,呈黄色或黄绿色稀糊状或蛋花汤样便,有酸臭味,量较少,可有白色或黄白色奶瓣(乳凝块)和泡沫。无中毒症状,也无明显水、电解质紊乱。大便镜检可见大量脂肪球。一般数日内痊愈。

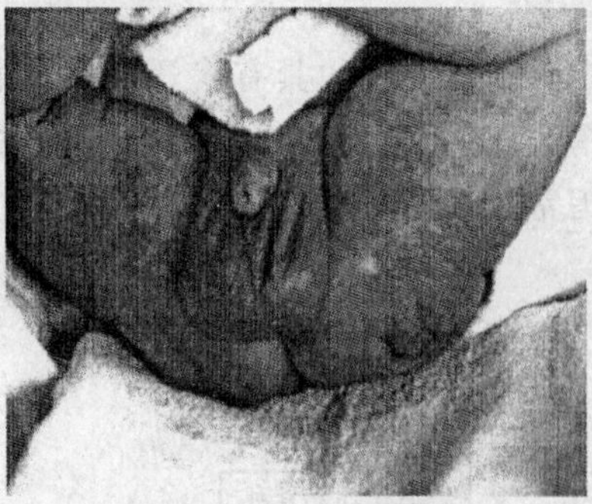

图 3-9-5　肛周皮肤发红

（2）重型腹泻　多由肠道内感染所致。起病常比较急，也可由轻型腹泻逐渐加重而致。有较重的胃肠道症状，腹泻频繁，每日大便 10 次以上，多者可达数十次。大便呈水样或蛋花汤样，量多，有黏液，少数患儿也可有少量血便。由于大便的频繁刺激，使肛周皮肤发红（图 3-9-5）或糜烂。伴有呕吐，甚至吐出咖啡渣样液体。全身中毒症状明显，高热或体温不升，精神萎靡，嗜睡，甚至昏迷、惊厥、休克。有程度不等的水、电解质和酸碱平衡紊乱。大便镜检可见脂肪球和红细胞、白细胞。

2. 迁延性腹泻和慢性腹泻

迁延性腹泻和慢性腹泻多因感染性腹泻未及时控制、长期喂养不当致胃肠道功能紊乱或长期应用广谱抗生素使肠道菌群失调等引起，以营养不良儿及人工喂养儿多见。主要表现为腹泻迁延不愈，病情反复，大便次数和性状不稳定，严重者可出现水、电解质紊乱。由于长期消化吸收障碍，引起或加重营养不良，故多伴有消瘦、贫血、多种维生素缺乏及继发感染等。

3. 生理性腹泻

多见于出生 6 个月以内的婴儿，外观虚胖，常有湿疹。出生后不久即出现腹泻，但除大便次数增多外，无其他症状，不影响生长发育，精神、食欲及体重增长良好。添加辅食后，大便即逐渐转为正常。生理性腹泻的发生可能与婴儿小肠乳糖酶相对不足及母乳中前列腺素 E_2 含量较高有关。

4. 几种不同类型肠炎的临床特征

（1）轮状病毒肠炎　又称秋季腹泻，多发生在秋、冬季，常见于6个月至2岁小儿。起病急，常伴发热和上呼吸道感染等症状。腹泻前先有呕吐，大便次数多、量多，呈黄色水样或蛋花汤样，无腥臭味，易出现水、电解质和酸碱平衡紊乱。本病为自限性疾病，病程多为 3～8 d。大便镜检偶见少量白细胞；感染后 1～3 d 即有大量病毒自大便排出，最长可达 6 d；血清抗体水平一般在感染后 3 周上升。

（2）大肠杆菌肠炎　多发生在 5～8 月气温较高的季节。产毒性大肠杆菌肠炎主要表现为呕吐、腹泻，大便呈水样或蛋花汤样，伴较多黏液，重者可有发热、脱水、酸中毒及水、电解质和酸碱平衡紊乱等；侵袭性大肠杆菌肠炎为黏液脓血便，伴恶心、呕吐、腹痛及里急后重感，可出现严重全身中毒症状，甚至休克；出血性大肠杆菌肠炎开始为黄色水样便，后转为血水便，有特殊臭味，伴腹痛；黏附-集聚性大肠杆菌肠炎大便为黄色稀水样。大便镜检可见大量白细胞及数量不等的红细胞。

（3）真菌性肠炎　主要由白色念珠菌感染所致。与患儿营养不良、免疫力低下有关，长期使用糖皮质激素、广谱抗生素者更易发生。主要症状为大便稀黄，泡沫较多，带黏液，有时可见豆腐渣样细块（菌落），偶见血便。大便镜检可见真菌孢子和假菌丝，真菌培养呈阳性。常伴鹅口疮。

几种常见类型肠炎的临床特征见表 3-9-1。

表 3-9-1　几种常见类型肠炎的临床特征

项　目	轮状病毒肠炎	大肠杆菌肠炎	真菌性肠炎
好发季节	秋、冬季	5～8月气温较高的季节	四季
好发年龄或对象	6个月至2岁小儿	营养不良儿及人工喂养儿	营养不良儿及免疫力低下儿
临床特点	起病急，常伴发热和上呼吸道感染症状。多先呕吐，大便次数及量多，呈黄色水样或蛋花汤样，无腥臭味，常伴水、电解质和酸碱平衡紊乱。为自限性疾病，病程3～8 d	呕吐、腹泻，有蛋花汤样或水样便，伴有水、电解质和酸碱平衡紊乱。侵袭性大肠杆菌肠炎为黏液脓血便，伴恶心、呕吐、腹痛及里急后重感，可出现严重全身中毒症状，甚至休克	主要由白色念珠菌感染所致，长期使用糖皮质激素、广谱抗生素者较易发生。大便稀黄，泡沫较多，带黏液，有时可见豆腐渣样细块，常伴鹅口疮
大便镜检	少量白细胞	产毒性大肠杆菌肠炎无白细胞；侵袭性大肠杆菌肠炎可见大量红细胞、白细胞	真菌孢子和假菌丝

【辅助检查】

(1) 血常规检查　白细胞及中性粒细胞总数增多提示细菌感染，正常或降低一般属于病毒感染；嗜酸性粒细胞增多常见于寄生虫感染或过敏性疾病。

(2) 大便常规检查及病原学检查　大便常规检查可见红细胞、白细胞或脓细胞、真菌菌丝和孢子。细菌感染者的大便可培养出致病菌；疑为病毒感染者应做病毒学检查。

(3) 血液生化检查　血钠可提示脱水性质。血气分析及测定二氧化碳结合力(CO_2CP)可了解体内酸碱平衡紊乱程度及性质。明显少尿或无尿者血尿素氮和肌酐含量升高，必要时检查血钾、血钙及血镁。

【治疗原则】

小儿腹泻的治疗原则：调整饮食，控制感染，预防和纠正水、电解质紊乱，对症处理，预防并发症。病程不同，治疗侧重点不同：急性腹泻侧重于维持水、电解质及酸碱平衡和抗感染，而迁延性腹泻及慢性腹泻则应注意纠正肠道菌群失调及采用饮食疗法。

(1) 调整饮食　腹泻时进食和吸收减少，而丢失和发热使营养需要量增加。无论何种类型的腹泻都要坚持继续喂养，供给足够、适宜的饮食，对于预防营养不良、促进恢复和缩短腹泻病程都非常重要。

(2) 控制感染　对侵袭性细菌性肠炎一般应根据临床特点，结合大便细菌培养、药敏试验结果选用敏感的抗生素治疗，如大肠杆菌、空肠弯曲菌、耶尔森菌、鼠伤寒沙门菌所致肠炎常选用庆大霉素、氨苄西林、呋喃唑酮、头孢类抗生素等。病毒性肠炎一般不须用抗生素，以饮食疗法和支持疗法为主。长期应用广谱抗生素诱发的肠炎首先停用原抗生素，根据病情选用敏感抗生素。

(3) 液体疗法　脱水和电解质紊乱是腹泻导致死亡的主要原因。合理的液体疗法是降低病死率的关键。无论何种病因引起的脱水都需要补充丢失的液体和电解质，具体内容详见本任务中“小儿液体疗法及护理”。

(4) 对症处理　腹胀明显者可用新斯的明皮下注射、肛管排气，低钾者应及时补钾，呕吐严重者可针刺内关穴或用氯丙嗪肌内注射，高热者给予物理降温或药物降温等。

(5) 迁延性腹泻和慢性腹泻的治疗　因常伴有营养不良和其他并发症，病情较为复杂，须针对不同的病因采用中西医综合治疗措施，也可选用微生态疗法（如双歧杆菌制剂、乳酸杆菌制剂）和肠黏膜保护剂（如蒙脱石散剂），以帮助肠道正常菌群的恢复，增强肠道屏障功能，抑制病原体繁殖、侵袭。

【护理评估】

(1) 健康史　应详细询问喂养史，是母乳喂养还是人工喂养，喂何种乳品，冲调浓度、喂哺次数及量，添加辅食及断奶情况；有无不洁饮食史、食物过敏史、气候变化史等；腹泻开始时间、次数，大便的颜色、性质、量；是否伴随发热、呕吐、腹胀、腹痛、里急后重等症状；既往有无腹泻史、其他疾病史和长期服用广谱抗生素史等。

(2) 身体状况　密切观察患儿生命体征如神智、体温、脉搏、呼吸、体重、24 h 出入液量、神志情况、营养状态、皮肤弹性、眼窝凹陷、口舌黏膜干燥表现、神经反射等，评估脱水的程度和性质。检查肛周皮肤有无发红、糜烂、感染。

(3) 心理社会状况　腹泻是小儿的常见病、多发病，年龄越小，发病率越高，在贫困和卫生条件较差的地区，家长缺乏喂养及卫生知识是导致小儿易患腹泻的重要原因，故应注意评估患儿家庭的经济状况、居住条件、饮食卫生习惯、家长的文化程度、家长对科学喂养知识的了解及对本病有关病因、护理知识的了解程度。

(4) 辅助检查　及时采集标本进行有关检查，注意评估血常规、大便常规及致病菌培养和血生化等检查结果，可了解病因及体内水、电解质和酸碱平衡紊乱的性质和程度。

【护理诊断】

(1) 体液不足　与丢失体液过多和摄入量不足有关。

(2) 腹泻　与喂养不当、感染等因素有关。

(3) 体温过高　与肠道感染有关。

(4) 潜在并发症　酸中毒、低血钾、低血钙等。

(5) 有皮肤黏膜完整性受损的危险　与腹泻、大便刺激及尿布使用不当有关。

(6) 知识缺乏　与家长喂养知识、卫生知识及相关的护理知识缺乏有关。

【护理目标】

(1) 患儿体液不足及电解质紊乱状态得到纠正，体重、尿量恢复正常。

(2) 患儿腹泻次数渐减少至停止，大便性状恢复正常。

(3) 患儿体温恢复正常。

(4) 患儿不发生酸中毒、低血钾、低血钙等并发症。

(5) 患儿不发生皮肤黏膜损伤。

(6) 家长能说出小儿腹泻的病因、预防知识和喂养知识，能协助医护人员护理患儿。

【护理措施】

(1) 补充液体，纠正水、电解质及酸碱平衡紊乱　具体内容详见本任务中“小儿液体疗法及护理”。

(2) 调整饮食及控制感染　限制饮食过严或禁食过久常造成营养不良，使病情迁延，故除严重呕吐者可暂禁食（不禁水）4～6 h 外，均应继续喂养。为减轻胃肠道负担，应根据病情调整饮食，原则遵循由少到多、由稀到稠、少量多餐。母乳喂养儿继续哺乳，暂停辅食。人工喂养儿可喂稀释牛奶或其他代乳品。病毒性肠炎多有双糖酶缺乏，不宜喂蔗糖，应限制糖的摄入量，改喂豆浆、发酵乳或去乳糖奶粉，以减轻腹泻，缩短病程，腹泻停止后，逐渐恢复营养丰富饮食，并每日加餐1次，共2周。对牛奶或大豆蛋白质过敏者应改用其他饮食。对少数严重病例口服营养物质不能耐受者，应加强支持疗法，必要时给予全静脉营养。细菌性肠炎按医嘱使用抗生素抗感染，病毒性肠炎一般不用抗生素。

(3) 维持正常体温　密切观察患儿体温变化，体温过高者可用物理降温或药物降温。

(4) 密切观察病情　观察患儿的神志、精神、皮肤弹性、前囟和眼窝有无凹陷、体重和尿量变化等，记录24 h出入液量，估计患儿脱水的程度，动态观察补液后脱水症状是否得到改善；当患儿出现呼吸加快、精神萎靡、口唇樱红，血pH值和CO_2CP下降时，表明患儿存在酸中毒，应及时报告医生，并按医嘱使用碱性药纠正；当脱水纠正后，患儿表现为全身乏力、精神萎靡、肌张力低下、膝腱反射迟钝、腹胀、肠鸣音减弱或消失、心音低钝，以及心电图显示T波平坦或倒置、出现U波、ST段下移和心律失常，提示有低血钾存在，应及时按医嘱补充钾盐。

(5) 加强臀部护理　腹泻患儿的臀部皮肤受大便的刺激易发生尿布皮炎，因此，每次便后均要用温水清洗并吸干，然后局部涂上消毒植物油、5%鞣酸软膏或40%氧化锌油等，并按摩片刻，促进血液循环；选用吸水性强的柔软棉布类尿布并及时更换，避免使用不透气塑料布或橡胶布，保持会阴部及肛周皮肤清洁、干燥；必要时可用红外线灯照射局部；注意女婴会阴部的清洁，预防逆行性尿路感染。

【健康教育】

(1) 向家长介绍有关本病的病因、治疗要点及护理等相关知识。指导家长及时清除呕吐患儿口腔的呕吐物，让患儿勤饮水或勤漱口，以保持口腔清洁，必要时进行口腔护理。对于重度脱水或昏迷患儿出现角膜干燥或露眼现象者，可用生理盐水浸润角膜或用0.25%氯霉素眼药水滴眼，以预防感染。教会家长如何观察病情，了解补液过程中可能出现的问题。

(2) 为患儿提供安静的休息环境，将患儿喜爱的玩具或能安慰他的物品置于患儿可触及的范围内，尽可能触摸、拥抱患儿，与患儿交谈，鼓励家庭成员探视并参加护理，以减少分离性焦虑。对需要静脉穿刺的患儿，应告知操作会引起疼痛，给予鼓励，同时对患儿可采取治疗性游戏技术，如容许患儿触摸仪器等以减轻恐惧感。为促进信任关系，主动与患儿或家属进行交谈，容许他们提出问题，鼓励患儿将生气、害怕和痛苦的情绪表达出来，以减轻压力。

(3) 告诉患儿家长合理喂养的方法及个人卫生、食品清洁、安全清洁饮水、臀部护理、粪便处理等知识，对肠道感染性腹泻患儿要做好隔离，防止交叉感染。患儿食具、尿布、衣服应专用，尿布最好用一次性的，用后焚烧，对腹泻粪便应进行消毒处理。

(4) 增强体质，适当进行户外活动，防止受凉或过热。及时治疗营养不良、贫血、维生素D缺乏性佝偻病等，避免长期使用广谱抗生素。

四、小儿液体疗法及护理

案例引导

患儿，男，出生后10个月，呕吐、腹泻3 d，大便每日16次，量多，呈蛋花汤样。1 d来出现尿少、精神萎靡、腹胀。体温37.1 ℃，脉搏135次/分，呼吸48次/分，呼吸深长，面色苍白，口唇呈樱桃红色，皮肤弹性较差，前囟及眼窝明显凹陷，哭时泪少，肠鸣音减弱，肌张力下降，膝腱反射减弱。血钠浓度为 136 mmol/L、血钾浓度为 3.0 mmol/L、CO_2CP 为 10 mmol/L。初步诊断：婴儿腹泻、中度等渗性脱水、中度代谢性酸中毒、低钾血症。请你制订出护理措施和健康指导方案。

【小儿体液平衡的特点】

体液是人体的重要组成部分，保持体液的相对稳定对维持机体组织、细胞的正常功能起着十分重要的作用。

1. 体液的总量和分布特点

体液的分布可分为三区，即血浆区、间质区和细胞区。前两区合称为细胞外液，后一区又称为细胞内液。细胞内液和血浆液量相对固定，间质液量变化较大。年龄越小，体液总量相对越多，间质液量所占比例也越大，细胞内液和血浆液量的比例则与成人的相近(表 3-9-2)。因此，小儿发生急性脱水时，由于首先丢失细胞外液，故脱水症状可在短时间内出现。

表 3-9-2　不同年龄小儿的体液分布(占体重的百分比)

体液分布	足月新生儿	1 岁者	2～14 岁者	成人
体液	78%	70%	65%	55%～60%
细胞内液	35%	40%	40%	40%～45%
细胞外液	43%	30%	25%	15%～20%
血浆液	6%	5%	5%	5%
间质液	37%	25%	20%	10%～15%

2. 体液的电解质组成

除新生儿在出生后数日内血钾、氯、磷、乳酸含量偏高，血钠、钙、碳酸盐含量偏低外，小儿体液电解质的组成与成人的相似。细胞外液中主要阳离子是 Na^+，主要阴离子为 Cl^-、HCO_3^-。细胞内液中主要的阳离子是 K^+，主要阴离子为 HPO_4^{2-} 和蛋白质。它们对维持细胞内液、细胞外液的渗透压起着重要的作用。

3. 水的交换特点

小儿新陈代谢旺盛，每日需水量相对较成人的多，年龄越小，需水量越多(表 3-9-3)，每日体内、外水的交换量约为细胞外液量的 1/2，而成人的仅约为 1/7，故婴儿体内水的交换率是成人的 3～4 倍。此外，由于小儿生长发育快，新陈代谢旺盛，需水量相对较大，其不显性失水量也较多，加上对缺水的耐受力差，在病理情况下，如呕吐、腹泻等时，婴儿比成人更容易导致脱水。

表 3-9-3　不同年龄小儿每日需水量

年龄	0～1 岁	2～3 岁	4～9 岁	10～14 岁	14 岁以上
需水量/(mL/kg)	120～160	100～140	70～110	50～90	50

4. 体液调节特点

体液调节主要靠肾、肺、血浆中的缓冲系统及神经和内分泌的功能调节。肾脏在维持机体水、电解质和酸碱平衡方面起着重要作用。而小儿体液调节功能相对不成熟，如肾功能发育还不成熟，处理水、钠的功能不完善，浓缩和稀释功能明显不足，加上呼吸较快，不显性失水较多，故容易发生水和电解质代谢紊乱。

【小儿常见水、电解质和酸碱平衡紊乱】

1. 脱水

由于腹泻、呕吐损失量过多和摄入量不足，体液总量尤其是细胞外液量减少，导致不同程度的脱水。由于腹泻、呕吐时水和电解质两者丢失的比例不尽相同，从而引起体液渗透压的变化，即造成不同性质的脱水。

(1) 脱水程度　即患病后累计的体液损失量，可根据病史和前囟、眼窝、皮肤弹性、循环情况和尿量等综合估计。一般将脱水分为轻度、中度、重度脱水三种，不同程度脱水的临床表现见表 3-9-4。

表 3-9-4　三种不同程度脱水的临床表现

项　目	轻度脱水	中度脱水	重度脱水
失水量占体重百分比	3%～5%	5%～10%	>10%
累计体液损失量	30～50 mL/kg	50～100 mL/kg	100～120 mL/kg
精神状态	稍差	萎靡或烦躁	昏睡或昏迷
前囟和眼窝	稍凹陷	明显凹陷	极度凹陷，双眼睑不能闭合(图 3-9-6)
哭时眼泪	稍少	少	无
口腔黏膜	稍干燥	明显干燥	极度干燥
口渴	稍有	明显	极明显
尿量	稍减少	明显减少	少尿或无尿
皮肤	稍干燥，弹性稍差	苍白干燥，弹性差	发灰干燥，弹性极差
代谢性酸中毒	无	有，较轻	有，较重
周围循环衰竭(休克症状)	无(四肢温暖)	无(四肢稍凉)	有(四肢厥冷，皮肤花纹，脉搏细速，心音低钝，血压降低)

营养不良患儿因皮下脂肪少，皮肤弹性较差，脱水程度常易被估计过高；而肥胖症小儿皮下脂肪多，脱水程度常易被估计过低，临床上应予以注意，不能单凭皮肤弹性来判断，应综合考虑。

(2) 脱水性质　脱水的同时常伴有电解质的丢失，由于腹泻时水与电解质丢失比例不同，因而导致体液渗透压发生不同的改变，临床上根据血钠浓度、体液渗透压可将脱水分为等渗性脱水、低渗性脱水、高渗性脱水三种。其中以等渗性脱水最常见，其次为低渗性脱水，高渗性脱水少见。钠是决定细胞外液渗透压的主要成分，所以常用血清钠来判断细胞外液的渗透压。不同性质脱水的临床表现见表 3-9-5。

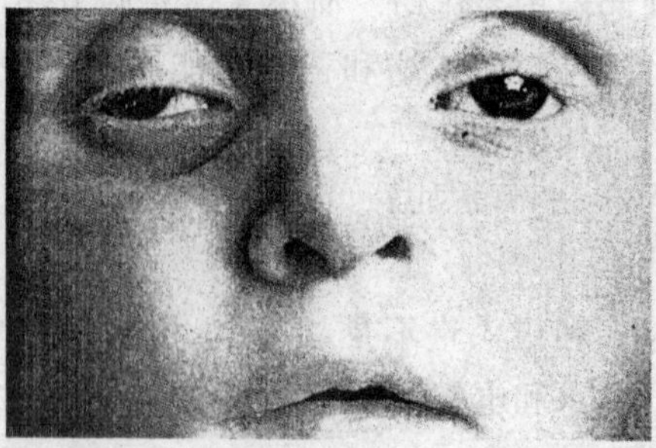

图 3-9-6 重度脱水导致双眼睑不能闭合

表 3-9-5 三种不同性质脱水的临床表现

项　目	低渗性脱水	等渗性脱水	高渗性脱水
原因及诱因	失盐大于失水，补充非电解质过多，常见于病程较长、营养不良和重度脱水者	失水等于失盐，常见于病程较短、营养状况较好者	失水大于失盐，补充电解质过多，常见高热、大量出汗者
血钠浓度	<130 mmol/L	130～150 mmol/L	>150 mmol/L
口渴	不明显	明显	极明显
皮肤弹性	极差	稍差	尚可
血压	明显下降，较早发生休克	下降	正常或稍低
神志	嗜睡或昏迷	精神萎靡	烦躁，易激惹
发生率	较多见	最常见	少见

2. 代谢性酸中毒

(1) 病因　腹泻时丢失大量碱性物质；进食少和吸收不良，能量摄入不足，体内脂肪氧化增加，酮体生成增多；血容量减少，血液浓缩，血流缓慢，组织缺氧致乳酸堆积；肾血流量减少，尿量减少，酸性代谢产物在体内堆积等。故中、重度脱水均伴有不同程度的酸中毒。

(2) 临床表现　临床上根据血浆二氧化碳结合力(CO_2CP)值(正常值为 18～27 mmol/L)将酸中毒分为轻、中、重三度。不同程度代谢性酸中毒的临床表现见表3-9-6。

表 3-9-6 不同程度代谢性酸中毒的临床表现

项　目	轻　度	中　度	重　度
CO_2CP	13～18 mmol/L	9～13 mmol/L	<9 mmol/L
呼吸	呼吸稍快	呼吸深长	呼吸深快，节律不齐，有烂苹果味
口唇	正常	呈樱桃红色	发绀
精神状态	正常	精神萎靡或烦躁不安	昏睡或昏迷

新生儿及小婴儿因呼吸代偿功能较差，呼吸改变不典型，常表现为精神萎靡、拒乳、面色苍白等，早期应注意。

3. 低钾血症

正常血钾浓度为3.5～5.5 mmol/L，当血钾浓度低于3.5 mmol/L时称为低钾血症。

(1) 病因　钾摄入不足即长期不能进食或进食少，静脉补液内不加或少加钾盐；消化道丢钾过多如呕吐、腹泻及长期应用排钾利尿剂；肾保钾的功能比保钠的为差，血钾浓度虽低，尿中仍有一定量的钾继续排出；酸中毒被纠正和输入葡萄糖合成糖原（每合成1 g糖原需钾0.36 mmol）致钾由细胞外向细胞内转移等，均可使血钾浓度过低。

(2) 临床表现　①神经肌肉症状：表现为神经肌肉兴奋性降低，如精神萎靡、反应低下、躯干和四肢无力，严重者发生弛缓性瘫痪、严重腹胀（图3-9-7）、肠鸣音减弱甚至肠麻痹、腱反射减弱或消失。②心血管症状：心肌收缩无力、心脏扩大、心音低钝、心率增快，甚至血压降低、心律不齐，可危及生命，心电图显示T波增宽、低平或倒置，Q-T间期延长，ST段下降，出现U波，在同一导联中U波大于T波。③肾脏损害症状：长期低钾可致肾小管上皮细胞变性，浓缩功能降低，出现口渴、多饮、多尿、夜尿增多，还可并发低钾、低氯性碱中毒伴反常性酸性尿。

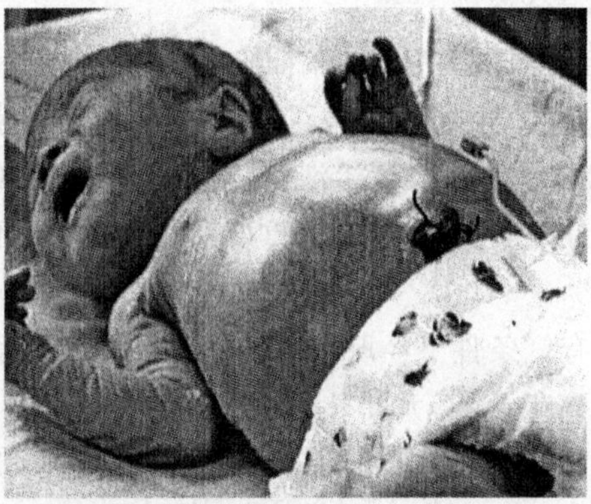

图3-9-7　严重腹胀

4. 低钙血症和低镁血症

血钙浓度小于1.75 mmol/L称为低钙血症；血镁浓度小于0.65 mmol/L称为低镁血症。

(1) 病因　腹泻患儿进食少，吸收不良，从大便丢失钙、镁，可使体内钙、镁减少。

(2) 临床表现　在脱水和酸中毒时，由于血液浓缩和钙离子增加，可不出现低钙症状，输液后血钙浓度被稀释及酸中毒被纠正后钙离子减少，可出现手足搐搦、惊厥等表现，尤其见于营养不良和激期（活动期）维生素D缺乏性佝偻病患儿。极少数长期腹泻和营养不良的患儿，经补钙后症状不能缓解，应考虑低镁血症的可能，其表现为易激惹、烦躁不安、手足震颤、舞蹈样不随意运动，严重者可有惊厥。

【小儿液体疗法常用溶液及其配制】

1. 非电解质溶液

临床上常用5%葡萄糖溶液和10%葡萄糖溶液。前者为等渗液，后者为高渗液，但因输入体内后葡萄糖被氧化为二氧化碳和水，同时供给能量，或转变成糖原储存在体内，失去维持血浆渗透压作用。因此在液体疗法时视各种浓度的葡萄糖溶液为无张力（即张力为0）液体，主要用于补充水分和部分能量，纠正体液的高渗状态。

2. 电解质溶液

电解质溶液主要用于补充丢失的体液、所需的电解质，纠正体液的渗透压和酸碱平衡失调。根据使用的目的，有各种不同的组成。

(1) 0.9%氯化钠溶液(生理盐水，NS)　为等张液，钠离子和氯离子浓度均为154 mmol/L，其中溶液中钠离子浓度接近于血浆中浓度(142 mmol/L)，而氯离子浓度较血浆中浓度(103 mmol/L)高，长期或大量输入生理盐水可致高氯血症，尤其在严重脱水酸中毒或肾功能不全时，有加重酸中毒的危险。

(2) 复方氯化钠溶液(林格液，Ringer 溶液)　为等张液，内含0.86%氯化钠溶液、0.03%氯化钾溶液和0.03%氯化钙溶液，其作用及特点与生理盐水的基本相同，但不会因为输注而发生稀释性低血钾症和低血钙症，但因含氯较多，也不可长期或大量输注。

(3) 5%葡萄糖氯化钠溶液(5%GNS)　为等张液，内含5%葡萄糖溶液、0.9%氯化钠溶液，其作用及特点与生理盐水的基本相同。

(4) 高渗氯化钠溶液　临床上常用3%氯化钠溶液和10%氯化钠溶液，前者用以纠正低钠血症，后者用以配制各种混合溶液。

(5) 碱性溶液　主要用于纠正酸中毒，临床常用的如下。

① 碳酸氢钠溶液　可直接增加缓冲碱，纠正酸中毒作用迅速，其是治疗代谢性酸中毒的首选药物。市售5%碳酸氢钠溶液为高渗液，一般可用5%或10%葡萄糖溶液稀释3.5倍即为1.4%碳酸氢钠溶液(为等张液)。在抢救重度酸中毒时，可不经稀释直接静脉推注，但不可多用。

② 乳酸钠溶液　需在有氧条件下经肝脏代谢产生 HCO_3^- 而起作用，显效较缓慢，因此在肝功能不全、缺氧、休克、新生儿期，尤其乳酸潴留性酸中毒时不宜使用。市售11.2%乳酸钠溶液为高渗液，用5%或10%葡萄糖溶液稀释6倍即为1.87%乳酸钠溶液(为等张液)。

(6) 氯化钾溶液　用于纠正低钾血症，临床常用10%氯化钾溶液，使用时严格掌握稀释浓度。禁止静脉直接推注，以免发生心跳骤停而死亡，并注意肾功能和排尿情况。

3. 混合溶液

将各种不同渗透压的溶液按不同比例配成混合溶液，目的是减少或避免各自的缺点，互补不足，以适应不同情况液体疗法的需要。几种常用混合溶液的组成及临床应用见表3-9-7。

表 3-9-7　几种常用混合溶液的组成及临床应用

混合溶液种类	生理盐水/份	5%或 10%葡萄糖溶液/份	1.4%碳酸氢钠溶液或1.87%乳酸钠溶液/份	张力	临床应用
1∶1含钠液	1	1	—	1/2张	治疗等渗性脱水
1∶(2～4)含钠液	1	2～4	—	1/5～1/3张	治疗高渗性脱水
2∶1含钠液	2	—	1	等张	治疗低渗性脱水或重度脱水伴休克
2∶3∶1含钠液	2	3	1	1/2张	治疗等渗性脱水
4∶3∶2含钠液	4	3	2	2/3张	治疗低渗性脱水

注：表中生理盐水可用林格液或5%GNS代替。

临床上常用10%氯化钠溶液和5%碳酸氢钠溶液(11.2%乳酸钠溶液)来配制所需的溶液,几种常用混合溶液的简便配制方法见表3-9-8。

表3-9-8 几种常用混合溶液的简便配制方法

混合溶液种类	张力	加入溶液/mL		
		10%氯化钠溶液	5%碳酸氢钠溶液(11.2%乳酸钠溶液)	5%或10%葡萄糖溶液
1∶1含钠液	1/2张	25	—	加至500
1∶2含钠液	1/3张	15	—	加至500
1∶4含钠液	1/5张	10	—	加至500
2∶1含钠液	等张	30	47(30)	加至500
2∶3∶1含钠液	1/2张	15	24(15)	加至500
4∶3∶2含钠液	2/3张	20	33(20)	加至500

注:为了配制简便,加入的各溶液量为整数,配成的溶液是近似的浓度。

4. 口服补液盐溶液

口服补液盐溶液(oral rehydration salts solution)简称ORS溶液,是由世界卫生组织(WHO)推荐使用的一种溶液,临床上用以治疗腹泻合并轻、中度脱水,且无明显呕吐者。配制方法:氯化钠0.35 g,碳酸氢钠0.25 g,氯化钾0.15 g,葡萄糖2 g,加温开水100 mL溶解配成。此溶液为2/3张,含钾浓度为0.15%。因碳酸氢钠有苦涩味,口感差,现多用枸橼酸钠0.29 g替换。在实际应用时可因地制宜,用米汤代替温开水。

【小儿腹泻的液体疗法】

液体疗法的目的是通过补充不同种类的液体,来纠正水、电解质和酸碱平衡紊乱,以恢复机体的正常生理功能,包括口服补液和静脉补液两种方法。

1. 口服补液

补液选用WHO推荐的ORS溶液,适用于轻、中度脱水患儿,主要用于补充累积损失量和继续损失量。有明显腹胀、休克、心功能不全或其他严重并发症者及新生儿不宜口服补液。在口服补液过程中,如呕吐频繁或腹泻、脱水加重者,应及时改为静脉补液。

(1) 补液量　轻度脱水者补液量为50～80 mL/kg,中度脱水者补液量为80～100 mL/kg,于8～12 h内将累积损失量补足;脱水纠正后,将余量用等量水稀释按病情需要随时口服。有明显腹胀、休克、心功能不全或其他严重并发症者及新生儿不宜口服补液。服用ORS溶液期间,应适当增加水分摄入,以防高钠血症。

(2) 补液方法　年长儿可用杯子少量多次直接饮用,2岁以下患儿每1～2 min喂5 mL(约1小勺),若有呕吐,可停10 min后再慢慢喂服,每2～3 min喂5 mL。

2. 静脉补液

静脉补液适用于中、重度脱水或呕吐严重的患儿。在实施过程中正确掌握"三定"、"三先"、"三见"补液原则,即:"定量、定性、定速","先快后慢、先浓后淡、先盐后糖","见尿补钾、见惊补钙(或镁)、见酸补碱"。

(1) 定量　根据脱水程度决定补液总量。补液总量包括累积损失量(发病后至入院治疗前所丢失的水和电解质的总液量,约为总量的1/2)、继续损失量(患儿补液开始后因呕吐、腹泻等继续丢失的液量)和生理需要量(维持机体基础代谢所需液量)。以上三部分合计,第1天补液总量:轻度脱水 90～120 mL/kg,中度脱水 120～150 mL/kg,重度脱水 150～180 mL/kg(表 3-9-9)。第 2 天及以后的补液:主要补充继续损失量和生理需要量。继续损失量按"丢多少补多少"、"随时丢随时补"的原则,一般按每日 10～40 mL/kg 补充,生理需要量按每日 60～80 mL/kg 补充。

表 3-9-9 婴幼儿腹泻脱水入院第 1 天的补液量

	累积损失量/(mL/kg)	继续损失量/(mL/kg)	生理需要量/(mL/kg)	补液总量/(mL/kg)
轻度脱水	30～50	10～40	60～80	90～120
中度脱水	50～100			120～150
重度脱水	100～120			150～180

注:上述补液量适用于婴幼儿,因小儿所需液体总量随年龄增长而逐渐减少,故 3 岁以上小儿补液时,应酌情减 1/4～1/3。

(2) 定性　根据血钠浓度来判断脱水性质,决定补液种类。等渗性脱水用 1/2 张含钠液,低渗性脱水用等张或 2/3 张含钠液,高渗性脱水用 1/5～1/3 张含钠液。等渗性脱水在临床上最为常见,故临床上判断脱水性质有困难时,可先按等渗性脱水处理。继续损失量常用 1/3～1/2 张含钠液,生理需要量常用 1/3～1/5 张含钠液。

(3) 定速　遵循先快后慢原则。累积损失量一般于前 8～12 h 内补足,每小时为 8～10 mL/kg。继续损失量和生理需要量在后 12～16 h 内输入,一般为每小时5 mL/kg。重度脱水伴休克患儿应先迅速扩容,改善肾功能,用 2∶1 等张含钠液 20 mL/kg(总量不超过 300 mL)于 0.5～1 h 内快速静脉输入。在补液过程中要随时根据患儿病情变化而调整输液速度,相对而言,低渗性脱水时速度应快些,高渗性脱水时速度宜慢些,如过快则细胞外液由于输入低渗液而使其渗透压降低,但细胞内仍处于高渗状态,水由细胞外进入细胞内反而易引起脑细胞水肿而发生惊厥。

(4) 纠正低钾血症　监测血钾浓度,观察低钾血症表现,及时补钾,但必须严格掌握补钾的原则:①遵循见尿补钾,或治疗前 6 h 排过尿即可予以补钾;②绝对不可直接静脉推注,以免发生高血钾症而引起心跳骤停导致死亡;③总量不能多,浓度不能高,速度不能快,每日补钾总量为 200～300 mg/kg,静脉滴注时钾的浓度不高于 0.3%(即 100 mL 溶液中加 10% 氯化钾不超过 3 mL),静脉滴注时间不少于 8 h;④细胞内钾浓度恢复正常需要一定的时间,故治疗低血钾症须持续 4～6 d,严重者时间要更长;⑤在治疗过程中如病情好转,可由静脉滴注改为口服,当饮食恢复到正常的一半时,可停止补钾。

(5) 纠正低钙血症和低镁血症,防止惊厥　在输入大量液体,脱水和酸中毒被纠正后钙离子浓度降低,可出现惊厥,尤其营养不良、佝偻病及腹泻较重患儿,应及时补充钙剂。常用 10%葡萄糖酸钙 5～10 mL 加 5%或 10%葡萄糖 10～20 mL 稀释后缓慢静脉注射,时间不少于 10 min,注意药液切勿漏出血管外,以免引起剧痛和局部组织坏死;口服补充钙剂时忌与奶类、茶水同服。当患儿发生震颤、抽搐或惊厥且钙剂治疗无效时,应考虑低镁血症,常用 25%硫酸镁深部肌内注射,症状消失后停用。

(6) 纠正酸中毒　轻度的酸中毒在补液后随着血液循环的改善可自行纠正,严重者应补充碱性液体,临床上首选碳酸氢钠溶液。碱性药物剂量计算方法有下列几种:①简单方法:可先用5%碳酸氢钠溶液5 mL/kg,约可提高CO_2CP 5 mmol/L。②根据所测CO_2CP来计算:5%碳酸氢钠溶液毫升数=(18−CO_2CP)mmol/L×体重(kg)×1.0。③根据剩余碱(BE)测定值来计算:5%碳酸氢钠溶液毫升数=(−BE)×体重(kg)×0.5。临床上一般先补给总量的1/2,稀释为等张液,以后随病情变化、治疗反应等调整剂量。

【几种特殊情况的静脉液体疗法】

(1) 营养不良伴腹泻患儿液体疗法　婴幼儿营养不良时,因长期摄入不足或摄入后不能被充分吸收利用或其他疾病等长期消耗过多,故营养不良伴腹泻时多呈低渗性脱水,应补2/3张含钠液;因患儿皮下脂肪少、皮肤弹性差,易将脱水程度估计过高,补液总量应减少1/3;补液速度应慢,一般为每小时3～5 mL/kg,以免加重心、肺负担;患儿大多有低钾血症、低钙血症,腹泻后症状更明显,故应尽早补充。

(2) 肺炎患儿液体疗法　重症肺炎患儿,因其肺循环阻力加大,心脏负担较重,故在一般情况下,应尽量口服补液供给足够的能量。必须静脉补液时,输液总量和钠量要相应减少1/3,补液总量应控制在每日生理需要量的最低值,为60～80 mL/kg,输液速度宜缓慢,一般控制在每小时5 mL/kg,以免发生肺水肿或心力衰竭。对伴有酸中毒者,应以改善肺的通气功能为主,一般不用碱性溶液。

(3) 新生儿液体疗法　新生儿心、肺功能差,肾脏调节水、电解质和酸碱平衡功能不完善,因此应控制补液总量及速度,减少电解质含量(补液种类以1/5张含钠液为宜)。除急需扩充血容量者外,全日补液总量应在24 h内匀速滴注。由于生理性溶血,新生儿出生后数天内红细胞破坏较多,血钾浓度偏高,可不必补钾。此时肝功能尚不成熟,若有酸中毒时应选用碳酸氢钠溶液。

【液体疗法的注意事项】

1. 补液前的准备阶段

(1) 全面了解患儿的病情、补液目的及其临床意义。

(2) 熟悉常用溶液的种类、成分及其配制。

(3) 向患儿家长解释补液的目的,以取得配合;对患儿应做好解释工作,以消除其紧张心理。

2. 补液阶段

(1) 按医嘱要求全面计划第1天补液总量,遵循“三定”、“三先”、“三见”的补液原则。

(2) 补液过程中应记录24 h液体出入量,入量包括口服液体量、食物中含水量及胃肠外补液量,出量包括尿量、呕吐量、大便丢失的水量和不显性失水量。呼吸增快时,不显性失水量增加4～5倍;体温每升高1 ℃,不显性失水量每小时增加0.5 mL/kg。婴儿大小便不易收集,可用“称尿布法”计算液体排出量。

(3) 注意输液管是否通畅,局部有无渗液和红肿,有无输液反应。

(4) 严格掌握输液速度:根据每小时输入液体的毫升数,计算出每分钟输液滴数(1 mL约15滴),注意防止输液速度过快或过慢。过快易发生心力衰竭及肺水肿,过慢则可能延误病情,有条件者最好应用输液泵,以便准确地控制速度。

(5) 严密观察病情变化。

① 监测生命体征及病情变化:若突然出现烦躁不安、脉搏及呼吸加快、肺部出现湿啰音等,应警惕是否输液过量或过速而致心力衰竭和肺水肿。

② 观察有无代谢性酸中毒:当患儿出现精神萎靡或烦躁、心率增快、呼吸深长、口唇呈

樱桃红色提示代谢性酸中毒。宜按医嘱及时补充碱性液体，注意补充碱性液体时有无漏出血管外，以免引起局部组织坏死。注意酸中毒纠正后，由于血浆稀释、游离钙减少，可出现低钙惊厥。

③ 观察有无低钾血症：当患儿出现神经肌肉兴奋性降低，如精神萎靡、反应低下、躯干和四肢无力、心率增快、心音低钝、心律失常等时，常提示低钾血症，宜按医嘱及时补钾，严格掌握补钾的浓度和速度，绝不可直接静脉推注。

④ 观察输液效果：观察患儿脱水情况，比较治疗前、后变化，判断脱水减轻或加重。若输液合理，一般 3～4 h 应排尿，表示血容量恢复。若 24 h 患儿皮肤弹性、前囟和眼窝凹陷恢复，说明脱水已经纠正。若尿多而脱水未纠正，说明液体中含糖液过多；眼睑水肿说明液体含电解质过多，口服补液者此时应改服白开水或母乳（因为 ORS 溶液张力为 2/3 张），静脉补液者说明"定性"出现错误，应及时调整液体的种类。

任务小结

婴儿的胃呈水平位，贲门括约肌发育不成熟、幽门括约肌发育良好，婴儿吸奶时常同时吞咽过多空气，故易导致溢乳。因为小儿消化系统的解剖生理特点，口炎和腹泻是小儿时期最常见的消化系统疾病，且多见于婴幼儿。常见的口炎有鹅口疮、疱疹性口炎及溃疡性口炎，临床上以口腔黏膜破损、疼痛、流涎及发热为特点。治疗和护理要点是选用有效抗生素控制感染、口腔清洗、局部涂药、对症处理、补充水分和营养。小儿腹泻是我国儿童保健重点防治的"四病"之一，按病因分为感染性腹泻和非感染性腹泻。感染性腹泻中，轮状病毒引起的秋季腹泻、大肠埃希菌引起的细菌性腹泻最常见。主要临床表现是大便次数增加及大便性状改变，严重者可引起脱水和电解质紊乱。其治疗和护理要点是调整饮食，控制感染，预防和纠正水、电解质紊乱，对症处理，预防并发症。小儿腹泻引起的脱水，根据脱水程度分为轻度脱水、中度脱水、重度脱水；根据脱水性质可将脱水分为等渗性脱水、低渗性脱水、高渗性脱水。WHO 推荐的 ORS 溶液用于治疗腹泻合并轻、中度脱水，无明显呕吐者；静脉补液适用于严重呕吐及中、重度脱水。在静脉补液的实施过程中要正确掌握"三定"、"三先"、"三见"的补液原则，即："定量、定性、定速"，"先快后慢、先浓后淡、先盐后糖"，"见尿补钾、见惊补钙（或镁）、见酸补碱"。应密切观察腹泻患儿补液过程中的病情变化，及时发现问题并及时调整，以达到最佳治疗效果。

能力检测

一、名词解释

1. 鹅口疮　2. 生理性流涎　3. 等渗性脱水　4. 迁延性腹泻

二、选择题

（一）A_1 型题

1. 婴儿易发生溢乳的原因是（　　）。

A. 贲门括约肌较松弛　B. 幽门括约肌较松弛

C. 胃酸分泌少　D. 消化能力差

E. 吞咽功能较差

2. 婴儿几个月以内不宜喂淀粉类食物？(　　)

A. 3个月　B. 4个月　C. 5个月　D. 6个月　E. 8个月

3. 口炎患儿最重要的护理诊断是(　　)。

A. 体温改变　B. 口腔黏膜改变　C. 喂养困难

D. 营养不良　E. 有窒息的危险

4. 小儿秋季腹泻的病原体是(　　)。

A. 产毒性大肠杆菌　B. 侵袭性大肠杆菌

C. 轮状病毒　D. 金黄色葡萄球菌

E. 白色念珠菌

5. 轻型腹泻和重型腹泻的主要区别在于(　　)。

A. 有无呕吐　B. 有无感染中毒症状

C. 有无尿布皮炎　D. 大便次数的多少

E. 有无脱水、电解质及酸碱平衡紊乱

6. 腹泻的治疗原则，不正确的是(　　)。

A. 预防脱水　B. 纠正脱水　C. 合理用药

D. 调整饮食　E. 禁食，以减轻胃肠道负担

7. 低钾血症主要表现为(　　)。

A. 烦躁　B. 肠鸣音亢进　C. 惊厥

D. 心律减慢　E. 神经肌肉兴奋性降低

8. 经补液脱水与酸中毒已纠正时，患儿突然发生惊厥，应首先考虑的是(　　)。

A. 低血糖　B. 低血钠　C. 低血镁

D. 低血钙　E. 低血钾

(二) A_2型题

1. 患儿，4个月，母乳喂养，外观虚胖，有湿疹。出生后不久即出现腹泻，但除大便次数增多外，无其他症状，精神、食欲及体重增长良好。该患儿的腹泻是(　　)。

A. 喂养不当造成的腹泻　B. 大肠杆菌肠炎

C. 真菌性肠炎　D. 轮状病毒肠炎

E. 生理性腹泻

2. 患儿，男，1岁，平常体重10 kg，1 d来腹泻伴中度脱水，该患儿液体丢失约为(　　)。

A. 300 mL　B. 400 mL　C. 750 mL　D. 1 200 mL　E. 2 000 mL

3. 患儿，10个月，因呕吐、腹泻伴脱水入院，经输液脱水症状好转，开始排尿，但表现嗜睡、反应低下、躯干和四肢无力、腹胀、心率增快、心音低钝，应采取下列哪项措施？(　　)

A. 检查血钾　B. 检查血钠　C. 检查血糖　D. 检查血氯　E. 检查血镁

4. 患儿，8个月，呕吐、腹泻3 d，大便18次/天，前囟、眼窝极度凹陷，皮肤弹性极差，四肢厥冷，无尿。血钠浓度为140 mmol/L，该患儿脱水的程度和性质是(　　)。

A. 轻度高渗性脱水　B. 重度低渗性脱水

C. 轻度等渗性脱水　D. 重度等渗性脱水

E. 轻度低渗性脱水

5. 患儿，女，10个月，重型腹泻，重度等渗性脱水伴休克，经第1天补液后，休克纠正，但仍有腹泻，第2天补液方案宜采取的是(　　)。

A. 继续扩容　　B. 补继续丢失量和生理需要量

C. 补生理需要量　　D. 补累积损失量、继续丢失量和生理需要量

E. 不必补液

6. 患儿,男,1岁。1 d来腹泻10余次,为黄稀水便。体格检查:精神稍萎靡,皮肤弹性尚可。医生推荐使用WHO规定的口服补液盐溶液,其张力为(　　)。

A. 1/2张　B. 1/3张　C. 2/3　D. 1/4张　E. 等张

(三) A_3/A_4型题

(1～3题共用题干)

女婴,6个月。腹泻3 d,大便每天10余次,为蛋花汤样伴少量黏液,呕吐,每天3～5次,呕吐物为胃内容物,嗜睡,口干,尿少。体格检查:精神萎靡,皮肤干燥,弹性较差,眼窝及前囟明显凹陷,哭时泪少。血钠浓度为136 mmol/L,血钾浓度为4 mmol/L。

1. 该患儿诊断为小儿腹泻合并(　　)。

A. 轻度等渗性脱水　　B. 中度等渗性脱水

C. 重度等渗性脱水　　D. 中度高渗性脱水

E. 重度高渗性脱水

2. 该患儿第1天选择的液体种类是(　　)。

A. 1∶4含钠液　　B. 2∶3∶1含钠液

C. ORS溶液　　D. 1.4%碳酸氢钠溶液

E. 4∶3∶2含钠液

3. 第2天如需静脉补充生理需要量,应选择的液体是(　　)。

A. 10%葡萄糖溶液　　B. 0.9%氯化钠溶液

C. ORS溶液　　D. 1∶4含钠液

E. 1∶1含钠液

(4～6题共用题干)

患儿,女,8个月。腹泻2 d,每日10余次,呈稀水样,伴少许黏液,少尿,昏睡。体格检查:呼吸深长,口唇呈樱桃红色,皮肤有花纹,弹性极差。前囟、眼窝极度凹陷,四肢厥冷。脉搏细速,心音低钝。

4. 其可能的诊断为(　　)。

A. 重度脱水+酸中毒　　B. 中度脱水+酸中毒+心力衰竭

C. 轻度脱水+低钾血症　　D. 重度脱水+高钾血症+心力衰竭

E. 中度脱水+低钾血症

5. 根据其脱水程度,其失水量占体重的比例为(　　)。

A. 1%～5%　B. 6%～9%　C. >10%　D. 15%～20%　E. >20%

6. 为了纠正循环衰竭和改善肾功能,扩容阶段用2∶1等张含钠液的正确方法是(　　)。

A. 20 mL/kg,于30～60 min内快速静脉输入

B. 20 mL/kg,速度为每小时8～10 mL/kg,静脉滴注

C. 20 mL/kg,速度为每小时3～5 mL/kg,静脉滴注

D. 20 mL/kg,8～12 h静脉滴注完

E. 立即口服,20 mL/kg,8～12 h喝完

三、简答题

1. 小儿静脉补充钾盐时应注意些什么？

2. 如何做才能预防小儿腹泻？

选择题参考答案：

(一) 1.A　2.A　3.B　4.C　5.E　6.E　7.E　8.D

(二) 1.E　2.C　3.A　4.D　5.B　6.C

(三) 1.B　2.B　3.D　4.A　5.C　6.A

（李晓梅）

任务十　呼吸系统疾病患儿的护理

学习目标

掌握：小儿呼吸系统的解剖生理特点；急性上呼吸道感染、急性喉炎、急性支气管炎、肺炎患儿的护理评估、护理诊断、护理措施和健康指导。

熟悉：几种不同病原体所致肺炎的特点；肺炎合并心力衰竭的指征；急性上呼吸道感染、肺炎的常见并发症。

了解：急性上呼吸道感染、急性喉炎、急性支气管炎、肺炎患儿的护理目标；两种特殊类型的上呼吸道感染、肺炎的分类及发病机制。

呼吸系统疾病是儿科的常见病、多发病，尤以急性上呼吸道感染、急性喉炎、急性支气管炎、肺炎发病率为高，占儿科门诊病人的60%以上，北方地区则发病率更高。

一、小儿呼吸系统解剖生理特点

小儿各年龄阶段的呼吸系统具有不同的解剖生理特点，而这些特点与呼吸道疾病的发生、防治及护理有着密切的关系。因此，了解这些特点有助于对疾病的诊断、治疗和护理。呼吸系统以环状软骨下缘为界，分为上呼吸道和下呼吸道两个部分。上呼吸道包括鼻、鼻窦、咽、咽鼓管、会厌及喉等部位；下呼吸道包括气管、支气管、毛细支气管、呼吸性细支气管、肺泡管及肺泡等。

（一）解剖特点

1. 上呼吸道

(1) 鼻与鼻窦、鼻泪管　婴幼儿时期鼻和鼻腔相对短小狭窄，缺少鼻毛，鼻黏膜柔嫩，富含血管，故易受感染，感染时鼻黏膜充血肿胀使鼻腔更加狭窄，甚至堵塞，引起呼吸困难或张口呼吸。出生后6个月内的婴儿鼻窦发育较差，很少患鼻窦炎，此后发育增大，又因鼻腔黏膜与鼻窦黏膜相连续，鼻窦口相对大，可因上呼吸道感染而累及鼻窦，易致急性鼻窦炎，以额窦和筛窦最易感染。此外，小儿鼻泪管较短，开口接近于内眦部，且开口部的瓣膜发育不全，故鼻腔感染时易侵犯眼结膜，引起结膜炎症。

(2) 咽与咽鼓管　小儿咽部相对狭小及垂直，鼻咽部富于集结的淋巴组织，其中包括咽扁桃体和腭扁桃体，前者在6个月已发育，后者1岁末逐渐增大，4～10岁发育达高峰，此时期可见扁桃体肥大，呈淡红色，表面光滑，属生理现象，14～15岁逐渐退化，因此，扁桃体炎多发生于年长儿，婴幼儿则较少见。婴幼儿咽鼓管较宽，且短而直，呈水平位，故上呼吸道感染后容易并发中耳炎。

(3) 喉　小儿喉部相对较长，喉部呈漏斗形，喉腔较窄，声门狭小，软骨柔软，声带及黏膜柔嫩而富有血管及淋巴组织，较轻炎症即可引起局部水肿，导致吸气性呼吸困难和声音嘶哑。

2. 下呼吸道

(1) 气管与支气管　小儿气管和支气管管腔相对狭小，黏膜柔嫩，血管丰富，软骨柔软，缺乏弹力组织，支撑作用弱；黏液腺分泌不足，气道较干燥，黏膜纤毛运动差，不能很好地清除吸入的微生物和有害物质，易引起感染和呼吸道阻塞。由于右侧支气管较直，似由气管的直接延伸，而左侧支气管细长，自气管侧方分出，故支气管异物多见于右侧，多引起右侧肺段不张或肺气肿。

(2) 肺　小儿肺组织发育尚未完善，肺泡小且数量少，但间质发育良好，血管丰富，造成含气量少而含血量多，故易于感染。炎症时也易蔓延引起间质性炎症、坠积性肺炎。由于肺弹力纤维组织发育差，易发生肺不张和肺气肿。

3. 胸廓

小儿胸廓前后径约与横径相等，呈圆桶状；肋骨处于水平位，膈肌位置较高，小儿的纵隔相较成人的大，占胸腔内相当大的空间，故胸腔狭小，但肺脏相对较大，几乎充满胸廓，加上呼吸肌不发达，主要靠膈肌升降呼吸，因此，呼吸时肺的扩张受到限制，不能充分地进行通气和换气，易致缺氧和二氧化碳潴留而出现发绀。

(二) 生理特点

1. 呼吸频率和节律

由于小儿胸廓解剖特点，肺容量相对较小，使呼吸受限制，而小儿代谢旺盛，需氧量高，机体为满足代谢和生长需要，只有增加呼吸频率来代偿，故年龄愈小，呼吸频率愈快。婴幼儿因呼吸中枢发育不完善，易出现呼吸节律不齐，尤以早产儿、新生儿明显。不同年龄小儿的呼吸、脉搏频率见表3-10-1。

表3-10-1　各年龄小儿呼吸和脉搏频率

年　龄	呼吸/(次/分)	脉搏/(次/分)	呼吸：脉搏
新生儿期	40～45	120～140	1∶3
1岁左右	30～40	110～130	1∶(3～4)
2～3岁	25～30	100～120	1∶(3～4)
4～7岁	20～25	80～100	1∶4
8～14岁	18～20	70～90	1∶4

2. 呼吸类型

婴幼儿胸廓活动范围小，呼吸辅助肌发育不全，故呼吸时膈肌活动明显，呈腹式呼吸。

随年龄增长，呼吸肌发育渐完善，膈肌下移，肋骨由水平变为斜位，胸廓前后径增大，逐渐出现胸腹式呼吸。7岁以后此种呼吸类型占大多数。

3. 呼吸功能

小儿肺活量、潮气量、气体弥散量均较成人的小，而气道阻力较成人的大，显示小儿各项呼吸功能的储备能力均较低，当患呼吸系统疾病时，其缺氧代偿呼吸量最大不超过正常的2.5倍，而成人可达10倍，故易发生呼吸功能不全。

4. 血气分析

血气分析结果反映了气体交换和血液的酸碱平衡状态，为诊断和治疗提供依据。小儿动脉血气分析正常值见表3-10-2。

表3-10-2 小儿动脉血气分析正常值

项目	新生儿	2岁以下	2岁以上
pH值	7.35～7.45	7.35～7.45	7.35～7.45
PaO_2/kPa	8～12	10.6～13.3	10.6～13.3
$PaCO_2$/kPa	4.00～4.67	4.00～4.67	4.67～6.00
HCO_3^-/(mmol/L)	20～22	20～22	22～24
BE/(mmol/L)	−6～+2	−6～+2	−4～+2
SaO_2/(%)	90～97	95～97	96～98

（三）免疫特点

小儿呼吸道的非特异性和特异性免疫功能均较差。婴幼儿咳嗽反射弱，呼吸道纤毛运动功能差，难以有效清除吸入的尘埃和异物颗粒。婴幼儿体内免疫球蛋白含量低，尤以分泌型IgA为低，肺泡巨噬细胞功能欠佳，且乳铁蛋白、溶菌酶、干扰素、补体等的数量和活性不足，所以，婴幼儿期容易患呼吸道感染。

二、急性上呼吸道感染患儿的护理

案例引导

1岁小儿，主因发热、鼻塞、流涕、全身不适2 d，腹痛1 d就诊。体格检查：体温38.9 ℃，咽部充血，扁桃体充血肿大，颌下淋巴结肿大，触痛，双肺无异常。初步诊断：急性上呼吸道感染。请说出该患儿的治疗原则，并制订发热的护理措施。

急性上呼吸道感染(acute upper respiratory infection，AURI)简称上感，俗称“感冒”，是小儿时期最常见的疾病，主要侵犯鼻、鼻咽和咽部。如呼吸道的某一局部炎症特别突出，即按该炎症处命名，常称为“急性鼻咽炎”、“急性咽炎”、“急性扁桃体炎”，也可统称为上呼吸道感染。该病四季均可发生，但冬、春季多见，可散发流行。

【病因及发病机制】

急性上呼吸道感染90%以上由病毒引起，主要有呼吸道合胞病毒、流感病毒、副流感病毒、腺病毒、鼻病毒、柯萨奇病毒等。小儿在病毒感染后可继发细菌感染，最常见的是溶血性链球菌，其次为肺炎双球菌、流感嗜血杆菌等，在支原体流行季节也可见到支原体所致上呼吸道感染。

婴幼儿由于上呼吸道的解剖生理特点和免疫特点，容易患呼吸道感染，患有维生素 D 缺乏性佝偻病、营养不良、贫血等病的体弱儿更是易感者。室内空气污浊、气候骤变、护理不当等往往是本病的诱发因素。

【临床表现】

1. 一般类型上呼吸道感染

症状轻重程度相差很大，与年龄、病原体及机体抵抗力有关。一般年长儿症状较轻，以呼吸系统局部症状为主，婴幼儿症状重，以全身症状为主，局部症状不显著。

婴幼儿多骤然起病，出现高热、精神不振、烦躁，常伴有呕吐、腹泻、腹痛甚至发生热性惊厥。年长儿主要以鼻咽部症状为主，常由受凉后 1～3 d 出现流涕、鼻塞、喷嚏、咽部不适、咽痛、轻度干咳与不同程度的发热，可伴有头痛、食欲减退、乏力、全身酸痛等。

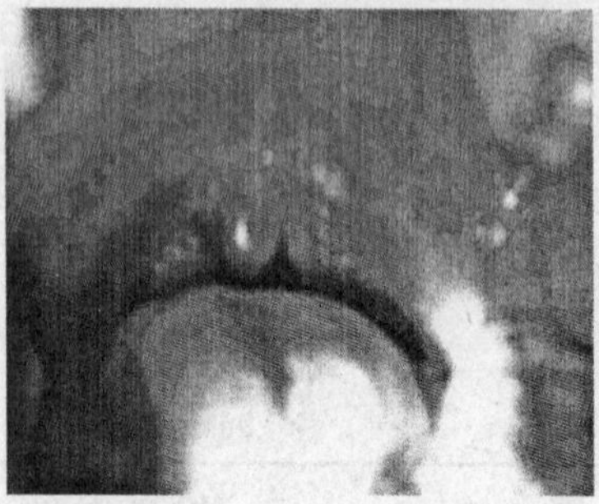

图 3-10-1　扁桃体肿大

体检可见咽部充血，扁桃体肿大(图 3-10-1)，颌下淋巴结肿大、有触痛。肠病毒感染患儿可出现不同形态的皮疹。肺部听诊呼吸音正常。

病程一般为 3～5 d，若体温持续不退或病情加重，应考虑感染可能侵及其他部位。

2. 两种特殊类型上呼吸道感染

(1) 疱疹性咽峡炎 (herpangina)　病原体为柯萨奇 A 组病毒，好发于夏、秋季，表现为急起高热，咽痛、流涎、厌食、呕吐等。检查可见咽部充血，咽腭弓、悬雍垂、软腭等处有 2～3 mm 大小的疱疹，周围有红晕，疱疹破溃后形成小溃疡。患儿因疼痛而影响进食、吞咽。病程为 1 周左右。

(2) 咽-结合膜热 (pharyngo-conjunctival fever)　病原体为腺病毒，春、夏季发病多，可在集体儿童机构中流行。以发热、咽炎、结膜炎为临床特征，多呈高热、咽痛，一侧或双侧眼结膜炎致眼部刺痛、流泪、结膜充血，颈部、耳后淋巴结肿大，有时伴消化道症状。病程为 1～2 周。

3. 并发症

上呼吸道炎症可向邻近器官蔓延，并发中耳炎、鼻窦炎、咽后壁脓肿、颈淋巴结炎、喉炎等。并发急性中耳炎者，多高热不退，因耳痛哭闹不安、摇头、抓耳，早期鼓膜充血，以后穿孔流出浆液或脓液，若治疗不及时可影响听力。咽后壁脓肿时可出现拒食、吞咽困难、言语不清、头向后仰、张口呼吸等症状，检查可见咽部充血、咽后壁呈半圆形突起。喉炎易致呼吸困难或窒息的发生。

对于年幼及体弱患儿，上呼吸道感染也可向下发展，引起支气管炎及肺炎。并发肠系膜淋巴结炎时有脐周阵发性疼痛，无固定压痛点及腹肌紧张。年长儿若患 A 组 β-溶血性链球菌感染引起的上呼吸道感染时，可并发急性肾小球肾炎、风湿热等变态反应性疾病。

【辅助检查】

病毒感染者白细胞计数正常或偏低，淋巴细胞数相对增高；鼻咽分泌物病毒分离、抗原及血清学检测可明确病原体。细菌感染者血白细胞计数及中性粒细胞数可增高，咽拭子培养可有病原体生长。链球菌引起者血中抗链球菌溶血素 O(ASO)滴度增高。胸部 X 线检查无异常改变。

【治疗原则】

治疗原则是以支持疗法和对症处理为主，注意预防并发症。抗病毒药物常选用利巴韦林(又名三氮唑核苷、病毒唑)，中药如银翘散、板蓝根等有一定治疗效果。结膜炎者可用0.1%阿昔洛韦滴眼。如病情较重有继发细菌感染或发生并发症者，可选用抗生素治疗，常选用青霉素类、复方新诺明及大环内酯类抗生素，如既往有风湿热或肾炎病史者，用青霉素10～14 d。

【护理评估】

(1) 健康史　询问患儿发病前有无"受凉"史，或当地有无类似的疾病流行；是否有佝偻病、营养不良、先天性心脏病、贫血病史；有无反复上呼吸道感染史。

(2) 身体状况　评估患儿是否有鼻塞、流涕、喷嚏、流泪、咽部不适、咽痛、轻咳等；婴幼儿有无高热或低热及消化道症状；是否伴有中耳炎、喉炎、支气管炎、肺炎等并发症。

(3) 心理社会状况　家长在患儿起病初多不重视，当患儿出现高热等严重表现后，会因担心病情恶化，而产生焦虑、抱怨等情绪。很多急性传染病的早期也可表现为上呼吸道感染症状，故还应评估流行病学情况。另外，有些上呼吸道感染与当地空气污染及被动吸烟有关，还应做好社区卫生状况的评估。

(4) 辅助检查　评估患儿白细胞计数和分类的变化。

【护理诊断】

(1) 体温过高　与感染有关。

(2) 舒适的改变　与咽痛、鼻塞等有关。

(3) 潜在并发症　热性惊厥。

(4) 知识缺乏　患儿家长缺乏有关上呼吸道感染的护理及预防知识。

【护理目标】

(1) 患儿体温降至正常范围。

(2) 患儿咽、鼻腔恢复舒适。

(3) 患儿住院期间不发生热性惊厥或发作时能被及时发现。

(4) 患儿家长能说出本病的护理及预防知识。

【护理措施】

1. 高热的护理

体温超过38.5 ℃时应采用正确、合理、综合的降温措施。

(1) 注意散热　患儿应卧床休息，室内保持空气清新、流通，但要避免对流风，维持室内温度在18～22 ℃，湿度50%～60%；患儿衣着、被子不宜过多，新生儿也可以通过松解包被的方式降温；鼓励患儿多饮水，保证摄入充足的水分，给予易消化富含维生素的清淡饮食。以上措施均有利于患儿散热。

(2) 物理降温或药物降温　体温过高者可立即采用头部冷湿敷、枕冰袋，在颈部、腋下及腹股沟处放置冰袋，或用温水、酒精擦浴，冷盐水灌肠等。或遵医嘱给予退热剂，口服对乙酰氨基酚或布洛芬或肌内注射复方柴胡注射液。退热后应及时更换汗湿衣服并适度保暖，以免受凉而使病情反复。

2. 促进舒适的护理

(1) 鼻塞的护理　鼻塞严重时应先清除鼻腔分泌物后用0.5%麻黄碱液滴鼻，每天2～3次，每次1～2滴；对因鼻塞而妨碍吸吮的婴幼儿，宜在哺乳前10～15 min滴鼻，使鼻腔通畅，保证吸吮。滴液时头取低位，以免药液引起呛咳。

(2) 咽部护理　注意观察咽部充血、水肿、化脓情况，及时发现病情变化。保持口腔清洁，避免进食过烫、辛辣等刺激性食物。咽部不适时可给予润喉含片或超声雾化吸入。

3. 潜在并发症的护理

密切观察体温的变化，每 4 h 测体温 1 次，尤其是对有热性惊厥史的患儿更应注意，若出现惊厥先兆，如兴奋、烦躁、惊跳等时，应及时通知医生，遵医嘱使用地西泮、苯巴比妥、水合氯醛等镇静剂，并同时给予退热处理。如患儿病情加重，体温持续不退，应考虑并发症的可能，及时报告医生，并给予处理。如病程中出现皮疹，应检查是否是某种传染病的早期征象，以便早期采取措施。

【健康教育】

(1) 强调增强体质对预防上呼吸道感染的重要性，对反复发生上呼吸道感染的患儿应注意加强体育锻炼，多进行户外活动；气候变化时及时增减衣物，避免过热或过冷；鼓励母乳喂养，均衡膳食；合理安排生活起居，保证充足的睡眠等。

(2) 防止交叉感染，避免去人多拥挤及通风不良的场所，保证室内空气的清新、流通。在集体儿童机构中，如有急性上呼吸道感染流行，应早期隔离患儿，积极治疗患儿。也可用食醋熏蒸法将居室消毒(每立方米用食醋 2～10 mL，加水 1～2 倍，加热熏蒸到全部汽化)。

(3) 注意鼻孔周围的清洁，并用凡士林、液体石蜡等涂抹鼻翼部的黏膜及鼻下皮肤，以减轻分泌物的刺激。嘱患儿不要用力擤鼻，以免炎症经咽鼓管向中耳发展引起中耳炎。

(4) 要积极防治如佝偻病、营养不良及贫血等各种慢性病。

知识链接

反复性呼吸道感染

反复性呼吸道感染是指一年中反复患上呼吸道感染或支气管炎、肺炎。在婴幼儿时期的发病率较高。近年来引起了广大儿科医护人员的重视。发生原因可能与下列因素有关：①原发性或继发性免疫缺陷症；②微量元素缺乏；③先天性畸形；④慢性病灶；⑤其他，如营养不良。1987 年在成都召开的全国小儿呼吸道疾病学术会议上，根据不同年龄小儿所患呼吸道感染次数，与会专家制定出了反复性呼吸道感染的诊断标准：0～2 岁小儿上呼吸道感染每年 7 次以上，或下呼吸道感染每年 3 次以上；3～5 岁小儿上呼吸道感染每年 6 次以上，或下呼吸道感染每年 2 次以上；6～12 岁小儿上呼吸道感染每年 5 次，或下呼吸道感染每年 2 次以上。其预防手段有加强孕妇和胎儿保健，确保胎儿健康、足月娩出；实行母乳喂养；培养良好的饮食习惯；多参加锻炼，提高免疫力；为孩子创造无烟雾废气、无农药污染、无有害粉尘、无过敏性物质刺激的良好的生存环境，保护好他们的呼吸道。

二、急性喉炎患儿的护理

案例引导

患儿，女，2 岁，主因发热、咳嗽 2 d，声音嘶哑、呼吸困难 1 d 入院。患儿 2 d 前因受凉出现发热、咳嗽，遵医嘱服用“感冒药”、“退热药”，效果不佳，今天患儿出现声音嘶哑、呼吸困难故又来医院就诊。体格检查:体温 38 ℃,脉搏 46 次/分,有犬吠样咳嗽、喉鸣、吸气性呼吸困难,口周发绀,经直接喉镜检查发现患儿喉黏膜充血肿胀,黏膜表面附有黏稠性分泌物。初步诊断为急性喉炎。你认为该患儿首选的护理诊断是什么?护理措施有哪些?该如何进行健康教育?

急性喉炎(acute laryngitis)是指喉部黏膜急性弥漫性炎症,常继发于上呼吸道感染也可继发于某些传染病。临床上以犬吠样咳嗽、声音嘶哑、喉鸣、吸气性呼吸困难为特征。冬、春季节多发,且多见于婴幼儿。

【病因及发病机制】

本病由病毒或细菌感染引起,常为上呼吸道感染的一部分,也可并发于麻疹、百日咳和流感等急性传染病。常见的病毒为副流感病毒、流感病毒和腺病毒,常见的细菌为金黄色葡萄球菌、链球菌和肺炎链球菌。由于小儿喉腔窄小,黏膜下淋巴组织丰富,声门下组织疏松,故喉部发生炎症时易充血、水肿;喉软骨柔软,用力吸气时可致下陷;咳嗽功能不良,免疫功能低下而神经系统不够健全,所以小儿急性喉炎易致喉梗阻,若处理不当,可造成死亡。

【临床表现】

本病起病急、症状重,可有不同程度的发热、犬吠样咳嗽、声音嘶哑、喉鸣和三凹征,严重时可出现烦躁不安、吸气性呼吸困难、发绀、心率加快等缺氧症状。一般白天症状轻,夜间入睡后因喉部肌肉松弛,分泌物阻塞导致症状加重。

按吸气性呼吸困难的轻重,将喉梗阻分为四度。Ⅰ度:患儿仅于活动后出现喉鸣和吸气性呼吸困难,肺部呼吸音及心率无改变。Ⅱ度:患儿于安静时也出现喉鸣和吸气性呼吸困难,肺部听诊可闻及喉传导音或管状呼吸音,心率加快。Ⅲ度:除上述喉梗阻症状外,患儿因缺氧而出现烦躁不安,口唇及指(趾)甲发绀,双眼圆睁,惊恐万状,头面部出汗,肺部呼吸音明显降低,心率快,心音低钝。Ⅳ度:患儿渐显衰竭、面色苍白发灰、呈昏睡状态,由于无力呼吸,三凹征可不明显,肺部听诊呼吸音几乎消失,仅有气管传导音,心律不齐,心音低钝。喉梗阻的分度见表 3-10-3。

表 3-10-3　喉梗阻的分度

分度	临床表现	体　征
Ⅰ度	仅于活动后出现喉鸣和吸气性呼吸困难	呼吸音及心率无改变
Ⅱ度	安静时也出现喉鸣和吸气性呼吸困难	可闻及喉传导音或管状呼吸音,心率加快
Ⅲ度	喉鸣和吸气性呼吸困难,烦躁不安,口唇及指(趾)发绀,双眼圆睁,惊恐万状,头面部出汗	呼吸音明显降低,心率快,心音低钝
Ⅳ度	渐显衰竭、面色苍白发灰、呈昏睡状态,由于无力呼吸,三凹征可不明显	呼吸音几乎消失,仅有气管传导音,心律不齐,心音低钝

【辅助检查】

(1) 间接喉镜检查　可见喉部黏膜弥漫充血、肿胀。声带呈淡红色或鲜红色,声带肿

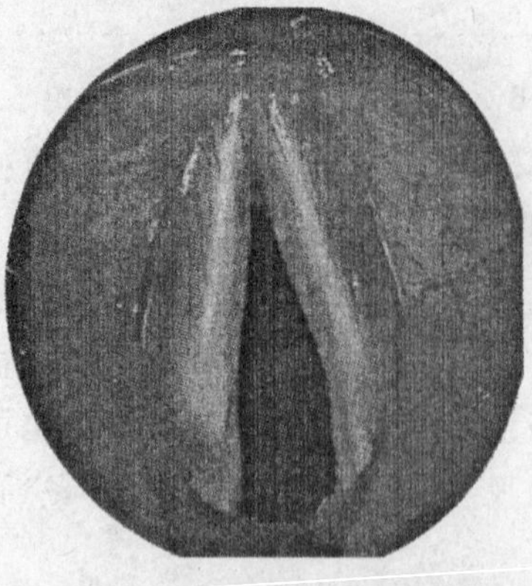

图 3-10-2　急性喉炎的间接喉镜检查

胀，游离缘变钝，发声时声带不能闭紧(图 3-10-2)。

(2) 直接喉镜检查(用于不合作小儿，不能行间接喉镜检查者)　可见喉黏膜充血、肿胀，尤以声门下区为重，使声门下区变窄。黏膜表面有时附着黏稠性分泌物。

【治疗原则】

(1) 保持呼吸道通畅　应用抗生素加糖皮质激素超声雾化吸入，促进黏膜水肿消退。

(2) 控制感染　及时静脉输入足量抗生素，一般给予青霉素、大环内酯类或头孢菌素类等，严重者予以两种以上抗生素。

(3) 糖皮质激素　其有抗炎和抑制变态反应等作用，能及时减轻喉头水肿，缓解喉梗阻。常用泼尼松，每日 1～2 mg/kg，分次口服；重症者可静脉推注地塞米松，每次2～5 mg，共 2～3 d，至症状缓解。

(4) 对症治疗　缺氧者予以吸氧；烦躁不安者可用异丙嗪(氯丙嗪因可使喉头肌肉松弛，加重呼吸困难，不宜使用)；痰多者可止咳祛痰。

(5) 气管切开　经上述处理仍有严重缺氧征象或有Ⅲ度或以上喉梗阻者，应及时行气管切开术。

【护理评估】

(1) 健康史　了解患儿近期有无急性上呼吸道感染或麻疹、百日咳和流感等急性传染病病史。

(2) 身体状况　评估患儿是否有发热、犬吠样咳嗽、声嘶、喉鸣和三凹征；是否出现发绀、烦躁不安、吸气性呼吸困难、面色苍白、心率加快等严重喉梗阻表现。

(3) 心理社会状况　家长在患儿出现呼吸困难等严重表现后，会因担心发生窒息而产生焦虑、恐惧等情绪。另外，急性喉炎与当地空气污染及被动吸烟有关，还应做好社区卫生状况的评估。

(4) 辅助检查　评估患儿直接或间接喉镜检查的变化。

【护理诊断】

(1) 低效性呼吸型态　与喉炎引起的喉头水肿有关。

(2) 潜在并发症　窒息，与喉梗阻有关。

(3) 体温过高　与喉部感染有关。

(4) 舒适的改变　与喉部疼痛、呼吸困难有关。

(5) 知识缺乏　家长缺乏急性喉炎的护理及预防相关知识。

【护理目标】

(1) 患儿呼吸困难的症状得以缓解，显示出有效呼吸。

(2) 患儿住院期间不发生窒息或发生时能被及时发现。

(3) 患儿体温维持在正常范围。

(4) 患儿喉部疼痛缓解，进食、睡眠恢复正常。

(5) 患儿家长能说出本病的护理及预防知识。

【护理措施】

1. 改善呼吸功能，保持呼吸道通畅

保持室内空气清新，温度、湿度适宜，以减轻对喉部的刺激，减轻呼吸困难；卧床休息，少说话或禁声，勤饮水，促进声带恢复；遵医嘱给予1%～3%的麻黄碱和糖皮质激素超声雾化吸入，以利于黏膜水肿消退；给予抗生素、激素治疗，以控制感染，减轻喉头水肿，缓解症状。

2. 病情观察

须严密观察患儿的呼吸情况，尽量减少患儿哭闹，烦躁不安者可用异丙嗪，以免加重体力消耗和呼吸困难，必要时吸氧；对于严重病例应做好气管切开的准备，以防发生窒息；注意观察体温变化，体温超过38.5 ℃者可给予物理降温。

【健康教育】

(1) 加强户外活动，增强体质，提高抗病能力，防治上呼吸道感染。戒烟酒，少食辛辣食物，避免有害气体吸入。

(2) 嘱患儿正确用嗓，介绍声音嘶哑发生的原因，指导正确发音的方法，避免高声讲话或哭闹。

四、急性支气管炎患儿的护理

案例引导

患儿，10个月，近5 d来发热、咳嗽、精神不振、食欲减退。体格检查：体温38.2 ℃，呼吸音粗糙，双肺底可闻及可变的干、湿啰音。外周血白细胞计数为16×10^9/L，中性粒细胞比例为0.74，胸部X线检查可见肺纹理增粗。你认为该患儿的临床诊断是什么？首选的护理诊断是什么？护理措施有哪些？如何进行健康教育？

急性支气管炎(acute bronchitis)是指支气管黏膜的急性炎症，气管常同时受累，以咳嗽、肺部可闻及易变的干、湿啰音为临床特征。大多数继发于上呼吸道感染，也常为肺炎的早期表现。

【病因及发病机制】

凡能引起上呼吸道感染的病原体皆可引起支气管炎，但多数是在病毒感染的基础上继发细菌感染，因此，多为各种病毒与细菌的混合感染。较常见的细菌有肺炎链球菌、溶血性链球菌。特异性体质、免疫功能失调、营养不良、维生素D缺乏性佝偻病、鼻窦炎等患儿常易反复发生支气管炎。

【临床表现】

起病可急可缓，多先有上呼吸道感染症状，主要表现为咳嗽。初为干咳，以后有痰，当呼吸道痰液积聚时，可出现痰鸣。一般无发热或有低热(38 ℃左右)，2～4 d即退。婴幼儿症状较重，常有发热、精神不振、食欲不佳或呕吐、腹泻等症状。

体征随疾病时期而异，肺部呼吸音粗糙，或有散在干、湿啰音。啰音的特点是不固定，常在体位改变或咳嗽后随分泌物的排出而暂时减少或消失，这是与肺炎听诊的鉴别要点。

婴幼儿可发生一种特殊类型的支气管炎，称为喘息性支气管炎(asthmatic bronchitis)。临床特点为：①年龄多见于3岁以下，虚胖，有湿疹或过敏史的患儿。②常继发于急性上呼吸道感染之后，体温正常或有低热，伴咳喘，一般无中毒症状。③体征：听诊两肺布满哮鸣音及少量粗湿啰音，呼气相延长，肺部叩诊呈鼓音。④本病有反复发作倾向，随年龄增长，发病次数逐渐减少，程度减轻，最后自愈，但少数反复发作多次后可发展为支气管哮喘。

【辅助检查】

由病毒引起的急性支气管炎，周围血白细胞计数正常或稍高；由细菌引起者或合并细菌感染时，白细胞计数及中性粒细胞数均增高。胸部X线检查多无异常改变，或有肺纹理增粗，肺门阴影加深。

【治疗原则】

治疗原则主要是控制感染和对症治疗。

知识链接

喘息性支气管炎与支气管哮喘的比较见表3-10-4。

表3-10-4　喘息性支气管炎与支气管哮喘的比较

项目	喘息性支气管炎	支气管哮喘
好发年龄	3岁以下	大多3岁以上
过敏史	有	有
家族史	一般没有	有
哮喘表现	有	有
治疗	抗炎、平喘	抗炎、平喘，可用免疫抑制剂
预后	良好，大多在6岁后自愈，少数发展为哮喘	差，常终身反复发作

1. 控制感染

病毒感染时采用抗病毒药物治疗。对年幼体弱儿或有发热、痰多而黄，白细胞计数增多时须考虑为细菌感染，则使用抗生素，如青霉素、大环内酯类、复方磺胺甲基异恶唑。

2. 对症治疗

一般不用镇咳药物，以免抑制咳嗽反射，影响痰液排出。常用口服祛痰剂如复方甘草合剂、10%氯化铵。喘息者可使用氨茶碱2～4 mg/kg，每6 h一次，喘息严重者可短期使用泼尼松，每日1 mg/kg。

【护理评估】

(1) 健康史　评估患儿是否有上呼吸道感染的病史，是否有营养不良、佝偻病、鼻窦炎等病史，是否反复发生支气管炎。

(2) 身体状况　评估患儿有无发热、咳嗽、疲乏无力、头疼、食欲减退、睡眠不安、全身不适、胸痛等症状，肺部呼吸音粗糙，或有不固定的散在干、湿啰音。

(3) 心理社会状况　评估家长对患儿疾病的重视程度及当地的环境卫生、空气污染情况，家长有无焦急、抱怨的心理反应。

(4) 辅助检查　病毒感染者白细胞计数正常或偏低；细菌感染时，外周血中白细胞计数及中性粒细胞数均升高。胸部X线检查无异常改变或可见肺纹理增粗。

【护理诊断】

(1) 清理呼吸道无效　与痰液黏稠不易咳出导致气道分泌物堆积有关。

(2) 体温过高　与细菌或病毒感染有关。

(3) 知识缺乏　家长缺乏急性支气管炎的有关知识。

【护理目标】

(1) 患儿呼吸道能保持通畅,痰液能及时清除,痰鸣音消失。

(2) 患儿体温降至正常范围。

(3) 家长知道急性支气管炎的预防及护理知识。

【护理措施】

1. 保持呼吸道通畅

(1) 保持室内空气新鲜,温度适宜。适当提高病室湿度,室内湿度宜维持在55%～65%,以减少对呼吸道的刺激,有利于痰液的咳出。

(2) 患儿应减少活动,注意休息,避免剧烈的活动及游戏,防止咳嗽加重。卧床时须经常更换体位,使呼吸道分泌物易于排除。

(3) 使用超声雾化吸入,雾化液中含 α-糜蛋白酶、庆大霉素、利巴韦林等,喘息严重时可加入氢化可的松,雾化吸入后注意拍背,促进呼吸道分泌物排出。如果分泌物多,影响呼吸时,可用吸引器,及时吸除痰液。

(4) 遵循医嘱使用支气管解痉、祛痰药,如氨茶碱、氯化铵合剂等。

(5) 喘息性支气管炎者若有呼吸困难、发绀,应给予吸氧。

2. 体温降至正常

(1) 遵医嘱给予抗生素或抗病毒药物。

(2) 密切监测体温,体温超过 38.5 ℃时,予以物理降温或药物降温,防止热性惊厥。

(3) 保证充足的营养和水分供给,鼓励患儿多饮水,选择营养丰富、易消化的饮食,少量多餐,不可一次进食过多,以免因咳嗽引起呕吐。

【健康教育】

(1) 向家长介绍急性支气管炎的基本知识及护理要点。

(2) 加强营养,适当开展户外活动,进行体格锻炼,增强机体对气温变化的适应能力。根据气温变化增减衣服,避免受凉或过热。在呼吸道疾病流行期间,不要让小儿到公共场所,以免交叉感染。积极预防营养不良、维生素 D 缺乏性佝偻病、贫血和各种传染病,按时预防接种,增强机体的免疫能力。

五、肺炎患儿的护理

案例引导

患儿,女,11 个月,因发热、咳嗽 5 d 入院。患儿于 5 d 前出现发热,体温为38～39 ℃,伴有咳嗽,近日咳嗽加剧,喉有痰声,稍气急,哭闹。起病来吃奶少,大便稀黄,每天 3～4 次。体格检查:体温 39.5 ℃,呼吸 48 次/分,脉搏 140 次/分,精神萎靡,烦躁不安,口周略有发绀,鼻翼扇动,有轻度三凹征,心率 140 次/分,心音正常,律齐,两肺可闻及中、细湿啰音,腹软,肝位于肋下 1.5 cm 处、质软。神经系统无异常。外周血白细胞计数为 18×10^9/L,中性粒细胞比例为 0.76,淋巴细胞比例为 0.24。请你列出该患儿主要的护理诊断及相应的护理措施。

肺炎(pneumonia)是指由感染或其他因素所致的肺部炎症,以发热、咳嗽、气促、呼吸困难和肺部固定细湿啰音为其临床主要特征。肺炎是我国儿童保健重点防治的"四病"之一,也是发展中国家5岁以内儿童疾病死因之首。一年四季均可发病,以冬、春季节及气候骤变时发病率为高,多由急性上呼吸道感染或支气管炎向下蔓延所致。

【分类】

(1) 按病理分类　分为大叶性肺炎、支气管肺炎、间质性肺炎等。

(2) 按病因分类　分为感染性肺炎和非感染性肺炎。感染性肺炎包括病毒性肺炎、细菌性肺炎、真菌性肺炎、支原体肺炎、衣原体肺炎、原虫性肺炎等。非感染性肺炎包括吸入性肺炎、过敏性肺炎、坠积性肺炎等。

(3) 按病程分类　分为急性肺炎(病程1个月以内)、迁延性肺炎(病程1～3个月)、慢性肺炎(病程3个月以上)。

(4) 按病情分类　分为轻症肺炎、重症肺炎。

(5) 按临床表现典型与否　分为典型性肺炎和非典型性肺炎。

知识链接

非典型性肺炎就是SARS吗?

非典型性肺炎泛指有肺炎的临床表现和肺部的X线改变,但病原体不明确、抗生素治疗无反应的不典型肺炎。而2002年冬至2003年春季在我国发生流行的传染性非典型性肺炎,其病原体已认定是新型冠状病毒,世界卫生组织将其命名为严重急性呼吸道综合征(severe acute respiratory syndrome),简称SARS,以肺间质病变为主,传染性较强,病死率较高。所以SARS属于非典型性肺炎的一种,而非典型性肺炎并非只有SARS一种。

【病因及发病机制】

1. 病因

(1) 内在因素　婴幼儿中枢神经系统发育尚未完善,机体的免疫功能不健全,加上呼吸系统解剖生理特点,故婴幼儿易患肺炎。营养不良、维生素D缺乏性佝偻病、先天性心脏病、免疫缺陷等小儿更易患本病,且病情严重,迁延不愈,病死率也高。

(2) 环境因素　肺炎的发生与环境有密切的关系,如居室拥挤、通风不良、空气污浊、阳光不足、冷暖失宜等均可使机体的抵抗力降低,对病原体的易感性增加,为肺炎的发生创造有利的条件。

(3) 病原体　常见病原体为病毒和细菌。肺炎在发达国家主要的病原体是病毒,而在发展中国家主要的病原体是细菌。但目前普遍认为肺炎的病原学在我国也在发生变化,小儿病毒性肺炎已和细菌性肺炎的发病率基本相同。凡能引起上呼吸道感染的病毒均可导致肺炎。细菌感染的有肺炎链球菌(肺炎双球菌)、葡萄球菌、链球菌、革兰阴性杆菌。此外还有支原体、衣原体、真菌和原虫等。

2. 发病机制(图3-10-3)

病原体多由呼吸道入侵,也可经血行入肺。病原体入侵支气管、肺,引起支气管黏膜水肿,管腔狭窄,肺泡腔内充满炎性渗出物,肺泡壁充血水肿而增厚,从而造成通气与换气功能障碍。导致低氧血症及二氧化碳潴留，为增加通气改善缺氧，出现代偿性的呼吸与心率增快、鼻翼扇动和三凹征。由于病原体的毒素作用，重症者常伴有毒血症，引起不同程度的感染中毒症状。缺氧、二氧化碳潴留及毒血症共同作用可累及其他系统，导致循环系统、消化系统、神经系统的一系列症状以及代谢性和呼吸性酸中毒、水及电解质紊乱。重症者可发生呼吸衰竭。

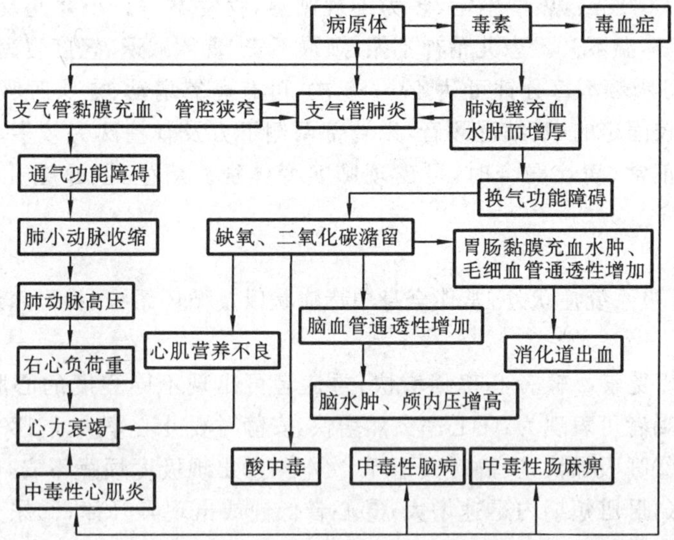

图 3-10-3 支气管肺炎的发病机制

(1) 循环系统　常见中毒性心肌炎、心力衰竭及微循环障碍。缺氧使肺小动脉反射性收缩，使肺循环压力增高形成肺动脉高压，导致右心负荷加重。病原体和毒素作用于心肌，引起中毒性心肌炎。肺动脉高压和中毒性心肌炎是诱发心力衰竭的重要原因。重症患儿可出现微循环障碍、休克及弥散性血管内凝血。

(2) 中枢神经系统　缺氧和二氧化碳潴留不仅影响脑细胞的能量代谢，使 ATP 生成减少、钠-钾离子泵转运功能障碍、乳酸堆积，引起脑细胞内水、钠潴留，而且也使脑血管扩张，血流减慢、血管通透性增加，两者均可引起脑水肿和颅内压增高。病原体毒素作用也可致中毒性脑病。

(3) 消化系统　缺氧和毒血症可使胃肠黏膜受损，可发生黏膜糜烂、出血、上皮细胞坏死、脱落等应激反应，导致黏膜屏障功能破坏，使胃肠功能紊乱，出现呕吐、腹泻等症状，甚至中毒性肠麻痹。毛细血管通透性增高，可导致消化道出血。

(4) 水、电解质和酸碱平衡紊乱　重症肺炎患儿常出现混合性酸中毒。这是由于缺氧使体内有氧代谢发生障碍，酸性代谢产物增加，加之高热、进食少及脂肪分解等因素而发生代谢性酸中毒；同时由于二氧化碳排出受阻，二氧化碳潴留，碳酸生成增加导致呼吸性酸中毒。缺氧和二氧化碳潴留致肾小动脉痉挛而引起水、钠潴留；且重症肺炎缺氧时常有抗利尿激素分泌增加，使钠、水重吸收增加，而此时细胞膜通透性改变、钠泵功能失调，使 Na^+ 进入细胞内，可造成稀释性低钠血症。

【临床表现】

1. 支气管肺炎

支气管肺炎(bronchopneumonia)为小儿时期最常见的肺炎，尤以 3 岁以下婴幼儿最多见。

1）轻症肺炎

以呼吸系统症状为主，大多急性起病。主要表现如下。

（1）呼吸系统症状　咳嗽较频，初为刺激性干咳，以后咳嗽有痰。呼吸加快，多出现在发热、咳嗽之后。

（2）全身症状　发热，热型不定，多为不规则热，程度不一。小婴儿及重度营养不良患儿可不发热，甚至体温不升。患儿精神不振、烦躁不安、食欲减退、轻度腹泻或呕吐。

（3）体征　呼吸频率每分钟可达 40～80 次，可有鼻翼扇动、点头呼吸、三凹征、唇周发绀。肺部可听到较固定的中、细湿啰音，以背部两侧下方及脊柱两旁较多，于深吸气末更明显。肺部叩诊多正常，病灶融合时，可出现肺实变体征。新生儿、小婴儿的症状体征可不典型。

2）重症肺炎

病情重，除呼吸系统症状外，常伴全身中毒症状以及循环系统、神经系统、消化系统受累的临床表现。

（1）循环系统受累　轻者心率稍增快，重症者可出现不同程度的心肌炎或心力衰竭。肺炎合并心力衰竭者可表现为：①心率突然增快，安静时婴儿心率大于 180 次/分、幼儿心率大于 160 次/分；②呼吸加快，安静时大于 60 次/分；③出现极度烦躁不安，明显发绀，面色发灰；④颈静脉怒张，肝脏短期内迅速增大；⑤心音低钝或出现奔马律；⑥尿少或无尿，颜面或下肢水肿。若并发心肌炎者，则表现为面色苍白、心动过速、心音低钝、心律不齐，心电图表现为 ST 段下移和 T 波低平、双向和倒置。重症患儿可发生休克及 DIC，表现为血压下降，四肢凉，脉搏细速以及皮肤、黏膜出血等。

（2）神经系统受累　轻症者因缺氧和毒血症可致中枢神经系统功能紊乱，常出现嗜睡、烦躁不安，或两者交替出现。重症者可出现不同程度的意识障碍、惊厥、昏迷、前囟隆起、瞳孔对光反射减弱或消失、呼吸节律不齐甚至停止、脑膜刺激征等脑水肿和中毒性脑病的表现。

（3）消化系统受累　可出现食欲不振、呕吐、腹泻、腹胀等。重症肺炎常发生中毒性肠麻痹，出现明显腹胀，以致膈肌升高进一步加重呼吸困难。胃肠道出血时可吐出咖啡样物，便血或便潜血试验阳性。

3）并发症

在肺炎治疗过程中，体温持续不退或退而复升，呼吸困难或中毒症状加重，要考虑并发症的可能。

（1）脓胸　病变多累及一侧胸腔。临床表现为：高热不退；呼吸困难加重；患侧呼吸运动受限；语颤减弱；听诊呼吸音减弱，其上方有时可听到支气管呼吸音。当积脓较多时，患侧肋间隙饱满，纵隔和气管向健侧移位。胸部 X 线检查显示患侧肋膈角变钝，或呈反抛物线阴影。胸腔穿刺可抽出脓液。

（2）脓气胸　肺脏边缘的脓肿破裂使肺泡或小支气管与胸腔相通即造成脓气胸。表现为突然出现呼吸困难、胸痛，剧烈咳嗽，烦躁不安，面色发绀。胸部叩诊积液上方呈鼓音，听诊呼吸音减弱或消失。若支气管破裂处形成活瓣，气体只进不出，形成张力性气胸时，必须积极抢救。胸部 X 线检查可见液气面。

（3）肺大疱　由于小支气管内炎性渗出所形成的活瓣性部分阻塞，气体进的多，出的少或只进不出，肺泡扩大，破裂而形成肺大疱，可为一个或多个。体积小者无症状，体积大者可引起呼吸困难。胸部X线检查可见薄壁空洞。肺大疱多可在短期内自然吸收消失。

以上三种并发症多见于金黄色葡萄球菌肺炎和某些革兰阴性杆菌肺炎。

2. 几种不同病原体所致肺炎的特点(表 3-10-5)

(1) 呼吸道合胞病毒肺炎　该类肺炎也称喘憋性肺炎，是呼吸道合胞病毒感染所致，多见于2岁以内婴儿，6个月以下发病率最高。起病急骤、喘憋明显，很快出现呼气性呼吸困难及缺氧症状。肺部体征以喘鸣音为主，可听到细湿啰音，喘憋严重时可合并心力衰竭、呼吸衰竭。临床上有两种类型：①毛细支气管炎，有上述临床表现，但中毒症状不严重，当毛细支气管接近完全阻塞时，呼吸音可明显降低，胸部X线检查常显示不同程度的梗阻性肺气肿和支气管周围炎，有时可见小点片状阴影或肺不张；②间质性肺炎，全身中毒症状较重，呼吸困难明显，肺部体征出现较早，胸部X线检查可见线条状或单条状阴影加深，或互相交叉成网状，多伴有小点状致密阴影。

表 3-10-5　几种不同病原体所致肺炎的特点

项　目	呼吸道合胞病毒肺炎	腺病毒肺炎	葡萄球菌肺炎	支原体肺炎
好发年龄或小儿	2岁以内，6个月内尤多	6个月～2岁	新生儿、婴幼儿	婴幼儿、年长儿
发热	低热或无发热	稽留热或弛张热	弛张高热	低、中度发热
临床表现	喘憋为突出表现，临床上有两种类型：①毛细支气管炎，全身中毒症状轻；②间质性肺炎，全身中毒症状较重	起病急骤，全身中毒症状明显，咳嗽频繁，易发生心肌炎、心力衰竭、中毒性脑病	起病急、病情严重、进展快，全身中毒症状明显，易并发休克、败血症、化脓病灶、多型性皮疹	刺激性咳嗽为突出表现，可出现全身多系统受累的临床表现。婴幼儿以呼吸困难、喘憋较突出
肺部体征	出现早，以喘鸣音为主，肺部可听到细湿啰音	出现较晚，发热4～5 d后才出现湿啰音	出现早，散在中、细湿啰音	体征多不明显。部分可听到干、湿啰音，病灶融合有实变征
X线改变	①梗阻性肺气肿和支气管周围炎阴影；②线条状或单条状阴影加深，或交叉成网状	出现较早，呈片状阴影或融合成大病灶，肺气肿多见	变化快，有小片状浸润阴影，迅速出现肺脓肿、肺大疱、脓胸、脓气胸	4种改变：①肺门阴影加深；②支气管肺炎改变；③间质性肺炎改变；④均一的实变阴影
白细胞计数	正常或降低	正常或降低	明显增多，核左移	正常或增多
治疗	抗病毒药物	抗病毒药物	青霉素类抗生素	大环内酯类抗生素
病程	5～15 d	3～4周	数周至数月	2～4个月

（2）腺病毒肺炎　由腺病毒引起，在我国以3、7血清型为多见，11、12血清型次之。临床特点：①本病多见于6个月～2岁婴幼儿；②起病急骤，全身中毒症状明显，体温达到39 ℃以上，呈稽留热或弛张热，重症可持续2～3周；③肺部体征出现较晚，咳嗽频繁，可出现喘憋、呼吸困难、发绀等，多在发热4～5 d后开始出现肺部湿啰音，随后因肺部病变融合而出现肺实变体征，少数患儿可并发渗出性胸膜炎；④胸片改变出现较肺部体征为早，特点为大小不等的片状阴影或融合成大病灶，并发肺气肿，病灶吸收需数周至数月。此型肺炎病情严重，病程迁延，往往留有严重的肺功能损害。

（3）葡萄球菌肺炎　包括金黄色葡萄球菌及白色葡萄球菌所致的肺炎，多见于新生儿及婴幼儿。以肺部坏死、多发性小脓肿为其特点。临床起病急，进展迅速，多呈弛张高热，全身中毒症状明显，面色苍白、咳嗽、呻吟、呼吸困难，皮肤常见一过性猩红热样或荨麻疹样皮疹，有时可找到化脓病灶，如疖肿等。肺部体征出现较早，双肺可闻及中、细湿啰音，易并发脓胸、脓气胸等，可合并循环、神经及胃肠功能障碍。胸部X线检查常见小片状浸润阴影，迅速出现肺脓肿、脓胸、脓气胸和肺大疱，所以易变性是其特征。

（4）支原体肺炎　病原体为肺炎支原体，多见于年长儿，婴幼儿发病率也较高。以刺激性咳嗽为突出表现，有的酷似百日咳样咳嗽，咳出黏稠痰，甚至带血丝，常有发热，热程1～3周。年长儿可伴有咽痛、胸闷、胸痛等症状，肺部体征不明显，常仅有呼吸音粗糙，少数可闻及干、湿啰音。婴幼儿起病急，呼吸困难、喘憋和双肺哮鸣音较突出。部分患儿出现全身多系统受累的临床表现，如心肌炎、心包炎、溶血性贫血、脑膜炎等。胸部X线检查大体分为4种改变：①肺门阴影加深为突出表现；②支气管肺炎改变；③间质性肺炎改变；④均一的实变阴影。

【辅助检查】

（1）实验室检查　在病毒感染时白细胞计数大多正常或降低，细菌感染时白细胞计数、中性粒细胞数增高，并有核左移，细胞质中可见中毒颗粒。

（2）胸部X线检查　支气管肺炎早期肺纹理增粗，以后出现大小不等的斑片状阴影，可融合成片。以双肺下野、中内侧带居多，可伴有肺气肿或肺不张。

（3）病原学检查　取鼻咽拭子、气管分泌物做病毒分离；取气管分泌物、胸腔积液及血液等做细菌培养或免疫学方法进行病原特异性抗原、抗体检测有助于早期诊断；肺炎衣原体、沙眼衣原体、真菌等通过特殊分离培养可获得相应病原学诊断。

【治疗原则】

应采取综合措施，积极控制感染，改善肺的通气功能，对症治疗，防治并发症。

（1）绝大多数重症肺炎是由细菌感染引起，或在病毒感染的基础上合并细菌感染，故需抗生素治疗，治疗原则：①根据病原体选择敏感药物；②早期治疗；③联合用药；④足量、足疗程，重症者宜静脉给药；⑤用药时间一般应持续至体温正常后5～7 d，症状、体征基本消失后3 d停药。支原体肺炎至少使用抗生素2～3周；葡萄球菌肺炎在体温正常后2～3周停药，一般总疗程不少于6周。

WHO推荐4种一线抗生素，即复方新诺明、青霉素、氨苄西林和阿莫西林。其中青霉素是首选药。我国卫生部对轻症肺炎推荐应用头孢氨苄；金黄色葡萄球菌肺炎用氨苄西林、氯唑西林、苯唑西林；支原体肺炎、衣原体肺炎应用大环内酯类抗生素如红霉素、罗红霉素及阿奇霉素。病毒感染尚无特效药物，可使用利巴韦林、干扰素、聚肌胞等药物，中药治疗也有一定疗效。

(2) 止咳、平喘，保持呼吸道通畅，必要时可给予吸氧。及时纠正水、电解质与酸碱平衡紊乱。对于中毒性肠麻痹者，采用禁食、胃肠减压、皮下注射新斯的明等。

(3) 患儿若出现心力衰竭，应卧床休息，给予吸氧、强心、利尿、血管活性药物。

(4) 患儿若出现严重喘憋或呼吸衰竭、明显全身中毒症状、脑水肿、感染性休克时，可短期使用糖皮质激素，常用地塞米松静脉滴注，疗程为 3～5 d。

(5) 脓胸、脓气胸者应及时进行穿刺引流，若脓液黏稠、经反复穿刺抽脓不畅或发生张力性气胸时，宜采用胸腔闭式引流。

【护理评估】

(1) 健康史　详细询问病史，了解发病前是否有麻疹、百日咳等呼吸道传染病；有无反复呼吸道感染史；病情重、病程迁延者是否有营养不良、先天性心脏病、维生素 D 缺乏性佝偻病、营养性缺铁性贫血、免疫功能低下等疾病。

(2) 临床表现　评估患儿有无发热、咳嗽、咳痰，体温增高的程度、热型，咳嗽、咳痰的性质；有无呼吸增快、心率增快、肺部啰音；有无气促，端坐呼吸、鼻翼扇动、三凹征及唇周发绀等症状和体征；有无循环系统、神经系统、消化系统受累的临床表现。

(3) 心理社会状况　了解患儿既往是否有住院的经历，家庭经济情况如何，评估患儿是否有因发热、缺氧等不适及环境陌生、与父母分离产生焦虑和恐惧，是否有哭闹、易激惹。患儿家长是否有因患儿住院时间长、知识缺乏等产生的焦虑不安、抱怨的情绪。

(4) 辅助检查　评估血常规、胸部 X 线、病原学等检查结果。

【护理诊断】

(1) 气体交换障碍　与肺部炎症有关。

(2) 清理呼吸道无效　与呼吸道分泌物过多、痰液黏稠、无力排痰有关。

(3) 体温过高　与肺部感染有关。

(4) 营养失调，低于机体需要量　与发热、消化道功能紊乱、摄入不足有关。

(5) 潜在并发症　心力衰竭、中毒性脑病、中毒性肠麻痹、脓胸、脓气胸。

【护理目标】

(1) 患儿无气促、发绀，呼吸正常。

(2) 患儿呼吸道保持通畅，痰液能及时清除，痰鸣音消失。

(3) 患儿体温恢复正常。

(4) 患儿营养摄入充足，体重恢复正常。

(5) 患儿住院期间不发生并发症或发生时能被及时发现，得到及时处理。

【护理措施】

1. 改善呼吸功能

(1) 保持病室环境舒适，空气清新。室温应保持在 18～20 ℃，湿度维持在 50%～60%，以利于呼吸道的湿化，有助于分泌物的排出；病室每天上午、下午各通风 1 次，紫外线消毒 1 次。

(2) 保持患儿安静休息，避免哭闹，以减少氧气消耗；采取半卧位或高枕卧位；经常给患儿翻身变换体位，以利于分泌物排出，并可减少肺部淤血和防止肺不张。

(3) 若出现呼吸困难、喘憋、口周发绀、烦躁不安、面色苍白等情况时应立即遵医嘱给予吸氧。给氧时注意给氧浓度与氧流量，主张以低浓度、低流量、湿化给氧为宜。鼻前庭导管给氧是常用的给氧方法，氧流量为 0.5～1 L/min、氧浓度不超过 40%。缺氧明显者可用面罩给氧，流量为 2～4 L/min，氧浓度为 50%～60%。若出现呼吸衰竭，则使用机械通气正压给氧。若患儿咳粉红色泡沫样痰为肺水肿的表现，可给患儿吸入经 20%～30%酒精湿化的氧气，但每次吸入不宜超过 20 min。

知识链接

吸氧注意事项

(1) 操作前应先清除鼻腔内分泌物。

(2) 吸氧过程中应经常检查鼻导管是否通畅(可取出鼻导管将其插入水中观察有无气泡逸出)。

(3) 每天更换鼻导管一次，两侧鼻孔交替使用，以免一侧长时间吸入冷空气，使鼻黏膜干燥出血。

(4) 湿化瓶内的蒸馏水应每天更换，将蒸馏水加温至 37 ℃，使氧气加温、加湿后吸入。

(5) 氧浓度不易过高，持续时间不宜过长，以免发生晶体后纤维增生而造成患儿失明。

(4) 遵医嘱给予抗生素或抗病毒药物，消除肺部炎症，并注意观察疗效及药物的副作用。

知识链接

应用青霉素类药物的护理要点

(1) 青霉素类药物用前须做皮试防止过敏性休克。

(2) 注射液用前新鲜配制。

(3) 若为静脉滴注，药液应在 1 h 内输完。

(4) 青霉素稀释后在室温下易分解降低效价，尤其在葡萄糖溶液中效价降低速度比生理盐水中的快，故青霉素最好注入生理盐水中静脉滴入。

(5) 注意配伍禁忌，密切观察药物副作用的发生。

2. 保持呼吸道通畅

(1) 及时清除鼻腔分泌物，宜经常协助患儿变换体位(一般每 2 h 一次)，同时轻拍患儿背部，以促使呼吸道分泌物排出。方法是五指并拢、掌指关节略曲，由下向上、由外向内轻拍背部，边拍边鼓励患儿咳嗽。若呼吸道分泌物较多而排出不畅时，可进行体位引流。

(2) 对于痰液黏稠不易咳出者，可遵医嘱给予超声雾化吸入，以稀释痰液而易于排出。超声雾化吸入器中可加入庆大霉素、α-糜蛋白酶、地塞米松、利巴韦林等药物，每日 2 次。每次雾化吸入时间不超过 20 min，以免引起肺泡内水肿；因雾化吸入时必须深吸气才能达到最佳效果，故应对患儿进行指导。对于重症患儿反应迟钝或无力将痰液排出时，可应用吸痰器，及时清除痰液，保持呼吸道通畅。

(3) 给予易消化、营养丰富的饮食，以流质或半流质饮食为宜，少量多餐，避免过饱影响呼吸。应耐心喂哺,防止呛咳引起窒息。对于重症不能进食者,给予静脉营养,静脉输液时总量控制在每天60～80 mL/kg,滴注的速度应控制在每小时5 mL/kg以下。保证液体的摄入量,以湿润呼吸道黏膜,防止分泌物干结,以利于痰液排出,同时也可以防止发热导致的脱水。

(4) 遵医嘱使用祛痰药,如复方甘草合剂等;对喘憋严重者给予支气管解痉药。

3. 高热的护理

高热可使机体代谢加快,耗氧量增加,使机体缺氧加重、消耗增加,同时又可诱发热性惊厥的发生。故应监测体温并警惕热性惊厥的发生,高热时采取相应的降温措施。保持口腔及皮肤清洁。

4. 密切观察病情,及时发现并发症

(1) 如果患儿出现烦躁不安、面色苍白、气喘加剧、呼吸大于60次/分、心率大于160次/分、肝在短时间内急剧增大等心力衰竭的表现时,应及时报告医生,给予氧气吸入并减慢输液速度,遵医嘱给予强心、利尿药物。

(2) 密切观察神志情况、瞳孔的变化及肌张力改变等,当患儿有烦躁或嗜睡、惊厥、昏迷、呼吸不规则、肌张力增高等颅内高压的表现时,提示发生了中毒性脑病,应立即报告医生,共同抢救。

(3) 密切观察有无腹胀、肠鸣音是否减弱或消失及呕吐的性质、是否有便血,以便及时发现中毒性肠麻痹和消化道出血。患儿腹胀明显伴低钾血症时,及时补钾;若有中毒性肠麻痹,应禁食、予以胃肠减压,遵医嘱皮下注射新斯的明,以促进肠蠕动,消除腹胀,缓解呼吸困难。

(4) 并发脓胸或脓气胸时,患儿病情突然加重,出现剧烈咳嗽、烦躁不安、呼吸困难、胸痛、面色青紫、患侧呼吸运动受限等,应及时配合医生进行胸腔穿刺或胸腔闭式引流。

【健康教育】

(1) 向家长介绍患儿病情,安慰其不要过于紧张,协助观察患儿病情变化。介绍肺炎治疗要点、药物的副作用,说明早期规律用药的重要性。讲解肺炎的护理要点,如经常变换体位的重要性,患儿咳嗽时应轻拍背部协助排痰等,同时使患儿保持安静,喂养时应少食多餐,避免呛咳。对年长儿应说明住院和积极治疗对疾病痊愈的重要性,鼓励患儿克服暂时的痛苦,与医护人员合作。

(2) 指导患儿加强营养、增强体质。进食高蛋白、高维生素饮食,开展户外活动,提高对气温变化的适应能力。进行体格锻炼,在寒冷季节注意保暖,避免着凉,冷暖适度。积极预防、治疗容易引起呼吸系统急性炎症的疾病如营养不良、佝偻病、先天性心脏病、急性传染病等。

(3) 养成良好的卫生习惯,教育患儿咳嗽时,用手帕或纸捂嘴,尽量勿使痰沫向周围喷射。不随地吐痰,防止病原菌污染空气而传染他人。

(4) 对家长进行卫生宣传,在肺炎高发季节,对易患肺炎的高危儿加强卫生管理,劝说他们尽量不要到公共场所去,以防交叉感染。

六、急性呼吸衰竭患儿的护理

急性呼吸衰竭(acute respiratory failure,ARF)简称急性呼衰,为小儿时期常见急症之一，是指累及呼吸中枢或呼吸器官的各种疾病，导致呼吸功能（通气和换气）障碍，表现为单纯低氧血症，或低氧血症伴高碳酸血症，并由此引起一系列生理功能和代谢紊乱的临床综合征。本病是儿科重要的危重病，死亡率较高。

【病因及发病机制】

小儿急性呼吸衰竭的病因很多，原发病以呼吸系统疾病为主，中枢神经系统疾病次之。新生儿以窒息、呼吸窘迫综合征、上呼吸道梗阻、颅内出血和感染比较常见。婴幼儿以支气管肺炎、急性喉炎、异物吸入和脑炎为主。儿童则以支气管肺炎、哮喘持续状态、多发性神经根炎和脑炎常见。

急性呼吸衰竭分为中枢性和周围性两种。中枢性呼吸衰竭是因为呼吸中枢的病变，呼吸运动发生障碍，通气量明显下降；周围性呼吸衰竭常发生于呼吸器官的严重病变或呼吸肌麻痹，可同时发生通气与换气功能障碍。

呼吸功能障碍表现为通气不足和换气障碍，使呼吸系统不能有效地进行空气－血液间的氧和二氧化碳交换，导致缺氧、二氧化碳潴留和呼吸性酸中毒的发生，致使脑细胞渗透性发生改变，出现脑水肿、呼吸中枢受损、通气量减少，其结果又加重了呼吸性酸中毒和缺氧，形成恶性循环；严重的呼吸性酸中毒则影响心肌收缩力，使心输出量减少，血压下降，肾血流量减少，肾小球滤过率降低，导致肾功能不全，产生代谢性酸中毒。由于酸中毒的加重，使血红蛋白与氧的结合能力降低，血氧饱和度进一步下降，又形成一个恶性循环。

【临床表现】

除原发病的症状外，主要表现为呼吸系统症状及低氧血症和高碳酸血症的症状。

（1）呼吸困难　呼吸频率加快、鼻翼扇动及三凹征（图 3-10-4），主要见于气道阻塞性疾病。呼吸肌麻痹者，呼吸浅而无力。中枢性呼吸衰竭者主要为呼吸节律不齐，深浅不匀，出现潮式呼吸、叹息样呼吸、双吸气、呼吸暂停及下颌呼吸等。

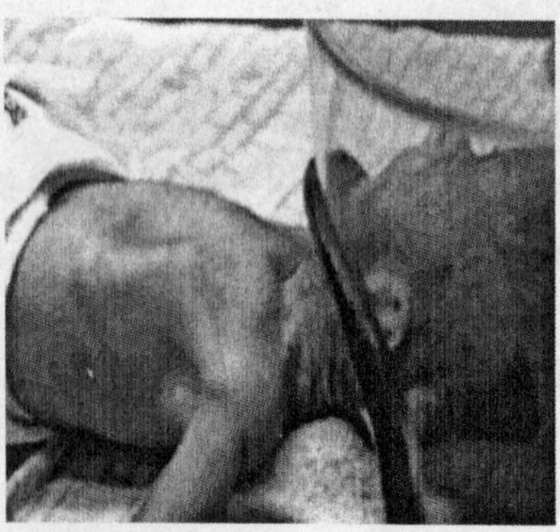

图 3-10-4　三凹征

（2）发绀　发绀以唇、口周和甲床等处明显，但在严重贫血，血红蛋白浓度低于 50 g/L 时，发绀可不明显。

（3）其他　神经系统早期患儿表现为烦躁、易激动、视力模糊，继则神志淡漠、嗜睡、昏迷，严重时可有颅内压增高及脑疝的表现；循环系统早期心率增快、血压增高，严重时心音低钝、心率减慢和心律失常，并可因肺动脉高压导致右心衰竭；消化系统在缺氧严重时可出现肠麻痹，少数可有消化道出血、肝功能异常；泌尿系统早期尿中可出现蛋白质、管型及红细胞，严重时出现少尿、无尿，甚至肾功能衰竭。

【辅助检查】

血气分析：呼吸衰竭早期及轻症者，PaO_2 降低、$PaCO_2$ 正常；晚期及重症者，PaO_2 降低、$PaCO_2$ 增高。在安静情况下，$SaO_2 \leqslant 0.85$，$PaO_2 \leqslant 50$ mmHg(6.65 kPa)，$PaCO_2 \geqslant 50$ mmHg (6.65 kPa)，pH 值下降，可诊断为呼吸衰竭。

知识链接

急性呼吸衰竭的分型

Ⅰ型：即低氧血症呼吸衰竭，$PaO_2 \leqslant 50$ mmHg(6.65 kPa)，$PaCO_2$正常。为换气障碍所致。

Ⅱ型：即高碳酸血症呼吸衰竭，$PaO_2 \leqslant 50$ mmHg(6.65 kPa)，$PaCO_2 \geqslant 50$ mmHg(6.65 kPa)。为通气障碍或换气障碍所致。

【治疗原则】

去除病因，积极治疗原发病；预防感染；改善呼吸功能，保持呼吸道通畅，正确给氧，选择性应用呼吸兴奋剂；纠正酸碱失衡及电解质紊乱；维持心、脑、肾、肺功能；及时进行辅助呼吸。

【护理评估】

(1) 健康史　询问有无引起呼吸衰竭的原发病及诱发因素。如中枢性呼吸衰竭者主要有颅内感染、颅内出血、脑损伤、脑肿瘤、颅内压增高等病史；周围性呼吸衰竭者主要有喉头水肿、肺炎、肺不张、支气管异物、呼吸肌麻痹、胸廓病变、气胸及胸腔积液等病史。

(2) 身体状况　监测患儿的体温、脉搏、呼吸、血压等生命体征；检查并记录患儿发绀部位、程度；是否有意识障碍、三凹征；监测心率、心音、心律及尿量。

(3) 心理社会状况　患儿常因疾病引起的不适及抢救时气管插管或气管切开，无法表达自己的需要而产生烦躁、焦虑和恐惧心理。家长因患儿病情危重及对本病知识的缺乏，看到抢救患儿的情景，会产生紧张、焦虑、恐惧和悲观等心理变化，对医护人员的言行、态度及情绪过于敏感。

(4) 辅助检查　评估血气分析的结果。

【护理诊断】

(1) 气体交换受损　与肺换气功能障碍有关。

(2) 清理呼吸道无效　与呼吸功能受损、呼吸道分泌物黏稠积聚有关。

(3) 有感染的危险　与长期使用呼吸机有关。

(4) 有皮肤完整性受损的危险　与长期卧床有关。

(5) 营养失调，低于机体需要量　与营养摄入不足有关。

(6) 恐惧　与病情危重有关。

【护理目标】

(1) 患儿呼吸困难改善，血气分析结果恢复正常。

(2) 患儿呼吸道分泌物及时被清除。

(3) 患儿住院期间未发生感染。

(4) 患儿住院期间保持皮肤完整性。

(5) 患儿营养摄入量能满足机体需要。

(6) 患儿家长情绪稳定，能正确面对疾病。

【护理措施】

1. 密切观察病情

监测呼吸与心血管系统，包括观察全身情况、呼吸频率、呼吸节律、呼吸类型、心率、心律、血压及血气分析结果。观察皮肤颜色、末梢循环、肢体温度等变化。

2. 保持呼吸道通畅

(1) 协助排痰　鼓励清醒患儿用力咳痰，对咳嗽无力的患儿定时翻身、拍背，边拍背边鼓励患儿咳嗽，使痰易于排出。

(2) 吸痰　无力咳嗽、昏迷、气管插管或气管切开的患儿，应定时给予吸痰，一般每小时吸痰1次。吸痰前充分给氧，使患儿取仰卧位，吸出口、鼻、咽部及气管内的分泌物。吸痰时须注意无菌操作，动作应轻柔、敏捷，负压不宜过大，吸痰时间不宜过长。

(3) 湿化与雾化吸入　可用加温湿化器，也可用超声雾化器，湿化呼吸道，同时加入解痉、消炎、化痰药物，每日2次，每次15～20 min，有利于痰液排出。

3. 合理给氧

一般采用鼻导管、口罩、面罩或头罩给氧，通常应给予低流量(1～2 L/min)、低浓度(25%～30%)持续吸氧。在严重缺氧、紧急抢救时，可用高浓度、高流量吸氧，但持续时间以不超过6 h为宜。

4. 维持呼吸的护理

(1) 进行人工呼吸。

(2) 协助气管插管并做好插管护理：插管前先准备好全套插管用具，充分予以吸氧。

(3) 密切观察患儿呼吸、循环等情况。

(4) 插管后按医嘱给氧，注意氧气加温、湿化，密切观察和记录呼吸情况。

(5) 定时彻底吸痰，时间不宜过长，负压不宜过大；因插管可损伤鼻腔和喉部组织，故时间不宜过长，一般经鼻插管不超过5 d，经口插管不宜超过48 h。

(6) 协助气管切开并做好护理，注意严格无菌操作。

(7) 对呼吸停止的患儿可按医嘱用尼可刹米、洛贝林等呼吸中枢兴奋剂。

5. 注意营养的补充

危重患儿通过鼻饲管供给营养，应是具有高热量、高蛋白、易消化、刺激性小及富含维生素的饮食。

【健康教育】

(1) 根据患儿家长的接受能力选择适当的方式介绍患儿的病情及采取的主要措施和对患儿的预后估计，并给予同情和安慰，减轻其恐惧心理，鼓励其树立战胜疾病的信心和勇气，以取得充分的合作。

(2) 指导家长掌握常用的护理方法，如翻身、拍背，协助患儿做好日常生活护理等，使诊疗工作顺利进行。

(3) 呼吸衰竭缓解后，针对不同的原发病，进行相应的健康指导。

任务小结

因为小儿呼吸系统的解剖生理特点，呼吸系统疾病是小儿常见病，尤以急性上呼吸道感染、急性喉炎、急性支气管炎、肺炎发病率为高。其中肺炎,不仅发病率高,病死率也高,占我国小儿死亡原因的第一位,是我国儿童保健重点防治的“四病”之一。急性上呼吸道感染90%以上是由病毒感染导致的,临床表现轻重不一,年长儿以呼吸道局部症状为主,婴幼儿则以发热等全身症状为突出表现,治疗和护理以对症治疗和支持治疗为主。急性支气管炎多为细菌、病毒或细菌与病毒混合感染,临床上以发热、咳嗽、肺部可闻及干啰音及可变性粗啰音为特征,治疗和护理以保持呼吸道通畅、控制感染、对症治疗为主。肺炎是小儿时期常见病,多见于3岁以下婴幼儿,主要病原体是病毒和细菌,临床上以发热,咳嗽,气促,呼吸困难和肺部固定的中、细湿啰音,X线检查发现肺部的中、下野和中、内带沿支气管走向分布的小斑片状阴影为主要特征,其病理、生理改变主要为缺氧和二氧化碳潴留,可累及多个系统,并发症多且重,该病治疗要点主要是控制感染、改善肺的通气功能、对症治疗和防治并发症,护理工作中要注意给氧、保持呼吸道通畅和降低体温,密切观察有无心力衰竭、呼吸衰竭、中毒性脑病等并发症的发生,并积极配合医生给予处理。急性呼吸衰竭的病因很多,根据原发病的部位不同可分为中枢性呼吸衰竭和周围性呼吸衰竭,由于呼吸衰竭是儿科危重症,死亡率较高,只有积极寻找并处理原发病,合理护理,才能使呼吸衰竭得到控制。

能力检测

一、名词解释

1. 疱疹性咽峡炎　2. 喘息性支气管炎　3. 急性肺炎　4. 中枢性呼吸衰竭

二、选择题

(一) A_1型题

1. 健康幼儿的呼吸次数每分钟是(　　)。

A. 15～20次　B. 25～30次　C. 35～40次　D. 45～50次　E. 55～60次

2. 下列关于小儿呼吸系统解剖、生理特点叙述不正确的是(　　)。

A. 咽鼓管相对窄、长、弯曲,易患中耳炎

B. 年龄越小呼吸频率越快

C. 婴幼儿呈腹式呼吸

D. 婴幼儿缺乏分泌型IgA,易反复呼吸道感染

E. 扁桃体炎多见于年长儿

3. 护理急性上呼吸道感染高热的婴幼儿时,应预防的最重要的潜在问题是(　　)。

A. 惊厥　B. 体液不足　C. 营养不良　D. 知识缺乏　E. 皮肤完整性受损

4. 急性感染性喉炎的临床表现为(　　)。

A. 发热,声嘶,犬吠样咳嗽,呼吸困难

B. 发热,咽痛,咽充血,咽腭弓、软腭可见疱疹

C. 发热,咽痛,咽充血,眼结合膜充血,耳后淋巴结肿大

D. 发热,咽痛,咽充血,口唇黏膜有疱疹

E. 发热,咽痛,双侧颊黏膜上可见白色斑点,眼结合膜充血

5. 预防上呼吸道感染最基本的措施是(　　)。

A. 避免受凉　B. 避免劳累　C. 加强营养　D. 加强隔离　E. 增加机体抵抗力

6. 喘息性支气管炎患儿发作时的主要护理问题是(　　)。

A. 焦虑　　B. 低效性呼吸型态　　C. 惊厥
D. 有体液不足的危险　　E. 体温升高

7. 支气管肺炎与支气管炎的主要区别点是(　　)。
A. 发热、频咳　　B. 气促、喘憋
C. 呼吸音减弱　　D. 白细胞计数增高
E. 肺部可闻及固定湿啰音

8. 小儿最常见肺炎的病理类型是(　　)。
A. 支气管肺炎　　B. 大叶性肺炎　　C. 间质性肺炎
D. 毛细支气管炎　　E. 支原体肺炎

9. 保持呼吸道通畅的护理措施不包括(　　)。
A. 翻身拍背,协助排痰　　B. 定时吸痰　　C. 超声雾化吸入
D. 加强给氧　　E. 体位引流

10. 肺炎患儿的抗生素用药时间应持续到体温正常后(　　)。
A. 2～3 d　　B. 5～7 d　　C. 7～10 d　　D. 10～15 d　　E. 可马上停药

(二) A_2型题

1. 患儿,出生后 3 d,发热,鼻塞。体格检查:体温 39.8 ℃,咽部充血。诊断为上呼吸道感染,对该患儿的护理措施应首选(　　)。
A. 解开过厚衣被散热　　B. 口服退热药物　　C. 用退热栓降温
D. 头戴冰帽　　E. 用 50%酒精擦浴

2. 2 个月男婴,因"咳喘 3 d,加重 1 d"入院,入院前食乳差,无尿。体格检查:体温 37.7 ℃,心率 190 次/分,呼吸 68 次/分,呼吸急促,鼻翼扇动,口唇发绀,两肺散布哮鸣音及少量中、小水疱音,心音低钝,肝肋下 3 cm。该患儿应立即取(　　)。
A. 平卧位　　B. 侧卧位　　C. 半卧位　　D. 头低位　　E. 中凹位

3. 8 个月肺炎患儿,咳嗽,气促,口周青紫,体温 40 ℃,突然出现两眼上翻,口吐白沫,四肢抽搐,前囟隆起,脑脊液检查除压力增高外无明显改变,应首先考虑(　　)。
A. 热性惊厥　　B. 化脓性脑膜炎　　C. 中毒性脑病
D. 脑积水　　E. 婴儿手足搐搦症

(三) A_3/A_4型题

(1～3 题共用题干)

患儿,3 个月,因发热、气喘于 12 月份入院。体格检查:体温 37.8 ℃,呼吸急促,喘憋,口唇发绀,呼气时有喘鸣音及三凹征,听诊肺部呼吸音弱,闻及广泛哮鸣音。外周血检查发现白细胞计数正常,胸部 X 线检查发现肺气肿和支气管周围炎阴影。

1. 最可能的诊断为(　　)。
A. 金黄色葡萄球菌肺炎　　B. 腺病毒肺炎　　C. 真菌性肺炎
D. 支原体肺炎　　E. 呼吸道合胞病毒肺炎

2. 此患儿容易发生的情况是(　　)。
A. 消化道出血　　B. 心力衰竭　　C. 病毒性脑膜炎
D. 合并脓气胸　　E. 合并热性惊厥

3. 对此患儿的处理中,不正确的是(　　)。
A. 吸氧　　B. 解除气道痉挛　　C. 镇静

D. 超声雾化吸入　　　　　E. 气管切开

三、简答题

1. 急性上呼吸道感染的并发症有哪些？

2. 小儿支气管肺炎合并心力衰竭时可出现什么临床表现？如何护理该病人？

3. 请你简单叙述急性呼吸衰竭的护理措施。

选择题参考答案：

(一) 1. B　2. A　3. A　4. A　5. E　6. B　7. E　8. A　9. D　10. B

(二) 1. A　2. C　3. C

(三) 1. E　2. B　3. E

（李晓梅）

任务十一　循环系统疾病患儿的护理

学习目标

掌握：小儿循环系统的生理特点；小儿先天性心脏病、急性心力衰竭的护理评估、护理诊断、护理措施和健康指导。

熟悉：小儿循环系统的解剖特点；病毒性心肌炎的护理评估、护理诊断、护理措施和健康指导。

了解：小儿先天性心脏病、病毒性心肌炎、急性心力衰竭患儿的护理目标。

一、小儿循环系统解剖生理特点

(一) 正常胎儿血液循环及出生后的改变

胎儿的新陈代谢是通过脐血管在胎盘与母体之间进行物质交换来完成的。由胎盘来的富含营养物质和氧气的动脉血经脐静脉流入胎儿体内，到达肝脏下缘一分为二：一支入肝与门静脉吻合经肝静脉入下腔静脉；另一支经静脉导管直接注入下腔静脉，与来自下半身的静脉血混合后，共同流入右心房。由于下腔静脉口正对卵圆孔，下腔静脉的血液进入右心房后，大部分经开放的卵圆孔进入左心房，再经左心室被射入升主动脉，大部分供应脑、心脏和上肢，小部分流入降主动脉；从上腔静脉回流的静脉血与小部分下腔静脉血混合后流入右心室，而后进入肺动脉。由于胎儿无自主呼吸，肺处于压缩状态，肺小动脉管壁肌层厚、管腔狭窄，肺动脉压高于主动脉压，故由右心室进入肺动脉的血只有少量流入肺以营养肺组织，经肺静脉回到左心房，而大部分血液（约 80%）经动脉导管流入降主动脉，与来自升主动脉的小部分血混合后，供应腹腔脏器及下肢，再经脐动脉回流到胎盘，在胎盘与母体之间进行物质交换，以获取营养和氧气，排出代谢废物和二氧化碳，再经脐静脉进入下一次循环(图 3-11-1)。综上所述，胎儿血液循环有以下特点：①胎儿通过脐血管在胎盘与母体之间进行物质交换，完成新陈代谢；②静脉导管、卵圆孔、动脉导管是胎儿时期血液循环的正常特殊通道；③左心室、右心室都向全身输送血液；④只有体循环而几乎无肺循环；⑤血氧含量以肝脏为最高，心、脑及上肢次之，腹腔脏器与下肢最低。

出生后，脐血管被切断，自主呼吸建立，肺泡扩张，肺小动脉管壁平滑肌逐渐退化，管壁变薄，管腔扩大，肺循环压力下降，从右心室经肺动脉流入肺的血量增多，经肺静脉引流入左心房的血量增多，从而使左心房的压力增高。当左心房压力大于右心房时，卵圆孔瓣膜关闭（先是功能性关闭，5～7个月后大多解剖上关闭）。同时，由于肺循环的压力降低和体循环压力增高，使流经动脉导管的血量逐渐减少直至停止，加之自主呼吸后血氧含量增高，使动脉导管平滑肌收缩，故动脉导管逐渐关闭。约80%足月儿在出生后10～15 h内动脉导管形成功能性关闭；约80%婴儿于出生后3个月左右、约95%婴儿于出生后1年内形成解剖上关闭。若1岁后动脉导管仍未闭合，可认为有畸形存在。

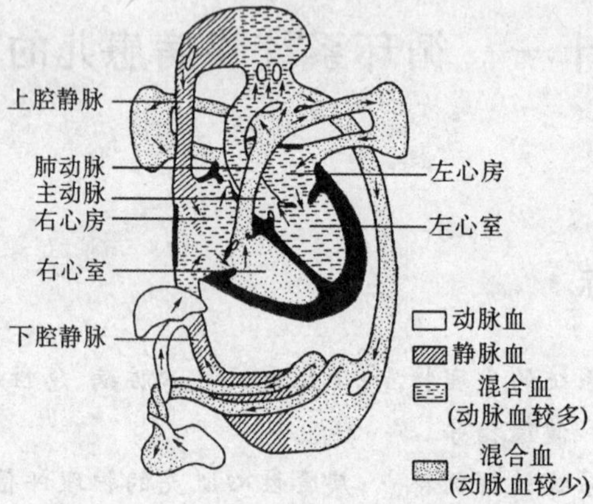

图 3-11-1　正常胎儿血液循环模式图

（二）循环系统解剖生理特点

1. 解剖特点

（1）心脏胚胎发育　心血管系统是胚胎发育中最早形成并执行功能的系统。原始心脏从胚胎第2周开始形成，至第8周完成。第4周开始血液循环建立，第5～6周心房间隔形成，第7周心室间隔形成，第8周房室中隔完全形成，即形成具有四腔的心脏，同时动脉总干被分隔开，形成主动脉和肺动脉。因此，心脏胚胎发育的关键期是在胚胎第2～8周，在此期间如遭受某些物理、化学、生物等不利因素的影响，则易发生心血管畸形。

（2）心脏的位置　小儿心脏的位置随年龄增长而改变。2岁以下的小儿，心脏多呈横位，以后逐渐变为斜位，故2岁以下小儿心尖搏动的体表位置多在第4肋间左锁骨中线外侧1～2 cm，以后逐渐移至第5肋间左锁骨中线内侧。

（3）心脏的大小　新生儿心脏重量与体重的比值比成人的大，其重量为20～25 g，约占体重的0.8%。随着年龄的增长，心脏重量与体重的比值下降，成人心脏重量占体重0.5%。小儿左、右心的增长不平衡，新生儿期左、右心室壁的厚度几乎相等，出生后随着小儿的生长发育，左心室负荷增加而肺循环阻力下降，导致左心室壁厚度的增长较右心室壁的快，以后左心室壁的厚度大于右心室壁的。

2. 生理特点

（1）心率　小儿新陈代谢旺盛，需要较多的血液供应，而心脏房室容积小，每次搏出量较少,同时小儿迷走神经兴奋性较低,交感神经兴奋性占优势,故小儿年龄愈小,心率愈快(表3-11-1)。婴幼儿心率不稳定,易受内、外环境的改变而变化,一般体温每升高1 ℃,脉搏每分钟增加10～15次。入睡时脉搏每分钟减少10～12次,故测心率应在小儿安静时进行。若小儿安静时心率仍显著增快,应考虑有器质性心脏病存在。

表3-11-1 小儿各年龄段心率的正常值

年 龄 段	心率/(次/分)
新生儿期	120～140
婴儿期	110～130
2～3岁	100～120
4～7岁	80～100
8～14岁	70～90

(2) 动脉血压(简称血压) 小儿年龄越小,心每次搏出量越少,动脉管腔相对越大,动脉壁弹性越好,故小儿年龄越小,动脉血压越低。1岁以内的婴儿收缩压标准值为10.67 kPa(80 mmHg),2岁以上小儿上肢动脉血压正常值可按以下公式推算:收缩压(kPa)=年龄×0.27+10.67(收缩压(mmHg)=年龄×2+80),舒张压为收缩压的2/3。实际收缩压比此标准值高2.67 kPa(20 mmHg)为高血压,低2.67 kPa(20 mmHg)为低血压。一般下肢动脉血压比上肢的约高2.67 kPa(20 mmHg)。脉压=收缩压−舒张压,正常为4.00～5.34 kPa(30～40 mmHg)。血压易受外界因素的影响,测量血压应在小儿安静时进行。血压计袖带的宽度,应以相当于小儿上臂长度的2/3为宜,过宽则测得的血压低于实际值,过窄则测得的血压高于实际值。

案例引导

患儿,男,20 d,足月顺产,出生后第2天其母亲发现小儿在吃奶时口周青紫,未引起重视。3 d前不明原因地出现咳嗽、发热、气急来医院就诊。体格检查:体温39 ℃,呼吸60次/分,脉搏180次/分,体重3.1 kg,双肺底可闻及细湿啰音,胸骨左缘第3肋间可闻及Ⅲ～Ⅳ级收缩期杂音。请问该患儿的临床诊断是什么?首选的护理诊断是什么?护理措施有哪些?

二、先天性心脏病患儿的护理

先天性心脏病(congenital heart disease,CHD),是在胎儿时期心脏和(或)大血管发育异常所致的一组畸形,是小儿时期最常见的心脏病。这些患儿若未得到及时治疗,约1/3在出生后1年内可因病情严重和复杂畸形而死亡。近年来,由于诊疗技术的发展,许多常见的先天性心脏病都能及时得到确诊和彻底根治,对某些复杂心脏畸形也能在婴儿期甚至在新生儿期进行手术,因此先天性心脏病的预后已明显改善。

【病因与分类】

先天性心脏病的病因尚未完全确定,目前多认为与遗传、孕母宫内病毒感染、孕母接触大剂量放射线、代谢性疾病、应用某些药物以及引起宫内缺氧的慢性疾病等有关。其中遗传与妊娠早期孕母宫内病毒感染为常见因素。

(1) 遗传因素　主要包括染色体异常或基因突变，如21-三体综合征。

(2) 感染因素　询问母亲妊娠史，特别是妊娠期前3个月内有无感染风疹病毒、流行性感冒病毒、流行性腮腺炎病毒和柯萨基病毒等，尤其是风疹病毒感染。

(3) 理化因素　了解孕妇是否曾接触过量放射线，尤其是腹腔和盆腔部位接受大量放射线照射；是否曾服用过抗癌药、甲糖宁等影响胎儿心脏发育异常的药物。

(4) 疾病因素　了解孕妇是否患过代谢紊乱性疾病(如糖尿病、高钙血症、苯丙酮尿症等)及引起宫内缺氧的慢性疾病。

根据心脏左、右两侧及大血管之间有无血液分流及分流的方向，将先天性心脏病分为以下三类。

(1) 左向右分流型(潜伏性青紫型)　正常情况下，体循环压力高于肺循环压力，血液从左向右分流，故不出现青紫。当剧烈哭闹或在病理情况(如肺炎)时，肺动脉或右心压力增高并超过左心压力时，使静脉血自右向左分流而出现暂时性青紫，又称潜伏性青紫，包括房间隔缺损、室间隔缺损、动脉导管未闭。

(2) 右向左分流型(青紫型)　由于心脏及大血管发育的异常，致右心压力增高并超过左心压力，使静脉血持续自右向左分流，出现持续性青紫。如法洛四联症、大动脉错位等。

(3) 无分流型(无青紫型)　心脏左、右两侧或大血管之间无异常通道，故无分流、无青紫，如肺动脉狭窄、主动脉缩窄、右位心等。

【临床表现】

因心脏畸形的部位和严重程度不同，症状出现的早晚及轻重各有差异。

1. 室间隔缺损

室间隔缺损(图3-11-2)是先天性心脏病中最常见的类型，在我国约占小儿先天性心脏病的一半，属左向右分流型。室间隔缺损可单独存在，也可与心脏其他畸形并存。根据缺损部位不同，临床上分为三型：①肌部缺损：缺损直径多小于0.5 cm，也称罗杰(Roger)病，可自然愈合。②膜部缺损：缺损位于室上嵴下方、三尖瓣的后方，缺口多较大，临床上最常见，约占90%，但随年龄的增长，有自然愈合的可能。③干下型缺损：缺损位于室上嵴上方、肺动脉瓣或主动脉瓣的下方，未见有自然愈合者。

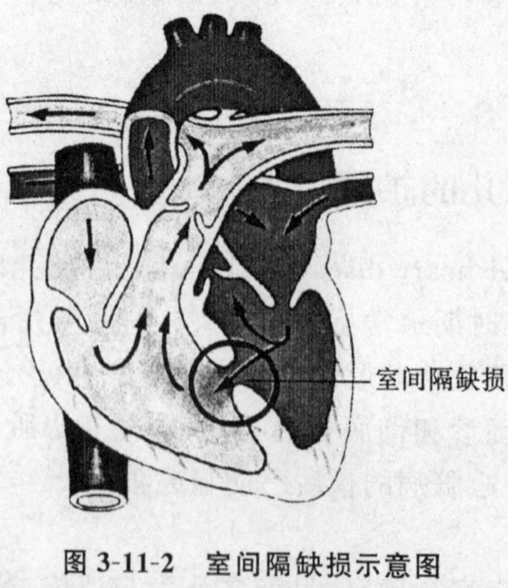

图3-11-2　室间隔缺损示意图

(1) 病理生理　血液分流量的大小取决于缺损的大小及心室间压差。通常情况下，左心室压力高于右心室的，左心室的血液通过缺口向右心室分流，因而右心室、肺动脉和肺循环血量增多，从肺静脉回流到左心房、左心室的血量也增多，使左心房、左心室舒张期负荷增大，增加了左心室的射血工作量，导致左心房扩大、左心室肥大，大型缺损者右心室也肥大。晚期发展为肺动脉高压时，出现持续右向左分流，患儿呈持续性青紫，并逐渐加重，即艾森曼格综合征(Eisenmenger syndrome)。

(2) 症状和体征

症状：小型缺损(缺损直径小于 0.5 cm)者多无明显症状，仅在体检时发现胸骨左缘第3、4 肋间有响亮粗糙的收缩期杂音。大、中型缺损者，可出现：①体循环供血不足的表现，如患儿生长发育落后、消瘦、乏力、多汗、喂养困难、气促、心悸等；②肺循环充血的表现，如患儿易患支气管肺炎，易发生心力衰竭；③肺动脉扩张的表现，如扩张的肺动脉有时可压迫喉返神经而出现声音嘶哑；④潜在发绀，如在婴幼儿期，当剧烈哭闹、屏气或患肺炎时可出现暂时性发绀。

体征：体检可见心前区隆起，心尖搏动弥散，心界扩大，胸骨左缘第 3、4 肋间可闻及Ⅲ～Ⅳ级响亮粗糙的全收缩期杂音，向四周广泛传导。杂音最响处可触及收缩期震颤。肺动脉第二音增强。

(3) 并发症　室间隔缺损易并发支气管肺炎、充血性心力衰竭及亚急性细菌性心内膜炎。

知识链接

先天性心脏病患儿出现发绀的原因

发绀是机体缺氧的表现，是血液中还原血红蛋白量增多(超过 50 g/L)，动脉血氧饱和度下降引起的皮肤、黏膜、指(趾)甲床呈紫蓝色的现象。产生的原因有还原血红蛋白量增多及异常血红蛋白。先天性心脏病患儿的发绀是血液中还原血红蛋白量增多引起的。由于部分未经过肺氧合作用的静脉血通过异常通道流入体循环，故出现发绀。

2. 房间隔缺损

房间隔缺损(图 3-11-3)占先天性心脏病总数的 20%～30%，是成年人最常见的先天性心脏病。其解剖病变分为：①卵圆孔未闭型：无血液分流。②第一孔(原发孔)未闭型：缺损位于房间隔下部。③第二孔(继发孔)未闭型：缺损位于房间隔中部，直径为 1～3 cm，此型最多见，约占房间隔缺损的 70%。

(1) 病理生理　血液分流量的大小取决于缺损的大小及左、右心房之间的压力差。婴儿或者小型缺损者，分流量小，随年龄的增长，体循环压力增高，左心房压力高于右心房的压力差增大，左心房的血液通过缺损分流入右心房的量增多。右心房除接纳从腔静脉来的血液外，还同时接受从左心房分流过来的血液，右心房、右心室、肺动脉和肺循环的血量增加，导致右心房扩大、右心室肥大、肺动脉扩张、肺循环充血。大型缺损者的肺循环血量可达体循环的 2～4 倍。相反，进入左心室、主动脉及体循环的血量减少，影响患儿的生长发育。少数患者晚期可产生梗阻型肺动脉高压，当右心房压力高于左心房压力时，便出现右向左分流而引起持续性发绀，即艾森曼格综合征。

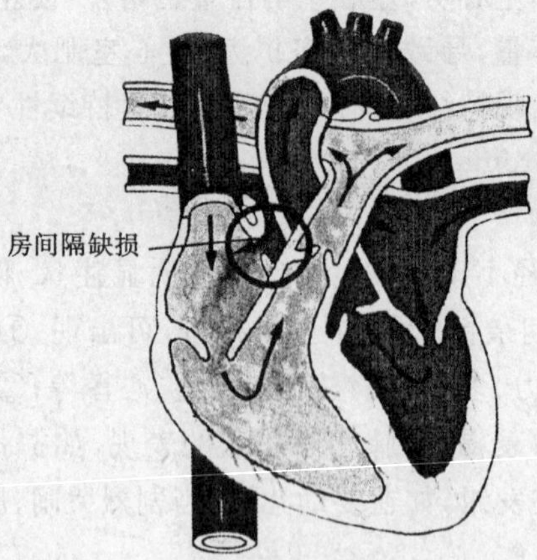

图 3-11-3　房间隔缺损示意图

(2) 症状和体征

症状：小型缺损者无症状，中型缺损者婴儿期也多无症状，仅在体格检查时发现胸骨左缘第 2、3 肋间有收缩期杂音。分流量大者可出现：①体循环供血不足的表现，如体格消瘦、面色苍白、乏力、多汗、心悸、气促等；②肺循环充血的表现，如易患支气管肺炎，易发生心力衰竭；③潜在发绀，如婴幼儿期患者剧烈哭闹、屏气或患肺炎时，使右心房压力暂时性高于左心房的而出现发绀。

体征：多数患儿在婴幼儿期体征不明显，2～3 岁后可有心前区隆起，心脏搏动弥散；一般无震颤，心界扩大；胸骨左缘第 2、3 肋间可闻及Ⅱ～Ⅲ级收缩期喷射性杂音，此杂音为右心室排血量增多使肺动脉瓣相对狭窄所致，较柔和，不传导；分流量大者，可在三尖瓣区闻及舒张期隆隆样杂音，这是由于舒张期从右心房流入右心室的血大量增多使三尖瓣相对狭窄所致；肺动脉第二音明显亢进，伴不受呼吸影响的固定分裂(由于右心室血量增多，排空时间延迟，肺动脉瓣关闭落后于主动脉瓣所致)。

(3) 并发症　大型缺损分流量大者易并发支气管肺炎、充血性心力衰竭及亚急性细菌性心内膜炎。

3. 动脉导管未闭

动脉导管未闭(图 3-11-4)是指小儿出生后，动脉导管持续开放并产生病理改变者。其发病率约占先天性心脏病总数的 15%。动脉导管的位置：一端在肺总动脉分叉处，另一端接左锁骨下动脉开口远端的主动脉弓的降部。根据未闭动脉导管的粗细、长短和形态，临床上分为管型(最多见)、漏斗型和窗型三类。

(1) 病理生理　血液分流量的大小取决于导管的粗细及主动脉、肺动脉之间的压力差。1 岁后，主动脉的压力，无论在收缩期还是舒张期，均高于肺动脉的，故主动脉的血液通过未闭的动脉导管连续不断向肺动脉分流。这样，肺动脉除了接纳来自右心室的血液外，还同时接受从主动脉连续不断分流来的血液，使肺循环血量显著增加，通过肺静脉回流到左心房、左心室、升主动脉和主动脉弓的血量也显著增加(可达正常值的 2～3 倍)，使左心室舒张期和收缩期负荷均加重，导致左心房扩大、左心室肥大、升主动脉和主动脉弓扩张，甚至发生左心衰竭。相反，流入降主动脉供应下半身的血量减少，影响患儿的生长发育。当肺动脉压力高于主动脉压力时，肺动脉内的静脉血通过未闭动脉导管分流入降主动脉、左锁骨下动脉(少量)，患儿出现差异性发绀，即左上肢轻度发绀，右上肢正常，下半身发绀，尤其以双下肢

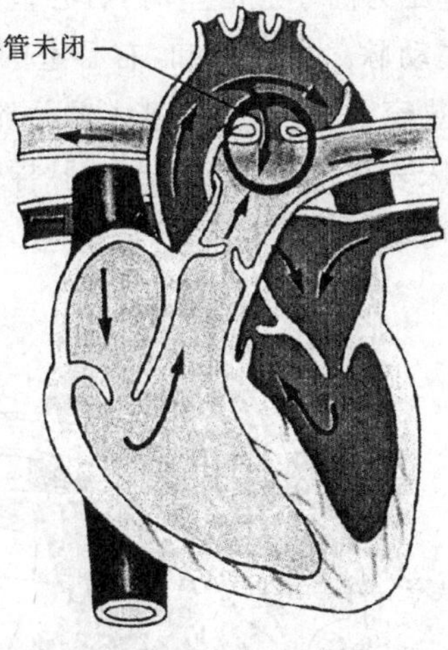

图 3-11-4　动脉导管未闭示意图

发绀明显。周围动脉舒张压因舒张期有血液分流而降低，导致脉压增大，产生周围血管征。长期大量血流对肺循环的冲击，使肺小动脉管壁增厚及硬化，产生器质性肺动脉高压，导致持续性发绀，即艾森曼格综合征。

(2) 症状和体征

症状：动脉导管细小者可无临床症状，仅在体格检查时发现心脏有连续性杂音。导管粗分流量大者，临床可有：①体循环供血不足的表现，如体格消瘦、面色苍白、乏力、多汗、气促等；②肺循环充血的表现，如易患支气管肺炎，易发生心力衰竭；③少数患儿可由于扩大的肺动脉压迫喉返神经而声音嘶哑。

体征：①左心室肥大的体征：心前区隆起，心尖搏动强烈呈抬举性、心界扩大。②心脏杂音：在胸骨左缘第 2 肋间可闻及粗糙响亮的连续性机器样杂音，占据整个收缩期和舒张期，向左锁骨下及颈、背部传导。杂音最响处可触及收缩期震颤，少数患儿也可触及舒张期震颤。在婴幼儿期，因肺循环压力较高，主动脉、肺动脉压力差在舒张期不明显，往往只听到收缩期杂音；当合并肺动脉高压或心力衰竭时，也仅听到收缩期杂音。③肺动脉第二音增强，但可被连续性杂音所掩盖。④脉压增宽，产生周围血管征：水冲脉、指甲床毛细血管搏动及股动脉枪击音等。

(3) 并发症　支气管肺炎、亚急性细菌性心内膜炎是动脉导管未闭的常见并发症；分流量大者早期即可并发充血性心力衰竭。

4. 法洛四联症

法洛四联症（图 3-11-5）是存活婴儿中最常见的发绀型先天性心脏病，占先天性心脏病总数的 10%。法洛四联症由以下 4 种畸形组成：①肺动脉狭窄：以漏斗部狭窄多见，狭窄程度可随年龄增长而加重。②室间隔缺损：缺损位于主动脉瓣下，直径较大，接近主动脉口的直径。③主动脉骑跨：主动脉根部骑跨于室间隔之上，范围在 15%～95%。④右心室肥厚：属继发性病变，为肺动脉狭窄使右心室收缩期负荷加重所致。以上 4 种畸形中，以肺动脉狭窄对患儿的病理生理改变及临床表现的影响最大。

(1) 病理生理　由于肺动脉狭窄，右心室的血进入肺循环减少，使氧合血量减少，右心室因收缩期压力增高而肥厚；由于主动脉骑跨于两心室之上，右心室的血可直接泵入主动脉；由于室间隔缺损，当右心室压力高于左心室时，右心室的血可通过缺损分流入左心室，与来自左心房的血混合后泵入主动脉。由上可知，右心室的静脉血通过两条途径进入主动脉而达全身，产生发绀。肺动脉狭窄的程度愈重，进入体循环的氧合血量愈少、静脉血量愈多，机体发绀的程度愈重，其他临床表现也愈重。但在动脉导管关闭前，肺循环血量可通过导管从主动脉分流得到补偿，发绀可不明显。

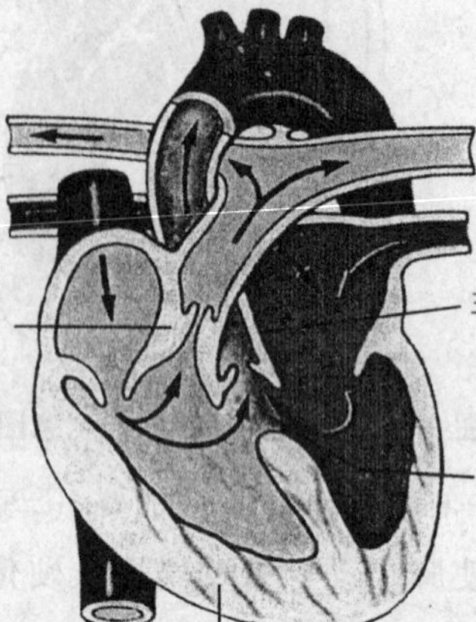

图 3-11-5　法洛四联症示意图

法洛四联症患儿虽然右心室收缩时由于肺动脉狭窄遇到很大的阻力，但室间隔缺损和主动脉骑跨的存在可起到调整双室压力的作用，故很少发生心力衰竭。由于肺循环血量减少，故很少发生呼吸道感染。

(2) 症状和体征

症状如下。①发绀：最主要的表现，其程度和出现的早晚与肺动脉狭窄程度有关，以唇、指(趾)甲床、鼻尖等毛细血管丰富的浅表部位最明显，多数患儿在出生后或1岁内出现发绀，肺动脉严重狭窄者在新生儿期即可出现明显的发绀。②蹲踞症状：约80%患儿有此表现，每于行走、游戏时主动蹲下休息片刻，这是一种被迫的保护性体位，蹲下时下肢屈曲，使静脉回心血量减少，以减轻心脏负荷，同时下肢动脉受压使体循环阻力增加，从右向左分流量减少，使缺氧症状暂时得到缓解。③脑缺氧症状：年长儿常诉头痛、头昏；婴儿在吃奶、哭闹、排便或惊恐时，由于交感神经兴奋性增强，使右心室流出道肌肉痉挛，引起一时性肺动脉梗阻，使脑缺氧加重而出现阵发性呼吸困难，发绀加重，突然昏厥或抽搐，甚至猝死。④因缺氧，红细胞数代偿性增多，血黏稠度增高，血流速度减慢，易引起脑血栓，若为细菌性血栓，则易形成脑脓肿。

体征如下。①生长发育迟缓，心前区稍隆起。②心脏杂音：胸骨左缘第2、3肋间可闻及Ⅱ～Ⅲ级收缩期粗糙的喷射性杂音，向心尖区及左锁骨下传导，多可触及震颤，此杂音为肺动脉狭窄所致。③肺动脉第二音减弱或消失，主动脉第二音增强。④杵状指(趾)：发绀持续6个月以上者，长期缺氧致使指(趾)端毛细血管增生与扩张，局部软组织和骨组织也增生肥大，随后指(趾)端膨大如鼓槌状。

(3) 并发症　脑血栓、脑脓肿、亚急性细菌性心内膜炎是法洛四联症的常见并发症。

常见先天性心脏病临床表现的区别见表 3-11-2。

表 3-11-2 常见先天性心脏病临床表现的比较

项目		房间隔缺损	室间隔缺损	动脉导管未闭	法洛四联症
症状		心悸、气短、乏力、发育落后，晚期发绀	同左	同左	发绀、蹲踞症状、昏厥、发育落后
杂音	部位	第 2、3 肋间	第 3、4 肋间	第 2 肋间	第 2、3 肋间
	强度	Ⅱ～Ⅲ级	Ⅲ～Ⅳ级	Ⅱ～Ⅳ级	Ⅱ～Ⅲ级
	性质	喷射性	粗糙的	机器样	粗糙的、喷射性
	时期	收缩期	收缩期	连续性	收缩期
震颤		无	有	有	可有
肺动脉第二音		亢进，伴固定分裂	增强	增强	减弱或消失

（四）实验室及其他检查

患儿胸部 X 线（常见先天性心脏病的 X 线表现见表 3-11-3）、心电图、超声心动图、心导管等检查有助于明确诊断，也为护理提供依据。如法洛四联症患儿，应注意休息，减少活动，预防和控制缺氧发作及心力衰竭的发生。外周血检查：红细胞数、血红蛋白含量、血细胞比容增高，血液黏稠，故患儿平时应注意补充水分，尤其是在发热、吐泻时，体液量减少，血液浓缩加重易形成血栓，应及时补充充足的液体，必要时可静脉输液，以防止血栓的形成。根据血气分析结果评估患儿缺氧程度，对缺氧者应给予氧气吸入。为复杂畸形患者准备好血流动力学监测设备，做好心导管检查、心血管造影的术前准备。

表 3-11-3 常见先天性心脏病的 X 线表现

项目	房间隔缺损	室间隔缺损	动脉导管未闭	法洛四联症
房室增大	右心房、右心室增大，心影呈梨形	中型缺损：左心室增大 大型缺损：右心室增大	左心室增大，左心房可增大	右心室增大，心影呈靴形
肺动脉段	凸出	凸出	凸出	凹陷
肺野	充血	充血	充血	清晰
“肺门舞蹈”	有	有	有	无

【护理评估】

(1) 健康史　评估孕母年龄、孕期特别是孕早期情况，患儿起病的年龄，询问有无青紫、出现青紫的时间，小儿生长发育的情况，有无喂养困难、声音嘶哑，有无反复呼吸道感染，是否喜欢蹲踞，有无阵发性呼吸困难或突然昏厥发作等。

(2) 身体状况　评估患儿生长发育的情况，皮肤黏膜有无发绀及其程度，胸廓有无畸形，有无杵状指(趾)。听诊心脏杂音位置、时期、性质和程度，检查有无呼吸急促、心率加快、鼻翼扇动等。

(3) 心理社会状况　由于家长对疾病的严重程度缺乏认识，伴随着小儿喂养困难、发育迟缓、活动受限以及因本病的检查和治疗过程比较复杂，费用高，预后难以预测等，故家长会出现焦虑、悲观、恐惧、失望的心理反应，有的家长甚至会做出遗弃孩子的选择来摆脱自身的痛苦。患儿因生长发育落后，体弱多病，不能按时入托、入学，活动游戏受限，而导致情绪紧张、低落、抑郁和自卑。

(4) 辅助检查　进行X线检查、心电图检查、超声心动图检查等，及时评估检查结果。另外还可做心导管检查、心血管造影、放射性核素心血管造影、磁共振成像(MRI)等。

知识链接

彩色多普勒超声检查

彩色多普勒超声检查(简称彩超)是超声检查的一个常用类型，属于D型超声范畴，是利用多普勒效应原理探测心血管内血液的流动反射回来的信息，以色彩的形式显示，从而进行疾病诊断的一种方法，临床上常用于检测血流的方向、速度、性质、分布范围、有无反流及异常分流等，它已成为诊断心血管疾病(如先天性心脏病、风湿性心脏病)非常重要的手段。

【护理诊断】

(1) 活动耐力降低　与体循环供血不足或血氧饱和度下降有关。

(2) 营养失调，低于机体需要量　与喂养困难、食欲低下导致营养摄入不足有关。

(3) 潜在并发症　呼吸道感染，感染性心内膜炎，心力衰竭，脑血栓。

(4) 焦虑　与对疾病的预后和对手术的担心有关。

【护理目标】

(1) 患儿活动耐力得到改善，适当的活动后无心悸、气促等表现。

(2) 患儿住院期间获得足够的营养和能量，满足生长发育的需要，体重逐渐接近正常。

(3) 患儿住院期间未发生继发感染及并发症，或虽发生但被及时发现与处理。

(4) 家长及年长患儿能熟悉本病的有关知识，获得心理支持，焦虑情绪逐渐消除，对手术的预后持乐观态度，能较好地配合手术。

【护理措施】

(一) 生活护理

(1) 舒适的环境　病室要阳光充足，空气清新，清洁安静，温度、湿度分别为20～22 ℃、55%～60%。

(2) 合理喂养　先天性心脏病的患儿食欲低下、喂养困难导致营养摄入减少，容易引起营养缺乏，因此，需供给充足的能量、蛋白质、各种维生素；应选择清淡易消化吸收且营养丰富的食物，如牛奶、蛋、鱼等，多吃蔬菜、水果，少量多餐，勿食过饱，勿吃刺激性食物，要供给一定量的粗纤维食物。对喂养困难的小儿要耐心喂养，避免呛咳和呼吸困难，应根据病情采取无盐或低盐饮食。

(3) 休息与活动　休息是恢复心脏功能的重要条件，休息可以减少机体的耗氧量，减轻心脏负担，减少血液分流，增加体循环血量，减轻肺部充血，有利于缓解缺氧及心功能的改善，所以应建立合理的生活制度，起居要有规律，休息与睡眠要充分，根据病情安排适当的活动量，减轻心脏负担。

① 对病情轻症状不明显的患儿，安排做活动量小的游戏，参加能胜任的体育活动，以增

加耐力，避免哭闹及不适当的剧烈活动；适度的户外活动是有益的，但要禁止剧烈活动。在活动或游戏的前后都应分别进行测量生命体征，如脉搏、呼吸、血压。

② 学龄期儿童虽患心脏病，但没有思想顾虑，自我控制能力差，活动量大，须对患儿进行宣教，争取得到患儿的配合。

③ 对心功能衰竭伴发绀严重的重症患儿应嘱其绝对卧床休息、密切观察尿量、严格记录出入液量，至病情好转。诊疗护理操作要集中进行，要轻、快、准，尽量避免扰动患儿。

（二）病情观察

(1) 监测患儿体温、脉搏、呼吸、血压、心率、心律及心脏杂音的变化，如有发热可采取物理降温。

(2) 注意青紫程度、饮食及活动耐力的变化。

(3) 观察有无心率增快、呼吸困难、端坐呼吸、吐粉红色泡沫样痰、水肿、肝肿大等心力衰竭的表现，如出现上述表现，立即置患儿于半卧位，给予吸氧，及时与医生取得联系并按心力衰竭护理。

(4) 观察法洛四联症患儿在哭闹、排便、活动等情况下，有无缺氧发作，如出现烦躁不安、呼吸急促、青紫加重和突发昏厥、抽搐等，立即采取胸膝卧位、吸氧并通知医生，备好普萘洛尔等急救药品，根据医嘱用药、纠正酸中毒。

知识链接

你知道缺氧发作如何护理吗？

青紫型先天性心脏病的患儿在吃奶、哭闹等情况下可出现急性缺氧发作，其护理可采取以下措施。

(1) 迅速将患儿下肢屈起，取胸膝卧位。

(2) 给予氧气吸入。

(3) 吗啡 0.1～0.2 mg/kg，采用皮下注射或肌内注射。

(4) 按医嘱用普萘洛尔（心得安）每次 0.1 mg/kg 加入 10%葡萄糖液 20 mL 缓慢静脉注射，5～10 min 后注射完毕。

(5) 发生酸中毒者，应按医嘱静脉补充碳酸氢钠，10～15 min 后可重复应用。

(6) 尽量保持患儿安静，避免患儿啼哭。

(7) 若缺氧发作频繁，宜口服普萘洛尔预防发作，剂量为每日 1～3 mg/kg，分 2～3 次口服。普萘洛尔可解除右心室流出道痉挛，增加肺循环的血流量，减少从右向左分流，从而减轻和预防缺氧发作。

（三）防止并发症的发生

(1) 预防发生充血性心力衰竭　患儿饮食应少量多餐，适当限制盐的摄入，给予适量的蔬菜类粗纤维食物，以保持大便通畅，以免加重心脏负担；静脉补液时严格控制输液速度和量，密切观察心率、呼吸等。

(2) 预防感染　除心力衰竭患儿暂缓外，其余患儿均应实行计划免疫，预防各种传染病。病室要定期消毒，严格探视制度，勿与感染性疾病患儿同住一室，避免交叉感染；随气温的变化，根据患儿的体质及时增减衣物，避免受凉，防止肺部感染；患儿接受小手术(如拔牙、扁桃体切除术)时，均应遵医嘱给予足量抗生素，预防感染性心内膜炎。

(3) 预防脑缺氧发作和脑血栓　法洛四联症患儿应避免剧烈哭闹与情绪激动；保持大便通畅，如有 2 d 未排大便者，应给予开塞露通便，以预防脑缺氧发作；供给充足的水分，尤其在夏天、发热、出汗、吐泻时，以预防脑血栓。

(四) 心理护理

建立良好的护患关系，护理患儿时护士应面带微笑，态度和蔼，语言温柔，采取爱抚等方式来关心、体贴患儿，以取得患儿感情上的亲切感、信任感和安全感。主动与家长及年长儿沟通，鼓励他们说出引起焦虑、恐惧的原因及对疾病的想法和感受，有针对性地向患儿及家长进行卫生知识宣教，耐心地向他们介绍近年来先天性心脏病外科手术的进展，许多常见甚至复杂的先天性心脏病现在能得到准确诊断和彻底根治；部分新生儿时期的复杂畸形，也可及时确诊、施行手术治疗，并且室间隔缺损和部分小型房间隔缺损有自愈的可能。解除患儿紧张的心理，帮助他们树立战胜疾病的信心，使其积极配合检查、治疗和护理。

知识链接

先天性心脏病患儿如何进行家庭护理?

先天性心脏病在配合医生积极治疗的同时，家长的精心护理也非常重要，应做到：

(1) 保持舒适安静的环境，室内空气流通，阳光充足，患儿生活有规律，保证充足睡眠，避免过度劳累和哭闹，严禁剧烈运动。

(2) 出汗多、发热、呕吐、腹泻的患儿应及时补充水分，防止脱水。

(3) 加强营养，少食多餐，饮食多样化，保证维生素、热量及蛋白质的摄入量。

(4) 避免呼吸道感染，随着气候变化增减衣服，尽量少去或最好不去人群密集的公共场所。

(5) 定期去医院复查，严格按照医嘱服药，尤其是强心、利尿药，必须严格控制剂量，按时、按疗程服用。

【健康教育】

(1) 加强孕期保健　孕早期勿接触放射线和化学毒物，勿用致畸药物，积极预防风疹病毒、流感病毒等病毒感染，注意补充叶酸及其他维生素。对高危孕妇进行产前诊断，一旦确诊则应及时干预。

(2) 对新生儿进行疾病筛查，以便早期诊断、及时治疗。

(3) 向家长及年长患儿介绍本病的特点、预防措施、护理方法、预后和手术问题，使其了解本病的诊疗和护理计划、检查过程。让年长患儿知道本病的情况和并发症的预防要点，使患儿和家长减少焦虑、恐惧，树立信心，主动配合检查、治疗及护理。让患儿安全达到适合手术的年龄。

(4) 指导家长给患儿制定合理的生活制度，加强营养，使患儿睡眠充足，适当参加体育活动与劳动以增强体质，动静结合，避免激动，保持心情舒畅，鼓励患儿与正常儿童接触，建立正常的社会行为方式。

(5) 按时进行预防接种,预防传染病。

三、病毒性心肌炎患儿的护理

案例引导

患儿,男,9 岁,2 周前感冒,因准备考试、以前也曾有类似感冒症状而未引起重视。2 d 来感到胸闷、心慌,活动后症状加剧,休息后可缓解。体格检查:体温 38.2 ℃,心率 132 次/分,心律不齐,心音低钝。心电图检查提示:频发室性期前收缩。血清心肌酶谱测定提示:CK-MB 增高。你认为该患儿的最可能的疾病是什么?列出其最主要的护理诊断和护理措施。

病毒性心肌炎(viral myocarditis)是病毒侵犯心脏导致的,以心肌局灶性或弥漫性炎性病变为主要表现的疾病,部分可伴有心包或心内膜炎症改变。本病临床表现轻重不一,预后大多良好,但少数可发生心力衰竭、心源性休克或严重心律失常,甚至猝死。

【病因及发病机制】

本病的发病机制尚不完全清楚,有证据表明在疾病早期病毒及其毒素可经血液循环,直接侵犯心肌细胞,使心肌细胞产生变性、坏死、纤维化等,一般认为本病的发生与病毒感染后免疫反应有关。目前尚无特殊治疗方法,强调休息的重要性,主要措施有是减轻心脏负荷,改善心肌代谢及心功能,促进心肌修复。预后主要取决于心肌病变的轻重、治疗是否及时与适当、有无足够的休息。多数患儿预后良好,少数转为慢性,暴发型如能度过急性期,经适当治疗预后亦好。

【临床表现】

患儿病前数日或 1～3 周多有轻重不等的前驱症状,主要为发热、周身不适、咽痛、肌痛、腹泻及皮疹等,常不典型,也未引起重视。轻症患儿一般无明显症状,心肌受累明显时,患儿常诉心前区不适、胸闷、心悸、头晕及乏力等,严重者可导致心力衰竭和昏厥等。重症患者可突然发生心源性休克,表现为烦躁不安、呼吸困难、面色灰白、四肢湿冷和末梢发绀、血压下降等,可在数小时或数日内死亡。

护理体检主要为心尖区第一心音低钝,心脏有轻度扩大,伴心动过速及奔马律,一般无明显器质性心脏杂音,伴心包炎者可听到心包摩擦音,心浊音界明显扩大。

【辅助检查】

(1) 血常规检查　急性期血白细胞总数多增高,以中性粒细胞为主。

(2) 血清心肌酶谱测定　病程早期血清肌酸激酶(CK)及其同工酶(CK-MB)、乳酸脱氢酶(LDH)及其同工酶(LDH_1)、血清谷草转氨酶(SGOT)均增高。

(3) 病毒学诊断　疾病早期可从咽拭子、咽冲洗液、粪便、血液、心包液中分离出病毒,但须结合血清抗体测定才更有意义。

(4) X 线检查　轻症病例心影属正常范围,伴心力衰竭或反复迁延不愈者心脏均明显扩大,合并大量心包积液时则呈“烧瓶心”。

(5) 心电图检查　多数表现为 ST 段移位和 T 波改变,可有 QRS 波群低电压。窦房、房室或室内传导阻滞较为常见,其中以Ⅰ度房室传导阻滞最多见,各种过早搏动中以室性早搏最常见。

【治疗原则】

本病无特异疗法，急性期最主要是加强休息，注意观察病情，及时发现和处理并发症，恢复期应改善心肌营养，大多数患者预后良好。

(1) 休息　急性期卧床休息特别重要，休息至体温正常，3～4 周后逐渐增加活动量。恢复期应继续限制活动量，一般总的休息时间为 3～6 个月。重症患儿，如心脏扩大者、有心力衰竭者，应绝对卧床休息并延长卧床时间，待心力衰竭控制、心脏情况好转后再逐渐开始活动，运动量以不出现心悸为宜。

(2) 改善心肌营养　主要药物有：①大剂量维生素 C 能清除自由基，增加冠状动脉血流量，改善心肌代谢，有助于心肌炎的恢复。②能量合剂有加强心肌营养、改善心肌功能的作用。③1,6-二磷酸果糖(1,6-FDP)可增加 ATP 的生成量，抑制氧自由基和组胺的释放，对缺血、缺氧的心肌有明显保护作用。1,6-FDP 不能与其他药物同用，忌与碱性液体、钙盐混合使用，因与洋地黄有协同作用，故心力衰竭患者慎用。④糖皮质激素可提高心肌糖原含量，促进心肌酶的活力，改善心肌功能，同时可减轻心肌的炎性反应，并有抗休克作用，常使用泼尼松口服，一般用于急、重症病例，早期和轻症者不用。

【护理评估】

(1) 健康史　详细询问患儿发病诱因，特别是近期有无呼吸道、消化道病毒(主要为柯萨奇病毒、埃可病毒、腺病毒、呼吸道合胞病毒等)感染史、传染病接触史，有无发热、心前区不适、胸闷、心悸、乏力，了解饮食、睡眠及活动耐力等情况。

(2) 身体状况　评估生命体征是否稳定，有无发热、心前区不适、胸闷、心悸、头晕、肌痛、腹泻及皮疹等，听诊心率有无增快及奔马律、有无心脏杂音及心包摩擦音等。

(3) 心理社会状况　患儿病情较重、起病急、病程长，小儿需卧床、限制活动等，家长及小儿可产生焦虑、恐惧、烦躁等心理表现。家长因缺乏本病的有关知识，担心疾病对小儿生命造成威胁或留有后遗症，表现为紧张、忧虑、歉疚等，他们渴望健康指导，过分依赖医护人员。

(4) 辅助检查　及时采集标本进行有关检查，注意评估血清心肌酶谱测定、X 线检查、心电图检查、超声心动图检查的结果。

【护理诊断】

(1) 活动耐力降低　与心肌收缩力下降、组织供氧不足有关。

(2) 并发症　心律失常、心力衰竭、心源性休克等。

(3) 焦虑　与感到疾病的威胁有关。

【护理目标】

(1) 患儿心脏功能改善，活动量逐渐增加，胸闷、心悸等症状逐渐消失。

(2) 患儿不出现或及时发现、处理心律失常、心力衰竭、心源性休克等并发症。

(3) 焦虑减轻或消失。

【护理措施】

1. 减轻心脏负担，改善心肌功能

(1) 休息：急性期卧床休息特别重要。

(2) 饮食：给予高营养、易消化、低盐饮食。

(3) 改善心肌营养,按医嘱使用有效的药物。

2. 严密观察病情,及时发现和处理并发症

(1) 密切观察和记录患儿精神状态、面色、心率、心律、呼吸、体温和血压变化。对有明显心律失常者应进行心电监护,发现多源性室性早搏、频发室性早搏、完全性房室传导阻滞、室性心动过速、窦性心动过缓时应立即报告医生,进行紧急处理。

(2) 患儿胸闷、气促、心悸时应休息,必要时可给予吸氧。烦躁不安者可根据医嘱给予镇静剂。有心力衰竭时置患儿于半卧位,尽量保持其安静,静脉给药应注意滴注的速度不要过快,总量不能过大,以免加重心脏前负荷。

(3) 发生心源性休克时积极抢救,使用血管活性药物时,要准确控制滴速,密切观察血压的变化,以避免血压急剧下降。

3. 心理护理

给予患儿良好的住院环境,要重视对患儿进行必要的心理咨询,细致了解患儿产生焦虑、恐惧情绪的原因,有针对性地向患儿及家长进行有关病毒性心肌炎的知识宣传,解释病情和检查、治疗经过,特别要宣传同类心脏病治愈的病例,医护人员态度要和蔼可亲,建立良好的护患关系,取得患儿及家长的信任。使患儿及家长克服焦虑、紧张、悲观、恐惧等不正常心理,增强治愈的信心,积极配合医院的各项检查及治疗。

【健康教育】

(1) 向患病年长儿及家长介绍病毒性心肌炎发生的原因、临床特点、治疗方法、护理措施和预后,减轻患儿及家长的焦虑和恐惧心理,使其积极配合医护人员的治疗和护理。

(2) 向家长及患儿特别强调卧床休息对病毒性心肌炎恢复的重要性,为患儿提供安静舒适的休息环境,多给患儿安慰与爱抚,尽量避免患儿哭闹或烦躁,以免加重心脏负荷。

(3) 告知家长预防呼吸道、消化道病毒感染的知识,疾病流行期间尽量避免去公共场所。

四、急性心力衰竭患儿的护理

案例引导

患儿,女,8个月。因支气管肺炎入院,体格检查:体温38.5 ℃,呼吸65次/分,心率170次/分,肝肋下3.5 cm,烦躁,鼻翼扇动,口唇发绀且进行性加重,心音低钝,肺部有细湿啰音。请问该患儿可能发生了什么情况,该采取什么紧急护理措施?

心力衰竭简称心衰,是指心脏的泵血功能减退致使动脉系统缺血、静脉系统淤血的临床综合征。临床上急性心力衰竭的原因主要是心肌病变引起的心肌收缩力减弱及心脏负荷过重引起继发性心肌收缩力下降。由于心力衰竭时常伴有肺循环和(或)体循环的被动性充血,故又称为充血性心力衰竭。急性心力衰竭是小儿时期常见的危重症之一。

【病因及发病机制】

多数患者有明确的原发病史,如心脏疾患常见先天性心脏病、病毒性心肌炎、中毒性心肌炎、风湿性心脏病等;其他有肺炎、急性肾炎、严重贫血等病史。急性心力衰竭的发生多有诱发因素，主要是急性感染、输液或输血过量或速度过快、体力活动过度、情绪变化、手术及严重失血等。

【临床表现】

临床表现因年龄不同而有所差异：婴幼儿常起病急、病情重、进展快，表现多不典型；年长儿表现与成人的相似，左心衰竭主要是烦躁、端坐呼吸、发绀、咳粉红色泡沫样痰、肺部水泡音等肺循环淤血的表现；右心衰竭主要是颈静脉怒张、肝脏肿大，下肢水肿等体循环淤血的表现；左、右心同时衰竭则出现上述两方面表现。

(1) 循环系统　主要表现为心率增快(安静时婴儿心率大于 180 次/分，幼儿心率大于 160 次/分，不能用发热或缺氧解释)，心音低钝及心脏扩大，可出现奔马律，颈静脉怒张或肝-颈静脉回流征阳性。

(2) 呼吸系统　主要表现为呼吸困难、呼吸频率增快，安静时呼吸频率大于 60 次/分；不能平卧，年长儿表现为端坐呼吸，婴幼儿表现为喜欢竖抱(这是婴儿端坐呼吸的表现)，并有咳嗽、气促。有肺水肿时可出现咳白色或粉红色泡沫样痰，肺部可闻及湿啰音或哮鸣音。

(3) 其他表现　患儿肝脏在短期内迅速增大 1.5 cm 以上或在肋下 3 cm 以上；极度烦躁不安、面色苍白或发绀；少尿或无尿，下肢及身体低垂部位出现不同程度的水肿等。

【辅助检查】

(1) X 线检查　胸部 X 线检查显示心影呈普遍性扩大，心脏搏动减弱，肺纹理增强，肺野有淤血。

(2) 心电图检查　可提示心动过速、心律不齐。

(3) 超声心动图检查　可见心室和心房腔扩大，心室收缩时间延长，射血分数降低，可判断引起心力衰竭的病因等。

(4) 超声检查　腹部超声检查可发现肝脏肿大。

【治疗原则】

立即吸氧，给予镇静剂(地西泮)、强心剂(毒毛花苷 K)、利尿剂(呋塞米)、扩血管药物(硝普钠)，以缓解缺氧，尽快改善心肌收缩功能，争取时间使患儿度过危险期，积极治疗原发病。

【护理评估】

(1) 健康史　询问患儿有无心脏疾患，如常见的先天性心脏病、病毒性心肌炎、中毒性心肌炎、风湿性心脏病等；有无急性心力衰竭的诱发的因素，如急性感染、输液或输血过量或速度过快、体力活动过度、情绪变化、手术及严重失血等。

(2) 身体状况　评估生命体征是否稳定，检查肺部有无啰音，呼吸有无增快，心率有无增加及心律失常，肝脏有无肿大及肿大的程度，尿量有无减少，水肿部位、程度，按压皮肤有无凹陷。有无咳白色或粉红色泡沫样痰、颈静脉怒张等。

知识链接

心力衰竭临床诊断依据

(1)安静时心率增加，婴儿大于 180 次/分，幼儿大于 160 次/分，不能用发热或缺氧解释。

(2)呼吸困难、发绀突然加重，安静时呼吸大于 60 次/分。

(3) 肝脏增大达肋下 3 cm 以上或在短时间内较前增大 1.5 cm 以上。

(4) 心音低钝或出现奔马律。

(5) 突然烦躁不安,面色苍白或发绀。

(6) 少尿或无尿,下肢水肿。

(3) 心理社会状况　患儿因呼吸、循环障碍所致的明显不适而产生焦虑或恐惧。家长因知识缺乏及看到患儿呼吸困难、发绀等严重表现,出现紧张、焦虑,对医护人员的言行和态度非常敏感,渴望接受健康指导和心理支持。

(4) 辅助检查　及时进行有关检查,注意评估 X 线检查、心电图检查、心脏与腹部超声检查等的结果。

【护理诊断】

(1) 心输出量减少　与心肌收缩力减弱和心脏负荷加重有关。

(2) 活动耐力降低　与组织灌注不足及淤血致缺氧有关。

(3) 体液过多　与静脉回流受阻及钠、水潴留有关。

(4) 潜在并发症　药物的副作用及毒性反应。

(5) 焦虑　与疾病的痛苦、病情危重及缺乏急性心力衰竭的知识有关。

【护理目标】

(1) 患儿心脏功能改善,活动量逐渐增加,胸闷、心悸等症状逐渐消失。

(2) 患儿活动耐力得到改善,适当的活动后无心悸、气促等表现。

(3) 患儿在 1～2 周内尿量增加、水肿消退。

(4) 患儿住院期间未发生继发感染及并发症,或虽发生但被及时发现与处理。

(5) 家长及年长患儿能熟悉本病的有关知识,获得心理支持,焦虑情绪逐渐消除,对手术的预后持乐观态度,能较好地配合手术。

【护理措施】

1. 减轻心脏负荷

(1) 休息并保持安静　让患儿卧床休息,床头抬高 15°～30°,有明显左心衰竭时,置患儿于半卧位或坐位,双腿下垂,以减少回心血量,减轻心脏负荷。保持病室安静舒适,尽量避免患儿烦躁、哭闹,必要时按医嘱应用镇静药物。

(2) 限制水、盐摄入　一般给予低盐饮食,每日饮食中的钠盐不超过 0.5～1 g,重症患儿暂进无盐饮食。以少量多餐为宜,防止过饱,婴儿喂乳时所用乳头应稍大,但须防止呛咳。吸吮困难时可采用滴管,必要时鼻饲。水肿严重者液体入量控制在 75 mL/(kg · d)以下,静脉补液时滴速宜慢,一般每小时不超过 5 mL/kg。

(3) 遵医嘱应用强心苷类制剂、利尿剂,并观察患儿用药后的反应。

(4) 保持大便通畅,避免排便用力。鼓励患儿食用含纤维素较多的食物,必要时给予甘油栓或开塞露通便。

(5) 密切观察病情变化,监测呼吸、心率,密切观察烦躁、发绀等缺氧表现,注意心音降低、肝脏肿大、下肢水肿等表现是否减轻。记录液体出入量,定时测体重,了解水肿增减情况。

2. 吸氧

对呼吸困难、发绀患儿给予氧气吸入。急性肺水肿时,可将氧气湿化瓶内加入 20%～

30%酒精间歇吸入，以降低肺泡内泡沫的表面张力使泡沫破裂，增加气体与肺泡壁的接触面积，改善气体交换，每次10～20 min，重复1～2次。

3. 遵医嘱正确用药，并密切观察药物反应

(1) 预防与监测强心苷类中毒　由于强心苷类药物治疗量和中毒量较接近，小儿用药量少，两者剂量之差更小，故易发生中毒，必须注意预防。

给药前：①治疗急性心力衰竭多静脉给药，在配药前须用1 mL注射器准确抽取药液，以保证用药量的精确性，再以10%或25%的葡萄糖注射液稀释；②每次注射前须先测患儿脉搏(必要时测心率)，须测1 min，若发现脉搏缓慢(年长儿小于60次/分，婴幼儿小于80次/分)或脉律不齐，应及时与医生联系，决定是否继续用药；③若心电图监护记录显示P-R间期较用药前延长50%或出现室性期前收缩等，须立即暂停给药，与医生联系。

给药时：①静脉注射速度要缓慢，不少于5 min，并密切观察患儿脉搏变化；②注意强心苷类药物不能与其他药液混合注射，以免发生药物的相互作用而引起中毒。

用药期间：①须多给患儿进食富含钾的食物如牛奶、柑橘、香蕉、菠菜、豆类等，或按医嘱给予氯化钾溶液，因患儿在呕吐、腹泻及使用利尿剂时可引起钾的丢失，故低钾血症是导致强心苷类中毒反应(心律失常)较常见的诱因；②暂停进食含钙量高的食物，禁止服用钙剂，两者至少间隔4～6 h，否则易引起中毒反应；③密切观察患儿情况，若出现心脏反应(心律失常)、消化道反应(恶心、呕吐、腹痛、腹泻等)、神经系统反应(头痛、头晕、视力模糊、色视等)，应及时报告医生，并备好钾盐、阿托品、苯妥英钠、利多卡因等药物，按医嘱应用。

知识链接

强心苷类药物疗效观察

有效指标：呼吸困难减轻、心率减慢、肝脏缩小、尿量增加、患儿安静、食欲好转。

中毒表现：心律失常、食欲减退、恶心、呕吐、嗜睡、头昏、黄视、绿视等。如出现中毒表现，应立即停用强心苷类药物，并与医生联系，及时采取处理措施。

给药后：用药后1～2 h要监测患儿心率和心律，并注意心力衰竭表现是否改善，以配合医生调整用药计划。

(2) 正确应用利尿剂　常用氢氯噻嗪、呋塞米和利尿酸。

用氢氯噻嗪时要注意餐后服药，以减轻胃肠道刺激；用呋塞米后应观察利尿效果，并注意有无脱水及电解质紊乱；利尿酸肌内注射会引起局部疼痛，宜深部肌内注射，静脉滴注前应稀释，注射剂溶解后为无色透明溶液，应在24 h内用完，切忌加入酸性液中静脉滴注；无论用何种利尿剂，均宜在清晨或上午给予，以免夜间多次排尿影响睡眠。

(3) 正确应用血管扩张剂　用硝普钠时，药液要在静脉滴注前新鲜配制，放置4 h后不能再用，整个输液系统须遮光(用黑纸或铝箔包裹)，以免药物遇光失效，注意不要将药液漏到血管外，以免发生组织坏死。用药过程中须严密监测心率和血压变化，根据血压随时调整输液速度，避免血压过低。

4. 心理护理

耐心向家长及患儿介绍心力衰竭的防治、预后及护理等知识，多关心、体贴患儿，态度要和蔼，帮助家长做好心理调整，因家长的情绪对患儿影响很大，要多与家长沟通，让其感受到医护人员正在积极努力抢救患儿，并且自己的知情权受到重视，增强信任感，更好地与医护人员配合。对患儿要营造和谐的环境，尽量满足其提出的要求，允许将其喜爱的玩具放在身边，让父母陪伴，医护人员及家长要注意表情放松，避免在患儿面前表现出紧张不安，以免加重患儿的恐惧心理。

【健康教育】

(1) 向患儿及家长介绍心力衰竭的病因、诱因、护理要点及预后知识，减轻家长及患儿的焦虑和恐惧心理。

(2) 说明限制患儿活动的意义，避免患儿用力，如翻身、进食及排便时要给予及时的帮助，避免患儿烦躁、哭闹和不良刺激，以免加重患儿心脏负担。病情好转后酌情指导患儿逐渐增加活动量，避免过度劳累。

(3) 向家长详细介绍所用强心苷类制剂的剂量、给药时间和方法，教其学会药物疗效和不良反应的观察，以便及时就医。

(4) 心力衰竭缓解后除积极治疗原发病外，指导家长做好预防，强调要避免感染、劳累及情绪激动等诱因，预防心力衰竭再次发生。

(5) 要劝告先天性心脏病患儿的家长尽早对患儿进行手术根治。

任务小结

胎儿的新陈代谢是通过脐血管在胎盘与母体之间进行物质交换来完成的。在胎血循环中有三个特殊的通道，分别是静脉导管、卵圆孔、动脉导管，出生后先后关闭。小儿的心率相对较快，随年龄的增长而减慢。小儿年龄越小，血压越低，1 岁内的婴儿收缩压为 10.67 kPa (80 mmHg)，2 岁～12 岁小儿收缩压可用(年龄×2＋80)mmHg 计算，小儿的舒张压＝收缩压×2/3。先天性心脏病是小儿最常见的心脏病，病因尚未完全明确，与遗传、宫内病毒感染、药物影响、孕母接触大剂量放射线等有关。先天性心脏病根据左、右心及大血管之间有无异常通道及血流方向分为左向右分流型、右向左分流型及无分流型三类，其中左向右分流型包括房间隔缺损、室间隔缺损、动脉导管未闭，由于体循环向肺循环分流，导致体循环血减少，生长发育落后；肺循环血增多，易导致反复肺部感染，X 线检查发现“肺门舞蹈”现象，这一类先心病晚期由于肺动脉高压，出现持续性发绀，称为艾森曼格综合征。右向左分流型常见的有法洛四联症，主要的表现有发绀、蹲踞症状、脑缺氧症状、脑血栓等，X 线检查见“靴形心”。无分流型包括肺动脉狭窄、主动脉狭窄、右位心等。先心病的主要护理措施是制定合理生活制度，供给充足的营养，预防感染，使患儿能安全达到手术年龄。病毒性心肌炎是一种病因不完全清楚，目前尚无特殊治疗方法的疾病，急性期特别强调卧床休息的重要性。急性心力衰竭是儿科常见的急症，主要表现为心率增加，安静时婴儿心率大于 180 次/分，幼儿心率大于 160 次/分，不能用发热或缺氧解释，心音低钝及心脏扩大，可出现奔马律，颈静脉怒张或肝-颈静脉回流征阳性；呼吸困难、呼吸频率增快，安静时呼吸频率大于 60 次/分；肝脏在短期内迅速增大 1.5 cm 以上或在肋下 3 cm 以上；极度烦躁不安、面色苍白或发绀；少尿或无尿，下肢及身体低垂部位出现不同程度的水肿等，急救时常采用洋地黄、利尿剂、血管扩张剂，酒精湿化给氧等。

能力检测

一、名词解释

1. 法洛四联症　2. 蹲踞症状　3. 肺门舞蹈　4. 差异性发绀
5. 艾森曼格综合征

二、选择题

(一) A_1型题

1. 法洛四联症的患儿缺氧发作时宜采取的体位是(　　)。
A. 平卧位　B. 俯卧位　C. 中凹体位　D. 胸膝位　E. 头高足低位

2. 房间隔缺损患儿如行胸部 X 线检查，可发现(　　)。
A. 左心房明显增大　B. 主动脉弓抬高　C. 左心室增大
D. "肺门舞蹈"现象　E. 心脏外形无改变

3. 胸骨左缘第 2 肋间闻及连续性机器样杂音可见于(　　)。
A. 室间隔缺损　B. 房间隔缺损　C. 动脉导管未闭
D. 法洛四联症　E. 主动脉狭窄

4. 常见的并发症包括红细胞增多症的是(　　)。
A. 室间隔缺损　B. 房间隔缺损　C. 动脉导管未闭
D. 法洛四联症　E. 主动脉狭窄

5. 婴儿的收缩压多为(　　)。
A. 40 mmHg　B. 50 mmHg　C. 60 mmHg　D. 70 mmHg　E. 80 mmHg

6. 小儿心率相对较快，2～3 岁小儿的心率正常范围为(　　)。
A. 70～90 次/分　B. 80～100 次/分　C. 100～120 次/分
D. 120～140 次/分　E. 140～60 次/分

7. 室间隔缺损患儿出现持续性发绀，此症状被称为(　　)。
A. 差异性发绀　B. 缺氧发作　C. 周围血管征
D. 阿斯综合征　E. 艾森曼格综合征

8. 下列不属于潜伏性青紫型先天性心脏病的是(　　)。
A. 肺动脉狭窄　B. 房间隔缺损　C. 室间隔肌部缺损
D. 室间隔膜部缺损　E. 动脉导管未闭

(二) A_2型题

1. 患儿，女，1 岁。消瘦，哭闹时发绀，平静后发绀消失，体格检查：胸骨左缘第 2、3 肋间可闻及收缩期杂音，肺动脉瓣区第二心音亢进，并固定分裂，则该患儿最可能的诊断是(　　)。
A. 室间隔缺损　B. 房间隔缺损　C. 动脉导管未闭
D. 法洛四联症　E. 主动脉狭窄

2. 2 岁男孩，自出生后不久有发绀，平时玩耍时喜蹲踞，有杵状指，胸部 X 线检查见"靴形心"，肺血减少。最可能的诊断是(　　)。
A. 房间隔缺损　B. 室间隔缺损　C. 动脉导管未闭
D. 法洛四联症　E. 肺动脉狭窄

3. 患儿，3 岁，体格检查发现胸骨左缘第 2、3 肋间闻及Ⅲ级收缩期杂音，肺动脉第二音固定分裂。如果此患儿做右心导管检查，诊断房间隔缺损的可靠依据是（　　）。

A. 肺动脉压力增高　　B. 右心房血氧含量增高
C. 右心室血氧含量降低　　D. 右心房压力增高
E. 导管从右心房进入左心室

4. 2 岁男孩，身体瘦弱，自幼喂养困难，反复患支气管肺炎。胸部 X 线检查：心脏增大，以左心室、左心房、右心室增大显著，肺动脉段突出，有“肺门舞蹈”现象，肺血管影增粗。最可能的诊断为（　　）。

A. 房间隔缺损　　B. 室间隔缺损　　C. 动脉导管未闭
D. 右位心　　E. 肺动脉狭窄

（三）A_3/A_4型题

（1～2 题共用题干）

患儿，男，10 个月。出生以来喂养困难，哭闹时发绀明显，现患儿体温 38.5 ℃，咳嗽，肺部闻及少量湿啰音，胸骨左缘第 3、4 肋间可闻Ⅲ～Ⅴ级全收缩期杂音。

1. 此患儿最可能的原发病为（　　）。

A. 室间隔缺损　　B. 房间隔缺损　　C. 动脉导管未闭
D. 法洛四联症　　E. 病毒性心肌炎

2. 目前患儿出现的并发症为（　　）。

A. 支气管炎　　B. 支气管肺炎　　C. 充血性心力衰竭
D. 肺水肿　　E. 亚急性细菌性心内膜炎

（3～5 题共用题干）

患儿，3 岁，患室间隔缺损，病情较重，平时须用地高辛维持心功能。现患儿因上呼吸道感染诱发急性心力衰竭，按医嘱用西地兰，患儿出现恶心、呕吐、视力模糊，测心率为 48 次/分。

3. 引起患儿出现上述临床表现的原因是（　　）。

A. 上呼吸道感染加重　　B. 胃肠道感染　　C. 急性心力衰竭
D. 强心苷类药物中毒的反应　　E. 室间隔缺损的表现

4. 要确定上述判断还应做的检查是（　　）。

A. 血常规检查　　B. 心脏 B 超检查　　C. X 线检查
D. 心电图检查　　E. 心导管检查

5. 此时应采取的措施是（　　）。

A. 使用钙剂　　B. 口服心得安　　C. 使用止吐药物
D. 禁食以减轻胃肠道负担　　E. 暂停使用强心苷类药物并通知医生

三、简答题

1. 简述胎儿血液循环的特点。

2. 左向右分流型先天性心脏病为什么又称潜伏性青紫型先天性心脏病？

3. 法洛四联症脑缺氧症状发作时如何护理？为什么法洛四联症患儿在日常生活时应供给充足的液体，必要时静脉输液？

4. 结合你学的知识如何教育育龄妇女预防小儿患先天性心脏病。

选择题参考答案：

(一) 1.D　2.D　3.C　4.D　5.E　6.C　7.E　8.A

(二) 1.B　2.D　3.B　4.B

(三) 1.A　2.B　3.D　4.D　5.E

（朱鹏云）

任务十二　造血系统疾病患儿的护理

学习目标

掌握：贫血的分度；营养性缺铁性贫血患儿的护理评估、护理诊断及护理措施；营养性巨幼红细胞性贫血患儿的护理诊断和护理措施。

熟悉：小儿贫血的分类、特发性血小板减少性紫癜的护理评估、护理措施。

了解：小儿造血和血液特点；营养性缺铁性贫血患儿的护理目标和健康教育；营养性巨幼红细胞性贫血患儿的护理评估和健康教育；血友病的护理。

一、小儿造血及血液特点

(一) 小儿造血特点

小儿造血可分为胚胎期造血和出生后造血(图 3-12-1)。

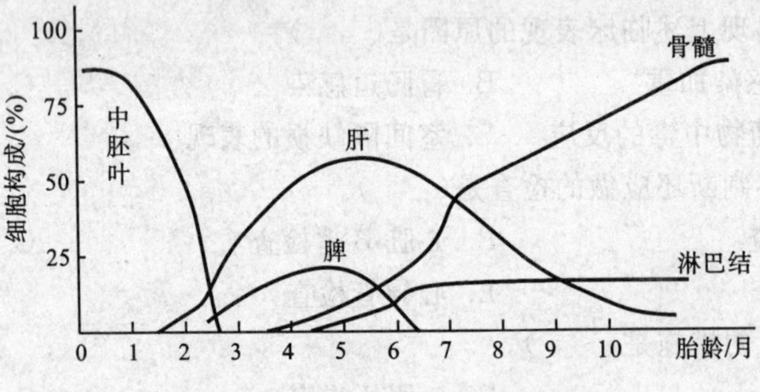

图 3-12-1　胚胎期及出生后造血情况

1. 胚胎期造血

(1) 中胚叶造血期　在胚胎第 3 周开始出现卵黄囊造血，出现原始的有核红细胞。在胚胎第 6 周后，中胚叶造血开始减退，至第 10 周停止，代之以肝、脾造血。

(2) 肝脾造血期　肝脏是胎儿中期的主要造血器官。肝脏在胚胎第 6～8 周开始造血，产生有核红细胞、少量粒细胞和巨核细胞，4～5 个月时达高峰，至胎儿期 6 个月后，肝脏造血逐渐减退，出生后 4～5 d 完全停止造血。脾脏约在胚胎第 8 周开始造血，主要产生粒细胞、红细胞和少量淋巴细胞、单核细胞。胎儿5个月后，脾脏造红细胞和粒细胞的功能减退甚至消失，而造淋巴细胞的功能可维持终身。

(3) 骨髓造血期　胚胎第6周时出现骨髓，至胎儿4个月时骨髓才开始造血，胎儿6个月后骨髓成为主要的造血器官，出生2～5周后骨髓成为唯一的造血场所。胸腺、淋巴结从胚胎第4个月开始有造淋巴细胞的功能。

2. 出生后造血

(1) 骨髓造血　骨髓是出生后主要造血器官。出生后几年内所有骨髓均为红骨髓，全部参与造血，以满足生长发育的需要。5～7岁开始，长骨干中出现脂肪细胞(黄骨髓)，并随年龄的增长而逐渐增多，红骨髓相应减少，至18岁时，红骨髓仅分布于肋骨、胸骨、脊椎、骨盆、颅骨、锁骨、肩胛骨及长骨近端。黄骨髓有潜在的造血功能，当造血需要增加时，它可转变成红骨髓而恢复造血功能。小儿在出生后几年内缺少黄骨髓，故造血的代偿潜力差，如果造血需要增加，就容易出现骨髓外造血。

(2) 骨髓外造血　在正常情况下，骨髓外造血极少。出生后，尤其在婴儿期，当发生感染性贫血或溶血性贫血等需要增加造血时，肝、脾和淋巴结可随时适应需要，恢复到胎儿时期的造血状态而出现肝、脾、淋巴结肿大，同时外周血中可出现有核红细胞和(或)幼稚中性粒细胞。这是小儿造血器官的一种特殊反应，称为骨髓外造血。当贫血纠正后即恢复正常。

(二) 小儿血液特点

(1) 红细胞数和血红蛋白量　由于胎儿期处于相对缺氧状态，故红细胞数和血红蛋白量均较高，出生时红细胞数为$(5.0\sim7.0)\times10^{12}/L$，血红蛋白量为150～220 g/L，未成熟儿稍低。出生后6～12 h因进食少和不显性失水，红细胞数和血红蛋白量有所增高。随着自主呼吸的建立，血氧含量的增高，红细胞生成素减少，骨髓暂时性造血功能降低；胎儿红细胞体积大而寿命短，红细胞在短期内破坏较多(生理性溶血)；婴儿生长发育迅速，由于循环血量迅速增加等因素，红细胞数和血红蛋白量逐渐降低。至出生后2～3个月时(早产儿较早)红细胞数降至$3\times10^{12}/L$左右，血红蛋白量降至110 g/L左右，出现轻度贫血，称为生理性贫血。生理性贫血呈自限性，一般无临床症状，也不需要特殊处理。3个月以后红细胞生成素增加，红细胞数和血红蛋白量又缓慢增加，约于12岁时达成人水平。此外，小儿出生时外周血液中可见到少量有核红细胞，出生后1周内消失。

(2) 白细胞总数与分类　小儿出生时白细胞总数为$(15\sim20)\times10^9/L$，出生后6～12 h达$(21\sim28)\times10^9/L$，然后逐渐下降，1周时平均为$12\times10^9/L$；婴儿期白细胞总数维持在$10\times10^9/L$左右；8岁以后接近成人水平。

白细胞分类主要是中性粒细胞(N)与淋巴细胞(L)比例的变化。出生时中性粒细胞约占0.65，淋巴细胞约占0.30。随着白细胞总数的下降，中性粒细胞比例也相应下降，至出生后4～6 d时中性粒细胞和淋巴细胞的比例几乎相等；之后淋巴细胞比例上升，约占0.60，中性粒细胞约占0.35，至4～6岁时两者的比例又相等，以后中性粒细胞比例增多；7岁后白细胞分类与成人的相似。刚出生小儿末梢血液中也可出现少量幼稚中性粒细胞，但在数日内即消失。嗜酸性粒细胞、嗜碱性粒细胞及单核细胞的数目在各年龄期差异不大。

(3) 血小板数　小儿血小板数与成人的相似，为$(150\sim250)\times10^9/L$。

(4) 血容量　小儿血容量相对比成人的多，新生儿血容量约占体重的10%，平均为300

mL,儿童血容量占体重的8%～10%,成人血容量占体重的6%～8%。

二、小儿贫血概述

(一) 贫血的分度

贫血是指末梢血中单位容积内的红细胞数或血红蛋白量低于正常值。由于婴儿和儿童的红细胞数和血红蛋白量随年龄不同而有差异,因此在诊断贫血时,必须参照不同年龄正常值。根据世界卫生组织的资料,血红蛋白量的低限在6个月～6岁的小儿为110 g/L,6～14岁的小儿为120 g/L,海拔每升高1000米,血红蛋白比例上升4%,低于此值为贫血。6个月以内的婴儿,由于生理性贫血等因素,血红蛋白量变化较大,目前尚无统一标准。我国小儿血液学会议暂定:血红蛋白量在新生儿期小于145 g/L、1～4个月时小于90 g/L、4～6个月时小于100 g/L者为贫血。

根据外周血中血红蛋白量或红细胞数可将贫血分为轻度、中度、重度、极重度四度(表3-12-1)。

表3-12-1 贫血的分度

	轻度贫血	中度贫血	重度贫血	极重度贫血
红细胞数/($\times10^{12}$/L)	3～4	2～3	1～2	<1
血红蛋白量/(g/L)	90～120	60～90	30～60	<30

(二) 贫血的分类

由于贫血的病因和发病机制多种多样,因此,迄今尚无一个既能阐明病因与发病机制,又能指导临床的统一分类法。目前一般采用形态分类法和病因分类法。

1. 形态分类法

形态分类法是根据红细胞数、血红蛋白量和红细胞压积计算红细胞平均容积(MCV)、红细胞平均血红蛋白(MCH)和红细胞平均血红蛋白浓度(MCHC)的结果将贫血分为四类(表3-12-2)。

表3-12-2 贫血的形态分类

分　类	MCV/fl	MCH/pg	MCHC/(%)	常见疾病
正细胞性贫血	80～94	28～32	32～38	再生障碍性贫血
大细胞性贫血	>94	>32	>38	营养性巨幼红细胞性贫血
单纯小细胞性贫血	<80	<28	32～38	慢性肾脏疾病
小细胞低色素性贫血	<80	<28	<32	缺铁性贫血

2. 病因分类法

病因分类法是根据疾病发生的原因进行分类,其对诊断和治疗疾病都有一定的指导意义。造成贫血的原因是由于红细胞的生成与破坏两者不平衡所致,据此将贫血分为失血性贫血、溶血性贫血和造血不良性贫血三类。

1) 失血性贫血

(1) 急性失血　如创伤大出血、出血性疾病等。

(2) 慢性失血　如溃疡病、钩虫病、肠息肉等。

2) 溶血性贫血

(1) 红细胞内的异常(内因性)　①红细胞膜缺陷,如遗传性球形细胞增多症、遗传性椭圆形细胞增多症;②红细胞酶缺陷,如6-磷酸葡萄糖脱氢酶缺陷症、丙酮酸激酶缺陷症等;③血红蛋白合成与结构异常,如地中海贫血、异常血红蛋白病等。

(2) 红细胞外的异常(外因性)　①免疫因素:存在有破坏红细胞的抗体,如新生儿溶血病、自身免疫性溶血性贫血、药物所致免疫性溶血性贫血等。②感染因素:细菌的溶血素或疟原虫等对红细胞的破坏。③化学物理因素:苯、铅、砷、蛇毒、烧伤等可直接破坏红细胞。④其他:脾功能亢进等。

3) 造血不良性贫血(红细胞和血红蛋白生成不足)

(1) 缺乏造血物质　如营养性缺铁性贫血、营养性巨幼红细胞性贫血。

(2) 骨髓抑制　如先天性再生低下性贫血、再生障碍性贫血、感染、恶性肿瘤、白血病等。

以上两种分类方法各有优、缺点,目前国内外多采用病因分类法。由于形态分类法可推断出病因,对病因诊断起辅助作用,故两者可互相补充。

案例引导

患儿,男,2岁,母乳喂养,未添加辅食,1岁时断奶,偏食,喜欢吃素食,不吃荤菜,近日发现面色渐苍白,不愿活动,有时腹泻,由家属带来医院就诊。体格检查:心肺正常,肝脏在右肋下3 cm,脾脏无肿大。血红蛋白(Hb)62 g/L,红细胞(RBC)2.8×10^{12}/L,血检查:红细胞大不不等,以小细胞为主,中央淡染区扩大。初步诊断为营养性缺铁性贫血。问:该患儿的护理问题有哪些?护理措施有哪些?如何对患儿父母进行健康教育?

三、营养性缺铁性贫血患儿的护理

营养性缺铁性贫血(iron deficiency anemia,IDA)是指由于机体缺铁引起血红蛋白合成减少的一种小细胞低色素性贫血。此种贫血遍及全球,是临床上最常见的一种贫血,以6个月～2岁的婴幼儿发病率最高,对小儿健康危害较大,是我国重点防治的小儿常见疾病之一。

【病因及发病机制】

任何引起机体铁缺乏的因素都可能导致营养性缺铁性贫血,引起铁缺乏的原因主要有以下4点。

(1) 先天储铁不足　胎儿期最后3个月胎儿从母体获得的铁最多,足够其出生后4～5个月使用,早产、双胎、胎儿失血、孕母患营养性缺铁性贫血可致胎儿储存铁减少。在胎儿娩出时,适当推迟结扎脐带的时间,就可以使新生儿多获得75 mL左右的血液(含铁约40 mg)。

(2) 铁摄入不足　食物铁供应不足是导致小儿营养性缺铁性贫血的主要原因。单纯使用牛奶、人乳、谷类等低铁食物而不添加含铁丰富的食物喂养婴儿,年长儿偏食、挑食或摄入动物性食物过少等均可引起铁摄入不足。

(3) 生长发育快　婴儿、青春期的儿童生长发育快,早产儿生长发育更快,随着体重增加,血容量也随之增加,其需铁量也相对增多,如不及时增加含铁丰富的食物,就容易发生缺铁。

(4) 吸收减少和(或)丢失过多　食物的不同成分对铁的吸收可产生不同的影响，维生素C、肉类、氨基酸、果糖、脂肪酸可促进铁吸收，茶、咖啡、牛奶、蛋类、麦麸、植酸盐等抑制铁吸收，所以食物搭配不合理可使铁吸收减少。正常婴儿每日排出铁量比成人的多，出生后2个月的婴儿由粪便排出的铁比从食物中摄入的铁多。用未经加热的鲜牛奶喂养婴儿、肠息肉、膈疝、钩虫病等常因慢性少量肠出血，导致铁丢失过多。慢性腹泻、反复感染可减少铁的吸收和增加铁的消耗，影响铁的利用。

铁缺乏对造血及多组织器官的功能均有影响。

(1) 对造血系统的影响　铁是合成血红蛋白的原料。在正常情况下，经小肠吸收的铁与血浆中的运铁蛋白结合后转运到需铁组织。铁到达骨髓造血组织后即进入幼稚红细胞，在线粒体中与原卟啉结合形成血红素，血红素与珠蛋白结合形成血红蛋白。因此，铁是构成血红蛋白必需的原料，当铁缺乏时血红素生成减少，血红蛋白合成也减少，导致新生红细胞内血红蛋白含量不足，细胞液不足，细胞体积变小；而缺铁对细胞的分裂、增殖影响较小，故红细胞数量减少的程度不如血红蛋白减少的明显，从而形成小细胞低色素性贫血。人体血红蛋白含铁量约占机体总铁量的70%，以铁蛋白及含铁血黄素的形式储存在肝、脾、骨髓等组织中的储存铁为30%，当铁供应不足时，储存铁可供造血需要。因此，缺铁早期无贫血表现，当缺铁进一步加重，储存铁耗竭时，才有贫血出现。营养性缺铁性贫血是铁缺乏的晚期表现。

知识链接

从体内缺铁到出现贫血经过的三个阶段

(1)减少期(ID)　此期体内储存铁减少，但是供红细胞制造血红蛋白的铁尚未减少。

(2) 红细胞生成缺铁期(IDE)　此期储存铁进一步耗竭，红细胞生成所需的铁也不足，但血液循环中血红蛋白量尚不减少。

(3) 缺铁性贫血期(IDA)　此期出现小细胞低色素性贫血和一些非血液系统的症状。

(2) 对非造血系统的影响　铁被机体内许多含铁酶和铁依赖酶(如细胞色素C、单胺氧化酶、核糖核酸还原酶、琥珀酸脱氢酶等)所利用，这些酶控制着体内重要代谢过程，其活性依赖于铁的水平。铁与组织呼吸、氧化磷酸化、胶原合成、卟啉代谢、淋巴细胞及粒细胞功能、神经介质的合成与分解、躯体及神经组织的发育都有关系。铁缺乏时因酶活性下降(缺铁的早期即可出现)，导致一系列非造血系统改变。如上皮细胞退变、萎缩、小肠黏膜变薄引起吸收功能减退；大脑皮质层、下丘脑的5-羟色胺、多巴胺等介质堆积引起神经功能紊乱；甲状腺滤泡上皮细胞坏死、甲状腺素分泌减少；细胞免疫功能及中性粒细胞功能下降引起抗感染能力降低。

【临床表现】

任何年龄均可发病，以6个月～2岁最多见。起病缓慢，多数患儿不能确定具体发病时间，就诊时病情已经比较严重，部分患儿可因其他疾病就诊时才发现患有本病。

(1) 一般贫血表现　皮肤黏膜逐渐苍白，以唇、口腔黏膜、甲床最明显。头发枯黄、倦怠乏力、不爱活动或烦躁，体重不增加或增加缓慢。年长儿常诉头晕、眼前发黑和耳鸣等。

(2) 骨髓外造血的表现　由于骨髓外造血反应，出现肝、脾肿大；年龄越小、贫血越重、病程越长，肝、脾肿大越明显。

(3) 非造血系统的表现　①神经系统症状：常有精神萎靡、烦躁不安或容易激惹。年长儿常出现注意力不集中，记忆力减退、理解力降低、学习成绩下降，智力多较同龄儿的低。影响了儿童的交往能力、模仿能力、学习语言能力、思维活动能力，也影响了儿童心理的正常发育。②消化系统症状：常有食欲减退，少数有异食癖(如喜吃泥土、煤渣、墙皮等)，重者出现口腔炎、舌炎和舌乳头萎缩，甚至出现萎缩性胃炎或吸收不良综合征。③心血管系统的症状：明显贫血时心率增加、心脏扩大、重者可发生心力衰竭。④其他：因细胞免疫功能低下，常合并各种感染；上皮组织异常导致指甲薄脆、不光滑甚至反甲(舟状甲)。

【辅助检查】

(1) 血常规检查　红细胞数、血红蛋白量均低于正常值，其中血红蛋白量降低比红细胞数降低更明显，呈小细胞低色素性贫血。外周血涂片见红细胞大小不等，以小细胞为主，中央淡染区扩大。MCV、MCH、MCHC 均降低。网织红细胞数正常或轻度减少。白细胞、血小板数一般无特殊改变。

(2) 骨髓象检查　骨髓增生活跃，以中、晚幼红细胞增生为主。各期红细胞体积小且细胞液少，染色偏蓝。粒细胞和巨核细胞系一般无明显改变。

(3) 有关铁代谢的检查　血清铁蛋白降低(<12 μmol/L)、血清铁降低(<10.7 μmol/L)、总铁结合力增高(>62.7 μmol/L)，运铁蛋白饱和度降低(<15%)，红细胞内游离原卟啉增高(>0.9 μmol/L)。

【治疗原则】

根治营养性缺铁性贫血的关键是去除病因，特效药是铁剂。铁剂多采用口服，如硫酸亚铁(含元素铁 20%)。对于严重胃肠反应或吸收不良者，给予右旋糖酐铁肌内注射，其疗效与口服的相同。严重贫血，血红蛋白低于 70 g/L 者，可少量多次输注浓缩红细胞，以尽快纠正贫血症状。

【护理评估】

(1) 健康史　向家长了解患儿的喂养方法及饮食习惯，有无因饮食结构不合理或患儿偏食导致长期铁摄入不足；患贫血的婴儿应询问其母亲孕期是否有贫血，有无早产、多胎、胎儿失血等引起先天储铁不足的因素；应了解患儿有无因生长发育过快而造成铁相对不足的因素；应了解患儿有无慢性腹泻、肠道寄生虫、反复感染等慢性疾病使铁丢失、消耗过多及吸收减少情况。

(2) 身体状况　评估患儿有无唇、口腔黏膜、甲床苍白，有无肝、脾、淋巴结肿大，有无舟状甲等。

(3) 心理社会状况　婴幼儿心理改变不明显，年长儿特别是病情较重、病程较长的患儿，由于体格和智力发育受到影响，而不能与同龄儿一样玩耍、游戏，加之学习时注意力不能集中、理解力和记忆力较差，使得学习成绩很难提高，造成患儿情绪改变，产生了忧郁、自卑、厌学等心理。家长因缺乏对本病的认识，对轻症贫血患儿不够重视，待病情加重时又感到内疚，也不能正确对待有异食癖的患儿，过多责备甚至歧视患儿，可能对患儿的心理产生非常严重的不良影响。

(4) 辅助检查　及时采集标本进行有关检查，注意评估血常规检查、骨髓象检查、血清铁检查等的检查结果。

【护理诊断】

(1) 活动耐力降低　与贫血致组织、器官缺氧有关。

(2) 营养失调,低于机体需要量　与铁供应不足、吸收不良、丢失过多或消耗增加有关。

(3) 知识缺乏　与家长及年长患儿的营养知识不足有关。

【护理目标】

(1) 患儿的活动耐力逐步提高并恢复正常。

(2) 患儿食欲逐渐恢复正常,家长及年长患儿能说出致病原因,并能积极主动配合治疗,纠正不良饮食习惯,合理搭配食物,满足生长的需要。

(3) 家长能正确选择含铁丰富的食物,能正确服用铁剂,保证铁的摄入。

【护理措施】

(1) 注意休息,适量活动　轻症贫血患儿,对日常活动均可耐受,一般不需要卧床休息,在剧烈活动时比正常同龄儿容易疲乏,甚至头昏目眩,故应让患儿生活有规律,做适合个体的运动。严重贫血患儿,应根据其活动耐力下降程度制订休息方式、活动强度及每次活动持续时间,可吸氧、卧床休息,必要时协助患儿的日常生活,定时测量心率。重症贫血并发心功能不全或严重感染的患儿,可少量多次输血,以尽快改善贫血状态。

知识链接

输血的注意事项

(1)输血前认真检验血型及交叉配血,准确无误后方可给患儿输血。

(2) 输血过程严格按无菌技术操作。

(3) 以输入新鲜浓缩红细胞为宜,每次 2～3 mL/kg。贫血愈重,一次输血量应愈小,速度应愈慢,以免引起心功能不全。

(4) 密切观察输血过程,疑有输血反应时,立即减速或停止输血,及时报告医生紧急处理。

(2) 合理安排饮食　①帮助年长患儿纠正不良饮食习惯。②指导家长合理搭配膳食的方法。让家长了解动物血、黄豆、肉类等食物含铁较丰富,是防治缺铁的理想食物;维生素C、氨基酸、果糖、脂肪酸等可促进铁吸收,可与铁剂或含铁食物同时进食;茶、咖啡、牛奶、蛋类、麦麸、植酸盐等抑制铁吸收,应避免与含铁多的食物或铁剂同时进食。③婴儿膳食种类较少,且多为低铁食物,应指导按时添加含铁丰富的辅食或补充铁强化食物,如铁强化牛奶、铁强化米粉。母乳含铁虽少,但吸收率高达 50%,一般食物铁的吸收率仅有 1%～22%,应提倡用母乳喂养婴儿。④指导家长对早产儿及低体重儿尽早(约 2 月龄时)给予铁剂(元素铁含量为 0.8～1.5 mg/(kg·d))。⑤必须加热处理鲜牛奶后才能喂养婴儿,以减少因过敏而致的肠道出血。

(3) 口服铁剂的护理要点

① 剂量以元素铁计算,口服量为 4～6 mg/(kg·d),分 2～3 次口服,疗程为血红蛋白达正常水平后再继续服用 2 个月左右停药,以补充铁的储存量。治疗中最好测定血清铁蛋白,避免因铁过量中毒。近年来国内外循证医学研究证实:按元素铁每次 1～2 mg/kg 计算,每

周口服1～2次或每日口服1次，疗程为2～3个月，也能取得比较肯定的疗效，而且小儿对口服铁剂顺应性增加。

② 由于铁剂对胃肠道的刺激，可引起胃肠不适及疼痛、恶心、呕吐、便秘或腹泻，故口服铁剂应从小剂量开始，在两餐之间用药。

③ 铁剂可与稀盐酸和(或)维生素C同服，以利于吸收；忌与抑制铁吸收的食物同服。

④ 液体铁剂可使牙齿染黑，可用滴管或吸管给药。服用铁剂后，大便呈黑色或柏油样，停药后恢复正常。应向家长及年长儿说明其原因，消除顾虑。

⑤ 观察疗效　铁剂治疗有效者，于给药12～24 h后，临床症状好转，烦躁等精神症状减轻，食欲增加；36～48 h后，骨髓出现红系增生现象；3～4 d后，网织红细胞数上升(网织红细胞数5～7 d达高峰，2～3周降至正常)；1～2周后，血红蛋白量逐渐上升，一般3～4周达正常。如服药3～4周无效，应查找原因。

注射铁剂应精确计算剂量，分次深部肌内注射，每次更换注射部位，减少局部刺激，以免引起组织坏死。偶见因注射右旋糖酐铁而引起过敏性休克，首次注射应观察1 h。

【健康教育】

根据家长的文化程度及理解能力，宣传科学育儿的方法，讲解本病的病因、临床表现、治疗原则、护理要点和预防知识，使家长明确及时治疗和精心护理对小儿健康成长及智力发育有重要意义，减轻焦虑等不良心理表现，积极主动配合治疗和护理。解释患儿适度活动和休息的意义，合理安排患儿的日常生活。加强护理，注意预防交互感染，避免到人多的公共场所，避免与感染性疾病的患儿接触。贫血纠正后，合理安排小儿膳食和培养良好饮食习惯是防止复发及保证正常生长发育的关键。因缺铁导致贫血而诱发的智商降低，学习成绩下降者，应加强教育和训练。营养性缺铁性贫血的预防方法如下。

(1) 加强孕妇晚期和哺乳期母亲营养，摄入富含铁的食物时加用维生素C以促进铁的吸收，可以采取口服铁剂1 mg/kg，每周1次，至哺乳期结束。

(2) 提倡母乳喂养婴儿，按时添加含铁丰富的辅食，强调进食高蛋白、高维生素、高铁饮食的意义。由于母乳铁的吸收较牛奶的高，出生后6个月内的婴儿若有足量母乳喂养，可以维持血红蛋白和储存铁在正常范围，建议足月儿纯母乳喂养至4～6个月；此后至1岁的小儿，如无母乳或部分母乳喂养，应采取铁强化配方乳喂养或补授。4～6个月后应逐渐添加铁强化的米粉和配方乳；幼儿和年长儿(尤其是青春期的女孩)的食物应富含铁，并应注意食物的合理搭配，以利于铁的吸收。人工喂养儿应给予铁强化配方乳喂养，并及时添加辅食；如以鲜牛奶喂养，必须加热处理以减少牛奶过敏所致的肠道失血。对早产儿、低体重儿宜从2个月左右给予铁剂预防，同时补充维生素C和B族维生素以促进铁的吸收。

案例引导

患儿，女，8个月，母乳喂养，未添加辅食，其母明显偏食，喜欢吃素食，不吃荤菜。患儿出生后4个月时会笑，尚能独坐。患儿近2个月面色苍黄，呆滞，不哭不笑。体格检查：嗜睡，伸手时手颤，心肺正常，肝脏在右肋下4 cm，脾脏无肿大，腱反射亢进，踝阵挛阴性。血常规检查：血红蛋白75 g/L，红细胞2.1×10^{12}/L，白细胞3.1×10^{9}/L，血小板96×10^{9}/L。拟诊断为营养性巨幼红细胞性贫血。问：该患儿的护理问题有哪些？主要护理措施有哪些？如何对患儿家长进行健康教育？

四、营养性巨幼红细胞性贫血患儿的护理

营养性巨幼红细胞性贫血(nutritional megaloblastic anemia)是由于缺乏维生素 B_{12}或(和)叶酸所引起的一种大细胞性贫血。主要临床特点为贫血、神经精神症状和体征,用维生素 B_{12}或(和)叶酸治疗有效。本病多见于婴幼儿,2 岁以内者占 96%以上。农村地区发病率较高。

【病因及发病机制】

人体所需的叶酸主要来源于食物,部分由肠道细菌合成,但吸收很少;绿色新鲜蔬菜、水果、酵母、谷类和动物肝、肾等含丰富叶酸,但经加热叶酸易被分解破坏;人乳和牛奶均可提供足够的叶酸。食物中叶酸主要在十二指肠和空肠中吸收入血,随血流分布于身体各组织中,主要储存在肝脏。婴儿体内储存的叶酸可供出生后 4 个月的生理需要,因此短期缺乏叶酸不会引起营养性巨幼红细胞性贫血。维生素 B_{12}主要来源于动物性食物,如肝、肾、肉类、蛋类、海产品等,乳类中含量少,羊奶几乎不含维生素 B_{12}和叶酸,植物性食物中含量甚少。食物中维生素 B_{12}进入胃内后,与内因子结合成复合物在小肠吸收入血,主要储存在肝脏。由于许多食物中含有维生素 B_{12},只要日常饮食均衡,从食物中摄取的维生素 B_{12}就能满足生理需要。缺乏维生素 B_{12}或(和)叶酸的主要原因如下。

(1) 摄入不足　胎儿可从母体获得维生素 B_{12},正常足月新生儿在出生时肝内储存有一定量的维生素 B_{12}。若孕妇在妊娠期间缺乏维生素 B_{12},新生儿肝内储存量会明显减少。当婴儿肝内的维生素 B_{12}储存量过低而摄入又不足时,易致本病。如单纯以母乳喂养而没有及时添加辅食的婴儿,特别是母体长期进食素食或患有致维生素 B_{12}吸收障碍的疾病,其乳汁中维生素 B_{12}的含量极少,容易发生此病。长期偏食或仅进食植物性食物所致的维生素 B_{12}缺乏多见于年长儿。

(2) 吸收和利用障碍　患慢性腹泻、局限性回肠炎等疾病影响维生素 B_{12}的吸收;肝脏疾病、急性感染,胃酸减少等疾病影响维生素 B_{12}的代谢或利用。

(3) 需要量增加　未成熟儿、婴儿因生长发育迅速,维生素 B_{12}的需要量也相应增加,摄入不足时易患本病。严重感染时因维生素 B_{12}的消耗量增加,若摄入量不足也可导致本病。

(4) 药物作用　长期应用广谱抗生素可使正常结肠内细菌所含的叶酸被清除而减少叶酸的供应;抗叶酸代谢药物(如甲氨蝶呤、6-巯基嘌呤等)抑制叶酸代谢而致病;长期服用抗癫痫药(如苯妥英钠、苯巴比妥、扑痫酮等)也可导致叶酸缺乏。

摄入体内的叶酸经叶酸还原酶的还原作用和维生素 B_{12}的催化作用后变成四氢叶酸,后者是 DNA 合成过程中必需的辅酶。因此,维生素 B_{12}和叶酸缺乏都可致四氢叶酸减少,进而引起 DNA 合成减少。幼稚红细胞内的 DNA 减少使红细胞的分裂和增殖时间延长,红细胞细胞核发育落后于细胞液,而红细胞细胞液中血红蛋白合成不受影响,红细胞的细胞体变大,形成巨幼红细胞。由于红细胞的生成速度变慢,且这些异型红细胞在骨髓内容易遭受破坏,进入血流中的成熟红细胞寿命也较短,故造成贫血。粒细胞的细胞核也因 DNA 的合成不足而导致成熟障碍,细胞体增大,因而出现巨大幼稚粒细胞和中性粒细胞分叶过多现象。DNA 不足也可使骨髓中巨核细胞的细胞核发育障碍而致核分叶过多。

维生素 B_{12}与神经髓鞘中脂蛋白的合成有关,能保持中枢和外周有髓鞘神经纤维的完整功能,缺乏时可致周围神经变性、脊髓亚急性联合变性和大脑损害,出现神经精神症状;维生素 B_{12}缺乏还可使中性粒细胞和巨噬细胞吞噬细菌后的杀灭作用减弱而易感染。叶酸缺乏

主要引起情感改变，偶有深感觉障碍，其机制不清。

【临床表现】

(1) 一般表现　患儿多呈虚胖体型，或伴轻度水肿，毛发稀疏发黄，严重病例可有皮肤出血点或淤斑。

(2) 贫血表现　多数是轻度或中度贫血。表现为面色蜡黄，睑结膜、指甲、口唇等部位苍白，疲乏无力。贫血可引起骨髓外造血反应，常有肝、脾、淋巴结肿大。

(3) 神经精神症状　患儿可有烦躁不安、易怒等症状。维生素 B_{12} 缺乏者表情呆滞、嗜睡，反应迟钝、少哭不笑，智力、动作发育落后，甚至倒退。常出现不协调和不自主的动作，肢体、头部、舌或全身震颤，肌张力增强，腱反射亢进，踝阵挛阳性，浅反射消失，甚至抽搐。神经精神症状是本病患儿的特征性表现。

(4) 消化系统症状　有食欲减退、舌炎、舌下溃疡、腹泻等。

【辅助检查】

(1) 血常规检查　患儿呈大细胞性贫血，MCV、MCH 升高，MCHC 正常。可见巨大幼稚粒细胞和中性粒细胞分叶过多现象。红细胞数的减少比血红蛋白量的减少更明显，血涂片可见红细胞大小不等，以大细胞为多，可见巨幼变的有核红细胞。网织红细胞、白细胞、血小板计数常减少。

(2) 骨髓象检查　骨髓增生明显活跃，以红细胞系增生为主，粒细胞、红细胞系统均出现巨幼变，表现为细胞体变大、核染色质粗而松、副染色质明显，显示细胞核的发育落后于细胞液。巨核细胞的核有过度分叶现象。

(3) 血清维生素 B_{12} 和叶酸测定　血清维生素 B_{12} 含量小于 100 ng/L(正常值200～800 ng/L)，血清叶酸含量小于 3 μg/L(正常值 5～6μg/L)。

【治疗原则】

本病的治疗原则是去除病因，加强营养，补充维生素 B_{12} 和叶酸，防治感染，对有明显神经精神症状的患儿可应用镇静剂，重度贫血者可予以输血。

【护理评估】

(1) 健康史　重点评估引起维生素 B_{12} 和叶酸缺乏的因素。如有无患慢性腹泻、局限性回肠炎等疾病影响维生素 B_{12} 的吸收；肝脏疾病、急性感染、胃酸减少等疾病影响维生素 B_{12} 的代谢或利用。

(2) 身体状况　评估有无面色蜡黄，睑结膜、指甲、口唇苍白，有无肝、脾、淋巴结肿大等。

(3) 心理社会状况　家长缺乏对本病的认识，担心患儿所患疾病会对今后造成影响，出现焦虑、担忧，希望得到正确指导。本病持续时间长，严重贫血影响小儿的体格发育、神经精神发育和小儿心理行为的正常发展；震颤影响了患儿的正常游戏和生活，使其产生烦躁、焦虑或抑郁、自卑等心理改变。

(4) 辅助检查　及时采集标本进行有关检查，注意评估血常规检查、骨髓象检查、血清(维生素 B_{12} 和叶酸)检查等的检查结果。

【护理诊断】

(1) 活动耐力降低　与贫血致组织、器官缺氧有关。

(2) 营养失调，低于机体需要量　与维生素 B_{12} 或(和)叶酸摄入不足、吸收不良等有关。

(3) 生长发育改变　与营养不足、贫血及维生素 B_{12} 缺乏影响生长发育有关。

(4) 潜在并发症　受伤、感染等。

【护理目标】

(1) 患儿的活动耐力逐步提高并恢复正常。

(2) 患儿食欲逐渐恢复正常，家长及年长患儿能说出致病原因，并能积极主动配合治疗，纠正不良饮食习惯，合理搭配食物，满足生长的需要。

(3) 患儿体重、身长等生长发育能逐步恢复正常。

(4) 患儿不出现并发症，或出现并发症能够及时发现和处理。

【护理措施】

1. 注意休息与活动

根据患儿活动的耐受情况安排其休息与活动。一般不需卧床休息，严重贫血者适当限制活动，协助满足其日常生活所需。有烦躁、震颤者限制活动，必要时遵医嘱应用镇静剂。

2. 指导喂养和加强营养

(1) 提倡母乳喂养并加强乳母营养，及时添加富含维生素 B_{12} 及叶酸的辅食。合理搭配食物，注意食物的色、香、味调配，以增加患儿食欲；养成良好的饮食习惯，以保证能量和营养素的摄入。贫血患儿食欲低下，对年幼儿要耐心喂养，少量多餐，对年长儿说服教育，鼓励其进餐。严重震颤不能吞咽者可用鼻饲喂养。

(2) 遵医嘱用药　一般采取肌内注射维生素 B_{12} 和口服叶酸治疗。单纯维生素 B_{12} 缺乏时，不宜加用叶酸治疗，以免加重神经精神症状；维生素 C 有助于叶酸的吸收，同时服用可提高疗效。

(3) 疗效观察　一般用药后 2～4 d，患儿神经精神症状好转、食欲增加，随即网织红细胞数上升，5～7 d 达高峰，2 周后降至正常。2～6 周红细胞数和血红蛋白量恢复正常，但神经精神症状恢复较慢，少数患儿需经数月后才完全恢复。在恢复期应加用铁剂，防止红细胞增加时出现缺铁。

3. 功能锻炼

对于有体格、动作、智力发育落后和倒退现象的患儿，应加强锻炼，耐心教育，逐渐训练坐、立、行等运动功能，并尽早给予药物治疗，以促进动作和智力发育。

4. 加强护理，防止发生并发症

(1) 防止受伤的护理　维生素 B_{12} 严重缺乏的患儿多有全身震颤、抽搐、感觉异常、共济失调等，应观察患儿病情进展情况，震颤严重者应按医嘱给予镇静剂。抽搐者可在上、下门齿之间垫缠有纱布的压舌板，以防咬破口唇、舌尖，并限制活动以防发生外伤。

(2) 预防感染　住院患儿施行保护性隔离。提供良好的生活环境，适当进行户外活动，按时预防接种。每天 2 次口腔护理，防止口炎，鼓励患儿多饮水，保持口腔清洁。为避免发生交叉感染，尽量少去公共场所。

【健康教育】

(1) 介绍本病的发病原因、临床表现、治疗方法及预后，及早给予药物治疗和正确教养，可改善神经精神症状。指导家长为患儿提供愉快的生活环境，多给患儿触摸、拥抱、亲吻等，促进其心理行为的发展。

(2) 宣传婴儿喂养的方法及辅助食物添加的顺序、种类和方法，尤其应按时添加含维生

素 B_{12}、叶酸丰富的辅食如瘦肉、肾、肝、海产品、蛋类、绿叶蔬菜、水果、谷类等。乳母也应多吃上述食物，如母亲长期进食素食，缺乏动物性食物，则乳汁中维生素 B_{12} 量极少，就不能满足婴儿生长需要而致婴儿发病。较大儿童要耐心说服他们克服不良饮食习惯，必要时协助家长制订合适的食谱。

(3) 预防本病的要点是及时添加辅食，饮食应多样化，特别要注意动物性食物的摄入，及时治疗影响维生素 B_{12} 和叶酸吸收、利用的胃肠道疾病等。

案例引导

患儿，女，8 岁，以四肢皮肤反复出现紫癜 1 年多入院，入院检查血常规：血红蛋白 130 g/L，红细胞 4.1×10^{12}/L，白细胞 5.1×10^{9}/L，血小板 46×10^{9}/L。问：该患儿应考虑为什么疾病？主要护理措施有哪些？如何对患儿家长进行健康教育？

五、出血性疾病患儿的护理

(一) 特发性血小板减少性紫癜患儿的护理

特发性血小板减少性紫癜(idiopathic thrombocytopenic purpura，ITP)是小儿最常见的出血性疾病(发病率为 46/1 000 000)。其特点是自发性出血，血小板减少，出血时间延长和血块收缩不良。骨髓中巨核细胞的发育受到抑制。

【病因及发病机制】

本病病因未明，约 80%患儿在发病前 3 周左右有病毒感染史，多为上呼吸道感染，还有约 20%患儿的前驱病是风疹、麻疹、水痘、腮腺炎、传染性单核细胞增多症、肝炎、巨细胞包涵体病等疾病。约 1%患儿因注射活疫苗后发病。有的患儿同时发生特发性血小板减少性紫癜和自身免疫性溶血；新生儿患者约半数母亲患有同样疾病。这些现象都支持 ITP 是免疫性疾病。

【临床表现】

本病在临床上可分为急性型和慢性型，前者多见于儿童，后者好发于成年女性。男、女性患儿人数比例约为 1∶4。

1. 急性型

(1) 症状　皮肤有出血点、淤斑，口唇黏膜出现血疱，鼻腔出血、牙龈渗血、舌体出血。内脏出血者可有血尿、黑便、痰中及呕吐物混有血丝或血块。女性患儿可有阴道出血。严重者颅内出血，常可导致患儿死亡。

(2) 体征　皮肤及黏膜可见广泛出血点、淤斑。损伤及注射部位可见淤斑甚或血肿。颅内出血者可有剧烈头痛、视物模糊、意识障碍、瘫痪及抽搐等。

(3) 并发症　出血量大者，可并发失血性贫血、低血压，甚至失血性休克。

2. 慢性型

(1) 症状　出血症状较急性型的轻且局限，可表现为反复发生的皮肤、黏膜出血点、淤斑，或鼻出血、牙龈出血等。较少出现严重内脏出血。月经量增多较常见，对于某些患者可为唯一症状。

(2) 体征　皮肤散在出血点、淤斑。注射或损伤部位可见淤斑。少数患者可有脾脏轻度肿大。

(3) 并发症　长期慢性出血尤其月经量增多患者，可出现失血性贫血。

ITP 除了皮肤、黏膜出血外，仅 10%～20%患者有轻度脾肿大。急性暴发型患者常伴有发热。出血严重者可有失血性贫血，甚至发生失血性休克。常伴有局部血肿的相应症状，颅内出血时表现为头痛、嗜睡、昏迷、抽搐、麻痹等症状。急性暴发型患者除血小板减少外，常伴有血管壁的损害，故出血较重。

【辅助检查】

(1) 血常规检查　周围血中最主要的改变是血小板减少至 100×10^9/L 以下，出血轻重与血小板高低成正比，血小板小于 50×10^9/L 时可见自发出血，小于 20×10^9/L时出血明显，小于 10×10^9/L 时出血严重。

(2) 骨髓象检查　出血严重者可见反应性造血功能旺盛。急性患者巨核细胞总数正常或稍高，慢性患者巨核细胞大多增高；成熟未释放血小板的巨核细胞显著增加，可达 80%，而成熟释放血小板的巨核细胞极少见。为了确诊此病并排除白血病或再生障碍性贫血时须进行骨髓检查。

【治疗原则】

(1) 一般治疗　注意休息，减少活动，避免碰撞。血小板小于 20×10^9/L 者严格卧床休息，避免严重出血或者颅内出血。

(2) 对症治疗　卡巴克络、维生素 C 等可收缩血管、改善毛细血管通透性，有助于减少出血。

(3) 糖皮质激素治疗　如无禁忌证，糖皮质激素为首选治疗药物，有效率可达 85%。常用泼尼松，病情严重者可用等效地塞米松或甲泼尼龙静脉滴注，症状好转后改为口服。激素治疗效果不佳时可选用免疫抑制剂，如长春新碱、环磷酰胺、硫唑嘌呤、环孢素等。

(4) 脾切除　脾切除有效率为 70%～90%。

(5) 急症的处理　常用血小板输注、静脉注射丙种球蛋白、血浆置换、大剂量应用甲泼尼龙等方法。

【护理评估】

(1) 健康史　了解患儿在起病前有无呼吸道感染，特别是病毒感染病史，有无使用对血小板数量和功能有影响的药物，如阿司匹林、双嘧达莫、保泰松等；了解患儿平时健康状况，有无出血性疾病家族史等。

(2) 身体状况　特发性血小板减少性紫癜，临床上以皮肤黏膜或内脏出血为主要表现，严重者可有其他部位出血，如鼻出血、牙龈渗血、妇女月经量过多或严重呕血、咯血、便血、尿血等症状，并发颅内出血是本病的致死病因。

(3) 心理社会状况　由于广泛出血、出血不止或反复出血，患儿常注意力不集中，可表现为焦虑、恐惧。由于对疾病不了解或病情迁延，患儿或家属常失去信心，加上使用激素对外形的影响，以及疾病影响学习等，患儿常出现自卑情绪。

(4) 辅助检查　做血常规检查、骨髓象检查等，并及时评估检查结果。血小板常低于 20×10^9/L，但血小板功能多正常。

【护理诊断】

(1) 组织完整性受损　与血小板生成减少、寿命缩短及破坏增多有关。

(2) 有感染的危险　与服用激素、机体抵抗力降低有关。

(3) 潜在并发症　出血，与血小板减少有关。

(4) 焦虑　与环境改变、疾病困扰、学龄期儿童担心影响学习有关。

【护理目标】

(1) 出血减轻，无严重出血，组织保持完整无损。

(2) 患儿不继发感染，体温正常。

(3) 患儿不发生出血或出血及时得到控制。

(4) 患儿能尽快适应环境，消除焦虑感。

【护理措施】

(1) 一般护理　①避免因患儿哭闹而加重出血，可多给患儿抚摸、讲故事等，以给予安慰与关心，尽量满足患儿要求、减少哭闹；②饮食宜清淡，易消化，少刺激，少渣，高蛋白，高维生素，避免生硬、刺激性食物；③急性期卧床休息，减少活动，保证睡眠充足，每天检查皮肤出血点、淤斑有无增加；④衣服宜宽大、柔软，减少对皮肤的摩擦，保持皮肤清洁，经常用温水擦洗，及时更换内衣、内裤；⑤剪平患儿指甲，避免搔破皮肤，防止皮肤挤压和外伤，不要玩尖锐玩具，以免损伤皮肤；⑥保持床单平整、清洁、干燥，避免擦伤皮肤；⑦给患儿洗脸、洗澡的水温不宜过高，以接近体温为宜，避免水温过高使表皮血管扩张，加重出血；⑧给患儿洗澡时动作应轻柔，以免挤压皮肤加重出血；⑨使用软毛牙刷和非磨损性牙膏，防止损伤牙龈；⑩进行各项操作时，动作要轻柔，注射穿刺后要局部施压 5～10 min，并注意观察穿刺部位有无出血或渗血。

(2) 预防感染　①室内温度、湿度适宜，保持温度为 18～22 ℃、湿度为 50%～60%，定期通风换气，冬季每天开窗通风 3 次，每次 20～30 min，保持空气新鲜。室内空气每天用 0.5%过氧乙酸喷雾 1 次；②与感染患儿分室居住，尽量安排 2～3 人的小房间，减少探视人员；③做各种治疗时应严格按无菌技术操作，先护理非感染患儿，后护理感染患儿；④为患儿进行各种穿刺后，应压迫局部直至不再出血，如穿刺针眼较大应以无菌纱布敷盖，以防局部感染。

(3) 预防或避免加重出血　①有消化道大出血时，应禁食；出血停止后，先给予冷流质饮食，以后逐渐过渡到半流质饮食及软食，并指导家长给予患儿少量多餐；对少量出血、无呕吐、临床表现无明显活动性出血者(大便颜色正常)，可选用温凉、清淡、无刺激性的流质、半流质饮食。②患儿有出血症状时，应卧床休息；出血严重时，绝对卧床休息，保持环境安静，让患儿得到充分休息。③检查血小板，当血小板过低时，遵医嘱输新鲜血小板。④遵医嘱给予止血药和升血小板药物，并观察药物疗效。

(4) 减轻患儿心理负担　①尽量多陪伴患儿，鼓励患儿说出不安的想法和感觉；②向患儿及家长介绍病室内的环境及周围小伙伴，以减轻陌生感；③向患儿家长介绍疾病有关知识、治疗方法、治疗效果等，对患儿提出的问题耐心解答；④组织患儿进行适当的娱乐活动，如看图书、玩玩具、做游戏、讲故事等，以转移患儿注意力。

【健康教育】

(1) 春、夏之际易发本病，因此在此期间要注意避免受凉、感冒，以免诱发本病发作。

(2) 指导患儿和家长学会自我保护，如保持卧床休息，不做剧烈运动，保持情绪稳定，进软食，禁食带刺的食物，保持大便通畅等，防止出血发生。

(3) 当血小板低于 $50\times10^{9}/L$ 时要避免体力活动，注意预防外伤。当血小板低于 $20\times10^{9}/L$ 时要绝对卧床休息。

(4) 长期服用激素患儿应告之按医嘱服药，不可自行减量或突然停药，以免出现反跳现象。定期复查血小板，出现出血征象时应及时就医。

案例引导

患儿，男，10岁，自出生后就常出现轻微创伤后出血不止，经常不明原因出现软组织、四肢深部肌肉出血、血肿，其父母也有类似病史。血常规检查：血红蛋白95 g/L，红细胞3.6×10^{12}/L，白细胞4.7×10^{9}/L，血小板150×10^{9}/L。拟诊断为血友病。问：该患儿的护理问题有哪些？主要护理措施有哪些？如何对患儿家长进行健康教育？

(二) 血友病患儿的护理

血友病(hemophilia)是一组最常见的遗传性凝血因子缺乏的出血性疾病。其特点为凝血活酶生成障碍，凝血时间延长，终身具有轻微创伤后出血倾向。血友病分为A、B两型：A型为缺乏凝血因子Ⅷ(FⅧ)或称遗传性抗血友病球蛋白缺乏或FⅧ：C缺乏症；B型为缺乏凝血因子Ⅸ(FⅨ)或称遗传性FⅨ缺乏症。以血友病A型最为常见，约占遗传性出血性疾病的85%，血友病发病率为(5～10)/100 000，出生婴儿发生率约为1/5 000。

【病因及发病机制】

血友病A型和B型均为X连锁隐性遗传，男性发病，女性传递。约有1/3的患者无家族史，发病原因不明，可能是遗传因素或基因突变导致人体不能合成足够量的凝血因子，造成内源性凝血途径障碍及出血倾向。

【临床表现】

血友病临床上主要表现为出血，出血轻重与血友病类型及相关凝血因子缺乏程度有关，且缺乏程度与出血轻重成正比。血友病A型出血症状较重，血友病B型出血症状较轻。血友病的出血有如下特点：①出生就有，伴随终身；②常表现为软组织或深部肌肉内血肿；③负重关节反复出血尤为突出，最终出现关节疼痛、肿胀、僵硬、畸形，可伴骨质疏松、关节骨化及相应肌肉萎缩，也称血友病关节。

皮肤紫癜极罕见，重症患儿可出现呕血、咯血，甚至颅内出血。

【治疗原则】

血友病最主要的治疗方法是补充凝血因子，以达到止血的目的。血友病A型可输注新鲜血浆、抗血友病球蛋白浓缩剂或克隆纯化FⅧ、冷沉淀物。血友病B型常用凝血酶原复合物。另外，目前已开始试用基因治疗。对于局部深层组织血肿和关节腔出血，早期应采取冷敷或绷带加压止血，抬高患肢固定，肌肉出血常为自限性，不主张进行血肿穿刺，以防感染。

【护理评估】

(1) 健康史　了解患儿有无血友病家族遗传史，是否自幼有轻微创伤后出血不止的病史。

(2) 身体状况　评估有无皮肤、黏膜、关节腔出血的表现，有无软组织或深部肌肉内血肿、呕血、咯血等表现。

(3) 心理社会状况　广泛而严重的出血，可致患儿出现不安、无助感或恐慌，由于是终身性疾病，且目前无根治方法，患儿容易失去战胜疾病的信心，产生悲观、失望的情绪。

(4) 辅助检查　及时采集血液标本进行有关检查，注意评估血常规、凝血时间和激活部分凝血活酶时间等的检查结果。常表现为凝血时间和激活部分凝血活酶时间延长，凝血酶原消耗不良及简易凝血酶生成试验异常，但出血时间、血小板计数均正常。

【护理诊断】

(1) 组织完整性受损　与凝血因子缺乏有关。

(2) 疼痛　肌肉、关节肿痛，与深部组织血肿或关节腔积血有关。

(3) 有发生废用综合征的危险　与反复多次关节腔出血有关。

(4) 焦虑　与终身出血倾向、担心丧失劳动力有关。

【护理目标】

(1) 患儿出血减轻或无严重出血，组织保持完整无损。

(2) 患儿疼痛减轻或消除。

(3) 患儿病损关节保持较好的功能状态。

(4) 患儿或家属焦虑减轻或消失，情绪稳定。

【护理措施】

(1) 一般护理　向患儿及家属解释本病的发生、发展及预后，鼓励患儿树立战胜疾病的信心，动员患儿家属及其他社会力量给予患儿适当的心理支持。

(2) 出血的护理　①防止外伤，预防出血，不要过度负重或做剧烈的接触性运动；当使用刀、锯、剪等工具时应戴手套；避免各种手术，必须手术时应根据手术大小调节凝血因子的用量；尽量采用口服用药，不用或少用肌内注射和静脉穿刺；必须注射时至少压迫针刺部位 5 min，不使用静脉留置针，以免针刺点出血；注意口腔卫生，避免拔牙；不食带骨、刺的食物，避免刺伤消化道黏膜。②牙龈和鼻腔是出血的好发部位，忌用牙签剔牙及用硬牙刷刷牙；禁止用手指挖鼻腔或人为剥去鼻腔内的血痂，预防鼻黏膜出血。③颅内出血是血友病患儿死亡的主要原因，要严密观察病情，嘱患儿卧床休息，保持大便通畅，防止用力排便而诱发颅内出血。

(3) 关节的护理　关节腔内积血导致关节不能正常活动时，应局部制动及保持肢体于功能位。在肿胀未完全消退、肌肉力量未恢复之前切勿使患肢负重。关节腔出血控制后，帮助患儿进行主动或被动关节运动，以防止关节畸形。

(4) 病情观察　注意观察肌肉及关节血肿引起的表现，判断其程度，协助医生进行相应处理。定期测量血压、脉搏，观察患儿有无呕血、咯血等内脏出血的征象；注意颅内出血的表现，如出现头痛、呕吐、瞳孔不对称、昏迷等，应及时报告医生，并配合紧急处理。

(5) 用药护理　输注凝血因子时应在凝血因子取回后立即输注，输注时注意观察有无输血反应。按医嘱用药，禁忌使用阿托品、双嘧达莫等抑制血小板聚集或使血小板减少的药物，以免加重出血。

【健康教育】

(1) 向患儿或家属讲解血友病的知识，说明本病为遗传性疾病，需终身治疗。

(2) 应指导患儿在结婚前去血友病遗传咨询门诊进行检查和咨询。本病基因携带者在妊娠时期通过检查可了解胎儿是否患血友病，从而决定是否终止妊娠。

(3) 合理安排工作与生活，日常的、适度的运动是有益的，能有效地预防肌肉无力和关节腔反复出血，预防关节出现畸形，但应避免剧烈的接触性运动。

(4) 告诉患儿家属避免使用阿司匹林或任何含有阿司匹林的药物，因为此类药能减弱血小板功能，增加出血的频率和程度。

(5) 教给患儿或家属出血的急救方法，有出血时及时就医。

任务小结

小儿造血分为胎儿期造血和出生后造血，其中出生后造血又包括骨髓造血和骨髓外造血。正常情况下，骨髓外造血极少，当婴儿发生感染、贫血、溶血等需要增加造血时，才出现骨髓外造血，表现为肝、脾和淋巴结肿大等。小儿出生后2～3个月可出现生理性贫血，此时红细胞数为3×10^{12}/L左右，血红蛋白量为110 g/L左右。在白细胞分类中，中性粒细胞和淋巴细胞出现两次交叉的时间是出生后4～6 d和4～6岁，4 d之前以中性粒细胞为主，6 d～4岁以淋巴细胞为主，6岁以后以中性粒细胞为主，7岁后白细胞分类与成人的相似。不同年龄的小儿，贫血的诊断标准不同，血红蛋白量在新生儿时低于145 g/L、1～4个月时低于90 g/L、4～6个月时低于100 g/L、6个月～6岁时低于110 g/L、6～14岁时低于120 g/L者为贫血。营养性缺铁性贫血是小儿时期最常见的贫血，是一种小细胞低色素性贫血，主要原因是喂养不当，以贫血、骨髓外造血的表现、非造血系统的表现三方面为主要表现。铁剂是治疗本病的特效药物。营养性巨幼红细胞性贫血是由于缺乏维生素B_{12}或(和)叶酸所引起的一种大细胞性贫血，主要临床特点为贫血、神经精神症状和体征，用维生素B_{12}或(和)叶酸治疗有效。特发性血小板减少性紫癜病因不明，主要以皮肤、黏膜出血为主要表现，实验室检查以血小板为主，首选大剂量糖皮质激素治疗。血友病是一种遗传性疾病，主要临床表现为出血，目前无特别治疗方法，最主要的治疗方法是补充凝血因子，以达到止血的目的，预防关键在于优生优育。

能力检测

一、名词解释

1. 生理性贫血　2. 贫血　3. 骨髓外造血　4. 营养性缺铁性贫血　5. ITP

二、选择题

(一) A_1型题

1. 营养性巨幼红细胞性贫血特有的临床表现是(　　)。

A. 疲乏无力、食欲减退　B. 肝、脾轻度肿大　C. 口唇苍白
D. 手、足、头不自主震颤　E. 心脏有收缩期杂音

2. 预防小儿营养性缺铁性贫血的主要方法是(　　)。

A. 母乳喂养　B. 母乳加辅食，如蔬菜、水果汁
C. 牛奶喂养　D. 母乳加辅食，如蛋黄、豆类、肉类
E. 服用铁剂

3. 观察铁剂治疗营养性缺铁性贫血患儿的疗效，早期最可靠的指标是(　　)。

A. 面色改变　B. 食欲情况　C. 心率快慢
D. 血红蛋白量　E. 网织红细胞升高

4. 口服铁剂治疗贫血的最佳时间是(　　)。

A. 餐前　B. 餐时　C. 随意　D. 两餐之间　E. 餐后

(二) A_2型题

1. 患儿，8个月，面色苍黄，前来就诊。诊断为营养性巨幼红细胞性贫血，下列处理正确的是（　　）。

A. 口服铁剂　　B. 口服胃蛋白酶　　C. 口服维生素C

D. 肌内注射维生素B_{12}　　E. 口维生素C和铁剂

2. 患儿，11个月，采用全脂奶粉喂养，未加辅食。近5个月面色苍白，食量减少，经检查诊断为营养性缺铁性贫血，拟用铁剂治疗，下列正确的是（　　）。

A. 首选二价铁　　B. 忌与维生素C同服

C. 不能在两餐之间服用　　D. 可与牛奶同服

E. 贫血纠正后即可停止使用铁剂

3. 患儿，女，9个月，肤色苍白伴食欲减退3个月入院。出生后采用人工喂养，未加辅食。体格检查：营养差，皮肤、黏膜苍白，心肺无异常，肝在肋下3 cm处，脾在肋下1 cm处，血常规检查：血红蛋白量及红细胞数均低于正常值，白细胞、血小板及网织红细胞含量均正常。患儿最可能的诊断是（　　）。

A. 营养性缺铁性贫血　　B. 营养性混合性贫血

C. 营养性巨幼红细胞性贫血　　D. 婴儿感染性贫血

E. 生理性贫血

4. 患儿，8个月，面色蜡黄，手有震颤，红细胞为2.9×10^{12}/L，血红蛋白为95 g/L，血涂片中红细胞形态大小不等，以大红细胞为多，首先考虑（　　）。

A. 营养性缺铁性贫血　　B. 溶血性贫血　　C. 生理性贫血

D. 营养性混合性贫血　　E. 营养性巨幼红细胞性贫血

（三）A_3/A_4型题

（1～3题共用题干）

患儿，男，10个月，单纯母乳喂养，从未加辅食。近日来，面色蜡黄，表情呆滞，舌面光滑，有轻微震颤，肝在肋下4 cm处。血常规检查：血红蛋白90 g/L，红细胞2.3×10^{12}/L，血清维生素B_{12}水平降低。

1. 该患儿可能发生的疾病是（　　）。

A. 感染性贫血　　B. 营养性缺铁性贫血　　C. 溶血性贫血

D. 营养性混合性贫血　　E. 营养性巨幼红细胞性贫血

2. 该患儿最适宜的治疗是给予（　　）。

A. 输血　　B. 补充钙剂　　C. 泼尼松

D. 维生素B_{12}　　E. 铁剂和维生素C

3. 预防该疾病应强调（　　）。

A. 预防感染　　B. 多晒太阳　　C. 按时添加辅食

D. 加强体格锻炼　　E. 培养良好饮食习惯

（4～6题共用题干）

某8个月男婴，系早产儿，出生后用牛奶喂养，未加辅食。近1个月来面色渐黄。肝在肋下2 cm处，脾在肋下0.5 cm处，血红蛋白80 g/L，红细胞3.1×10^{12}/L，红细胞大小不等，以小细胞为主，中央淡染区扩大。

4. 下列治疗措施正确的是（　　）。

A. 输血治疗　　B. 口服铁剂　　C. 口服叶酸

D. 肌内注射维生素 B_{12}　　E. 口服维生素 C

5. 有利于治疗该患儿所患疾病的药物吸收的方法是（　　）。

A. 与钙片同服　　B. 餐前服用　　C. 与橙汁同服

D. 与牛奶同服　　E. 及时添加瘦肉、蛋黄

6. 用药治疗后的表现为（　　）。

A. 1 d 内网织红细胞升高　　B. 3～4 d 网织红细胞上升达高峰

C. 血红蛋白与网织红细胞同时增加　　D. 2～3 周后网织红细胞降至正常水平

E. 临床症状在血常规恢复正常 2 个月后好转

三、简答题

1. 营养性缺铁性贫血的预防措施有哪些？
2. 服用铁剂的护理措施有哪些？
3. 简述营养性巨幼红细胞性贫血的临床表现及预防措施。
4. 特发性血小板减少性紫癜的护理措施有哪些？
5. 结合你所学的知识谈谈如何预防血友病。

选择题参考答案：

（一）1. D　2. D　3. E　4. D

（二）1. D　2. A　3. A　4. E

（三）1. E　2. D　3. C　4. B　5. C　6. D

（朱鹏云 孙庆宁）

任务十三　泌尿系统疾病患儿的护理

学习目标

掌握：小儿泌尿系统的生理特点；急性肾小球肾炎、原发性肾病综合征、泌尿道感染患儿的护理评估、护理诊断、护理措施及健康指导。

熟悉：小儿泌尿系统的解剖特点；原发性肾病综合征的常见并发症。

了解：急性肾小球肾炎、原发性肾病综合征、泌尿道感染患儿的护理目标。

案例引导

患儿，男，7 岁，患急性扁桃体炎后 10 d 出现食欲减退、乏力、尿少、双眼睑水肿，来院就诊。体格检查：体温 37.5 ℃，血压 120/81 mmHg，新鲜尿液离心后沉渣镜检红细胞为 19 个/HP，尿蛋白定性试验（＋＋），血清补体 C_3 下降，抗链球菌溶血素 O 升高。你认为该患儿的临床诊断是什么？首选的护理诊断是什么？护理措施有哪些？如何进行健康教育？

一、小儿泌尿系统解剖生理特点

（一）解剖特点

1. 肾脏

小儿年龄愈小，肾脏相对愈重，新生儿两肾重量约为体重的 1/125，而成人的约为 1/220。婴儿肾脏位置较成人的低，其下极可低至髂嵴以下第 4 腰椎水平，2 岁以后始达髂嵴以上。右肾因上方有肝略低于左肾。2 岁以内健康小儿腹部触诊时容易扪及肾脏。新生儿肾脏表面呈分叶状，至 2～4 岁时，分叶完全消失，若此后持续存在，可视为畸形。

2. 输尿管

婴幼儿输尿管长而弯曲，管壁肌肉和弹力纤维发育不良，容易受压及扭曲，导致梗阻而发生尿潴留及诱发感染。

3. 膀胱

婴儿膀胱位置比年长儿的高，尿液充盈时，膀胱顶部常在耻骨联合之上，升入腹腔而容易触及，随年龄增长逐渐降至盆腔内。

4. 尿道

新生女婴尿道短，仅为 1 cm（性成熟期为 3～5 cm），且外口暴露，又接近肛门，易受细菌污染。男婴尿道虽较长，为 5～6 cm，但常有包茎，尿垢积聚时也易引起上行性细菌感染。

（二）生理特点

肾脏有许多重要功能：排泄体内代谢终末产物如尿素、有机酸等；调节水、电解质、酸碱平衡，维持内环境相对稳定；产生激素和生物活性物质如促红细胞生成素、肾素、前列腺素等。肾脏完成其生理活动，主要通过肾小球滤过和肾小管重吸收、分泌及排泄。小儿出生后上述功能已基本具备，但调节能力和储备能力均较差，遇到某些病理因素时易出现不适应现象，一般至 1～2 岁时接近成人水平。

1. 肾小球滤过率

新生儿出生时肾小球滤过率（GFR）平均为 20 mL/(min · 1.73 m^2)，为成人的1/4，早产儿更低，3～6 个月时为成人的 1/2，6～12 个月时为成人的 3/4，2 岁时达成人水平。新生儿对水与电解质平衡的调节能力较差，故易发生脱水、水肿、电解质紊乱及代谢性酸中毒等。

2. 肾小管重吸收及排泄功能

肾小管对不同物质选择性地重吸收以保持机体内环境的稳定。新生儿及婴幼儿的肾小管重吸收功能低，对钠、水负荷调节能力较差，如输入过多钠，容易发生钠潴留和水肿。新生儿葡萄糖肾阈较成人的低，静脉输入或大量口服葡萄糖时易出现糖尿。低体重儿排钠较多，如输入不足，可出现钠负平衡而致低钠血症。出生后头 10 d 的新生儿，钾排泄能力较差，故血钾偏高。

3. 浓缩和稀释功能

新生儿及婴幼儿由于髓袢短，尿素形成量少（婴儿蛋白质合成代谢旺盛）及抗利尿激素分泌不足，使浓缩功能不足，应激状态下保留水分的能力低于年长儿和成人的。婴儿每由尿中排出 1 mmol 溶质时需水分 1.4～2.4 mmol/L，成人仅需 0.7 mL。脱水时婴幼儿尿渗透压最高不超过 700 mmol/L，而成人的可达 1400 mmol/L，故摄入量不足时易发生脱水，甚至诱发急性肾功能不全。新生儿及幼婴尿稀释功能接近成人的，可将尿稀释至 40 mmol/L，但因 GFR 较低，大量水负荷或输液过快时易出现水肿。

4. 酸碱平衡

新生儿及婴幼儿易发生酸中毒，原因有：①肾保留 HCO_3^- 的能力差，碳酸氢盐的肾阈低，仅为 19～22 mmol/L；②分泌 NH_3 和 H^+ 的能力低；③尿中排磷酸盐量少。

5. 小儿排尿及尿液特点

1）排尿次数

正常新生儿多在出生后 24 h 内排尿，最迟不超过 48 h。出生后头几天内，因摄入量少，每日排尿 4～5 次；1 周后因小儿新陈代谢旺盛，进水量增多而膀胱容量小，排尿可增至每日 20～25 次；1 岁时为 15～16 次；学龄前和学龄期每日排尿 6～7 次。一般 1.5 岁左右可自动控制排尿。

2）每日尿量

小儿尿量个体差异较大。新生儿出生后头 2 d 每天尿量为 15～30 mL/kg，其后 4 周内可增至 25～120 mL/kg，正常情况下，婴幼儿为 400～600 mL/d，学龄期前为600～800 mL/d，学龄期儿童为 800～1400 mL/d。每日尿量少于 250 mL/m^2时为少尿，即学龄期儿童每日尿量少于 400 mL，学龄期前儿童少于 300 mL，婴幼儿少于 200 mL 时为少尿。每日尿量少于 30～50 mL 为无尿。

3）尿的性质

(1) 尿色　出生后头 2～3 d 尿色深，稍混浊，放置后有红褐色沉淀，此为尿酸盐结晶。数日后尿色变淡。正常婴幼儿尿液淡黄透明，但含较多磷酸盐，寒冷季节放置后可有盐类结晶析出而出现乳白色沉淀，属生理现象。尿酸盐加热后，磷酸盐加酸后可溶解，可与脓尿或乳糜尿相鉴别。

(2) 酸碱度　出生后头几天因尿内含尿酸盐多而呈强酸性，以后渐为中性或弱酸性，pH 值多为 5～7。

(3) 尿比重　新生儿尿比重较低，1 岁后接近成人水平。

(4) 尿蛋白　正常小儿尿中仅含微量蛋白质，蛋白质定性试验为阴性。

(5) 尿细胞和管型　正常新鲜尿液离心后进行沉渣镜检：红细胞少于 3 个/HP，白细胞少于 5 个/HP，一般无管型。正常 12 h 尿细胞计数(阿迪计数)：红细胞少于 50 万，白细胞少于 100 万，管型少于 5000 个。

二、急性肾小球肾炎患儿的护理

急性肾小球肾炎(acute glomerulonephritis，AGN)简称急性肾炎，是指一组与感染有关，以两侧肾小球弥漫性炎性病变为主要特征的急性非化脓性免疫反应性疾病。急性起病，具有水肿伴少尿、血尿、高血压三大表现的临床综合征。重症病例可出现严重循环充血、高血压脑病和急性肾功能不全。本病多见于感染之后，其中大多由溶血性链球菌感染引起，故又称急性链球菌感染后肾小球肾炎(acute post-streptococcal glomerulonephritis，APSGN)。其他感染如葡萄球菌、肺炎链球菌、柯萨奇病毒、腮腺炎病毒及乙型肝炎病毒等也可引起急性肾炎，称为急性非链球菌感染后肾小球肾炎。通常临床上所谓急性肾炎是指急性链球菌感染后肾小球肾炎。

急性肾炎是小儿时期最常见的一种肾脏疾病，占小儿泌尿系统疾病的首位，好发于 5～

14 岁小儿,2 岁以下少见,男、女患病人数比例为 2∶1。本病在小儿常呈良性自限性疾病,大多预后良好。

【病因及发病机制】

目前认为本病主要与 A 组溶血性链球菌致肾炎菌株感染有关(图 3-13-1),但确切发病机制尚未完全明确。一般认为机体对链球菌的某些抗原成分产生抗体,形成循环免疫复合物,随血流到达肾脏,并沉积于肾小球基膜,进而激活补体,引起肾小球局部免疫病理损伤和炎症。炎症损伤使肾小球毛细血管管腔变窄,甚至闭塞,导致肾小球血流量减少,肾小球滤过率降低,体内钠、水潴留。临床上出现少尿、水肿、高血压、严重循环充血等。又由于免疫损伤使肾小球基膜断裂,血浆蛋白和红细胞、白细胞通过肾小球毛细血管壁渗出到肾小球囊内,临床上出现血尿、蛋白尿、白细胞尿及管型尿。

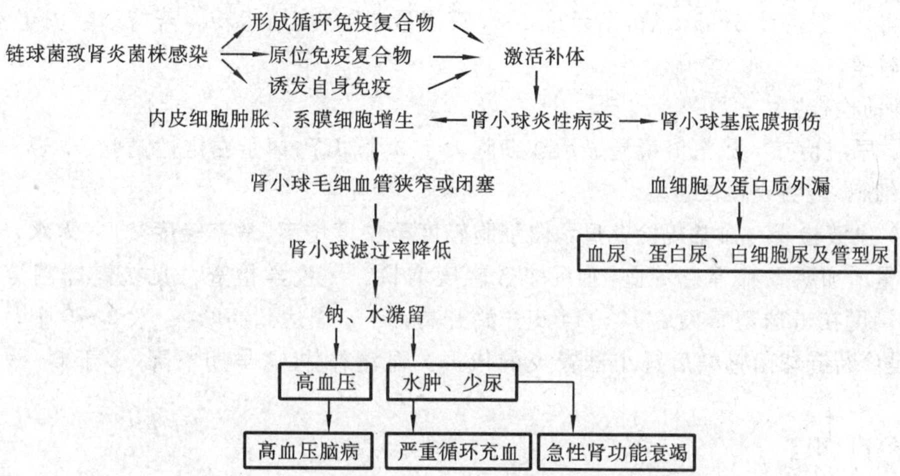

图 3-13-1　急性肾小球肾炎的发病机制示意图

【临床表现】

90%病例于上呼吸道感染或皮肤链球菌感染后 1～3 周发病,尤以咽扁桃体炎常见,也可见于猩红热。急性肾炎临床表现轻重悬殊,轻者仅表现为无症状性镜下血尿,重者可呈急进性过程,短期内出现肾功能不全。

1. 典型病例

起病时可有头痛、头晕、低热、乏力、恶心、呕吐、食欲减退、腹痛等一般症状。肾炎症状主要表现为水肿、少尿、血尿、高血压。

(1) 水肿、少尿　70%患儿有水肿,初期多仅为眼睑、颜面部水肿,重者 2～3 d 全身水肿,水肿呈非凹陷性,一般多为轻、中度水肿。水肿同时伴有尿量明显减少,早期均有尿色深。

(2) 血尿　起病时几乎都有血尿,轻者仅有镜下血尿,50%～70%呈肉眼血尿,酸性尿时肉眼血尿呈浓茶色或烟灰水样,中性尿或碱性尿时肉眼血尿则呈鲜红色或洗肉水样。肉眼血尿多于 1～2 周消失,少数持续 3～4 周,镜下血尿可持续 1～3 月,运动或并发感染时血尿可暂时加重,同时伴有不同程度的蛋白尿。

(3) 高血压　30%～80%患儿可以有轻度至中度增高,常为(120～150)/(80～110) mmHg,一般在 1～2 周内随尿量增多而恢复正常。

2. 严重病例

少数患儿在病程早期(2周内)可出现下列严重症状。

(1) 严重循环充血　由于水、钠潴留,血浆容量增加而出现严重循环充血。轻者仅有轻度呼吸增快,肝肿大。严重者出现明显气急,端坐呼吸,频咳,咳粉红色泡沫样痰,两肺布满湿啰音,心率增快,有时呈奔马律,肝肿大等类似急性心衰的表现。危重者可因急性肺水肿于数小时内死亡。

(2) 高血压脑病　血压急剧增高致脑血管失代偿、脑组织水肿,出现高血压脑病,表现为头痛、呕吐、复视或一过性失明,严重者出现惊厥、昏迷,为急性肾炎的危重症状,若能及时控制血压,脑症状可迅速消失。

(3) 急性肾功能衰竭　病程早期可有少尿或无尿,暂时性氮质血症、电解质紊乱和代谢性酸中毒,一般持续3～5 d后,不超过10 d随尿量增加,病情好转。若持续数周仍不恢复,则预后较差。

【辅助检查】

(1) 尿液检查　尿沉渣镜检显示红细胞大于3个/HP;尿蛋白定性试验(+～+++),可见红细胞、透明或颗粒管型。

(2) 血液检查　血常规检查显示白细胞轻度至中度增高,常有轻度贫血,为水、钠潴留,血浆容量增加所致稀释性贫血,血沉多数轻度增快。免疫学检查可见抗链球菌溶血素O(ASO)滴度在链球菌感染后10～14 d开始升高,3～5周达到高峰,一般3～6个月恢复正常,这是诊断链球菌感染后肾小球肾炎的依据。血清补体C_3早期下降,多于6～8周恢复正常。

【治疗原则】

本病为良性自限性疾病,无特异疗法。急性期主要是对症处理,加强护理,清除残余病灶,注意观察严重症状的出现并及时处理,重点把好防治少尿和高血压两关。

1. 一般处理

急性期患儿应卧床休息,待水肿消退、血压正常、肉眼血尿消失后可下床做轻微活动。根据病情限制饮食。

2. 控制链球菌感染和清除病灶

一般应用青霉素肌内注射7～10 d;青霉素过敏者改用红霉素,避免使用肾毒性药物。

3. 对症处理

(1) 利尿　经控制水、钠入量后仍有明显水肿、少尿或高血压者,应用利尿剂,可选用氢氯噻嗪(双氢克尿塞),每天1～2 mg/kg,分2～3次口服。对无尿或严重循环充血者给予呋塞米(速尿)肌内注射或静脉注射,每次1 mg/kg,必要时4～8 h可重复使用。

(2) 降压　一般不需降压,只要控制水、钠入量,利尿和卧床休息,随尿量增加血压可逐渐降至正常,如血压持续升高,当舒张压升高为90 mmHg(12.0 kPa)以上时应给予降压药,首选硝苯地平(心痛定),每天0.25～0.5 mg/kg,最大量不超过1 mg/kg,分3次口服;或用利血平口服或肌内注射,每次0.07 mg/kg(最大量1次不超过2 mg)。

4. 重症病例的处理

(1) 高血压脑病　如出现高血压脑病征象可按如下方法治疗:治疗原则为选用降压效力强而迅速的药物,首选硝普钠5～20 mg加入10%葡萄糖液100 mL中静脉点滴,开始为每分钟 1 μg/kg 静脉滴注，以后随血压调整滴速，但最快不超过每分钟 8 μg/kg；另外可选用二氮嗪 3～5 mg/kg 快速静脉推注，必要时 30 min 后同量重复应用一次。同时给予地西泮或苯巴比妥镇静剂及呋塞米等利尿剂脱水，酌情使用 20%甘露醇。

(2) 严重循环充血　首先严格限制水、钠入量。采取迅速降压、快速利尿，促进体液排出。如已发生肺水肿可用硝普钠扩张血管降压，必要时可辅以西地兰，但剂量宜偏小，症状好转后及时停药，不必维持治疗。

(3) 急性肾功能衰竭　主要治疗措施是维持水、电解质平衡。及时处理水肿、高钾血症和低钠血症等危及生命的水、电解质紊乱。必要时及早采用透析治疗。

【护理评估】

(1) 健康史　询问患儿病前 1～4 周有无链球菌感染史，如急性扁桃体炎、猩红热、皮肤脓疱疮等征象。一般呼吸道感染所致者从感染到肾炎发病需 1～2 周，皮肤感染所致者从感染到肾炎发病间隔时间稍长，为 2～4 周。若主要症状为水肿或血尿，了解水肿开始时间、持续时间、发生部位、发展顺序及程度。了解患儿 24 h 排尿次数及尿量，观察尿的颜色。询问目前药物治疗情况，如药物种类、剂量、次数及副作用等，并询问既往有无水肿及肾炎史。

(2) 身体状况　评估患儿生命体征是否稳定，测量体重、腹围。检查水肿部位、程度，按压皮肤有无凹陷，有无颈静脉怒张，肺部有无啰音，心率有无增快及奔马律等。

(3) 心理社会状况　评估年龄小的患儿对于卧床休息能否配合，年龄较大的患儿心理压力来源较多，因需休学、长期休息、与同龄人分离等因素有无紧张、焦虑、悲观等心理(表现为抱怨、烦躁等)。评估家长、亲戚、教师、同学对本病的了解程度，若缺乏对本病的认知，过度关心和怜悯，会使患儿产生自卑心理。

(4) 辅助检查　及时采集标本进行有关检查，注意评估尿常规检查结果，有无血尿、蛋白尿，有无低补体血症，有无血浆尿素氮、肌酐升高等。

【护理诊断】

(1) 体液过多　与肾小球滤过率下降致水、钠潴留有关。

(2) 营养失调　与限制饮食、疲乏不适引起厌食有关。

(3) 潜在并发症　严重循环充血(与水钠严重潴留有关)、高血压脑病(与高血压引起脑血管痉挛及脑水肿有关)、急性肾功能衰竭(与肾严重受损有关)。

(4) 活动耐力降低　与水、钠潴留，高血压有关。

(5) 知识缺乏　缺乏本病有关护理知识。

【护理目标】

(1) 患儿在 1～2 周内尿量增加，水肿消退，肉眼血尿消失，血压恢复正常。

(2) 患儿生活需要得到满足，营养改善，营养摄入量达到正常标准。

(3) 患儿住院期间不出现并发症或有并发症时能被及时发现并适当处理。

(4) 患儿能按要求参加活动，活动后无心慌、气急。

(5) 患儿及家长了解限制活动及饮食调整的重要意义，积极配合治疗及护理。

【护理措施】

1. 体液过多的护理

(1) 休息　疾病早期患儿应卧床休息，休息可以减轻心脏负担、改善心功能、增加心搏出量,从而使肾血流量增加,提高肾小球滤过率,减轻水、钠潴留,减少潜在并发症发生。一般起病2周内严格卧床休息;水肿消退、肉眼血尿消失、血压降至正常后患儿可以下床进行少量活动或户外散步;病后2~3个月若离心尿红细胞在10个/HP以下,血沉正常后可上学,但应避免剧烈体力活动;尿阿迪计数正常后恢复正常活动。

(2) 调整饮食　急性期水肿和高血压时应限制水、钠摄入,予以低盐饮食,每日食盐量为1~2 g;氮质血症时应进低蛋白饮食,一般为每天0.5 g/kg;给予高糖类饮食以补充能量;除严重循环充血或少尿情况,一般不必严格限水;水肿消退、血压正常后可恢复正常饮食,以保证正常生长发育需要。

(3) 腰部(肾区)热敷及保暖　每日热敷1次,每次15~20 min,热敷可缓解肾血管痉挛,促进肾血液循环,增加肾小球滤过,增加尿量,减轻水肿。

(4) 用药　按医嘱应用利尿剂。

2. 病情观察

(1) 每天评估水肿情况:每天或隔日测体重1次。观察尿量、尿色,记录24 h出入量,每周留尿标本送检尿常规2次。尿量增加,肉眼血尿消失,提示病情好转;持续少尿,并伴头痛、恶心、呕吐等提示可能有急性肾功能衰竭。

(2) 每天测血压或做血压监测:如患儿突然出现血压升高、剧烈头痛、眼花等提示高血压脑病,应配合医生积极抢救。

(3) 观察患儿有无呼吸困难、发绀、颈静脉怒张、心率增加的表现,若有这些表现常提示循环充血发生。

3. 用药护理

(1) 应用抗生素:病程早期应使用对链球菌敏感的抗生素,以彻底清除体内感染灶,常用青霉素10~14 d,对青霉素过敏者改用红霉素,或根据细菌培养结果换用其他敏感抗生素。

(2) 观察利尿剂的疗效和副作用:护理人员除应观察药物的作用外,还应对药物发挥作用的时间和不良反应仔细观察,以便及时反馈给医生调整用药。氢氯噻嗪:口服后1~2 h起效,作用可维持,为减轻该药对胃肠道的刺激,应餐后服用;该药无效时可用呋塞米(速尿)静脉注射,呋塞米5 min起效,持续2~4 h。注意大量利尿后有无脱水、电解质紊乱的发生。

(3) 应用降压药物后应定时测量血压,检查降压效果,并观察有无副作用,如利血平可引起鼻塞、面红、嗜睡等副作用,还应避免患儿突然起立导致直立性低血压。静脉用药者,监测血压,如应用硝普钠应现用现配,避光,整个输液管道须用黑纸或铝箔包裹避光,防止硝普钠见光分解,控制滴速为每分钟不超过8 μg/kg,还要防止药液外渗致皮下组织坏死。

4. 心理护理

(1) 针对家长及患儿存在的心理问题,向患儿及家长宣传急性肾小球肾炎是自限性疾病,无特异疗法,主要是休息及对症治疗,彻底清除感染灶,本病大多预后良好,增强患儿及家长战胜疾病的信心,消除其担忧、焦虑和紧张心理。

(2) 为患儿创造一个良好的病室环境,病室布置应符合儿童心理特点,根据患儿年龄提供所喜爱的床上娱乐物品,如画书、画报、收音机等,以便减轻由于休息时间较长所致的焦虑心理。

(3) 住院患儿可有家长陪护,鼓励其同学和教师来院探视,给患儿心理支持。

(4) 对学龄期患儿要注意帮助补习功课，解除其因不能上学而产生的心理压力。

知识链接

如何做好急性肾小球肾炎的日常护理?

急性肾小球肾炎的护理，如果不注意休息或者治疗不合理，很容易使病程延长，出现贫血、肾功能损害等情况，转化为慢性肾炎。患儿患病后的前2周要注意卧床休息，待水肿消退、血压正常、肉眼血尿消失后，方可下床做轻微活动；病后2～3个月如病情恢复顺利，尿常规各项指标、血沉正常，可以上学，但要避免体育活动，一般病情稳定半年后，可恢复正常活动。饮食方面，家长应根据患儿病情适当调整。发病初期患儿水肿、血压高、尿少，应选择无盐、低盐饮食，为了调剂口味，可加一些无盐酱油；如水肿消退，可改为低盐饮食(一半是无盐饮食，一半是正常咸味饮食，两种合并在一起就是低盐饮食)。用碱做的发面馒头也属于有盐饮食，不要给患儿吃。有水肿、尿少时还应限制饮水量。尿少时，因身体内含氮的废物及钾不易排出体外，所以急性期要适当限制蛋白质和含钾食物，如橘子的含钾量较高，因此就不要吃或少吃。在尿量增加、水肿消退、血压正常后，可恢复正常饮食。

【健康教育】

(1) 耐心向患儿及家长讲解何为低盐饮食、低蛋白饮食，并解释进食低盐饮食和低蛋白饮食的意义。

(2) 适当锻炼身体，增强体质，避免或减少上呼吸道及皮肤感染是预防本病的主要措施。

(3) 当患儿出现肉眼血尿时安慰患儿及家长，减轻其恐惧心理。

(4) 强调限制患儿活动是控制病情进展的重要措施，尤以病程的前2周最关键。

(5) 出院指导：出院后1～2个月适当限制活动，并要求每周到医院检查尿常规1次，病程2个月后每月复查1次，随访时间一般为半年，若尿常规和尿阿迪计数尚未恢复正常，应适当延长随访时间。

三、原发性肾病综合征患儿的护理

肾病综合征(nephrotic syndrome，NS)简称肾病，是一组由多种原因引起的肾小球基底膜通透性增加，导致血浆内大量蛋白质从尿中丢失的临床综合征。临床上具有四大特点：①大量蛋白尿；②低蛋白血症；③高脂血症；④明显水肿。以上①、②两项为必备条件。

肾病综合征是小儿常见的肾脏疾病，发病率仅次于急性肾小球肾炎，占同期泌尿系统疾病住院患儿的21%。男、女患病人数比例为3.7∶1，3～5岁为发病高峰。肾病综合征按病因可分为原发性、继发性和先天性三种类型。原发性肾病综合征较多见，占小儿时期肾病综合征总数的90%以上，病因不明，按临床表现又分为单纯性肾病和肾炎性肾病两型，其中以单纯性肾病多见。继发性肾病综合征是指在诊断明确的原发病基础上出现的肾病表现，病因广泛而复杂，如继发于过敏性紫癜、红斑狼疮、乙型肝炎、糖尿病及恶性肿瘤等。先天性肾病综合征属常染色体隐性遗传病，多于新生儿或出生后3个月内起病，预后差。本部分内容主要介绍原发性肾病综合征(primary nephrotic syndrome，PNS)。

【病因及发病机制】

原发性肾病综合征(图 3-13-3)约占小儿时期肾病综合征总数的 90%。原发性肾病综合征的病因及发病机制目前尚不十分明确。单纯性肾病的发病可能与细胞免疫功能紊乱有关。肾炎性肾病者常可发现免疫球蛋白和血清补体成分沉积,提示与免疫病理有关。原发性肾脏损害使肾小球通透性增加导致蛋白尿,而低蛋白血症、水肿和高脂血症则是继发的病理生理改变。

细胞免疫功能紊乱导致肾小球滤过膜阴离子大量丢失,静电屏障作用受损,使大量带阴电荷的中分子血浆清蛋白从尿中丢失,形成选择性蛋白尿(尿中蛋白质以中分子清蛋白为主),而抗原抗体反应激活补体和凝血机制,导致肾小球基底膜损伤,分子屏障作用受损,引起非选择性蛋白尿(大分子蛋白质也可滤出)。

大量蛋白质由尿中丢失,特别是清蛋白下降,使血浆胶体渗透压降低,以及肾小管对重吸收的蛋白质的分解是造成低蛋白血症的主要原因。

高脂血症是肾病综合征的实验室特征,血浆胆固醇、甘油三酯、低密度脂蛋白(LDL)和极低密度脂蛋白(VLDL)均增高,其主要机制是低蛋白血症使肝脏代偿性合成脂蛋白增加,因分子量较大,不能从肾小球滤出,使之在血中蓄积而增高。患儿出现高胆固醇血症和高甘油三酯血症与低蛋白血症是密切相关的。高脂血症可增加心血管病的发病概率并可导致肾小球硬化和间质纤维化。

水肿是由多种因素综合作用的结果。低蛋白血症使血浆胶体渗透压下降,水分和溶质渗出到组织间隙导致水肿,水肿使有效循环血量减少,肾素-血管紧张素-醛固酮系统激活造成水、钠潴留,进一步加重水肿。肾脏排钠障碍也可导致水、钠潴留。

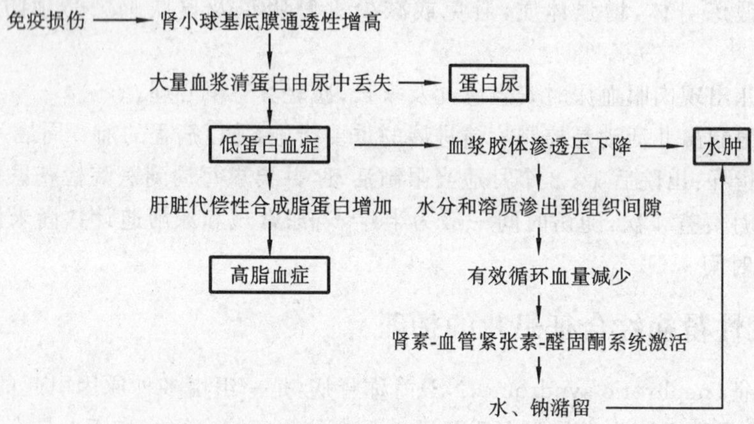

图 3-13-3　原发性肾病综合征的发病机制

【临床表现】

本病一般起病隐匿,常无明显诱因。约 30%有病毒感染或细菌感染发病史,约 70%肾病复发与病毒感染有关。单纯性肾病较多见,发病年龄多见于 2～7 岁,男、女患病人数比例为 2∶1。主要表现为水肿,开始见于眼睑及下肢,以后逐渐遍及全身,呈凹陷性水肿(图 3-13-4)。男孩阴囊水肿可使皮肤变薄而透明(图 3-13-5),甚至有液体渗出。水肿部位随着重力作用而移动,久卧或清晨以眼睑、头枕部或骶部为显著。未治疗或时间长的病例可有腹腔积液(图 3-13-6)或胸腔积液。大多数患儿血压正常,水肿同时常伴有尿量减少,尿颜色变深,无并发症的患儿无肉眼血尿,仅少数可见暂时性镜下血尿。一般肾功能正常,部分病例因血容量减少而出现暂时性肌酐清除率下降，急性肾功能衰竭少见。

肾炎性肾病发病年龄多见于7岁以上的儿童，水肿一般不严重。除具有原发性肾病综合征的四大特征外，还有不同程度血尿、高血压、肾功能衰竭或血清补体降低。

此外，患儿长期从尿中丢失蛋白质可引起蛋白质营养不良，出现面色苍白、皮肤干燥、精神萎靡、乏力、厌食等症状。

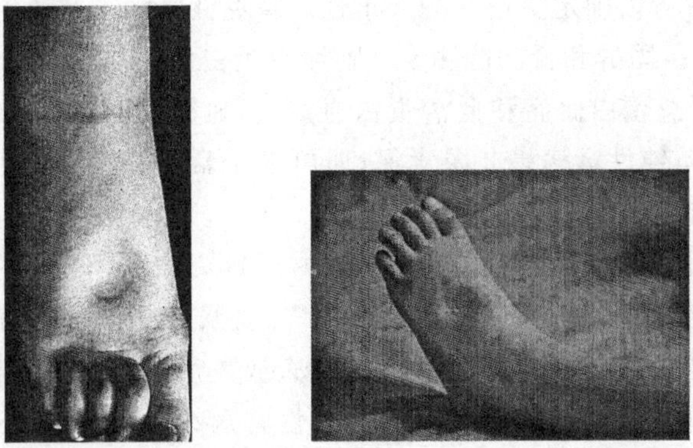

(a) (b)

图 3-13-4 凹陷性水肿

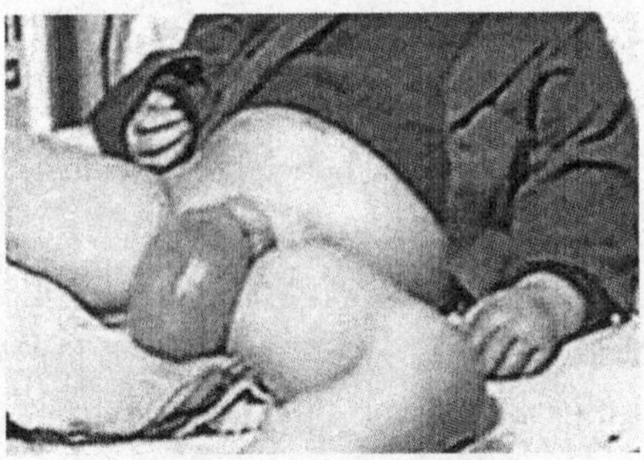

图 3-13-5 阴囊水肿

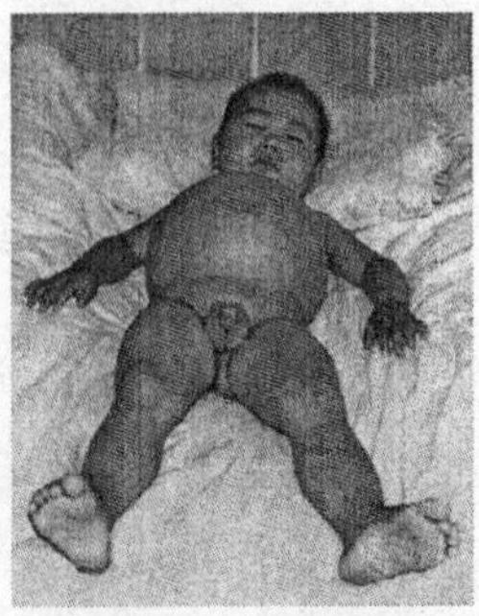

图 3-13-6 腹腔积液

【并发症】

(1) 感染 感染是最常见的并发症，由于肾病患儿免疫功能低下，蛋白质营养不良以及多用糖皮质激素和(或)免疫抑制剂治疗等，使患儿极易并发各种感染。常见为呼吸道、皮肤、泌尿道感染和原发性腹膜炎等，其中尤以上呼吸道感染最多见。呼吸道感染中病毒感染常见。细菌感染以肺炎链球菌感染为主，近年来结核杆菌感染也应引起重视。另外肾病患儿的院内感染不容忽视，以呼吸道感染和泌尿道感染最多见，致病菌以条件致病菌为主。而感染又可使肾病病情加重。

(2) 电解质紊乱和低血容量性休克 常见的电解质紊乱有低钠血症、低钾血症和低钙血症。与不恰当长期限制饮食、过多使用利尿剂、感染、呕吐、腹泻等因素有关。最常见的为低钠血症，临床表现可有厌食、乏力、懒言、嗜睡、血压下降甚至出现低血容量性休克、抽搐等。由于钙在血液中与清蛋白结合，可随清蛋白由尿中丢失，以及肾病时维生素D水平降低等，可使血钙降低，发生手足搐搦。

(3) 血栓形成 低蛋白血症患儿的血液常处于高凝状态，肾病时高凝状态易致各种动脉、静脉血栓形成,以肾静脉血栓形成最常见,表现为突发腰痛、出现血尿或血尿加重、少尿甚至发生肾功能衰竭。

(4) 生长延迟　主要见于频繁复发和长期使用大剂量糖皮质激素治疗的患儿。

【辅助检查】

(1) 尿常规检查　尿蛋白定性试验多为＋＋＋～＋＋＋＋,24 h 尿蛋白定量为 0.05～0.1 g/kg 或以上,后者可以确定蛋白尿的严重性。肾炎性肾病患儿尿中红细胞可增多。

(2) 血浆清蛋白、胆固醇和肾功能测定　血浆总蛋白低于 50 g/L,清蛋白浓度为 30 g/L(或可诊断为肾病的低总蛋白血症和低清蛋白血症)。血胆固醇高于 5.7 mmol/L。血沉多在 100 mm/h 以上。单纯性肾病患儿尿素氮、肌酐多正常,肾炎性肾病患儿的可升高,晚期患儿可有肾小管功能损害。

(3) 血清补体测定　肾炎性肾病患儿血清补体 CH_{50} 及 C_3 水平可下降。

(4) 高凝状态和血栓形成的检查　血小板增多、血浆纤维蛋白原增加、尿纤维蛋白降解产物(FDP)增多。若怀疑为血栓形成则行 B 超检查或数字减影血管造影。

(5) 经皮肾穿刺组织病理学检查　小儿原发性肾病约 80%为微小病变,其他还有系膜增生性肾炎、局灶性节段性肾小球硬化、膜增生性肾炎及膜性肾病等病理改变。肾活检指征:①对糖皮质激素治疗耐药和频繁复发者;②对临床和实验室证据支持肾炎性肾病和慢性肾小球肾炎者。

【治疗原则】

1. 一般治疗

(1) 休息　除水肿显著或并发感染,或严重高血压外,一般不需卧床休息,待病情缓解后逐渐增加活动量。

(2) 饮食　显著水肿和严重高血压时应短期限制水、钠摄入,病情缓解后则不必继续限盐。活动期可给患儿供盐 1～2 g/d。蛋白质摄入每天 1.5～2 g/kg,以高生物效价的动物蛋白为宜。在应用糖皮质激素过程中每日应给予患儿维生素 D 400 U 及适量钙剂。

(3) 防治感染　各种预防接种可引起肾病复发,应待病情完全缓解、停用糖皮质激素 3 个月后再进行。肾病患儿一旦发生感染要积极应用抗生素治疗。

(4) 利尿剂　水肿严重伴胸腔积液、腹腔积液及呼吸困难者或因并发感染而暂时不能应用激素治疗者可给予利尿剂。一般可口服氢氯噻嗪每天 2～5 mg/kg,螺内酯每天 3～5 mg/kg,也可静脉注射呋塞米每次 1～2 mg/kg。水肿严重者先给予低分子右旋糖酐每次 5～10 mL/kg,之后再给予呋塞米可增强利尿效果;血容量不足者应先补充血容量再利尿,防止发生低血容量性休克和诱发血栓形成。

2. 糖皮质激素

实践证明,激素(主要是糖皮质激素)仍是目前诱导肾病缓解的首选药物。应用激素的总原则:始量要足,减量要慢,维持要长。

初治病例诊断确定后应尽早选用泼尼松治疗。通常有短程疗法和中长程疗法。目前多采用中长程疗法。泼尼松每天用量为 1.5～2 mg/kg,每日最大量不超过60 mg,分 3～4 次口服,尿蛋白转阴后(通常需 4～8 周)再继续服 2 周,改为隔日清晨顿服,4 周后每 2～4 周减量一次,每次减 5～10 mg,总疗程为 6 个月,此为中程疗法。长程疗法诱导阶段同中程疗法,隔日顿服 4 周后,每 2～4 周减量一次,每次减 2.5～5 mg,总疗程可延长到 9～12 个月。

知识链接

如何判断激素治疗肾病的疗效？

①激素敏感：激素治疗后8周内尿蛋白转阴，水肿消退。②激素部分敏感：治疗8周内水肿消退，但尿蛋白仍为+～++。③激素耐药：治疗满8周，尿蛋白仍为++以上。④激素依赖：治疗后尿蛋白转阴，但停药或减量后2周内复发，再次用药或恢复用量后尿蛋白又转阴且重复两次以上者(除去外感染及其他因素)。⑤复发和反复：尿蛋白转阴后停药4周以上，又出现尿蛋白++或以上为复发，如上述变化出现在激素治疗过程中则为反复。⑥频复发和频反复：半年内复发或反复不少于2次，1年内不少于3次。以上尿变化是指分布在7～10 d内3次尿常规检查结果。

3. 免疫抑制剂治疗

免疫抑制剂治疗主要用于肾病频繁复发、激素依赖、激素耐药或激素治疗出现严重副作用的病例。最常用的环磷酰胺(CTX)每天用量为2～2.5 mg/kg，3次/天，口服。对于难治性肾病、急进性肾病常用甲基泼尼松龙冲击疗法或环磷酰胺冲击疗法。

4. 其他治疗

抗凝和纤溶药物疗法：常用肝素钠、尿激酶静脉滴注，双嘧达莫饭后口服；左旋咪唑调节免疫；血管紧张素转换酶抑制剂如卡托普利、依那普利等改善肾血流，延缓肾小球硬化。

【护理评估】

1. 健康史

评估患儿起病的急缓，有无诱因如感染、劳累、预防接种等，病程长短，患儿是否为过敏体质，是初次发病还是复发。询问患儿饮食情况，水肿部位及程度，尿量多少，尿色深浅等。了解患儿病后做过哪些检查，用药情况，是否使用过激素治疗及治疗后效果如何，有无服药不规律或擅自减量或停药等情况。

2. 身体状况

重度水肿为肾病患儿最常见和最突出的临床表现，往往是就诊的主要原因。水肿开始于眼睑，逐渐波及全身，呈凹陷性，并随体位而变化，晨起多在颜面、骶部，午后腹部、下肢明显。严重时两眼难以睁开，且出现胸腔积液、腹腔积液和阴囊水肿，阴囊水肿时表皮透明发亮，甚至有液体渗出。水肿严重者尿量减少。检查患儿生命体征，测量血压、腹围、体重等。检查水肿部位及范围，水肿是否呈凹陷性。

3. 心理社会状况

(1) 肾病病程长，且病情易复发，影响患儿的活动、上学，家庭经济负担加重，患儿及家长往往为此而焦虑。

(2) 评估患儿有无对长期应用糖皮质激素治疗引起满月脸、向心性肥胖(水牛背)、多毛等形象的改变产生自卑心理。

(3) 有无因住院治疗与同伴分离及学习中断，担心疾病预后，住院不适应，各种检查操作的刺激等，而产生焦虑、烦躁、悲观、失望等情绪反应。

(4) 学校教师与同学因知识缺乏会忽略患儿的心理支持。

4. 辅助检查

及时送检患儿尿标本,化验尿常规,尿蛋白定性检查多为+++或以上,了解尿沉渣镜检有无红细胞及管型。检测 24 h 尿蛋白是否为 0.05~0.1 g/kg 或以上,了解蛋白尿的程度。分析血浆清蛋白、胆固醇化验结果。根据血液高凝检查指标评估是否存在血液高凝状态。

【护理诊断】

(1) 体液过多　与低蛋白血症致胶体渗透压降低及水、钠潴留有关。

(2) 有感染的危险　与机体抵抗力下降,应用糖皮质激素有关。

(3) 营养失调,低于机体需要量　与大量蛋白质由尿中丢失、消化功能降低致食欲下降有关。

(4) 潜在并发症　糖皮质激素副作用、电解质紊乱、血栓形成。

(5) 焦虑　与病程长、学习中断、形象改变及知识缺乏等有关。

【护理目标】

(1) 患儿低蛋白血症纠正,尿量增加,水肿消退,尿蛋白减少或转阴。

(2) 住院期间患儿不发生皮肤损伤及各种感染。

(3) 患儿食欲恢复正常,能摄入足量、全面的营养,满足其生长发育的需要。

(4) 患儿不出现并发症或有并发症时能被及时发现并适当处理。

(5) 患儿及家长了解疾病相关知识,获得心理支持,焦虑程度减轻,表现出情绪稳定,能积极配合治疗及护理。

【护理措施】

1. 减轻水肿

(1) 休息　一般不需卧床休息,但重度水肿和高血压时患儿应卧床休息,以减轻心脏和肾脏的负担,同时须床上变换体位以防止血栓形成。病情缓解后可适当增加活动量,但应避免过度劳累。

(2) 调整饮食　重度水肿、高血压时应给予患儿低盐饮食,待水肿消退、尿量正常后则不必长期限盐,防止发生患儿食欲低下和低钠血症。大量蛋白尿期间应给予患儿优质蛋白质饮食(如乳类、蛋、鱼、家禽等),蛋白质每日摄入量以 2 g/kg 左右为宜,蛋白尿消失后长期激素治疗期间给予高蛋白饮食。氮质血症期间给予低蛋白饮食。宜少食多餐,适当补充各种维生素和微量元素,如 B 族维生素、维生素 C、维生素 D 及钙、铁、锌等。

(3) 利尿　遵医嘱应用糖皮质激素,一般不需常规使用利尿剂,当水肿较重尤其是有腹腔积液时,或因感染不能使用激素时,可配合使用利尿剂。常用氢氯噻嗪、呋塞米及低分子右旋糖酐等,但须密切观察防低血容量性休克及电解质紊乱的发生。

(4) 评估水肿变化情况　每日测体重 1 次或按压水肿部位观察,有腹腔积液者每日测腹围 1 次,同时记录 24 h 液体出入量。

2. 预防感染

首先向患儿及家长解释预防感染的重要性。肾病患儿与呼吸道感染者应隔离。室内加强通风和消毒,注意保暖,避免受凉。减少探视,防止交叉感染。严格执行各种无菌操作。患病期间预防接种要避免使用活疫苗,一般应在症状缓解半年后进行。激素治疗期间,密切观察病情变化,及时发现潜在的感染。

3. 皮肤护理

(1) 重度水肿时皮下血液循环差,加之营养不良及使用糖皮质激素等,局部皮肤易受损及继发感染,应保持皮肤清洁、干燥,避免擦伤和受压,卧床患儿应每1～2 h翻身1次。臀部和四肢水肿严重时,可垫气垫或棉圈。水肿明显的阴囊可用棉垫或“丁”字带托起,并保持干燥,皮肤破裂处可涂碘伏及盖上消毒敷料,以防感染。

(2) 水肿严重时应避免肌内注射,以防药液外渗,导致注射部位皮肤潮湿或糜烂,引发感染。避免搔抓皮肤,避免蚊虫叮咬等。皮肤有渗出液者应敷、垫消毒敷料,防止感染。

4. 用药护理

(1) 糖皮质激素治疗副作用预防:目前国内首选泼尼松,应餐后服用,不擅自停药。用药期间,积极预防感染;补充钙及维生素D,防止发生低钙血症及骨质疏松;应注意保护胃黏膜,如给予牛奶、面汤或软食,避免刺激性及粗硬食物,预防消化道出血,注意观察大便颜色,若有黑便应及时报告医生;预防糖皮质激素导致的低血钾和低血钙等电解质紊乱,鼓励患儿多进食富含钾的食物(如香蕉、橘子)和富含钙的食物;密切观察血压变化,每日测血压1～2次,发现异常及时报告医生;如因突然停药、感染等,出现恶心、呕吐、腹痛、腹泻、血压下降、精神失常、低血糖等肾上腺皮质功能不全表现时,应立即报告医生,遵医嘱静脉注射氢化可的松。

(2) 免疫抑制剂环磷酰胺治疗副作用预防:可引起骨髓抑制、出血性膀胱炎、脱发、恶心及呕吐等。使用时,注意多饮水,定期复查血常规;输液时防止药液外渗;疗程不应超过12周以免引起性腺损伤。

(3) 抗凝和纤溶药物治疗副作用预防:可改善肾病的临床症状,改变患儿对激素的效应。在使用肝素钠时检测凝血时间及凝血酶原时间。

(4) 用利尿剂时,应及时补充钾的耗损,可给予高钾食物,如橘子、香蕉等。

5. 心理护理

针对家长及患儿存在的心理问题,耐心解释本病的护理要点及治疗反应。向患儿讲解糖皮质激素引起的向心性肥胖、免疫抑制剂造成的脱发等均为暂时性的,随着药物减量和停药,可恢复正常体态,说明坚持合理治疗多数患儿可以治愈,让家长和患儿树立信心,解除后顾之忧,积极配合治疗和护理。其他心理护理同急性肾小球肾炎的。

【健康教育】

(1) 说明本病病程长,强调激素治疗的重要性,做好长期服药的健康指导,使家长及患儿主动配合并坚持按计划服药,不能擅自减量、停药或不连续服药造成复发。出院后应每半个月随访1次,遵医嘱逐渐递减激素剂量直至停药。

(2) 强调预防感染的重要性,让家长了解感染是本病最常见的并发症及复发的诱因,应采取有效措施避免感染,避免到公共场所去,一旦感染应及时治疗。患儿预防接种应待病情缓解、停药1年后进行,否则可引起肾病复发。

(3) 讲解对患儿饮食及活动的要求,告诫患儿不能剧烈活动,否则病情易加重或复发;饮食虽不过分限制,但须按医嘱调整,介绍补充营养物质的方法和意义,否则易引起并发症。

(4) 教会家长及年长患儿用试纸监测尿蛋白的变化;教会其如何自我观察并发症的早期表现,如咽部不适(上呼吸道感染)、厌食及乏力(低血钠)、肌肉无力及腹胀(低血钾)等,以便能早期发现、及时处理。

四、泌尿道感染患儿的护理

泌尿道感染(urinary tract infection,UTI)俗称尿路感染,是指病原体直接侵入尿路,在尿液中生长繁殖,并侵犯尿路黏膜或组织而引起损伤。本病是小儿泌尿系统常见病之一,居小儿泌尿系统疾病的第三位。临床上可分为上尿路感染(肾盂肾炎)和下尿路感染(膀胱炎和尿道炎)。因感染难以定位,故统称为尿路感染。侵犯尿路的病原体有多种,但以细菌感染为多,其中绝大多数是革兰阴性杆菌,80%以上为大肠杆菌,其次为变形杆菌、白色念珠菌、克雷伯杆菌和肠球菌。临床上以细菌尿和(或)白细胞尿为特征。本病可发生在任何年龄,多见于2岁以下小儿,女孩多于男孩。年龄越小,局限性和特征性症状越不明显,容易漏诊。若诊断及时,治疗恰当则预后良好。

【病因及发病机制】

1. 易感因素

(1) 解剖生理特点　小儿输尿管长而弯曲,管壁弹力纤维发育不全,易扩张、扭曲而发生尿潴留。女孩尿道短,尿道黏膜皱襞柔嫩,尿道口接近肛门;男孩若包皮过长,易积聚污垢,故有利于细菌上行感染。此外新生儿和小婴儿常因抵抗力低而发生血行播散性感染。

(2) 膀胱输尿管尿液反流　此与再发性和慢性尿路感染关系密切,正常人膀胱输尿管起单一活瓣作用,膀胱内输尿管段通过膀胱肌肉组织在排尿时产生压力,使尿液自尿道排出。当膀胱三角区和输尿管终末段肌肉发育缺陷时,则出现膀胱输尿管尿液反流。

(3) 先天畸形　常见先天畸形有肾盂输尿管连接处狭窄、后尿道瓣膜、多囊肾、膀胱憩室、脊柱裂(损害脊髓马尾神经,致膀胱括约肌功能失常)等,均可造成尿道引流不畅,滞留的尿液使细菌在尿路长时间停留并繁殖,导致感染。

(4) 发病诱因　机体抵抗力降低是导致本病的主要诱因。此外,尿道和膀胱异物、留置导尿等、尿路损伤均可成为诱发因素。

2. 感染途径

(1) 上行感染　上行感染途径是尿路感染最常见的感染途径。致病菌从尿道、膀胱、输尿管而达肾脏引起感染,多见于婴幼儿,女孩多于男孩,以肠道细菌为主。

(2) 血行感染　致病菌从局部病灶或全身感染通过血液到达肾脏,多见于新生儿及小婴儿,继发于败血症或体内化脓性病灶引起的菌血症。以毒力强的金黄色葡萄球菌为主。

(3) 淋巴感染　淋巴感染是指肠道和盆腔内感染的细菌通过淋巴管感染肾脏。

(4) 直接蔓延　直接蔓延是指肾脏周围临近器官或组织感染直接蔓延至肾脏,如肾周脓肿、阑尾炎可直接蔓延。

【临床表现】

不同年龄和急性、慢性感染的临床表现差异较大。

1. 急性感染

随患儿年龄组的不同临床表现存在着较大差异。

(1) 新生儿　临床症状极不典型,以全身症状为主,从败血症伴黄疸到隐性细菌尿,症状轻重不一,可有发热或体温不升、体重不增、拒乳、呕吐、腹泻、黄疸、嗜睡和惊厥等。多由血行感染引起,局部刺激症状不明显。

(2) 婴幼儿　女孩多见,全身症状重,而泌尿系统局部症状轻微或缺如,以发热最突出。拒食、呕吐、腹泻等较明显,甚至出现精神萎靡和惊厥。局部症状仅有排尿时哭闹,由于尿频、尿布经常浸湿而发生尿布疹。膀胱刺激症状如尿频、尿急、尿痛随年龄增长而逐渐明显。

(3) 年长儿　症状与成人的相似，上尿路感染常有发热、腹痛、肾区叩痛、遗尿等。下尿路感染有尿频、尿急、尿道烧灼感。

2. 慢性感染

病程多在 6 个月以上。慢性感染分为慢性肾盂肾炎和慢性膀胱炎，表现为反复发作的膀胱刺激症状、脓尿或细菌尿。病程久者可有贫血、消瘦、乏力、生长迟缓、体重减轻及肾功能减退等。

【辅助检查】

(1) 尿常规检查　取清晨首次清洁中段尿离心后做镜检，白细胞多于 5 个/HP，即可怀疑尿路感染，如脓细胞成堆则诊断价值更大，出现白细胞管型有助于肾盂肾炎的诊断。膀胱炎时可出现血尿。

(2) 尿培养及菌落计数　一般采用清洁中段尿培养，菌落计数不小于 10^5/mL 可确诊，10^4～10^5/mL 为可疑，小于 10^4/mL 为污染。通过耻骨上膀胱穿刺获取的尿进行培养，只要发现有细菌生长，即有诊断意义。

(3) 尿涂片法找细菌　取一滴新鲜尿直接涂片，用亚甲蓝或革兰染色，在油镜下找细菌，如每个视野能找到一个细菌，表明尿内细菌数大于 10^5/mL，如几个视野都找不到细菌，可以初步认为无菌尿存在。

(4) 其他检查　对反复感染或迁延不愈者，为排除泌尿系统先天畸形和膀胱输尿管尿液反流，应进行影像学检查，如 B 超检查、静脉肾盂造影、肾核素造影和 CT 扫描。

【治疗原则】

治疗的目的是积极控制感染、去除诱因、预防复发。急性期患儿应卧床休息，鼓励患儿多饮水以增加尿量，女孩还应注意外阴部的清洁卫生。早期正确地选用有效的抗菌药物，宜选广谱、强效，尿及肾组织中浓度高、毒性小、不易产生耐药性的药物，以减少感染复发的危险性。常选用氨苄西林、头孢氨苄、头孢唑啉钠、头孢三嗪噻肟、磺胺药、喹诺酮类等。新生儿、小婴儿及重症患儿多采用静脉给药，一般急性感染第一次发作，疗程多为 10～14 d。开始治疗后应连续 3 d 进行尿培养。如 24 h 后尿培养呈阴性，表示所用药物有效，否则应按尿培养药敏试验的结果调整用药。停药 1 周后再做一次尿培养。感染复发或慢性感染、急性感染控制后改用小剂量长程抑菌治疗，疗程为 6～12 个月。同时检查有无泌尿系统异常和膀胱输尿管尿液反流。

【护理评估】

(1) 健康史　询问患儿既往有无泌尿系统感染病史；有无机体抵抗力降低的诱因，如呼吸道感染、营养不良及长期使用免疫抑制剂等；有无泌尿系统先天畸形；有无蛲虫病史；是否有留置导尿管、尿路损伤或异物等诱因；评估患儿年龄、性别及卫生习惯。

(2) 身体状况　测量体温变化，检查有无膀胱刺激症状、肾区叩痛等。

(3) 心理社会状况　急性感染多因发热、尿频、尿急、排尿疼痛等不适，引起患儿紧张、不安等不良情绪反应；年长儿因膀胱刺激症状出现尿床或尿裤子而产生害羞、沮丧等心理；患儿及家长对本病了解程度不够，不重视治疗；慢性感染者，患儿及家长因疾病痛苦及担心预后而产生焦虑情绪。

(4) 辅助检查　分析尿常规检查结果及清洁中段尿培养的菌落计数情况。了解 B 超检查及 X 线检查结果等。

【护理诊断】

(1) 体温过高　与细菌感染有关。

(2) 排尿异常　与膀胱、尿路炎症有关。

(3) 潜在并发症　药物不良反应。

【护理目标】

(1) 患儿感染症状得到控制，体温恢复正常。

(2) 患儿膀胱刺激症状减轻或消失，排尿恢复正常。

(3) 患儿家长掌握药物不良反应的观察方法。

【护理措施】

(1) 对症护理　急性期需卧床休息，鼓励患儿多饮水使尿量增多，通过增加尿量起到冲洗尿路的作用，减少细菌在尿路内的停留时间，并促进细菌毒素和炎症分泌物的排出。要勤换尿布，保持会阴部清洁干燥，尿布用开水烫洗并晒干，或煮沸、高压消毒。保持会阴部清洁，每次便后冲洗外阴部，清洗时应自前向后擦洗，男孩包皮过长者应翻转包皮清洗，防止污染尿道口，引起上行感染。因患儿有尿频、尿急的表现，故要将患儿安排在离厕所较近的床位或将便器放在易取的位置。食物应易消化，含足够能量、丰富的蛋白质和维生素，以增强机体抵抗力。发热患儿宜给予流质或半流质食物。高热者给予物理降温或药物降温。

(2) 病情观察　注意观察并记录排尿频率、尿量、排尿时的表情及尿液性状。注意全身症状变化，尤其是婴幼儿，应观察有无消化道、神经系统等症状。高热、头痛、腰痛的患儿遵医嘱应用解热镇痛剂缓解症状。尿路刺激症状明显者，酌情应用抗胆碱药解痉，或服用碳酸氢钠碱化尿液，以减轻尿路刺激症状。也可每日用 1∶5000 的高锰酸钾温水清洗外阴。

(3) 尿标本送检　尿培养留尿时，常规清洗消毒外阴部，取清洁中段尿及时送检，避免污染，取尿标本时要做到无菌操作，由于细菌在尿液中繁殖很快，尿标本要在 30 min 内送检。如其结果可疑，可行耻骨上膀胱穿刺抽取尿标本。

(4) 用药护理　口服抗菌药物可出现恶心、呕吐、食欲减退等现象，饭后服药可减轻胃肠道症状；服用磺胺药时应多饮水，可同时口服碳酸氢钠，以碱化尿液，并注意有无血尿、少尿及过敏等；定期复查尿常规和进行尿培养，以了解病情变化和治疗效果。

(5) 心理护理　对患儿因尿床或尿裤子而产生害羞、沮丧等心理，护理人员应耐心解释，说明这是暂时的，病愈后完全可以恢复正常，使患儿保持良好情绪。

【健康教育】

(1) 向家长介绍本病的护理要点和预防知识，指导家长为婴儿勤换尿布，幼儿不穿开裆裤，女婴经常清洗外阴部，且清洗时从前向后清洗或擦洗，防止肠道细菌污染尿道，单独使用洁具。

(2) 出院时指导随访时间和次数，一般急性感染疗程结束后每月随访 1 次，做尿常规检查和中段尿培养，连续 3 个月，若无复发可认为治愈，反复发作者每 3～6 个月复查 1 次，共 2 年或更长时间。

(3) 及时处理男孩包茎、女孩处女膜伞及根治蛲虫病，减少感染因素。

五、急性肾功能衰竭患儿的护理

急性肾功能衰竭(acute renal failure，ARF)简称急性肾衰，是一种特殊性质的综合征，是指由于肾本身或肾外因素引起肾生理功能急剧降低甚至丧失，即肾脏不能按照机体需要来调节尿量及尿的成分，出现少尿或无尿，水、电解质和酸碱平衡失调，氮质血症等一系列生理生化改变。

【病因及发病机制】

急性肾衰可由多种病因引起，按原发部位损伤可分为肾前性、肾性和肾后性。

(1) 肾前性　各种原因引起的心输出量减少和血容量不足而引起肾灌注量减少和肾小球滤过率下降，形成肾前性氮质血症，如严重脱水、失血、烧伤、急性溶血及感染性休克等。此型肾实质并无器质性病变，增加血容量，肾功能可以恢复。

(2) 肾性　急性肾实质性疾病，如肾小球肾炎、溶血性尿毒综合征、紫癜性肾炎及肾毒性物质(如汞、砷、磺胺药、卡那毒素等)引起急性肾小管坏死。

(3) 肾后性　由各种原因引起的泌尿道梗阻所致。常见的与泌尿道先天畸形有关。肾后性的因素多为可逆性，及时去除病因，肾功能常可恢复。

发病机制因病因和病期不同而不同。新生儿期以围产期缺氧、败血症，严重溶血或出血引起的较常见；婴儿期以严重腹泻脱水、重症感染及先天畸形引起的为多见；年长患儿则常由各型肾炎、各型休克引起。急性肾小管坏死导致急性肾衰起始期主要是因肾血管持久收缩，导致肾小球滤过率下降，尿量减少，以及出球动脉血量不足而致肾小管坏死。发展期主要为肾小管损伤，一是肾小管腔内有脱落上皮细胞，蛋白质、溶血后产物等堵塞，二是肾小管基底膜及细胞损伤，管内液反漏入间质，出现持续少尿，病情发展。

【临床表现】

急性肾功能衰竭按其病程演变可分为少尿期、多尿期及恢复期三个阶段。

1. 少尿期

少尿期属病情危急阶段，一般持续1～2周。此期由于水、电解质、酸碱平衡紊乱，氮质代谢产物潴留可有以下症状。

(1) 少尿　24 h尿量少于400 mL者为少尿，少于50 mL者称为无尿。尿液性质亦有改变，除有蛋白质、红细胞、白细胞、坏死的上皮细胞和管型外，尿比重常固定在1.010左右，尿中含钠量增加，常超过40 mmol/L。

(2) 水潴留　主要由于分解代谢加强，使内生水增多，以及大量补液和摄入水量过多，产生水潴留而引起代谢与功能上的障碍。表现为全身水肿、胸腔积液、腹腔积液、高血压，严重者可出现急性肺水肿、脑水肿和心功能不全，常为死亡重要原因。

(3) 代谢性酸中毒　此为代谢产物潴留的结果，表现为呼吸深长、昏睡、意识障碍、面色发灰、口唇呈樱桃红色，甚至出现惊厥、昏迷。

(4) 电解质紊乱　常表现为“三高”和“三低”，即高血钾、高血磷和高血镁，低血钠、低血氯和低血钙，其中以高钾血症最多见。

(5) 氮质血症　表现为恶心、呕吐、乏力等，严重者出现意识障碍、烦躁、谵妄、抽搐、昏迷等肾性脑病的症状。

2. 多尿期

多尿期在少尿期后，尿量渐增，排尿超过600～800 mL/d即可认为是多尿期开始，此时病情仍严重，故仍应按少尿期处理，当每日尿量超过1 500 mL/d时正式进入多尿期，患者症状开始好转，血尿素氮及血肌酐含量开始下降，水肿好转，其他代谢紊乱也逐渐恢复。多尿期尿量可增至2000～3000 mL/d或更多，此时钾、钠、水从尿中大量排出，可出现低钾、低钠及脱水，应及时补充，多尿期持续数天至2周，尿量逐渐恢复正常。

3. 恢复期

多尿期后即进入恢复期。此时水、电解质均已恢复正常，血尿素氮含量已不高，但肾小管浓缩功能须经数月才能复原。少数患者可留下永久性肾功能损害。

【辅助检查】

(1) 尿液检查　尿少，尿量不超过 17 mL/h 或不超过 400 mL/d，尿比重低，小于 1.014 甚至固定在 1.010 左右，尿液呈酸性，尿蛋白定性为＋～＋＋＋，尿沉渣镜检可见粗大颗粒管型，少数红细胞、白细胞。

(2) 氮质血症　血尿素氮和血肌酐含量升高，但氮质血症不能单独作为诊断依据，因肾功能正常时消化道大出血患者血尿素氮含量也可升高。血肌酐含量增高，血尿素氮与血肌酐含量之比不大于 10 是重要诊断指标。

(3) 血液检查　红细胞数及血红蛋白量均下降，白细胞数增多，血小板数减少。血中钾、镁、磷增高，血钠正常或略降低，血钙降低，二氧化碳结合力亦降低。

(4) 肾影像学检查 多采用腹部平片、超声波、CT、磁共振等检查，了解肾脏大小、形态，血管、输尿管和膀胱有无梗阻，也可了解肾血流量，肾小球、肾小管的功能。

(5) 肾活检　对于原因不明的急性肾衰，肾活检是可靠的诊断手段，可帮助诊断和评估预后。

【治疗原则】

除积极治疗原发病外，主要的治疗原则是使患儿能度过少尿期，使少尿引起的内环境紊乱降低至最低程度，争取肾病变的恢复。具体的措施有：①维持水、电解质平衡；②纠正高血钾、低血钙、低血钠及代谢性酸中毒；③控制高血压、氮质血症；④预防消化道出血等。除非有溶血或急性出血，一般不输血。上述方法不能起效时，应尽早采用透析疗法。

知识链接

何谓透析疗法?

透析疗法是指利用半渗透膜来去除血液中的代谢废物和多余水分并维持酸碱平衡的一种治疗方法。透析疗法并不能治愈尿毒症或肾功能衰竭，它的作用是尽量以人工肾来取代已失去功能的肾脏，从而维系生命。透析疗法可分为血液透析和腹膜透析两种，它们各有利弊。

【护理评估】

(1) 健康史　询问家长及患儿本次发病的经过，有无诱发因素，有无尿量减少或无尿，发生变化的时间，有无泌尿道畸形存在。

(2) 身体状况　评估患儿生命体征的变化，观察有无神志的改变，检查水肿的部位、程度、特点，有无心率改变，肺底部有无湿啰音，有无肝脏肿大等心力衰竭的症状，有无合并感染等。

(3) 心理社会状况　评估患儿及家长对本病的认识程度，有无恐惧、悲观、焦虑情绪，对将要进行的透析疗法家庭是否有经济支持能力。

(4) 辅助检查　了解血常规、尿常规检查结果，血尿素氮、血肌酐升高的程度，血电解质紊乱的情况等。

【护理诊断】

(1) 潜在并发症　生命体征改变，与严重的电解质紊乱有关。

(2) 体液过多　与肾功能损害，水、钠潴留有关。

(3) 营养失调，低于机体需要量　与营养摄入不足及丢失过多有关。

(4) 有感染的危险　与免疫力低下有关。

(5) 恐惧　与本病预后不良有关。

【护理目标】

(1) 患儿无并发症发生或有并发症但能被及时发现并处理。

(2) 患儿尿量恢复正常。

(3) 患儿食欲增强，营养状况得到改善。

(4) 患儿无感染的发生。

(5) 患儿情绪好转，恐惧感消失。

【护理措施】

(1) 密切观察病情变化　注意体温、呼吸、脉搏、心率、心律、血压等变化。急性肾功能衰竭常以心力衰竭、心律失常、感染、惊厥为主要死亡原因，应及时发现其早期表现，并随时与医生联系。

(2) 保证患儿卧床休息　休息时间视病情而定，一般少尿期、多尿期患儿均应卧床休息，恢复期逐渐增加活动量。

(3) 营养护理　少尿期应限制水、钠、钾、磷和蛋白质摄入量，供给足够的能量，以减少组织蛋白的分解。不能进食者从静脉中补充葡萄糖、氨基酸、脂肪乳等。透析治疗时患儿会丢失大量蛋白质，所以不需限制蛋白质摄入量，长期透析时可输血浆、水解蛋白、氨基酸等。

(4) 精确记录出入液量　口服和静脉进入的液量要逐项记录，尿量和异常丢失量如呕吐物、胃肠引流液、腹泻时粪便内水分等都需要准确测量，每日定时测体重以检查有无水肿加重。

(5) 严格执行静脉输液计划　输液过程中应严密观察有无输液过多、过快引起肺水肿症状，并观察其他副作用。

(6) 预防感染　严格执行无菌操作，加强皮肤护理及口腔护理，定时翻身、拍背，病室每日用紫外线消毒。

(7) 心理护理　做好家长及患儿思想工作，稳定其情绪，解释病情及治疗方案，以取得患儿合作。

【健康教育】

指导患儿及家长急性肾功能衰竭各期的护理要点，解释早期透析的重要性，增加抵抗力，减少感染的发生，避免对肾有损害的食物、药物和毒物等进入体内。有出血及脱水(如腹泻、呕吐等)时应及时就诊。

任务小结

泌尿系统通过排泄废物，调节水、电解质和酸碱平衡，以维持机体内环境的稳定。年龄越小，功能发育越不完善，1～1.5 岁达成人水平。婴儿要防治脱水、严格补液、禁用或慎用对肾有损害的药物。女婴因尿道短、尿道口直接暴露，应防止感染。小儿少尿、无尿标准不同于成人的。正常新鲜尿液离心后做沉渣镜检，红细胞小于3个/HP，白细胞小于5个/HP，一般无管型。急性肾小球肾炎是一种与链球菌感染有关的以肾小球病变为主的非化脓性免疫性疾病，临床上以水肿、少尿、血尿及高血压四大症状为主要表现，严重患者可有严重循环充血、高血压脑病及急性肾功能衰竭三大并发症。护理要点为卧床休息，清除体内残存的感染病灶，控制水、钠入量，降压等对症处理。本病无特效疗法，为自限性疾病，关键注意利尿、降压可预防并发症的发生。肾病综合征是以肾小球基底膜通透性增加导致大量血浆蛋白自尿中丢失而引起的一组临床综合征，具有大量蛋白尿、水肿、高脂血症和低蛋白血症的特征，肾炎性肾病除以上四大特征外还有血尿、高血压、氮质血症及血清补体降低四项中的一项或多项特征。护理要点为按疗程使用激素、防止并发症、利尿消肿、调整饮食等。单纯性肾病对激素治疗敏感，预后良好。泌尿道感染是由细菌直接侵入尿路而引起的感染，致病菌大多为大肠杆菌，新生儿及婴幼儿以全身症状为主，年长儿可有典型的膀胱刺激症状，即尿频、尿急、尿痛，治疗选用血、尿浓度高，毒副作用小，对革兰阴性细菌敏感的药物，积极预防和进行卫生知识宣传，防止复发，注意勤换尿布，尿布用开水烫洗、晒干，便后洗净臀部，要自前向后擦洗，以减少尿道口的感染。

能力检测

一、名词解释

1. 无尿　2. 肾病综合征　3. 膀胱刺激症状　4. 血尿

二、选择题

(一) A_1型题

1. 学龄前儿童少尿的标准为每昼夜少于(　　)。
A. 400 mL　B. 200 mL　C. 100 mL　D. 300 mL　E. 500 mL

2. 引起小儿泌尿系统感染最常见的途径是(　　)。
A. 下行感染　B. 上行感染　C. 淋巴感染
D. 血行感染　E. 炎症直接蔓延

3. 原发性肾病综合征的常见并发症是(　　)。
A. 严重循环充血　B. 高血压脑病　C. 急性肾功能衰竭
D. 感染　E. 高钾血症

4. 急性肾小球肾炎患儿恢复正常活动的指标是(　　)。
A. 尿常规正常　B. 血沉、补体正常　C. 尿阿迪计数正常
D. ASO 正常　E. 血压正常，肉眼血尿消失

5. 不属于急性肾小球肾炎临床特点的是(　　)。
A. 血尿　B. 水肿　C. 尿少　D. 高血压　E. 低蛋白血症

6. 急性肾小球肾炎患儿采用无盐或低盐饮食应一直到(　　)。
A. 尿常规正常　B. 血沉、补体正常
C. 血压正常，水肿消退　D. ASO 正常
E. 尿阿迪计数正常

7. 符合急性肾小球肾炎临床表现的是(　　)。
A. 肉眼血尿　B. 重度凹陷性水肿　C. 血清补体正常

D. 血胆固醇增高　　E. 血浆蛋白下降

8. 急性肾功能衰竭少尿期一般持续(　　)。

A. 5～7 d　B. 6～9 d　C. 7～14 d　D. 14～20 d　E. 20～28 d

(二) A_2型题

1. 患儿,男,8 岁,入院诊断为急性肾小球肾炎。2 d 后尿少、水肿加重,伴呼吸困难,两肺有湿啰音,心律呈奔马律,肝脏肿大,可能并发了(　　)。

A. 支气管肺炎　B. 急性肾功能衰竭　C. 严重循环充血

D. 高血压脑病　E. 电解质紊乱

2. 患儿,男,6 岁,拟诊为肾病综合征入院。现患儿阴囊皮肤薄而透明,水肿明显,有少许渗液。首要的护理措施为(　　)。

A. 绝对卧床休息　B. 不必限制水、钠摄入量

C. 进食高蛋白饮食　D. 保持床铺清洁、柔软

E. 用“丁”字带托起阴囊,并保持干燥

3. 患儿,男,7 岁,因急性肾小球肾炎入院。现患儿眼睑水肿、尿少,血压为 120/83 mmHg,头痛,头晕。此时对患儿重要的护理措施是(　　)。

A. 肌内注射青霉素　B. 肾区热敷　C. 监测患儿血压

D. 利尿、消肿、降压　E. 严格限制蛋白质摄入量

(三) A_3/A_4型题

(1～2 题共用题干)

患儿,男,8 岁,因少尿、水肿 3 d 就诊,2 周前有呼吸道感染史,现食欲减退、乏力,眼睑及面部水肿,尿检见红细胞满布视野,尿蛋白为＋～＋＋,血压增高。诊断为急性肾小球肾炎。

1. 其首选的护理诊断为(　　)。

A. 活动耐力降低　B. 有感染的危险　C. 体液过多

D. 营养不良　E. 排尿异常

2. 对该患儿主要的护理措施为(　　)。

A. 严格卧床休息 1～2 周　B. 待血尿消失后加强锻炼

C. 给予易消化的普通饮食　D. 严格控制蛋白质的摄入量

E. 血压监测

三、简答题

1. 小儿为何易患泌尿道感染?如何预防?

2. 治疗肾病综合征的主要药物是什么?如何进行用药护理?

3. 急性肾小球肾炎患儿的休息要求和饮食要求与肾病综合征的有何不同?为什么?

选择题参考答案:

(一) 1. D　2. B　3. D　4. C　5. E　6. C　7. A　8. C

(二) 1. C　2. E　3. D

(三) 1. C　2. A

(韦统友)

任务十四　神经系统疾病患儿的护理

学习目标

掌握：化脓性脑膜炎、病毒性脑膜炎及病毒性脑炎患儿的护理诊断和护理措施。

熟悉：小儿神经系统解剖生理特点；化脓性脑膜炎、病毒性脑膜炎及病毒性脑炎患儿的护理评估和健康指导。

了解：化脓性脑膜炎、病毒性脑膜炎及病毒性脑炎患儿的护理目标，小儿脑性瘫痪的护理。

一、小儿神经系统解剖生理特点

神经系统的发育是小儿心理发育的基础，小儿神经系统随年龄的增长而逐渐发育完善，因此，无论在解剖还是在生理方面在不同时期均具有不同特点。

1. 脑

小儿出生时脑皮质细胞数已与成人的相同，以后随着年龄的增长，主要是细胞体积增大和突触增多，功能逐渐成熟和复杂化。3 岁时脑细胞的分化基本完成，8 岁时与成人的无明显区别。小儿脑神经髓鞘出生后 3 个月形成，周围神经髓鞘 3 岁后形成（图 3-14-1），故婴幼儿在接受外来刺激时，兴奋可传入邻近神经纤维，在大脑皮质形成的兴奋灶不明确、传导速度慢，对外来刺激的反应常较缓慢而易泛化，遇强刺激时易发生昏睡或惊厥。小儿大脑皮质发育较差，皮质下中枢兴奋性较高，肌张力也较高，常出现无意识的手足徐动。

2. 脊髓

小儿脊髓相对较长，出生时脊髓的末端位于第 3～4 腰椎水平，出生后脊柱发育较脊髓快，4 岁时脊髓末端位于第 1～2 腰椎间隙，故给婴幼儿做腰椎穿刺时位置要低，以第 4～5 腰椎间隙为宜（图 3-14-2），4 岁以后同成人。

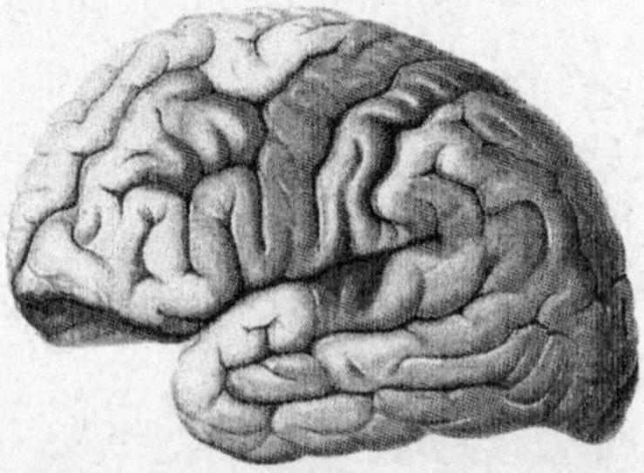

图 3-14-1　脑的结构

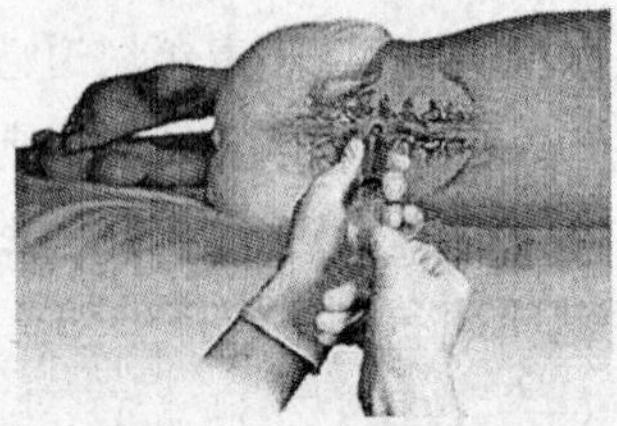

图 3-14-2　腰椎穿刺

3. 脑脊液

新生儿脑脊液量少（约 50 mL），压力低，抽取脑脊液较困难，以后脑脊液逐渐增多，压力逐渐升高。正常脑脊液外观透明，细胞数不超过 10×10^6/L（新生儿可达 20×10^6/L），糖含量为 2.8～4.4 mmol/L，氯化物为 118～128 mmol/L，蛋白质不超过 400 mg/L。

4. 神经反射

（1）出生时已存在以后永不消失的反射　角膜反射、结膜反射、瞳孔反射、咽反射、吞咽反射等，这些反射减弱或消失提示神经系统有病变。

（2）出生时已存在以后逐渐消失的反射　觅食反射、吸吮反射、握持反射、拥抱反射、颈肢反射等，于出生后 3～4 个月消失，若这些反射出生后缺乏或短期存在后又消失或到消失时间仍存在均为异常。

（3）出生时不存在以后逐渐出现的永久反射　腹壁反射、提睾反射及各种腱反射等，若这些反射该出现而未出现或减弱则为异常。

（4）病理反射　有些病理反射如巴宾斯基征 1 岁内可为阳性，个别者可至 2 岁。脑膜刺激征、布鲁津斯基征、凯尔尼格征在新生儿时可为弱阳性。

案例引导

患儿，女，8 个月，因发热 3 d，抽搐 3 次入院。体格检查：体温 39.2 ℃，脉搏 125 次/分，呼吸 36 次/分，烦躁不安，前囟隆起，颈强直。入院后呕吐 2 次，呈喷射性，量较多。问：该患儿应考虑为什么疾病？应进一步做什么检查？主要护理措施有哪些？如何对患儿家长进行健康教育？

二、化脓性脑膜炎患儿的护理

化脓性脑膜炎是小儿时期常见的由各种化脓性细菌感染引起的急性感染性疾病，多见于婴幼儿，可以出现在任何季节，特别是冬季。自使用抗生素以来其病死率已由 50%～90% 降至 10%以下，但本病仍是小儿严重感染性疾病之一。

【病因及发病机制】

常见致病菌与患儿年龄的关系：新生儿及 2 个月以下的小婴儿，最常见的致病菌是大肠埃希菌；3 个月～3 岁患儿多由流感嗜血杆菌引起；年长儿由脑膜炎双球菌、肺炎链球菌引起的化脓性脑膜炎最为常见。入侵途径：上呼吸道（主要）、皮肤、胃肠道黏膜、脐部、颅骨骨折部位、皮肤窦道。典型临床表现：发热、头痛、呕吐、烦躁、惊厥、脑膜刺激征和脑脊液改变。治疗：主要是应用抗生素控制感染和对症处理，抗生素用药原则为联合、早期、足量、足疗程、静脉给药；对明确诊断而致病菌尚不详者，目前多主张选用第三代头孢菌素。预后：若治疗及时，处理得当，预后较好，否则可危及生命或留有神经系统后遗症。预防：加强卫生知识宣传，保持室内卫生，空气新鲜，阳光充足；加强功能锻炼，提高机体免疫力；对呼吸道感染、中耳炎、鼻窦炎、皮肤感染等应及时、彻底治疗。

知识链接

化脓性脑膜炎的病理改变

化脓性脑膜炎的病理改变主要在中枢神经系统。早期和轻型病例炎性渗出物多在大脑顶部表面，以后逐渐蔓延，使全部大脑表面、基底部、脊髓被一层炎性渗出物覆盖。蛛网膜下腔充满浆液性渗出物，脑桥前面、第四脑室底及脑桥与小脑之间尤甚。脑膜表面的血管极度充血，常有血管炎，包括血管与血窦的血栓形成，血管壁坏死、破裂与出血。

【临床表现】

(1) 典型表现　主要表现为颅内压增高、脑膜刺激征、意识障碍及惊厥等。①颅内压增高：表现为头痛，晨起明显，哭闹、咳嗽、大便用力及改变头位时加重。婴儿因颅骨未闭合可出现前囟饱满或隆起、颅缝增宽，头痛出现较晚；可出现频繁的中枢性呕吐，呈喷射性，多无明显恶心症状；也可出现生命体征改变如血压增高、脉率减慢、呼吸由快到慢而不规则等；严重颅内压增高可发生脑疝而危及生命。②脑膜刺激征：患儿有颈抵抗、布鲁津斯基征、凯尔尼格征阳性。③意识障碍：出现表情淡漠、精神萎靡或烦躁不安、嗜睡，昏迷。④惊厥：出现局部或全身抽搐，伴有意识障碍，婴幼儿多见。

(2) 非典型表现　3个月以下患儿起病隐匿，体温可升高或降低，面色青灰，吸吮力差，拒乳，呕吐，哭声高尖，两眼凝视，前囟饱满，肌张力增高或颅骨缝裂开，不典型惊厥发作等；脑膜刺激征可不明显。

(3) 并发症　硬脑膜下积液、脑积水(图3-14-3)及脑实质或颅神经损伤，如肢体瘫痪、面瘫(图3-14-4)、眼球运动障碍、耳聋、失明。

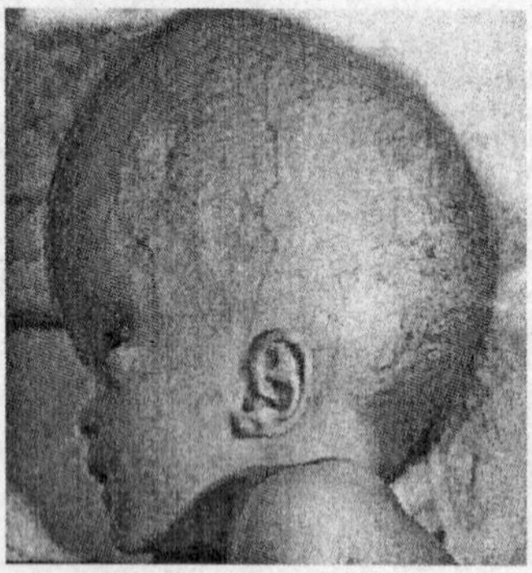

图 3-14-3　脑积水

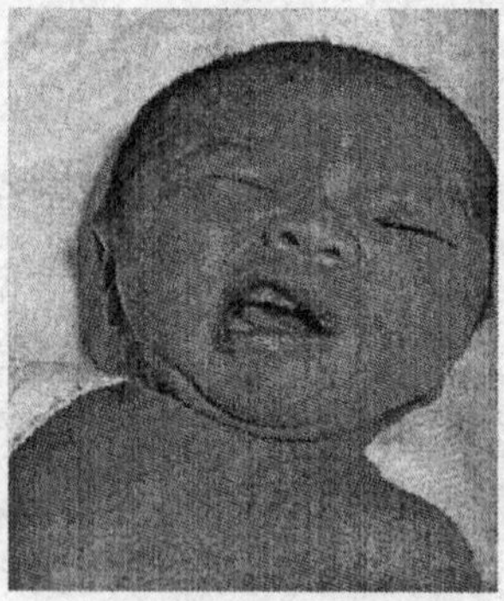

图 3-14-4　面瘫

【辅助检查】

(1) 血常规检查　白细胞总数明显增高，可达$(20\sim40)\times10^9/L$，分类以中性粒细胞为主，占80%以上。

(2) 脑脊液检查　脑脊液检查为本病确诊的重要依据。典型化脓性脑膜炎脑脊液的外观呈混浊或呈脓性，压力增高，白细胞总数显著增高，达$1000\times10^6/L$以上，糖含量显著降低，甚至测不出，蛋白质含量增多。脑脊液涂片革兰染色找菌是明确化脓性脑膜炎病因的重要方法，通常脑脊液涂片革兰染色找菌阳性率为70%～90%。

(3) 其他实验室检查

① 血培养　早期未用抗生素者做血培养是明确致病菌的重要方法。新生儿化脓性脑膜炎的血培养阳性率较高。

② 脑脊液特殊检查　如用免疫学方法可快速确定脑脊液中流感嗜血杆菌、肺炎链球菌和脑膜炎双球菌。

③ 头颅CT检查　可显示确定脑水肿、脑膜炎、硬脑膜下积液等病理改变。

【治疗原则】

(1) 抗生素治疗　力争在用药24 h内将脑脊液中的致病菌杀灭。根据药敏试验的结果选用敏感的抗生素;应用抗生素治疗的疗程依致病菌种类而定:肺炎链球菌、流感嗜血杆菌脑膜炎应由静脉点滴给药10～14 d;脑膜炎奈瑟菌用药7 d;金黄色葡萄球菌和革兰阴性菌疗程应在21 d以上。有并发症者应适当延长给药时间。

(2) 糖皮质激素治疗　糖皮质激素可降低血管通透性,使脑水肿及颅内高压症状得到缓解,一般选用地塞米松,连续应用2～3 d。

(3) 对症及支持治疗　密切观察生命体征、意识、瞳孔等变化,及时处理颅内压增高以及高热、惊厥等情况,保证能量的摄入,维持水、电解质及酸碱平衡。

【护理评估】

(1) 健康史　新生儿多有败血症,婴幼儿有上呼吸道、皮肤或胃肠道感染史及其表现。个别患儿有中耳炎、鼻窦炎、先天发育畸形(如脑脊膜膨出)等病史及其表现。

(2) 身体状况　检查有无发热、颅内压增高、脑膜刺激征的表现等。

知识链接

如何判断硬脑膜下积液?

硬脑膜下积液是本病常见并发症,1岁以下婴儿多见。一般出现在化脓性脑膜炎患儿开始正规治疗48～72 h以后。临床特点为治疗后发热、意识改变、颅内高压等临床表现不见好转,甚至逐渐加重,或渐渐好转时病情又出现反复,并伴随进行性前囟饱满、颅缝分离。硬脑膜下试验穿刺是直接的确诊手段。

(3) 心理社会状况　注意评估家长及患儿对本病知识的掌握程度,焦虑或恐惧的程度,应对方式。评估社区、家庭托幼机构的卫生情况,了解可能引发疾病的社会及环境因素。

(4) 辅助检查　及时行腰椎穿刺检查,评估脑脊液检查结果,不同病原体引起的脑膜炎脑脊液的鉴别见表3-14-1。

表3-14-1　不同病原体引起的脑膜炎脑脊液的鉴别

类型	外观	压力	白细胞/($\times10^6$/L)	蛋白质/(g/L)	糖/(mmol/L)	氯化物/(mmol/L)	其他
正常	清亮透明	正常	0～10(新生儿0～20)	0～0.4(新生儿0.2～1.2)	2.8～4.4(婴儿3.9～5.0)	118～128(婴儿110～122)	—
化脓性脑膜炎	混浊或脓性	增高	数百至数千,以中性粒细胞为主	明显增高	明显降低	降低	血培养可见致病菌

续表

类型	外观	压力	白细胞 /(×10^6/L)	蛋白质 /(g/L)	糖 /(mmol/L)	氯化物 /(mmol/L)	其他
结核性脑膜炎	轻微混浊或毛玻璃样	增高	数十至数百,以淋巴细胞为主,早期可以中性粒细胞为主	明显增高	明显降低	降低	抗酸染色涂片或培养找致病菌
病毒性脑膜炎	清亮,个别轻微混浊	正常或增高	数十至数百	正常或轻度增高	正常	正常	病毒抗体呈阳性

【护理诊断】

(1) 体温过高　与细菌感染有关。

(2) 有受伤的危险　与抽搐有关。

(3) 潜在并发症　颅内压增高导致脑疝。

(4) 焦虑　与预后不良有关。

(5) 知识缺乏　缺乏有关护理和预后知识。

【护理目标】

(1) 患儿体温恢复正常。

(2) 患儿没有受伤的情况发生。

(3) 患儿颅内压增高、脑疝等并发症得到及时救治。

(4) 焦虑情绪有所缓解。

(5) 患儿家长对疾病及预后有一定了解,能说出本病的护理要点,有接受患儿预后状况的心理准备。

【护理措施】

1. 协助降低颅内压

(1) 让患儿进入监护室加强监护,避免一切刺激包括声、光等,可用窗帘或灯罩遮挡强光,室内保持安静。患儿头肩抬高15°～30°,侧卧休息,以利于头部血液回流降低颅内压,同时避免呕吐造成窒息。避免患儿哭闹使颅内压进一步增高。护理和治疗操作应集中进行,动作应轻、快,以免频繁惊扰患儿使颅内高压加重。

知识链接

化脓性脑膜炎并发症的治疗

(1)硬脑膜下积液　采取硬脑膜下反复穿刺将积液放出(放液量每次每侧15 mL以内)。

(2) 脑室管膜炎　取侧脑室穿刺引流法缓解症状,同时适量使用抗生素行脑室内注入。

(3) 脑积水　可行正中孔粘连松解、导水管扩张及脑脊液分流手术进行治疗。

(2) 严密观察患儿的生命体征、眼球运动及瞳孔的变化等，每 15～30 min 记录一次，注意肌张力改变，若发现两侧瞳孔大小不等、对光反射较弱或消失、意识障碍加重、呼吸不规则、肌张力增高等，提示可能发生了脑疝，应立即通知医生并做好抢救准备。

(3) 按医嘱应用降低颅内压的药物，如甘露醇，用药前要检查药液，若有结晶可将制剂瓶放在热水中浸泡待结晶消失后再用，注意不能与其他药液混合静脉滴注，以免产生结晶沉淀。用药时要先缓慢静脉推注后静脉点滴，以使血中尽快达到所需浓度，推注时不能漏到血管外，以免引起局部刺激和局部水肿。

(4) 按医嘱静脉应用抗生素如青霉素、头孢菌素类等。输入药液时应在 1 h 内输完，因青霉素及头孢菌素类药物稀释后在室温下易分解降低效价，影响疗效。由于药液浓度较高，静脉穿刺时应谨慎操作，避免药液外漏引起局部组织损伤或坏死。由于本病静脉给药疗程较长，须有计划地选择与保护静脉，保证药液按时、准确无误地顺利输入。

2. 维持正常体温

保持室内安静和空气新鲜，患儿应卧床休息，每 4 h 测体温 1 次，并观察热型及伴随症状；鼓励患儿多饮水，必要时静脉补液；出汗后及时更衣，注意保暖；体温超过38.5 ℃时，及时给予物理降温或药物降温，以减少大脑氧的消耗，防止热性惊厥，并记录降温效果。

3. 安全保障

协助患儿将头偏向一侧，进行口腔保护以免舌咬伤；拉好床栏，避免患儿躁动及惊厥时受伤或坠床；保持呼吸道通畅避免窒息；必要时应给予镇静剂。病室保持安静，避免各种对患儿的刺激。密切观察患儿有无惊厥的先兆，如惊跳、肌张力增高等，发现上述表现时及时通知医生，出现惊厥时按惊厥护理。

4. 康复护理

对恢复期患儿，应进行功能训练，指导家长根据不同情况给予相应护理，以减少患儿后遗症的发生。

【健康教育】

(1) 根据患儿及家长的接受能力选择适当的方式解释对患儿采取避免刺激、使头肩抬高、取侧卧位等措施的目的，介绍预后估计，增强患儿及家长战胜疾病的信心，消除其担忧、焦虑和紧张心理，使之能与医护人员配合。

(2) 指导昏迷患儿的家长观察呼吸、脉搏、神志等情况，讲解并示范帮助患儿翻身、清洁皮肤并保持干燥等操作方法，指导家长在患儿臀部及肢体突出部位下面垫海绵垫以防发生压疮，示范并指导清理口腔和鼻腔分泌物及鼻饲的操作，使家长能协助做好患儿的生活护理。

(3) 做好腰椎穿刺患儿的护理。需做腰椎穿刺的患儿在穿刺前先向家长说明检查脑脊液的目的，强调此项检查的安全性，消除其恐惧心理以取得合作。术前排空小便，由专人固定体位，放脑脊液时速度不宜太快，放液不宜太多，留取标本后立刻送检，腰椎穿刺过程中，注意患儿生命体征变化，穿刺后嘱家长让患儿去枕平卧 6 h，以防发生头痛。

(4) 出院时指导家长继续观察患儿是否发生并发生和后遗症。对于婴儿每日测头围一次，并注意前囟紧张度以判断是否发生脑积水。

（5）加强社区护理，做好预防化脓性脑膜炎的卫生宣教并采取相应的措施。协助建立残疾儿童康复和教养中心，使全社会重视残疾儿童的照顾和身心成长问题，使留有后遗症的患儿家长能寻求到更多应对方法，减轻心理压力。

案例引导

患儿，女，11个月，因上呼吸道感染3 d出现持续发热、呕吐、惊厥入院，体格检查：体温37.2 ℃，脉搏105次/分，呼吸28次/分，烦躁不安，前囟隆起，颈强直。问：该患儿应考虑为什么疾病？应进一步做什么检查？主要护理措施有哪些？

三、病毒性脑膜炎和病毒性脑炎患儿的护理

病毒性脑膜炎和病毒性脑炎为中枢神经系统的急性炎症，约80%由肠道病毒引起，如柯萨奇病毒、疱疹病毒，其次为虫媒病毒（如乙脑病毒）、腮腺炎病毒和疱疹病毒等，虫媒病毒致病者约占5%。病情轻重不等，轻者可自行缓解，危重者呈急进性过程，可导致死亡及留下神经系统后遗症。病程大多呈良性，多在2周以内，一般不超过3周，有自限性，预后较好，多无并发症。

【病因及发病机制】

当病毒进入人体后，首先进入血液，引起病毒血症，随后可侵入全身器官或中枢神经系统，也可由病毒直接侵犯中枢神经系统。根据累及部位不同，临床表现为病毒性脑膜炎或病毒性脑炎。

【临床表现】

多呈急性起病，病情的轻重与病变部位有关。如病变在脑实质的病毒性脑炎，临床表现较病毒性脑膜炎的重。

（1）病毒性脑膜炎　患病前多有呼吸道或消化道感染史，继而发热、恶心、呕吐，婴儿常有烦躁不安，易激惹，较少发生严重意识障碍、惊厥。年长儿常诉头痛，脑膜刺激征阳性。病程多在1～2周。

（2）病毒性脑炎　主要表现为发热、惊厥、意识障碍及颅内压增高。病程一般为2～3周。少数患儿可留有后遗症，如癫痫、听力障碍、肢体瘫痪及不同程度的智力低下等。①前驱症状：急性全身感染症状如发热、头痛、呕吐、腹泻等。②中枢神经系统症状：惊厥、意识障碍、颅内压增高、运动功能障碍、精神障碍等。

【辅助检查】

（1）脑脊液检查　脑脊液外观清亮，压力正常或增高。白细胞总数轻度增高，早期以中性粒细胞为主，后期以淋巴细胞为主。糖和氯化物在正常范围内，蛋白质轻度升高。

（2）病毒学检查　部分患儿取脑脊液进行病毒分离及特异性抗体检测均为阳性。

（3）脑电图检查　病程早期脑电图即出现弥漫性或局限性异常慢波背景活动，提示脑功能异常。

【治疗原则】

治疗原则是以支持、对症治疗为主。嘱患儿卧床休息，供给充足的营养，控制惊厥、脑水肿、颅内压增高等。抗病毒治疗时，给予阿昔洛韦，其为高效广谱抗病毒药，可阻止病毒

DNA的合成，还可给予胞磷胆碱、维生素B_6、维生素E、吡拉西坦、泛酸等促进脑细胞代谢的药物。

【护理评估】

(1) 健康史　了解患儿近1～3周有无呼吸道及消化道感染史，有无接触动物或被昆虫叮咬史、流行病史、预防接种史。

(2) 身体状况　检查有无发热、颅内压增高、脑膜刺激征的表现等。

(3) 心理社会状况　注意评估家长及患儿对本病知识的掌握程度、焦虑或恐惧的程度及应对方式。评估社区、家庭托幼机构的卫生情况，了解可能引发疾病的社会及环境因素。患儿及家长对医护人员的言行和态度非常敏感，需要得到医护人员的心理支持。

(4) 辅助检查　及时行脑脊液检查，并及时评估检查结果。

【护理诊断】

(1) 体温过高　与病毒血症有关。

(2) 躯体活动障碍　与脑实质炎症有关。

(3) 潜在并发症　颅内压增高。

【护理目标】

(1) 患儿体温恢复正常。

(2) 患儿不发生躯体运动障碍或发生后能得到及时处理。

(3) 患儿颅内压增高等并发症得到及时防治。

【护理措施】

(1) 维持体温正常　保持病室的安静及适宜的温度、湿度，避免光线过强，定时通风，采取舒适的体位。监测体温，如体温在38.5 ℃以上时，可应用物理降温，观察热型及伴随症状。

(2) 积极促进功能恢复　①细心的生活护理：为患儿创造良好的环境，给有幻觉、定向力障碍的患儿提供保护性照顾；协助昏迷患儿保持侧卧位，定时翻身及按摩皮肤，以促进血液循环，防止出现压疮；帮助患儿翻身，并轻拍患儿背部，促使其排出痰液，减少坠积性肺炎的发生。②恢复肢体功能：保持肢体呈功能位，病情稳定后及早帮助患儿进行肢体的被动或主动功能锻炼，注意循序渐进；在改变锻炼方式时加强指导，及时给予帮助和鼓励。③按医嘱给予促进脑功能的药物。

(3) 密切观察病情变化　观察瞳孔及呼吸变化，如发现呼吸不规则、两侧瞳孔不等大、对光反应迟钝，多提示有脑疝及呼吸衰竭的发生。

【健康教育】

(1) 介绍本病的预后，说明本病大多在几周内可以恢复。做好患儿及家长的心理护理，向家长提供日常生活护理及保护患儿的一般知识，指导并鼓励患儿坚持智力训练和瘫痪肢体的功能锻炼。若患儿伴发脑炎时可出现后遗症，如偏瘫、幻觉、失语、学习障碍和癫痫发作等。一般年龄越小，病情越严重。

(2) 注意个人卫生，饭前、便后、喷嚏或咳嗽后用肥皂洗手。

(3) 避免蚊虫叮咬，夏天尽量让患儿在室内活动，如有外出，应使用防蚊虫叮咬的制剂喷洒暴露的皮肤，预防本病的发生。

案例引导

患儿,女,18个月,因出生后一直运动发育落后而就诊。患儿为妊娠35周出生,剖宫产娩出,出生时体重1500 g,目前仍走路不稳,行走时呈剪刀步态,四肢肌张力增高,活动受限。请对该患儿进行护理评估,并列出主要的护理诊断和护理措施。

四、脑性瘫痪患儿的护理

脑性瘫痪(cerebral palsy)简称脑瘫,是指出生前到出生后1个月内非进行性脑损伤所致的综合征,主要表现为中枢性运动障碍和姿势异常。严重病例还有智力低下,抽搐及视力、听力或语言功能障碍。

【病因及发病机制】

脑性瘫痪的发病原因可分为三类。①出生前因素:多种因素造成胚胎早期发育异常,如胎儿期的感染、缺血、缺氧和发育畸形,母亲的妊娠高血压综合征、糖尿病、腹部外伤和接触放射线等。②出生时因素:吸入羊水或胎粪、脐带绕颈所致的窒息,难产、产钳所致的产伤、颅内出血及缺氧。早产儿发生本病多与其血管脆弱易受损害及并发窒息或代谢障碍有关。③出生后因素:核黄疸、严重感染及外伤等。不少病例病因不明。

【临床表现】

主要症状为中枢性运动障碍,表现为运动发育落后,如患儿抬头、翻身、坐等运动发育落后,自主运动困难,运动僵硬、不协调、不对称。有肌张力和姿态异常,表现为肌张力增高、低下或高低变化不定。肌张力增高者呈足尖着地行走,或双下肢呈剪刀状交叉,腱反射亢进,可出现踝阵挛,巴宾斯基征阳性。患儿常有异常的姿势,如头和四肢不能保持在中线位上,呈弓状反张或为四肢痉挛。脑瘫患儿约有2/3合并智力发育落后,约半数伴视力、听力或语言功能障碍,癫痫发作,情绪障碍及行为障碍等。

【辅助检查】

(1) 脑CT或MRI检查　能明确大脑病变的部位、范围以及有无先天畸形等。

(2) 脑电图检查　对合并癫痫者有一定的诊断价值。

【治疗原则】

治疗的主要目的是促进各系统功能的恢复和正常发育,纠正异常姿势,减轻其伤残程度。主要治疗原则是早期发现,尽早进行功能训练,促进正常运动发育,抑制异常运动和姿势,利用各种有效的手段对患儿进行全面、多样化的综合治疗。此外可用整形外科手术及脑外手术解除肌紧张,减轻肢体畸形。有癫痫发作者按发作类型给予抗癫痫药物治疗。

【护理评估】

1. 健康史

了解患儿出生前有无发育异常,出生时有无窒息、产伤、颅内出血及缺氧,出生后有无严重感染及外伤等。

2. 身体状况

检查患儿的瘫痪程度及肌张力改变程度,同时检查智力水平,根据患儿的临床表现可将脑性瘫痪分为以下类型。

(1) 痉挛型　上肢屈肌张力增高,下肢伸肌、内收肌张力增高。痉挛型约占发病总数的

2/3,其表现根据受累部位可分为双侧瘫、四肢瘫、偏瘫、截瘫、单瘫。

(2) 手足徐动型　患儿在静止时常出现缓慢的、无规律、无目的、不协调、不能自控的动作,面部表情怪异,入睡后消失。

(3) 肌张力低下型　肌张力显著降低呈软瘫状,自主动作很少,仰卧时四肢外展如仰翻的青蛙。此型见于婴幼儿时期,2～3 岁后转为其他类型。

(4) 强直型　少见,表现为全身肌张力显著增高,身体异常僵硬。使其四肢被动运动时可感觉到肢体呈铅管样或齿轮样强直,常伴有严重的智力低下。

(5) 共济失调型　少见,主要表现为稳定性差、协调性差、步态蹒跚、上肢常有意向性震颤。

(6) 混合型　同时兼有以上两种及两种以上类型的症状,以手足徐动型和痉挛型并存最多见。

3. 心理社会状况

脑瘫患儿由于生活困难而导致其心理、精神发育障碍。家长往往不能正确认识和接受疾病的事实,同时由于对本病的长期护理专业技能的缺乏,而不能正确地做好家庭护理。

4. 辅助检查

及时进行脑 CT 或 MRI 检查,并及时评估检查结果。

【护理诊断】

(1) 生长发育改变　与脑损伤有关。

(2) 潜在并发症　因为长期肢体痉挛性瘫痪而发生废用综合征的可能,因躯体长期不能活动而发生皮肤完整性受损的可能。

【护理目标】

(1) 患儿生长发育逐渐恢复或不恶化。

(2) 患儿不出现并发症,或出现并发症能够被及时发现和处理。

【护理措施】

(1) 促进成长　脑瘫患儿往往存在多方面的能力缺陷,须指导家长和家庭其他成员正确护理,如为患儿选择穿脱方便的衣服,更衣时注意患儿的体位,一般病重侧肢体先穿后脱。要注意培养患儿自理生活的能力,根据患儿的年龄进行日常生活动作的训练,如教会患儿在排便前向家长示意,养成定时大小便的习惯,学会使用手纸,穿脱衣服等。对伴有听力、语言功能障碍的患儿,应按正常小儿语言发育的规律进行训练,多给患儿丰富的语言刺激,鼓励患儿多发声,矫正发声异常,并持之以恒,以增强患儿对社会生活的适应能力。鼓励患儿与正常儿童一起参加集体活动,多表扬其进步,调动患儿的积极性,防止发生孤独、自卑心理,促进患儿健康成长。

(2) 保证营养供应　供给高热量、高蛋白及富含维生素、易消化的食物,独立进食困难的患儿应进行饮食训练。喂食时保持患儿头处于中线位,避免头后仰导致食物误吸。在患儿牙齿紧闭时切忌强行喂食,以防损伤牙齿。耐心地教会患儿学习进食动作,尽早脱离他人喂食。

(3) 功能训练　脑瘫患儿大脑病变是静止的,但所造成的神经功能缺陷并非永远不变。如不早期进行功能锻炼,异常姿势和运动模式就会固定下来,同时会造成肌腱挛缩,骨、关节畸形,进而加重智力障碍。婴幼儿脑组织可塑性大、代偿能力强,若能及早开始适当的康复,可获得最佳效果。因此患儿一经确诊,应立即开始功能锻炼,瘫痪的肢体应保持功能位,并进行被动或主动运动，促进肌肉、关节运动和改善肌张力。可配合推拿、按摩、针灸及理疗等，以纠正异常姿势，平衡肌张力。严重肢体畸形者5岁后可考虑手术矫正。

(4) 皮肤护理　病情严重和不能保持坐位的患儿往往长时间卧床，护理人员要常帮助患儿翻身，白天尽量减少卧床时间，及时清理大小便，保持皮肤清洁，防止发生压疮及其他感染。

【健康教育】

(1) 做好产前保健　在妊娠早期预防感染性疾病，如风疹、弓形虫感染，避免接触放射线等。避免外伤及难产，预防胎儿受伤。避免早产，因为体重过低是脑性瘫痪的一个重要因素。

(2) 做好新生儿疾病的预防　主要是预防新生儿呼吸暂停、低血糖、胆红素脑病、颅内感染及出血等疾病。

(3) 做好患儿的特殊教育　对患儿应进行一些特殊的教育和职业训练，培养其克服困难的信心，并能实现自己的理想，尽可能地做到生活自理。

任务小结

小儿脑组织的生长非常迅速。新生儿的脑在大体形态上与成人的差别不大，但发育差，随着年龄增长，脑细胞的数目稍有增加，但脑细胞的功能明显成熟与复杂化。化脓性脑膜炎是小儿常见的中枢神经感染性疾病之一，是由各种化脓性细菌感染引起的脑膜炎症，由上呼吸道、皮肤、胃肠道黏膜、脐部等途径传染；典型表现以发热、头痛、呕吐、烦躁、惊厥、脑膜刺激征和脑脊液改变为特征，护理要点是协助降低颅内压、维持正常体温、安全保障和康复护理；治疗原则是应用抗生素控制感染（联合、早期、足量、足疗程、静脉给药）和对症处理；加强体格锻炼，提高机体免疫力等可预防本病的发生。病毒性脑膜炎、病毒性脑炎为中枢神经系统的急性炎症，约80%由肠道病毒引起，5%经昆虫叮咬侵入人体；炎症病变在脑膜时，临床主要表现为病毒性脑膜炎，患病前多有呼吸道或消化道感染史；累及大脑实质时，则以病毒性脑炎为临床表现，主要表现为发热、惊厥、意识障碍及颅内压增高；护理要点是维持正常体温、积极促进功能恢复、密切观察病情变化；治疗原则是休息、加强营养、保持呼吸道通畅。脑性瘫痪是出生前到出生后1个月内非进行性脑损伤所致的综合征，主要表现为中枢性运动障碍和姿势异常。严重病例还有智力低下，抽搐及视力、听力或语言功能障碍，治疗的主要目的是促进各系统功能的恢复和正常发育，纠正异常姿势，减轻其伤残程度。

能力检测

一、名词解释

1. 化脓性脑膜炎　　2. 脑膜刺激征　　3. 脑性瘫痪

二、选择题

(一) A_1型题

1. 引起新生儿化脓性脑膜炎最常见的致病菌是(　　)。

A. 脑膜炎双球菌　　B. 流感嗜血菌　　C. 肺炎链球菌

D. 大肠埃希菌　　E. 铜绿假单胞菌

2. 婴儿化脓性脑膜炎最常见的入侵途径是(　　)。

A. 呼吸道感染　　B. 胃肠道感染　　C. 皮肤化脓病灶

D. 脐部感染　　E. 邻近组织感染扩散

3. 与化脓性脑膜炎脑脊液特点不相符的是(　　)。

A. 外观混浊　　B. 压力增加　　C. 蛋白质含量减少

D. 细胞数量多　　E. 糖、氯化物减少

4. 小儿出生时即存在且终身不消失的反射是(　　)。

A. 觅食反射　B. 角膜反射　C. 腹壁反射　D. 提睾反射　E. 吸吮反射

5. 以下哪一项不是病毒性脑膜炎、病毒性脑炎的临床表现?(　　)

A. 颜面水肿　B. 前囟饱满　C. 偏瘫　D. 惊厥　E. 幻觉、失语

6. 与病毒性脑膜炎、病毒性脑炎脑脊液特点不相符的是(　　)。

A. 外观混浊　　B. 压力正常或增加　　C. 蛋白质轻度升高

D. 细胞数量轻度增多　　E. 糖、氯化物正常

7. 化脓性脑膜炎腰椎穿刺后应嘱患儿去枕平卧(　　)。

A. 2 h　B. 3 h　C. 4 h　D. 5 h　E. 6 h

(二) A_2型题

1. 患儿,女,5个月。因高热伴有喷射性呕吐入院,现患儿烦躁不安,哭闹不止,前囟隆起,下列护理措施中不妥的是(　　)。

A. 保持室内安静　　B. 让患儿取平卧位

C. 护理操作集中进行　　D. 严密观察生命体征

E. 静脉应用降颅内压药先快后慢

2. 化脓性脑膜炎患儿,观察病情变化时,发现瞳孔忽大忽小,或两侧不等大,对光反射迟钝,血压升高,提示(　　)。

A. 复发　　B. 正常反应　　C. 脑疝

D. 中枢性呼吸衰竭　　E. 抗生素剂量不够

3. 患儿,女,8个月,因化脓性脑膜炎入院,护士巡视时发现患儿出现喷射性呕吐、烦躁不安、惊厥,有颅内压增高的可能。此时应立即给予的护理措施是(　　)。

A. 保持安静,取平卧位　　B. 各项护理操作分开进行

C. 加快输液速度以防止休克　　D. 静脉推注甘露醇

E. 观察患儿的呼吸节律及瞳孔的变化

(三) A_3/A_4型题

(1～2题共用题干)

患儿,男,8个月,因发热、呕吐3 d,惊厥2次入院,脑脊液检查结果支持化脓性脑膜炎的诊断。

1. 化脓性脑膜炎的常见并发症应除外(　　)。

A. 脑疝　　B. 脑积水　　C. 肺部感染

D. 脑室管膜炎　　E. 硬脑膜下积液

2. 入院后患儿突然全身抽搐持续10 min,继而出现一侧瞳孔扩大,四肢肌张力增高,可能发生了下列哪一种情况?(　　)

A. 脑疝　B. 脑脓肿　C. 脑积水　D. 硬膜下积液　E. 蛛网膜下腔出血

三、简答题

1. 小儿有哪些先天性反射？何时消失？

2. 化脓性脑膜炎常见致病菌有哪些？最常见的入侵途径是什么？

3. 患儿，8 个月，因化脓性脑膜炎入院，现患儿烦躁不安，出现严重喷射性呕吐，前囟隆起，高热持续不降。请问：

(1) 该患儿的护理诊断有哪些？

(2) 应采取哪些护理措施？

4. 结合你所学的知识谈谈如何预防小儿脑瘫的发生。

选择题参考答案：

(一) 1. D 2. A 3. C 4. B 5. A 6. A 7. E

(二) 1. B 2. C 3. D

(三) 1. C 2. A

（朱鹏云 孙庆宁）

任务十五 内分泌系统疾病患儿护理

学习目标

熟悉：小儿生长激素缺乏症、尿崩症、先天性甲状腺功能减低症、糖尿病的临床表现、治疗原则及护理措施。

了解：小儿生长激素缺乏症、尿崩症、先天性甲状腺功能减低症、糖尿病的病因和发病机制。

机体内各脏器的协调和稳定是由神经系统、内分泌系统和免疫系统三者共同构成的网络进行调控的。内分泌系统的主要功能是促进和协调人体生长、发育、性成熟和生殖等生命过程。激素是内分泌系统调节机体生理代谢活动的化学信使，以及进入血液和细胞之间的传递信息。多数内分泌细胞集中于内分泌腺体，如脑垂体、甲状腺等，另一些内分泌细胞则分散存在于某些脏器，或广泛散布在全身组织中。此外，还有一些神经细胞具有内分泌功能。由于内分泌功能和生长发育密切相关，其功能障碍常导致生长迟缓、性分化异常和激素功能异常，严重影响小儿体格和智力发育，应对小儿内分泌系统疾病早发现、早治疗。

一、下丘脑-垂体疾病患儿的护理

(一) 生长激素缺乏症患儿的护理

生长激素缺乏症（growth hormone deficiency, GHD）又称垂体性侏儒症（pituitary dwarfism）。垂体前叶分泌生长激素、促肾上腺皮质激素、促甲状腺激素和促性腺激素，维持人体正常内分泌功能。如垂体前叶分泌的生长激素不足，则导致生长激素缺乏症，其主要临床表现为生长发育障碍，部分患儿伴有性腺、甲状腺和肾上腺皮质功能低下。本病发病率为20/100 000～25/100 000，以男性多见，男、女患病人数比例为3∶1。

【病因及发病机制】

知识链接

及早发现孩子是否患有生长激素缺乏症

生长激素缺乏症患儿比同龄儿童更加矮小，但是有正常的躯体比例、面容和智力。因为生长激素有助于抑制皮下脂肪形成，所以未经治疗的生长激素缺乏症儿童可能是肥胖的，同时由于生长发育及骨龄的延迟，这些儿童看上去会比实际年龄显得小，且因颅骨未发育成熟，他们的脸看上去也会更加年幼。父母可以通过上述体征对孩子是否存在生长障碍问题做出初步判断，并向儿科内分泌医生进行咨询。

人类生长激素(HGH)的基本功能是通过促进合成代谢的作用，促进人体各种组织细胞增大和增殖，使骨骼、肌肉和各系统器官生长发育。骨骼的增长则导致个体长高。人类生长激素由垂体前叶的生长素细胞分泌和储存，它的释放受下丘脑分泌的两种神经激素，即生长激素释放激素(GHGH)和生长激素释放抑制激素(GHIH)进行调节。而中枢神经系统则通过多巴胺、5-羟色胺和去甲肾上腺素等神经递质控制下丘脑 GHGH 和 GHIH 的分泌。当下丘脑-垂体功能障碍或靶细胞对生长激素无反应时均可造成生长落后。导致生长激素缺乏的原因有原发性、继发性和暂时性三种，其中原发性因素占绝大多数。

1. 原发性

(1) 遗传因素(人类生长激素基因缺陷)占5%左右，患儿多有家族史。

(2) 特发性下丘脑、垂体功能障碍(下丘脑、垂体无明显病灶，但分泌功能不足)是生长激素缺乏的主要原因。

(3) 少数由垂体发育异常所致(垂体不发育或发育异常)。

2. 继发性

继发性多见于下丘脑及垂体肿瘤。颅内感染(脑炎、脑膜炎等)、颅脑的放射性损伤或外伤等，任何侵及下丘脑或垂体前叶的病变均可引起生长迟缓。

3. 暂时性

因小儿遭受精神创伤，生长激素分泌功能低下所致，在不良刺激消除后，这种功能障碍即可恢复。

【临床表现】

患儿出生时身高和体重都正常，多数在1岁以后逐渐出现生长迟缓，遗传者可在周岁前起病，其外观明显小于实际年龄。患儿身材矮小(身高低于正常同龄儿童第3百分位数以下，或低于2个标准差，即－2SD)，但身体各部比例仍与其实际年龄相符，智力发育正常。患儿以男性多见，面容幼稚，皮下脂肪丰满，骨龄较实际年龄落后2年以上，出牙及囟门闭合明显延迟，手足较小，发音高尖。男孩阴茎较小，多有青春发育期延迟。

原发性同时有促甲状腺激素缺乏或促肾上腺皮质激素缺乏者，可分别出现甲状腺功能低下或低血糖发作表现。

继发性可开始于任何年龄，因颅内肿瘤引起者，可有颅内压增高的临床表现，但常出现于生长延迟之后。

临床上凡身高低于同龄儿第 3 百分位数以下，身体比例正常，无其他异常体征，智力发育正常小儿，应鉴别是垂体性生长发育延迟、特发性青春期延迟还是宫内生长迟缓，可做生长激素分泌功能试验。经临床和内分泌检查诊断为生长激素缺乏症之后，宜做头颅侧位摄片，检查有无蝶鞍钙化或其他异常，或选做 CT 扫描、MRI 检查，这对诊断继发性者有帮助。

【辅助检查】

(1) 生长激素分泌功能试验　生长激素分泌功能的生理性试验（运动试验、睡眠试验）用作对可疑患儿的筛查。生长激素分泌功能的药物刺激试验包括胰岛素、精氨酸、可乐定、左旋多巴试验，其中有两项不正常方可确诊生长激素缺乏症。

(2) 确诊有无其他垂体激素缺乏须测血清促甲状腺激素及甲状腺激素、三碘甲状腺原氨酸、促滤泡素及促性腺激素，或测血清皮质醇浓度等。

(3) 确诊为生长激素缺乏症之后宜做头颅侧位摄片、CT 扫描、MRI 检查，有助于明确病因。

【治疗原则】

应用人类生长激素替代疗法，治疗时年龄越小，效果越好，治疗应持续至骨骺愈合为止。因各种原因不能应用替代疗法时，可选用促合成代谢激素。伴其他垂体激素缺乏者，给予相应治疗。

(1) 人类生长激素替代治疗　基因重组人类生长激素（recombinant HGH，r-HGH）已被广泛应用，目前大多采用 0.1 U/kg，每晚临睡前皮下注射一次，每周 6～7 次的方案，治疗应持续至骨骺愈合为止。治疗过程中须监测甲状腺功能。恶性肿瘤或有潜在肿瘤恶变者及严重糖尿病患者禁用。

(2) 促合成代谢激素治疗　因各种原因不能应用替代疗法时，可选用促合成代谢激素，常用的有苯丙酸诺龙、氧甲氢龙、氟羟甲睾酮等，国内现多用康力龙（吡唑甲氢龙），用量为 0.05 mg/(kg·d)。

(3) 生长激素释放激素治疗　对由于下丘脑功能缺陷、生长激素释放激素释放不足的生长激素缺乏症患儿可采用本疗法。一般每天用量为 8～30 μg/kg，每日分早、晚各 1 次皮下注射或 24 h 用微量泵连续注射。

(4) 性激素治疗　对同时伴有性腺轴功能障碍的生长激素缺乏症患儿，在骨龄达 12 岁时即可开始用性激素治疗，以促使第二性征发育。男孩用长效庚酸睾酮，每月肌注一次，25 mg，每 3 个月增加剂量 25 mg，直至 100 mg。女孩用炔雌醇 1～2 μg/d，或妊马雌酮，剂量自 0.3 mg/d 起，逐渐增加。

【护理评估】

(1) 健康史　询问患儿出现身高落后的时间，掌握每年身高增长的情况。询问有无难产史、头颅放射或外伤史，父母及家庭其他成员有无生长发育迟缓等。

(2) 身体状况　测量患儿身高、体重、骨龄，观察患儿骨骼发育有无畸形，评估患儿的精神、智力等情况。

(3) 心理社会状况　评估患儿的家庭生活及环境，了解家长的心理状态及因患儿治疗所承受的精神、经济压力。

【护理诊断】

(1) 成长发展改变　与生长激素缺乏有关。

(2) 自我形象紊乱　与生长发育迟缓有关。

【护理措施】

(1) 协助完成各项有关内分泌检查　护理人员必须了解各项检查方法,以便协助工作。在检查前应根据患儿和家长的理解程度给予必要的解释,尽量减少其精神痛苦。

(2) 指导用药,促进生长发育　生长激素替代疗法在骨骺愈合以前均有效,应掌握药物的用量。在治疗过程中应定期随访,每 3 个月测量身高、体重 1 次,并记录在生长发育曲线上,以观察疗效。若使用促合成代谢激素时,必须密切随访骨龄发育情况,以防患儿最终身高过矮。密切观察病情,了解有无甲状腺功能减低症及低血糖表现,有无颅内压增高症状,一旦发现及时报告,给予相应处理。

(3) 心理护理　多与患儿沟通,建立相互信任的护患关系。鼓励患儿表达自己的感情和对自己的看法。鼓励患儿多与他人进行交往,以帮助其适应日常生活、社会活动和人际交往,促使患儿能正确对待自己形象的改变,鼓励患儿勿因身材矮小而产生自卑。

【健康教育】

(1) 向家长及患儿说明引起本病的原因,解释本病需要坚持长期治疗。

(2) 严格掌握药物的剂量,注意药物过量时出现的反应,定期复查,在医护人员指导下观察体重、身长等发育指标,指导患儿的生活护理。

(二) 尿崩症患儿的护理

尿崩症(diabetes insipidus,DI)是小儿常见的内分泌系统疾病。尿崩症可分为垂体性尿崩症和肾性尿崩症两大类,前者是由于垂体分泌抗利尿激素(antidiuretic hormone ,ADH)不足引起,后者是由于 ADH 的效应器——肾小管上皮细胞的缺陷,对 ADH 缺乏效应而引起,为性染色体隐性遗传病。本部分内容主要讨论垂体性尿崩症,其临床表现以多尿、多饮、尿比重低为特征。

【病因和发病机制】

ADH 最初由下丘脑视上核及脑室旁核细胞所分泌,储存于垂体后叶,在需要时直接释放入血液。ADH 又称血管加压素或血管升压素,有使尿液浓缩的生理功能。它的抗利尿作用是通过远端肾小管对水的通透性的调节来实现的,它分泌增加时,更多的水能渗透到高渗的肾髓质的间质内,进而回吸收入血,使尿液浓缩,尿量减少。当它分泌不足时,肾远曲小管回吸收水分减少,使尿液稀释,尿量增多。

垂体性尿崩症又可分为原发性和继发性两种。原发性(特发性)尿崩症因下丘脑视上核及脑室旁核神经元发育不全或退行性变所致,多数为散发性,与部分患儿自身免疫功能有关。任何侵犯下丘脑或垂体后叶的病变都可引起继发性尿崩症,可由颅内肿瘤(颅咽管瘤、视神经胶质瘤、畸胎瘤)、颅脑损伤(外伤、手术)、感染(脑炎、脑膜炎)等因素引起。

【临床表现】

本病可发生于任何年龄,男孩多见。主要表现为多尿、多饮和烦渴。起病常突然,患儿多饮应引起家长注意,严重病例每日饮水量可达 300～400 mL/kg。尿比重低且固定。多尿,尿量与饮水量相称,每日可达数升。夜间排尿常在 3～4 次或以上,遗尿可为首发症状。由于烦渴、多饮、多尿,影响到日常活动和睡眠,日久可致患儿营养不良和生长发育障碍。若限制患儿饮水量,渴觉中枢或受损;不产生渴觉者,易造成脑细胞脱水,出现烦躁、发热、体重下降，严重者会发生惊厥或昏迷。

【辅助检查】

对有典型多饮、多尿症状的小儿，多次检查晨尿尿比重和渗透压均低（尿比重不超过1.005，渗透压小于200 mmol/L），血糖正常者，应考虑本病。但应与肾性尿崩症及精神性多饮相鉴别，可进一步做禁水试验和禁水加压素试验。对继发性尿崩症者应查找原发病，如进行眼底、视野检查，蝶鞍正侧位X线检查，CT或MRI检查。

【治疗原则】

原发性尿崩症者应长期给予垂体加压素制剂以替代ADH的功能。常用药物有：鞣酸加压素（长效尿崩停），开始剂量为0.1～0.2 mL，作用时间可维持3～7 d，一般患儿多尿症状复现时再行给药；1-脱氢-8-D-精氨酸加压素（DDAVP），为人工合成的精氨酸加压素（AVP）类似药，有鼻喷剂和口服片剂两种，副作用小，应用鼻喷剂宜逐渐加量直至效果满意即作为维持量，应用口服片剂须注意药物敏感度的个体差异；对部分ADH缺乏患儿还可选用氯磺丙脲、卡马西平或氯贝丁酯等药物以增加ADH的分泌或增强肾髓质腺苷酸环化酶对ADH的反应。

继发性尿崩症以治疗原发病为主，如切除颅内肿瘤等。

【护理评估】

(1) 健康史　了解患儿过去的疾病史，患儿是否有多尿、多饮、烦渴等表现，尤其是有无遗尿史。

(2) 身体状况　主要表现为多尿、多饮和烦渴，遗尿可为首发症状。尿量与饮水量相称，夜间排尿常为3～4次或以上，由于烦渴、多饮、多尿，影响到患儿日常活动和睡眠，日久可致患儿营养不良和生长发育障碍。

(3) 心理社会状况　了解家长是否掌握与本病有关的知识，特别是服药方法和副作用的观察，以及家庭经济及环境状况；了解父母角色是否称职；了解父母的心理状况，是否有焦虑情绪存在。

【护理诊断】

(1)排尿异常（多尿）　与ADH缺乏有关。

(2) 有体液不足的危险　与多尿、供水不足有关。

(3) 潜在并发症　有药物副作用的可能。

【护理措施】

(1) 加强生活护理，保证患儿休息　因多饮、多尿影响患儿睡眠和食欲，应注意保证患儿休息，给予营养丰富的低盐饮食。饭前少饮水，代以有营养的汤或饮料。备好夜用便器，夜间每2～3 h唤醒患儿排尿1次。患儿常因多尿而软弱无力，须防止跌伤。保持床单清洁、干燥，预防尿频引起的皮肤糜烂。

(2) 密切观察病情，防止高渗性脱水　准确记录出入液量；监测口渴有无加重，神志是否清醒；每日测体重，以发现有无体液丢失过多；监测尿比重变化，血清钠、血清钾水平。为患儿提供充足的水分，保持患儿床旁有饮料可随时饮用，须注意水的总入量应与尿量相等。如患儿出现意识障碍等高渗性脱水表现时，遵医嘱给予胃肠外补液或ADH。如发现患儿出现颅内压增高症状，应及时报告医生并予以相应护理。

(3) 用药的护理　向患儿及家属解释尿崩症及其治疗方案，说明本病需长期应用药物替代治疗。使患儿掌握所用药物的名称、剂量、用法、副作用、药物过量或不足的症状。定期复查，在医生指导下用药。指导患儿随身携带疾病诊断卡和现用治疗药物。

尿崩症常用药物有鞣酸加压素注射剂，注射前将药物稍加温并摇匀(其有效成分在棕色沉淀物中)，用 1 mL 注射器抽取药物，剂量要准确，注射部位宜深并每次更换注射部位，使药液容易吸收，防止局部硬结形成。每次剂量为 0.1～0.3 mL，一般可维持 3～7 d，待再次出现多尿时再注射第 2 针。用药剂量应随患儿耐受量高低调节，用药期间应注意观察患儿有无面色苍白、恶心、呕吐、腹痛等，此由药物的加压作用引起，应尽量减少剂量，避免不良反应发生。药物 1-脱氧-8-D-精氨酸加压素鼻喷剂，抗利尿作用甚强，效果持久，加压作用弱，为目前首选药物，在运用中也应防止水中毒，偶可见头痛、血压增高等副作用。

【健康教育】

向患儿及家长解释尿崩症及其治疗方案，说明本病需要长期采用药物替代治疗，使其掌握药物的名称、用法、副作用、药物过量或不足症状的观察，强调定期复查，每半年进行 1 次头颅 CT 检查。要求患儿随身携带疾病诊断卡和现用治疗药物，以备紧急情况时使用。

知识链接

尿崩症患儿的预后

预后取决于基本病因。轻度脑损伤或感染引起的尿崩症可完全恢复，颅内肿瘤或全身性疾病所致者多预后不良。原发性尿崩症常属永久性。在充分的饮水供应和适当的药物治疗下，患儿通常可以基本维持正常的生活，对寿命影响不大。一些女性患者也能安全度过怀孕和生育时期。

二、先天性甲状腺功能减低症患儿的护理

先天性甲状腺功能减低症(congenital hypothyroidism，CH)简称甲低，以往称为呆小病或克汀病，是由于患儿甲状腺先天性缺陷或因孕母在孕期饮食中缺碘所致，前者称散发性甲状腺功能减低症，后者称地方性甲状腺功能减低症。其主要临床表现为体格和智力发育障碍。本病是小儿最常见的内分泌系统疾病。由于该病在遗传代谢性疾病中发病率最高，我国已于 1995 年 6 月，在颁布的《母婴保健法》中将该病列为法定的新生儿筛查内容之一。我国新生儿先天性甲状腺功能减低症的筛查结果为 1/7 500～1/7 000。男、女发病比例为 1∶2。地方性甲状腺功能减低症多见于甲状腺肿流行的山区，是由该地区饮食中缺碘所致，随着我国碘化食盐的广泛使用，本病发病率明显下降。

【病因及发病机制】

甲状腺的主要功能是合成甲状腺素(T_4)和三碘甲腺原氨酸(T_3)。甲状腺素的主要原料为碘和酪氨酸，碘离子被摄取进入甲状腺上皮细胞后，经一系列酶的作用与酪氨酸结合。甲状腺素的合成与释放受下丘脑分泌的促甲状腺素释放激素(TRH)和垂体分泌促甲状腺激素(TSH)控制，而血清中 T_4 可通过负反馈作用降低垂体对 TRH 的反应性，减少 TSH 的分泌。

甲状腺素可加速细胞内氧化过程，促进新陈代谢，促进蛋白质合成，增加酶活性，促进糖的吸收和利用，加速脂肪分解氧化，促进钙、磷在骨质中的合成代谢，促进中枢神经系统的生长发育。因此，当甲状腺功能低下时，可引起代谢障碍、生理功能低下、生长发育迟缓、智力

障碍等。

先天性甲状腺功能低下的主要原因是甲状腺不发育或发育不全，约占90%，患儿甲状腺在子宫内阶段即因不明原因出现发育不全，或形成异位甲状腺。这类发育不全的甲状腺部分或完全丧失了分泌功能，大多数患儿在出生时即存在甲状腺素缺乏，仅少数患儿可在出生数年后开始出现激素不足症状。这种甲状腺发育不全可能与遗传因素和体内存在抑制甲状腺细胞生长的免疫球蛋白有关；其次为甲状腺素合成途径中酶缺陷，这种酶缺陷可发生在碘的转运和氧化、碘与酪氨酸结合、甲状腺球蛋白的合成和水解、甲状腺的脱碘等任一过程中，大多为常染色体隐性遗传病；促甲状腺激素缺陷与甲状腺或靶器官反应低下所致者少见。目前继发感染致甲状腺功能低下者也在增多。

【临床表现】

散发性甲状腺功能减低症者因在胎内受健康母亲甲状腺素的影响，出生时多无症状。症状出现的早晚与病情轻重、患儿甲状腺组织多少及功能低下程度有关。无甲状腺组织的患儿，出生后1～3个月内可出现症状，有少量甲状腺组织者多于6个月后出现症状，偶可至4～5岁时才渐显症状。

1. 新生儿期

生理性黄疸时间延长多是新生儿最早出现的症状，同时伴有腹胀、便秘、脐疝、反应迟钝、喂养困难、哭声低等。

2. 典型病例

(1) 特殊面容　表现为头大，颈短，皮肤粗糙，面色苍黄，头发稀少而干枯，眼睑水肿，眼距宽，鼻梁宽平，舌大而宽厚，常伸出口外，形成特殊面容。

(2) 生长发育落后　患儿身材矮小，四肢短而躯干长，囟门关闭迟，出牙迟。

(3) 生理功能低下　表现为精神、食欲差，嗜睡，少哭，少动，体温低，脉搏与呼吸均缓慢，心音低钝，腹胀，便秘，第二性征出现迟等。

(4) 智力低下　表现为动作发育迟缓，智力发育低下，表情呆板、淡漠等。

3. 地方性甲状腺功能减低症者

因胎儿期缺碘而不能合成足量的甲状腺素，严重地影响到中枢神经系统的发育。临床表现有两种：一种是以神经系统症状为主，表现为共济失调、痉挛性瘫痪、聋哑和智力低下，而甲状腺功能低下的其他表现不明显；另一种是以黏液性水肿为主，患儿有特殊的面容和体态，智力发育落后而神经系统正常。

【辅助检查】

新生儿筛查可采用出生后2 d的新生儿干血滴纸片检查TSH浓度，结果大于20 mU/L时，再采取血标本检测血清T_4和TSH浓度以确诊。一般血清T_3、T_4浓度下降，TSH浓度增高。手和腕部X线检查可见骨龄落后。还可进行甲状腺^{131}I吸收率测定和核素检查。

【治疗原则】

不论何种原因引起者，都需采用甲状腺药物终身治疗，以维持正常生理功能。开始剂量应根据患儿病情轻重及年龄大小而有区别，治疗开始时间越早越好，一般出生后3个月以内开始治疗，80%以上患儿智力发育可达正常水平。随患儿发育情况，随时调整剂量。常用L-甲状腺素钠口服，婴儿每日8～14 μg/kg，儿童每日4 μg/kg。应从小剂量开始，每1～2周增加一次剂量，直至临床症状改善，血清T_4、TSH浓度正常，即维持量。

【护理评估】

(1) 健康史　了解家族中是否有类似的疾病;询问患儿母亲孕期饮食习惯及是否服用过抗甲状腺药物,患儿是否有智力低下及体格发育较同龄儿落后,精神、食欲、活动情况如何,是否有喂养困难。

(2) 身体状况　观察患儿是否有特殊面容,了解精神、食欲、活动等情况,测量患儿的生命体征、生长发育指标、智力水平等。

(3) 心理社会状况　注意了解家长是否掌握与本病有关的知识,特别是服药方法和副作用的观察,以及对患儿进行智力、体力训练的方法等;了解家庭经济及环境状况;了解父母角色是否称职;了解父母的心理状况,是否有焦虑情绪存在。

【护理诊断】

(1) 体温过低　与新陈代谢降低、活动量减少有关。

(2) 生长发育迟缓　与甲状腺素合成不足有关。

(3) 营养失调,低于机体需要量　与喂养困难、食欲差有关。

(4) 便秘　与肌张力降低、肠蠕动减慢、活动量减少有关。

(5) 知识缺乏　患儿家长缺乏本病的相关知识。

【护理目标】

(1) 维持患儿体温正常。

(2) 促进患儿智力和体格发育。

(3) 耐心喂养,增进食欲,保证患儿营养需要。

(4) 患儿便秘改善,能保持大便通畅。

(5) 患儿家长能掌握本病相关知识,配合长期药物治疗。

【护理措施】

(1) 保暖,防止感染　患儿因基础代谢功能低下,活动量少致体温低而怕冷,同时机体抵抗力低,易患感染性疾病。注意室内温度,适时增减衣服,避免受凉。勤洗澡,防止皮肤感染。避免与感染性或传染性疾病患儿接触。

(2) 保证营养供应　向家长介绍病情,指导喂养方法。对吸吮困难、吞咽缓慢者要耐心喂养,提供充足的进餐时间,必要时用滴管喂奶或鼻饲。经病因治疗后,患儿代谢增强,生长发育加速,故必须供给高蛋白、高维生素、富含钙及铁剂的易消化食物,保证生长发育需要。

(3) 保持大便通畅　向家长解释预防和处理便秘的必要措施,如为患儿提供充足液体入量;早餐前半小时喝 1 杯热开水,可刺激排便;每日顺肠蠕动方向按摩腹部数次,增加肠蠕动;适当引导患儿增加活动量,促进肠蠕动;养成定时排便习惯,必要时使用大便软化剂、缓泻剂或进行灌肠。

(4) 加强训练,促进生长发育　把本病的知识教给患儿及家长,以取得合作,并增强战胜疾病的信心。加强患儿日常生活护理,防止意外伤害发生。通过各种方法加强智力、体力训练,以促进患儿生长发育,使其掌握基本生活技能。对患儿多鼓励,不应歧视。

(5) 坚持终身服药　注意观察药物的反应,对家长和患儿进行指导,使其了解终身用药的必要性,以坚持用药治疗。对治疗开始较晚者,虽智力不能改善,但可变得活泼,可改善生理功能低下的症状。甲状腺药物作用较慢,用药 1 周左右方达最佳效力,故服药后要密切观察患儿食欲、活动量及排便情况,定期测体温、脉搏、体重及身高。用药剂量随小儿年龄加大而增加。药物用量小疗效不佳,过大可导致甲状腺功能亢进症,造成负氮平衡,并促使骨骼成熟过快，导致生长障碍。药物发生副作用时，轻者出现发热、多汗、体重减轻、神经兴奋性增高，重者出现呕吐、腹泻、脱水、高热、脉速甚至痉挛及心力衰竭。此时应立即报告并及时酌情减量，给予退热、镇静、供氧、保护心功能等急救护理。

（6）重视新生儿筛查　本病在遗传、代谢性疾病中的发病率最高。一经早期确诊，在出生后1～2个月即开始治疗者，可避免遗留神经系统功能损害。

【健康教育】

（1）宣传新生儿筛查的重要性，早发现、早诊断、早治疗，尽可能避免严重的神经系统损害。

（2）做好卫生宣教工作，在本病流行地区强调使用碘化食盐，孕妇注意补碘，多食海带等食物。孕母应避免使用抗甲状腺药物。

三、糖尿病患儿的护理

糖尿病(diabetes mellitus，DM)是由于胰岛素绝对或相对缺乏引起的糖类、脂肪、蛋白质、水及电解质代谢紊乱的慢性全身性内分泌代谢病。糖尿病可分为原发性和继发性两类，以原发性占大多数。原发性又分两型：胰岛素依赖型(IDDM，即Ⅰ型)和非胰岛素依赖型(NIDDM，即Ⅱ型)。小儿糖尿病绝大多数为Ⅰ型，病情多较成人的重，易引起酮症酸中毒。

知识链接

许多人都以为糖尿病是一种中老年人才会患上的疾病，殊不知婴幼儿也会得糖尿病，并且糖尿病低龄化的趋势近几年还在不断加剧。糖尿病是无法根治的，一旦患上就要终身治疗，而且容易引起失明等并发症，对于还在成长期的婴幼儿来说，还有可能影响智力、身高等。

【病因及发病机制】

胰岛素具有促进糖类利用，促进蛋白质、脂肪的合成作用。当胰岛素分泌不足时，葡萄糖的利用减少，能量供给不足使机体乏力、软弱，组织不能利用葡萄糖，而产生饥饿感，引起多食。血糖不能利用，肝糖原合成减少，糖原异生增加使血糖增高，超过肾阈值，引起渗透性利尿(多尿)、电解质失衡和慢性脱水，进而产生口渴、多饮。因蛋白质合成减少，使生长发育延迟和抵抗力降低易继发感染，同时由于脂肪的分解使机体消瘦。因脂肪代谢障碍，中间产物不能进入三羧酸循环，使乙酸、β-羟丁酸和丙酮酸等在血中堆积，形成酮症酸中毒。

Ⅰ型糖尿病的发病与遗传、病毒感染、自身免疫反应等多种因素有关。目前认为第6号染色体短臂上具有组织相容性抗原基因的人，在病毒感染或其他因子触发诱导下，容易产生自身免疫反应，直接或间接地损伤了β胰岛细胞，使胰岛素分泌功能低下而发病。

【临床表现】

小儿糖尿病起病较急，多数患儿常因感染、饮食不当或情绪激动而诱发本病。典型症状为多饮、多尿、多食和体重下降，即“三多一少”。但婴儿多饮、多尿不易被察觉，很快可发生脱水和酸中毒。学龄期小儿可因遗尿或夜尿增多而就诊。年长儿可表现为精神不振、疲乏无力、体重逐渐减轻等。

约有40％的患儿第一次就诊时表现酮症酸中毒昏迷，多因急性感染、饮食过量、诊断延误或突然中断胰岛素治疗等诱发，且年龄越小者发病率越高。临床表现为呕吐、腹痛、肝肿大、食欲不振，并迅速出现脱水和酮症酸中毒征象：皮肤黏膜干燥、呼吸深长、呼气中有酮味、脉搏细速、血压下降，随即可出现嗜睡、昏迷甚至死亡。

少数患儿起病缓慢，以精神呆滞、软弱无力、体重下降等为主，病程久而治疗不当者可影响生长发育。

【辅助检查】

尿糖阳性，空腹全血或血浆血糖增高（全血血糖≥6.7 mmol/L，血浆血糖≥7.8 mmol/L），葡萄糖耐量试验异常，血脂增高。酮症酸中毒时尿酮阳性，血酮增高，血气分析结果异常，二氧化碳结合力及 pH 值降低（pH<7.30，[HCO_3^-]<15 mmol/L），血钠、血氯低于正常值，血钾在治疗前多正常。血常规白细胞总数增高，中性粒细胞数增高。

【治疗原则】

采用胰岛素替代治疗、饮食控制和运动锻炼相结合的综合治疗方案。治疗目的：消除临床症状，预防并纠正糖尿病酮症酸中毒，纠正代谢紊乱，防止糖尿病引起的血管损害，使患儿获得正常生长发育，保证其正常的生活。

(1) 胰岛素替代治疗　胰岛素是治疗Ⅰ型糖尿病最主要的药物。新诊断的患儿开始治疗时一般选用短效胰岛素（RI），用量为每日 0.5～1.0 U/kg。分 4 次于早餐、中餐、晚餐前 30 min 皮下注射，临睡前再注射 1 次（早餐前用量为 30%～40%，中餐前用量为 20%～30%，晚餐前用量为 30%，临睡前用量为 10%）。根据血糖水平调整胰岛素用量。

(2) 控制饮食　根据患儿年龄和饮食习惯制订每日的总能量和食物成分，以维持正常血糖和保持理想体重。

(3) 糖尿病酮症酸中毒处理　液体疗法：纠正脱水、酸中毒和电解质紊乱，酮症酸中毒时脱水量约为 100 mL/kg，可按此计算输入量，再加继续丢失量后为 24 h 总液量。补液开始先给予生理盐水 20 mL/kg 快速静脉滴入，以扩充血容量，改善微循环，以后根据血钠决定给予 1/2 张或 1/3 张不含糖的液体。要求在开始 8 h 输入总液量的一半，余量在此后的 16 h 输入，同时见尿补钾。只有当 pH<7.2 时，才用碱性液纠正酸中毒。胰岛素采用小剂量持续静脉输入。

【护理评估】

(1) 健康史　了解患儿的生活习惯、精神、食欲情况等，了解近期有无急性感染史等。

(2) 身体状况　监测生命体征，了解是否有“三多一少”的典型症状，是否有体质下降等表现，了解患儿血糖、尿糖等实验室检查结果。

(3) 心理社会状况　评估家长对患儿疾病的认识及对疾病知识的掌握程度，是否存在焦虑情绪等。

【护理诊断】

(1) 营养失调，低于机体需要量　与胰岛素缺乏导致体内代谢紊乱有关。

(2) 排尿异常　与渗透性利尿有关。

(3) 有感染的危险　与机体抵抗力下降有关。

(4) 潜在并发症

① 酮症酸中毒：与急性感染、饮食过量导致酸性代谢产物在体内堆积有关。

② 低血糖或低血糖昏迷：与胰岛素过量有关。

【护理目标】

(1) 患儿及家属能讲出控制饮食的目的及具体做法，并能自觉坚持饮食疗法。

(2) 患儿排尿恢复正常，脱水及酸中毒得到迅速纠正。

(3) 住院期间患儿没有新的感染发生。

(4) 患儿及家属能讲出胰岛素运用的注意事项，能自行进行尿糖的检测及胰岛素的注射，并表示愿意遵循治疗方案。

【护理措施】

1. 控制饮食

控制饮食是护理工作的重要环节，用易懂的语言向患儿及家属讲解其重要性与具体做法，使其自觉遵守；每周测体重1次，待病情稳定后根据患儿年龄定期测体重与身长，因生长速度可作为小儿糖尿病代谢障碍得到控制的1个指标；遵医嘱给予低糖饮食或按营养师要求提供饮食。营养需要量与相同年龄、性别、体重及活动量的健康儿的相似，每日所需能量(cal)＝1000＋年龄×(80～100)，能量分布为糖类占50%，蛋白质占20%，脂肪占30%。全日三餐能量比例为1/5、2/5、2/5，每餐留少量食物作为餐间点心。每当游戏、运动多时给予少量加餐(加20 g糖类)或减少胰岛素用量。食物应富含蛋白质和纤维素，限制纯糖和饱和脂肪酸。饮食应定时定量，并监督患儿吃完每餐所给食物，勿吃额外食物。详细记录进食情况。控制饮食以能保持正常体重，减少血糖波动，维持血脂正常为原则。

2. 排尿异常的护理

患儿多尿与烦渴由高渗性利尿引起，须详细记录出入液量。对多尿患儿应及时提供便盆并协助排尿，对遗尿小儿夜间定时唤醒排尿。尿糖刺激会阴部可引起瘙痒，应每天清洗会阴部2次，婴儿应及时更换尿布。对烦渴小儿提供足够的饮用水，防脱水的发生。

3. 预防感染

患儿因免疫功能低下易发生感染，特别是皮肤感染。应经常洗头、洗澡。保持皮肤清洁。勤剪指甲，避免皮肤抓伤、刺伤和其他损伤。如有毛囊炎或皮肤受伤时应及时治疗。做好会阴部护理，防止泌尿道感染。如发生感染，应用抗生素治疗，以免感染引起或加重酮症酸中毒发生。

4. 心理护理与正确用药

糖尿病需终身用药、行为干预与饮食管理，给患儿及家长带来很大的精神负担。能否坚持并正确执行治疗方案，是治疗护理成败的关键。护士应耐心介绍疾病有关知识，鼓励患儿树立信心，坚持治疗。

(1) 解释严格遵守控制饮食的重要性。

(2) 解释每日活动锻炼对降低血糖水平、增加胰岛素分泌、降低血脂的重要性。

(3) 鼓励和指导患儿及家长独立进行血糖和尿糖的监测，教会患儿或家长用纸片法监测末梢血糖值，用班氏试剂或试纸法做尿糖监测。

(4) 教会患儿或家长正确抽吸和注射胰岛素的方法。应采用1 mL注射器以保证剂量绝对准确。

胰岛素制剂有三种：短效胰岛素(RI)、中效珠蛋白胰岛素(NPH)和长效鱼精蛋白锌胰岛素(PZI)。新病例用量为每日0.5～1.0 U/kg(每次注射将NPH和RI按2∶1或3∶1的比例混合使用，或者将RI和PZI按3∶1或4∶1的比例混合使用)，将每日总量的2/3和

1/3分别于早餐前和晚餐前 15～30 min 注射。每次餐前用试纸复查尿糖，根据尿糖情况每 2～3 d 调整剂量 1 次，直至尿糖呈色试验不超过＋＋；阐明使用胰岛素的注意事项。因小儿糖尿病有其特殊的临床过程，即急性代谢紊乱期、暂时缓解期、强化期和永久糖尿病期，在治疗中应按不同病期调整胰岛素用量。注射时防止注入皮内致组织坏死。注射部位可选用股前部、腹壁、上臂外侧、臀部，每次注射须更换部位，注射点至少相隔 1～2 cm，以免局部皮下脂肪萎缩硬化。注射后应及时进食防止低血糖。学会自己观察低血糖反应。指导定期随访以便调整胰岛素用量；教育患儿随身携带糖块及卡片，写上姓名住址、病名、膳食治疗量、胰岛素注射量、医院名称及负责医生，以便任何时候发生并发症可立即救治。

5. 酮症酸中毒患儿的护理

酮症酸中毒为急症病例的主要死因，一旦发生应立即对高血糖、脱水、电解质紊乱、酸中毒和感染五个方面进行救治。

(1) 立即建立两条静脉通路。一条为纠正脱水、酸中毒快速输液用，常用生理盐水 20 mL/kg，在半小时至 1 h 时输入，随后根据患儿脱水程度继续输液。另一条静脉通路输入小剂量胰岛素降血糖，最好采用微量输液泵调整滴速，保证胰岛素均匀滴入。在输液过程中随着酸中毒的纠正，胰岛素和葡萄糖的输入，钾从细胞外进入细胞内，可出现致死性低血钾，因此在补液排尿后应立即补钾。对严重酸中毒患儿(pH＜7.1)可给予等渗碳酸氢钠溶液静脉滴注。静脉输液速度及用量须根据小儿年龄及需要调节，并详细记录出入液量，防止补液不当导致脑水肿、低血糖、低血钾、心力衰竭而诱发死亡。

(2) 密切观察生命体征，并详细记录体温、脉搏、呼吸、血压、神志、瞳孔变化、脱水体征及尿量等。

(3) 及时观察化验结果，如取血化验血糖、二氧化碳结合力，进行血钠、血钾、血气分析，每次排尿均应检查尿糖及尿酮。

(4) 感染为本病常见诱因，应常规做血培养、尿培养，寻找感染源，并遵嘱使用有效抗生素控制感染。

6. 低血糖患儿的护理

当注射胰岛素过量或注射后进食过少时可引起低血糖，表现为突然有饥饿感、心慌、软弱无力、脉速、多汗，严重者出现惊厥、昏迷、休克甚至死亡。低血糖多发生于胰岛素作用最强时，有时可出现苏木杰效应(即午夜至凌晨出现低血糖而清晨血糖又增高)。应教会患儿及家长识别低血糖反应，一旦发生立即平卧，进食糖水或糖块，必要时静脉注射 50%葡萄糖液 40 mL。

知识链接

如何尽早发现小儿糖尿病

(1)最典型的症状是患儿食量大增，喜欢喝水，常常上厕所小便，食量剧增但是体重却不见相应增加，甚至有减轻的现象，这就是所谓“三多一少”的症状。

(2) 如果是婴幼儿，多吃、多饮的症状可能不明显，却常常有整天睡觉、精神不振、夜尿次数增加的现象。

如果有疑似上述症状，应立即带着小儿就医检查，一般而言，医生会先测量小儿尿中含糖量是否异常，如果异常，会进一步抽血检查，如果饭后血糖超过 200

mg/10 mL，表示小儿已经患有糖尿病，必须立即治疗。

【健康教育】

(1) 糖尿病是终身性疾病，必须注意控制饮食。

(2) 家长应按时督促患儿服药或注射胰岛素，定期进行血糖和尿糖的测定。

(3) 防止胰岛素不足或过量，家长和患儿应掌握低血糖的临床表现。

(4) 家长应帮助患儿学会自我护理。

任务小结

小儿内分泌系统疾病治疗的关键在于早期诊断，用药过程中的护理尤为重要。生长激素缺乏症主要表现为生长发育障碍，可用生长激素替代治疗。尿崩症患儿主要表现为多尿、多饮、尿比重低，应长期给予垂体加压素制剂治疗。先天性甲状腺功能减低症是小儿最常见的内分泌系统疾病，是由于甲状腺先天性缺陷或因孕母在孕期饮食中缺碘所致，表现为特殊面容、体格和智力发育障碍，需用甲状腺药物终身治疗，以维持正常生理功能，新生儿筛查有利于早期发现本病。小儿糖尿病多因感染、饮食不当或情绪激动而诱发，典型症状为多饮、多尿、多食和体重下降，即“三多一少”症状，年长儿可表现为精神不振、疲乏无力、体重逐渐减轻等，可采用胰岛素替代治疗、控制饮食和运动锻炼相结合的综合治疗方案。

能力检测

一、名词解释

1. 生长激素缺乏症　2. 先天性甲状腺功能减低症　3. 糖尿病

二、选择题

(一) A_1型题

1. 先天性甲状腺功能减低症新生儿期的早期表现是(　　)。

A. 心率慢　B. 生理性黄疸延长　C. 腹胀、便秘

D. 体温低　E. 少哭多睡、声音嘶哑

2. 治疗先天性甲状腺功能减低症时，应用甲状腺素的方法下列哪项正确？(　　)

A. 一经确诊即终身服药　B. 维持量随年龄增加，每1～2年增加1次

C. 维持量长期应用不变　D. 用药至临床症状好转的量即为维持量

E. 临床症状消失后停药

3. 服用甲状腺素制剂时，应同时加用以下哪种可满足机体的代谢需要？(　　)

A. 钾盐　B. 高蛋白、高维生素食物　C. 钠盐

D. 利尿剂　E. 碘盐

4. 小儿糖尿病以下列哪种最多见？(　　)

A. Ⅰ型糖尿病　B. Ⅱ型糖尿病　C. 肾型糖尿病

D. 继发性糖尿病　E. 婴儿暂时性糖尿病

5. 关于糖尿病的饮食安排，下列哪项是正确的？(　　)

A. 必须满足生长发育的需要　B. 少量多餐

C. 以高蛋白、高纤维食物为主
D. 能保持正常体重，维持血脂正常，血糖波动少
E. 以上都正确

6. 先天性甲状腺功能减低症的临床表现应除外(　　)。
A. 头大颈短　　B. 特殊面容
C. 上部量短，下部量长　　D. 智力低下　　E. 怕冷

7. 甲状腺素的副作用应除外(　　)。
A. 神经兴奋性增高　　B. 消化功能障碍　　C. 心悸
D. 生长发育受影响　　E. 体重下降

8. 下列哪项不是小儿糖尿病的临床特点？(　　)
A. 起病较急　　B. 多饮、多尿、多食明显　　C. 体重减轻
D. 易患感染　　E. 常出现糖尿病性周围神经炎

(二) A_3/A_4型题

(1～3 题共用题干)

患儿，女，2 岁，因吃奶差、腹胀、便秘前来就诊，该患儿出生后不久即表现喂养困难、吃奶差、少哭、少动、腹胀、便秘、哭声嘶哑，近 2～3 个月出现面部眼睑水肿，至今不会说话、不会走路。体格检查：体温 35.7 ℃，心率 66 次/分，呼吸 22 次/分，皮肤粗糙，毛发干枯，表情呆滞，声音嘶哑，眼距宽，鼻根低平，舌伸出口外，面部眼睑水肿，双肺听诊无啰音，心音低钝，腹膨隆，有脐疝，四肢肌张力弱。

1. 该患儿最可能的诊断是(　　)。
A. 21-三体综合征　　B. 生长激素缺乏症　　C. 小儿糖尿病
D. 苯丙酮尿症　　E. 先天性甲状腺功能减低症

2. 以下哪项检查可以确诊？(　　)
A. 染色体检查　　B. 血丙氨酸浓度检查
C. 血清 T_3、T_4、TSH 浓度检查　　D. 骨龄 X 线检查
E. GH 刺激试验

3. 应选择的最佳治疗药物是(　　)。
A. 激素　　B. 多巴胺　　C. 甲巯咪唑　　D. 钙剂　　E. L-甲状腺素钠

三、简答题

1. 试述先天性甲状腺功能减低症的临床表现。
2. 试述先天性甲状腺功能减低症的治疗原则和护理措施。
3. 试述糖尿病酮症酸中毒患儿的护理措施。

选择题参考答案：

(一) 1. B　2. A　3. B　4. A　5. E　6. C　7. D　8. E

(二) 1. E　2. C　3. E

(詹　鑫)

任务十六　免疫系统疾病患儿护理

学习目标

掌握：小儿原发性免疫缺陷病的临床特点和护理措施。

熟悉：小儿细胞免疫和体液免疫的特征，原发性免疫缺陷病的发病机制和分类。

了解：小儿免疫特点，原发性免疫缺陷病的病因。

一、小儿免疫特点

免疫(immunity)是人体的一种生理性保护反应，它具有免疫防御(抵抗病原体及毒素的侵袭)、免疫稳定(清除机体内衰老、死亡细胞或损伤的组织，以免妨碍正常生理功能或引起自身免疫性疾病，维持内环境稳定)和免疫监视(识别和清除体内突变细胞)等功能。免疫功能失调可导致异常免疫反应，即变态反应、自身免疫反应、免疫缺陷和发生恶性肿瘤。免疫在临床上分两类，即非特异性免疫和特异性免疫。

知识链接

传统认为小儿，特别是新生儿和未成熟儿处于不成熟阶段，其某些免疫防御能力也显低下。实际上，出生时免疫器官和免疫细胞均已相当成熟，其免疫反应能力低下可能是免疫系统“无经验”之故，即其免疫系统虽已完善，但因以往未接触过抗原，故未能建立免疫记忆反应。

(一) 小儿非特异性免疫特点

非特异性免疫是一种天然免疫力，它是在长期种族进化过程中不断与病原体相互斗争而建立起来的一种系统防御功能。它可以遗传给后代，是先天具有的，对各种有害异物无选择性地起防御作用。主要包括：皮肤黏膜的屏障作用；淋巴结的滤过作用；白细胞和巨噬细胞的吞噬作用；血-脑脊液屏障、血-胎盘屏障、血清补体、溶菌酶和胃酸等构成的生化屏障作用。小儿处于生长发育时期，其非特异性免疫功能尚未发育完善，故新生儿和婴幼儿较易发生感染，且感染后易扩散。

(二) 小儿特异性免疫特点

特异性免疫为后天获得性，不遗传，针对性强。特异性免疫主要包括细胞免疫和体液免疫两种。T淋巴细胞主要担负细胞免疫功能，B淋巴细胞主要担负体液免疫功能。

1. 细胞免疫(T淋巴细胞免疫)

细胞免疫是由T淋巴细胞介导的一种免疫反应。胸腺是T淋巴细胞发育成熟的重要场所。在抗原刺激后产生致敏的T淋巴细胞，再与相应抗原作用而产生各种淋巴因子(如转移因子、转移抑制因子、淋巴毒素、趋化因子、干扰素等),对某些细菌、病毒、真菌、寄生虫等有防御作用,对肿瘤、器官移植等有免疫监视作用。足月新生儿外周血中T淋巴细胞绝对计数已达到成人水平,但T淋巴细胞分类比例与成人的不同。新生儿时期产生的γ-干扰素(IFN-γ)和白细胞介素-4(IL-4)为成人的10%～20%,约3岁时达成人水平。

2. 体液免疫(B淋巴细胞免疫)

体液免疫是由B淋巴细胞在抗原刺激下转化成浆细胞并产生特异性抗体(即免疫球蛋白),再与相应抗原在机体内结合所引起的免疫反应。脊髓是B淋巴细胞成熟的场所,淋巴结是B淋巴细胞富集的器官,全身各处淋巴结发育先后不一,新生儿足月时即可扪及腹股沟淋巴结,12岁时淋巴结发育达顶点。具有抗体活性的球蛋白称为免疫球蛋白(Ig),根据理化和免疫活性的不同,将免疫球蛋白分为5类。

(1) IgG　IgG是唯一可通过胎盘的免疫球蛋白,也是血清中主要的免疫球蛋白。从母体带来的IgG对婴儿出生后数月内抗感染起重要作用。IgG自出生后2个月逐渐分解下降,6个月时消失,而婴儿自己产生的尚不足,故小儿6个月后易患感染性疾病。出生3个月后,IgG合成逐渐增加,至6～7岁时逐渐接近成人水平。

(2) IgM　IgM是个体发育过程中最早合成和分泌的抗体。正常情况下,因无抗原刺激,胎儿自身产生的IgM甚微,又因IgM不能通过胎盘,故脐带血中IgM含量极低。若脐带血中IgM含量升高提示胎儿有宫内感染。由于新生儿血液中IgM含量较低,故新生儿易患革兰阴性杆菌感染,尤其易患大肠埃希菌败血症。

(3) IgA　IgA分为血清型和分泌型两种。分泌型IgA是黏膜局部抗感染的重要因素,新生儿可从母体初乳中得到分泌型IgA,因此,母乳喂养儿比人工喂养儿少患呼吸道及消化道感染。血清型IgA于出生后第3周开始合成,至12岁达成人水平。

(4) IgE　新生儿IgE水平约为成人的10%,至7岁左右达成人水平。IgE是导致速发型变态反应的主要物质。新生儿IgE含量很低,因而不易出现典型的速发型变态反应。

(5) IgD　其功能尚不清楚,多数学者认为血清IgD在机体防御功能上不起重要作用。至5岁时达成人水平的20%。

二、原发性免疫缺陷病患儿的护理

原发性免疫缺陷病(primary immunodeficiency disease,PID)是指由于免疫系统先天性发育不良而导致机体免疫功能低下的一组临床综合征,多为遗传性,多发生于婴幼儿。临床上以免疫功能低下,易患反复严重感染性疾病,同时伴有免疫稳定和免疫监视功能异常为特征。

【病因和分类】

原发性免疫缺陷病的病因尚不清楚,可能与以下因素有关:宫内感染,如风疹病毒、巨细胞病毒、疱疹病毒等感染胎儿后可引起免疫系统发育障碍;由于基因突变或基因复制过程中出现异常等遗传因素。

原发性免疫缺陷病的病因复杂,目前尚无统一的分类,按照国际免疫协会原发性免疫缺陷病专家委员会1999年的分类原则,可分为特异性免疫缺陷病和非特异性免疫缺陷病。

特异性免疫缺陷病包括:联合免疫缺陷病(T淋巴细胞和B淋巴细胞均有明显缺陷);以抗体缺陷为主的免疫缺陷病;以T淋巴细胞缺陷为主的免疫缺陷病;伴有其他特征的免疫缺陷病。

非特异性免疫缺陷病包括：吞噬细胞缺陷病（吞噬细胞数量和功能缺陷）；补体缺陷病。

知识链接

孩子出现什么表现时，家长要怀疑原发性免疫缺陷病

美国 Jeffrey Modell 基金会提出了原发性免疫缺陷病的预警症状。其一是孩子的病史，一年中有 8 次以上中耳炎，或 2 次以上严重鼻窦炎，或 2 次以上肺炎，或在非常见部位发生深部感染 2 次以上，或反复发生深部皮肤或脏器感染，或需用静脉注射抗生素才能清除感染，或有非常见或条件性致病菌感染，或家庭有原发性免疫缺陷病病史的孩子；其二是孩子的症状，孩子出现生长发育停滞，缺乏淋巴结和扁桃体，见皮肤病变如毛细血管扩张、出血点等，发生皮肤真菌感染，红斑狼疮样皮疹，出现共济失调（这是家长最易发现的迹象，如孩子走路不协调，写字不稳），1 岁以后还出现鹅口疮和口腔溃疡。对以上两类孩子则需要怀疑可能患有原发性免疫缺陷病。

【临床表现】

由于免疫功能缺陷不同，不同患儿的临床表现差异很大，但其共同的表现却非常一致，即反复出现慢性感染、易患肿瘤和自身免疫性疾病。

(1) 感染　感染是原发性免疫缺陷病最多见的表现，1 岁以内起病的约占 40%，1～5 岁起病的约占 40%，6～16 岁起病的约占 15%；感染以呼吸道感染最多见，如支气管炎或肺炎、中耳炎等，其次是胃肠道感染和皮肤感染，如慢性肠炎，脓疖、脓肿或肉芽肿，也可发生全身性感染，如败血症、脓毒血症、脑膜炎；感染的病原体类型取决于免疫缺陷的种类，一般抗体缺陷易发生化脓性感染，而 T 淋巴细胞缺陷则易发生病毒或其他细胞内微生物感染；感染病程为反复发作或迁延不愈，治疗效果常不佳。因长期反复感染，患儿自幼多病，常呈慢性病容，一般情况差，常有营养不良、轻中度贫血和肝、脾肿大。

(2) 自身免疫性疾病和肿瘤　患儿随年龄的增长易发生自身免疫性疾病和肿瘤，尤其是 T 淋巴细胞免疫缺陷患者更易导致恶性肿瘤的发生，以淋巴系统肿瘤多见。此外，原发性免疫缺陷病易伴发自身免疫性疾病，如血小板减少性紫癜、系统性红斑狼疮、溶血性贫血等。

(3) 特殊表现　除反复感染外，不同的原发性免疫缺陷病可有不同的临床特征。如胸腺发育不全症，出生后 1～2 h 即有低钙抽搐并难以控制，常伴有先天性心脏病、特殊面容（眼距宽、上唇沟短、小颌、耳廓低位且有切迹）。

【辅助检查】

(1) 胸部 X 线检查　婴幼儿缺乏胸腺影提示 T 淋巴细胞功能缺陷，但胸腺可深藏于纵隔中而无法看到，应加以注意。

(2) 体液免疫功能测定　免疫球蛋白测定是检测 B 淋巴细胞功能最常用的试验，IgG 在 2.5 g/L 以下，IgA 和 IgM 各在 0.1 g/L 以下可以判断为抗体缺乏。同族血凝集试验：1 岁以上非 AB 血型小儿血清中抗 A 或抗 B 滴度应大于 1∶4，低于此值提示体液免疫缺陷。同时还可做特异性抗体测定、骨髓检查或淋巴结活检。

(3) 细胞免疫功能测定　外周血淋巴细胞计数少于 $1.2\times10^9/L$ 提示细胞免疫缺陷。迟发型皮肤过敏试验：OT 试验或 PPD 试验阴性反应除了表示未接种卡介苗、无结核感染外，还可提示细胞免疫缺陷。此外，还可做淋巴细胞转化试验、E玫瑰花形成试验等。

【治疗原则】

治疗主要包括防治感染和替代治疗两方面。使用抗生素以清除或预防细菌、真菌等感染，静脉注射丙种球蛋白、输新鲜血浆或冻干血浆等进行替代治疗，通过骨髓移植、胎肝移植、胎儿胸腺移植、脐血干细胞移植等免疫重建和基因治疗以恢复免疫功能。

【护理评估】

(1) 健康史　应仔细询问患儿既往有无反复感染史，如有应高度怀疑本组疾病的可能。询问发病时间及家族史，本病大多为遗传性疾病，多在婴儿期发病。

(2) 身体状况　因长期反复感染，患儿呈慢性病容，一般情况差，常有营养不良。

(3) 心理社会状况　年长儿因自幼多病和反复住院，易产生焦虑、孤独、沮丧、恐惧心理。家长缺乏长期护理本组疾病的知识，应及时给予家长、患儿心理支持，以增加其战胜疾病的信心。

【护理诊断】

(1) 有感染的危险　与免疫功能缺陷有关。

(2) 焦虑　与反复感染、预后较差、无特异性治疗有关。

【护理目标】

(1) 患儿感染得到及时控制。

(2) 患儿及家长焦虑减轻，积极配合治疗。

【护理措施】

反复感染是本病的特征，护理重点应是采取多种措施预防感染。

(1) 隔离患儿　采取保护性隔离，尽量不与感染性疾病患儿接触，室内经常通风，保持空气新鲜，避免患儿受凉、感冒。医护人员在进行各种操作前应严格消毒、戴口罩，同时做好皮肤和口腔的护理。反复感染患儿可遵医嘱注射丙种球蛋白，0.2～0.3 g/(kg·w)，输血浆每3周1次，10～15 mL/kg。

(2) 合理喂养　选择易消化，有丰富营养，含足够能量、蛋白质和维生素的饮食；因母乳中含有抗感染因子及各种适合婴儿的营养素，应鼓励对小婴儿采用母乳喂养；所用食具应定期消毒。

(3) 密切观察病情　密切观察感染迹象，合并感染时，按医嘱给予抗生素；由于免疫球蛋白替代疗法几乎终身使用，在长期应用的过程中偶可发生过敏反应，因而应用过程中要密切观察病情变化，防止意外发生。

(4) 心理护理　年长儿因自幼多病、反复感染，易产生焦虑、孤独、恐惧心理，应经常与患儿及家长交谈，了解患儿心理活动，及时给予患儿心理支持，帮助其建立战胜疾病的信心。

【健康教育】

(1) 向家长及患儿介绍预防感染的卫生常识，指导家长合理喂养，引导患儿以一个相对正常的方式生活。

(2) 做好遗传咨询，检出致病基因携带者，做好产前检查，对曾生育过免疫缺陷病患儿的孕妇，应做羊水细胞检查，以确定胎儿情况而决定是否终止妊娠。

任务小结

原发性免疫缺陷病是由于免疫系统先天性发育不良而导致机体免疫功能低下的一组临床综合征。临床上以免疫功能低下,易发生反复而严重的感染,同时伴有免疫稳定和免疫监视功能异常为特征。护理重点是采用多种措施预防感染。

能力检测

一、名词解释

1. 免疫　　2. 原发性免疫缺陷病

二、选择题

(一) A_1型题

1. 原发性免疫缺陷病的主要特征是(　　)。

A. 出血　B. 反复感染　C. 特殊面容　D. 智力低下　E. 生长发育迟缓

2. 与原发性免疫缺陷病的发病原因有关的是(　　)。

A. 感染　B. 遗传　C. 放射病　D. 恶性肿瘤　E. 使用免疫抑制剂

3. 唯一能通过胎盘进入胎儿体内的免疫球蛋白是(　　)。

A. IgA　B. IgG　C. IgM　D. IgD　E. IgE

(二) A_2型题

1. 患儿,男,1岁,自8个月开始反复患感染性疾病,肺炎2次,皮肤感染1次,疑为某种免疫缺陷病,下列检查与此病无关的是(　　)。

A. 免疫球蛋白测定　B. 骨髓检查　C. 同族血凝素试验
D. 结核菌素试验　E. 淋巴结活检

三、简答题

1. 小儿免疫的特点包括哪些?

2. 小儿原发性免疫缺陷病的特点是什么?如何护理?

选择题参考答案:

(一) 1. B　2. B　3. B

(二) 1. D

(詹　鑫)

任务十七　结缔组织疾病患儿护理

学习目标

掌握：风湿热、儿童类风湿病、过敏性紫癜、皮肤黏膜淋巴结综合征患儿的临床表现、护理评估、护理诊断、护理措施及健康指导。

熟悉：风湿热的病因及风湿热、儿童类风湿病、过敏性紫癜、皮肤黏膜淋巴结综合征患儿的辅助检查特点及治疗要点。

了解：风湿热、儿童类风湿病、过敏性紫癜、皮肤黏膜淋巴结综合征患儿的护理目标。

结缔组织(connective tissue)疾病是以全身结缔组织发生非化脓性炎性病变为主的一组疾病，常多系统同时或陆续受累，病因尚不清楚，但多认为由感染原作用于有遗传背景的个体，发生异常的自身免疫反应引起。儿童常见的结缔组织疾病有风湿热、儿童类风湿病、过敏性紫癜和皮肤黏膜淋巴结综合征等。

案例引导

患儿，女，9岁，因发热伴关节痛2周入院。4周前曾患化脓性扁桃体炎。体格检查：体温38.1℃，脉搏120次/分，患儿有不自主挤眉弄眼行为，下肢有环形红斑和皮下结节，心尖区第一心音低钝，心律不齐，左膝关节和踝关节肿、痛、活动受限。辅助检查：血清抗链球菌溶血素O升高，血沉增快。心电图检查：P-R间期延长，T波低平。该患儿最可能的临床诊断是什么？首选的护理诊断是什么？护理措施有哪些？如何对患儿及家长进行健康教育？

一、风湿热患儿的护理

风湿热(rheumatic fever，RF)是一种具有反复发作倾向的全身结缔组织疾病，其发病与A组乙型溶血性链球菌感染密切相关。临床表现主要为心脏炎、关节炎、舞蹈病、皮下结节及环形红斑，心脏炎是最严重的表现，如治疗不彻底或反复发作可形成慢性风湿性心瓣膜病。本病好发年龄为5～15岁，一年四季均可发病，但冬、春季节，潮湿、寒冷地区发病率高，其中女孩舞蹈病发病率较高，男孩关节炎较多见。

【病因及发病机制】

本病病因尚不完全清楚，多认为与A组乙型溶血性链球菌感染后的两种免疫反应(变态反应和自身免疫反应)相关。其基本病变为炎症和具特征性的“风湿小体”(Aschoff小体)。主要累及心脏、关节和皮肤等结缔组织，而产生相应的临床表现。

【临床表现】

发病年龄以5～15岁多见，发病前1～4周常有上呼吸道链球菌感染史，一般呈急性起病并伴有发热，体温在38～40 ℃之间，热型不定，1～2周转为低热，伴精神不振、倦怠、食欲减退、面色苍白、多汗、关节痛及腹痛等。发热和关节炎是最常见主诉，临床主要表现为心脏炎、关节炎、舞蹈病、皮下结节及环形红斑。

1. 心脏炎

心脏炎是风湿热唯一的持续性器官损害，也是本病最严重的表现。心肌、心内膜、心包均可有不同程度受累，以心肌炎及心内膜炎最常见，也可发生全心炎。

(1) 心肌炎　患儿常诉心悸、气短、心前区不适。严重病例可出现心力衰竭、呼吸困难、咳嗽、端坐呼吸等。心脏有不同程度的扩大，安静时心动过速，与体温升高不成比例，心尖部第一心音低钝，有时呈奔马律，心脏传导组织可受累，出现房室传导阻滞。心电图示P-R间期延长，ST段下移及T波改变，可有心律失常。

(2) 心内膜炎　主要累及二尖瓣，其次为主动脉瓣，造成关闭不全或狭窄，出现心脏杂音。

(3) 心包炎　表现为心前区疼痛、心动过速及呼吸困难，可有心包摩擦音或心音遥远。

2. 关节炎

关节炎以游走性、多发性为特点，以膝关节、踝关节、肘关节、腕关节受损为主，偶见小关节同时受累。局部有红、肿、热、痛、功能受限，治愈后不留畸形。

3. 舞蹈病

舞蹈病以女孩多见，由锥体外系受累所致，表现为面部及四肢肌肉抽动，有不自主、无目的快速舞蹈样动作，以四肢动作最多，不能持物、解纽扣，进食、书写困难，严重者影响日常生活。因面部肌肉抽动出现伸舌歪嘴、挤眉弄眼、耸肩缩颈等奇异面容和语言障碍。兴奋和注意力集中时加剧，入睡后消失。可伴有其他风湿热表现，也可单独出现。舞蹈病病程一般为1～3个月。

4. 皮下结节

皮下结节位于肘关节、腕关节、膝关节、踝关节等关节伸面、骨隆起处或肌腱附着处皮下，直径为0.1～1 cm(为粟米或豌豆大小)，为活动无压痛的硬节，经2～4周后自然消失，皮下关节是风湿活动性指标之一。

5. 环形红斑

环形红斑较少见，是风湿热的特征性体征，具有诊断意义，常位于躯干及四肢屈侧，呈环形或半环形边界清楚的淡红或暗红色斑，环内肤色正常，呈一过性或迁延数周。

【辅助检查】

(1) 检测链球菌感染证据　抗链球菌溶血素O(ASO)、抗链球菌激酶、抗透明质酸酶含量升高。

(2) 检测风湿热活动性指标　血沉增快、C反应蛋白(CRP)阳性、黏蛋白增加、周围血白细胞总数和中性粒细胞数增多，以上检查项目为风湿活动性的重要指标，但对诊断本病无特异性。

(3) 心电图检查　P-R间期延长、ST段和T波改变。

【治疗原则】

(1) 一般治疗　卧床休息,休息时间取决于心脏受损程度及心功能情况。

(2) 清除链球菌感染　应用青霉素不少于2周。

(3) 抗风湿热治疗　糖皮质激素控制症状迅速、作用强,故有心脏炎的患儿应首选,总疗程为8～12周;无心脏炎者选用阿司匹林,疗程为4～8周;对舞蹈病两者均无效。

(4) 其他治疗　充血性心力衰竭者,除应用大剂量糖皮质激素外,慎用洋地黄,采用低盐饮食,吸氧并给予利尿剂和血管扩张药。舞蹈病患者主要采取对症治疗,给予苯巴比妥或地西泮等镇静剂。

【护理评估】

(1) 健康史　询问发病前1～5周有无咽峡炎、扁桃体炎、猩红热等溶血性链球菌感染史,有无发热、关节痛伴皮疹,既往有无风湿热病史等。

(2) 身体状况　测量生命体征,关注心率加快与体温升高是否成比例,心脏听诊有无心音减弱、心律失常、心脏杂音;检查四肢关节有无红、肿、热、痛、活动受限,躯干和关节伸侧有无皮疹;观察有无不自主动作等。

(3) 心理社会状况　评估患儿有无因担心预后而焦虑、因激素副作用及舞蹈病被嘲笑而自卑,评估家长有无焦虑及对本病预后、护理、复发预防、药物副作用等知识的认知程度。

(4) 辅助检查　遵医嘱及时检查ASO、血沉、CRP、血常规,做心电图检查等。

【护理诊断】

(1) 心输出量减少 与心脏受损有关。

(2) 疼痛　与关节受累有关。

(3) 体温过高　与感染有关。

(4) 潜在并发症　药物的副作用,与使用阿司匹林、泼尼松、洋地黄治疗有关。

(5) 焦虑　与疾病的威胁有关。

【护理目标】

(1) 患儿保持充足的心输出量,表现为生命体征在正常范围内。

(2) 患儿关节疼痛减轻至消失,并能进行自由活动。

(3) 患儿体温下降并恢复正常。

(4) 患儿不发生并发症或发生时能被及时发现并得到及时处理。

(5) 患儿情绪稳定、精神愉快,积极配合治疗。

【护理措施】

1. 心输出量减少的护理

(1) 观察病情:注意心率、心律及心音,有无烦躁不安、面色苍白、多汗、气急等心力衰竭表现。详细记录,及时处理。

(2) 绝对卧床休息:无心脏炎者休息2周,有心脏炎时轻者休息4周,重者休息6～12周,心脏炎伴心力衰竭者卧床休息至少8周,或待心功能恢复后再卧床休息3～4周,急性症状消失和血沉接近正常时方可逐渐下床活动,一般恢复正常活动量所需时间是:无心脏受累者1个月,轻度心脏受累者2～3个月,严重心脏炎伴心力衰竭者6个月。

(3) 加强饮食护理:给予患儿易消化、高蛋白、高维生素饮食,有心力衰竭者适当限制水、盐摄入,少量多餐,详细记录出入液量,并保持大便通畅。

(4) 遵医嘱应用抗风湿药物。

(5) 做好一切生活护理。

2. 减轻关节疼痛

关节痛时，可嘱患儿保持舒适的体位，避免痛肢受压，移动肢体时动作应轻柔。做好皮肤护理。

3. 降低体温

注意观察患儿体温变化，发热者每 4 h 测体温一次，超高热者，每 1～2 h 测体温一次，体温超过 38.5 ℃时采取物理降温，降温措施后 30 min 复测体温。

4. 正确用药并观察其副作用

抗风湿治疗疗程较长，重症病例应用泼尼松，总疗程为 8～12 周，轻症病例应用阿司匹林，总疗程为 4～8 周。服药期间应注意药物副作用，阿司匹林可引起胃肠道反应、肝功能损害和出血，饭后服用或同服氢氧化铝可减少对胃的刺激，加用维生素 K 可防止出血，阿司匹林引起多汗时应及时更衣防止受凉。泼尼松可引起满月脸、肥胖、消化道溃疡、肾上腺皮质功能不全、精神症状、血压增高、电解质紊乱、抑制免疫、骨质疏松等。应密切观察病情，避免交叉感染及骨折。心力衰竭患儿须用洋地黄治疗，心肌炎者对洋地黄敏感且易出现中毒，剂量应为一般剂量的 1/3～1/2，注意有无恶心呕吐、心律不齐、心动过缓等副作用，并应注意补钾。

5. 心理护理

关心爱护患儿，耐心解释各项检查、治疗、护理措施的意义，争取患儿合作。及时解除患儿的各种不适感，如发热、出汗、疼痛等，增强患儿战胜疾病的信心。指导家长学会观察病情，对患有舞蹈病的患儿应做好安全防护，防止患儿跌伤。指导家长做好患儿日常生活安排，以利于静养。指导家长学会预防风湿热复发的各种措施，预防复发首选药物为长效青霉素 120 万 U 肌内注射，每月一次，预防治疗至少持续 5 年。防止受凉、过劳，定期至门诊复查，及时控制各种链球菌感染，改善居住条件，避免寒冷、潮湿等。只要能坚持治疗和预防，就能改善疾病的预后。

【健康教育】

(1) 对患儿及家长进行健康宣教，讲解本病知识、预后及护理要点，强调休息对心脏炎患儿的重要性，强调用长效青霉素预防的重要性。冬、春呼吸道疾病流行季节，避免去公共场所，避免受寒感冒，并及时控制感染，预防风湿热复发。如需行拔牙及扁桃体摘除术，手术前后要应用抗生素预防发生感染性心内膜炎。

(2) 进行出院指导，指导家长合理安排患儿生活、饮食、活动及上学，按医嘱正确用药，并坚持定期复查。

案例引导

患儿，女，10 岁，因反复发热、关节肿痛 3 个月入院，呈间歇性低热，反复膝关节、踝关节、肘关节、腕关节肿胀疼痛，活动受限，呈对称性，后发展到指关节，伴晨僵。体格检查：体温 37.9 ℃。血常规检查：轻度贫血，白细胞增加，血沉增快，类风湿因子阳性。诊断为儿童类风湿病（多关节型）。该患儿的主要护理问题是什么？如何护理该患儿？如何对患儿及家长进行健康教育？

二、儿童类风湿病患儿的护理

儿童类风湿病(juvenile rheumatoid disease,JRD)是一种以慢性关节滑膜炎为特征的全身结缔组织病,主要表现为发热及关节肿痛,常伴皮疹,肝、脾和淋巴结肿大,若反复发作可致关节畸形和功能丧失。年龄越小,全身症状越重,年长儿常以关节受累为主。JRD 的发病率在小儿结缔组织疾病中占第二位,男、女发病人数比为 3∶1。

【病因及发病机制】

本病病因不清,可能与感染因素、免疫因素、遗传因素等有关。

(1) 感染因素　由于病毒、支原体或其他病原体持续感染引起机体一系列免疫应答和免疫调节失衡,导致了组织损伤。

(2) 免疫因素　已证实 JRD 为自身免疫性疾病,在部分患儿血清中有抗变性 IgG 的特异性抗体即类风湿因子(RF)和抗核抗体(ANA)等自身抗体出现。

(3) 遗传因素及其他因素　研究证明 JRD 与遗传因素有关,有单卵双胎和同胞兄妹共同患病者。其他因素,如寒冷、潮湿、疲劳、精神因素等,尤其是前两者更显重要。其病理变化可累及全身各部位的结缔组织,但以关节滑膜炎最为明显。

【临床表现】

本病有两个发病高峰,以 2～3 岁和 8～10 岁小儿多见。临床表现多样,根据关节症状与全身症状分为三型。

(1) 全身型　本型又称 Still 病，约占 JRD 的 20%,2～4 岁幼儿多见,以全身症状起病,发热和皮疹为典型症状。发热呈弛张热,高达 40 ℃以上,发热可持续数周(2 周以上)或数月,能自行缓解但易复发。伴一过性多形性淡红色皮疹,常随体温升降而时隐时现。多数患儿有一过性关节炎、关节痛,常发热时加剧,热退后减轻或缓解。约 25%患儿最终转变为慢性关节炎,导致关节畸形。多数有肝、脾、淋巴结肿大。胸膜、心包或心肌可受累。

(2) 多关节型　学龄期儿童多见,女孩多见。其特点是慢性对称性多发性关节炎,受累关节不少于 5 个,以指(趾)小关节受累明显,常先从膝关节、踝关节、肘关节、腕关节等大关节开始,表现为关节僵硬、肿痛、活动受限,随病情进展渐累及小关节,出现梭状指,晨僵是本病特点。关节炎可由一侧发展到对侧,先呈游走性,然后固定对称。反复发作者随关节破坏导致关节发生变形、强直、功能障碍。全身症状较轻,可有低热、乏力、贫血等。此型约 1/4 抗核抗体呈阳性。

(3) 少关节型　常侵犯四个以内的关节,多为非对称性,以大关节为主,多无严重的关节活动障碍,全身症状轻,少数患儿伴虹膜睫状体炎致视力障碍甚至失明。

【辅助检查】

(1) 血液检查　在活动期可有轻、中度贫血,多数患儿白细胞总数增高,以中性粒细胞数增高为主,血沉加快,C 反应蛋白含量增高。

(2) 免疫学检查　部分病例类风湿因子和抗核抗体可为阳性。

(3) X 线检查　早期可见关节附近软组织肿胀,晚期出现关节面骨质破坏,关节腔变窄,关节融合等。

【治疗原则】

总的治疗原则为:控制炎症和临床症状,恢复和维持关节功能,防止关节畸形,尽可能促进患儿健康生长发育。

(1) 一般治疗　除急性发热外，不主张过多的卧床休息，应参加适当的运动。采用医疗体育、理疗、热敷、红外线照射、按摩等减轻关节强直和软组织挛缩。

(2) 药物治疗　主要是抗炎治疗。①非甾体类抗炎药，如萘普生、布洛芬、消炎痛、双氯芬酸钠(扶他林)、尼美舒利等，有抗炎、止痛、消肿、改善晨僵和解热作用。②缓解病情抗风湿药，又称慢作用抗风湿药，如羟氯喹、青霉胺等。③糖皮质激素用于心肌和眼部病变者或局部用药治疗(如滴眼、关节内注射)，口服常用泼尼松。④上述药物无效或有严重反应者，或伴有严重并发症者，给予免疫抑制剂，如甲氨蝶呤、环磷酰胺、硫唑嘌呤等。

(3) 其他治疗　已有关节强直畸形功能障碍者，可行矫形治疗。

【护理评估】

(1) 健康史　应注意询问患儿病前有无呼吸道、消化道感染史，有无长期不规律发热，有无皮疹及皮疹与发热的关系，有无关节肿痛等症状。家族中有无同类疾病患者。

(2) 身体状况　评估患儿生命体征尤其是体温，观察有无皮疹，皮疹部位、形状、大小、颜色，压之是否退色，肝、脾、淋巴结是否肿大，脊柱及四肢关节有无肿胀、疼痛、变形、功能障碍。

(3) 心理社会状况　评估家长对该病预后、护理知识、药物副作用的认知程度，有无焦虑及原因。对年长儿要评估有无因担心预后和长期休学而产生焦虑。

(4) 辅助检查　遵医嘱采集标本进行 ASO、血沉、CRP、血常规、类风湿因子及抗核抗体等有关免疫学检查，协助患儿进行 X 线检查等。

【护理诊断】

(1) 体温过高　与非化脓性炎症损害有关。

(2) 疼痛　与关节肿胀、炎症有关。

(3) 躯体移动障碍　与关节疼痛、畸形有关。

(4) 焦虑　与病情反复及疾病对健康的威胁有关。

(5) 潜在并发症　药物副作用。

【护理目标】

(1) 患儿体温逐渐下降至正常。

(2) 患儿关节疼痛减轻。

(3) 患儿无并发症发生或发生时得到及时控制。

【护理措施】

(1) 降低体温　密切监测患儿体温变化，注意热型，高热时采用物理降温(有皮疹者忌用酒精擦浴)或药物降温(遵医嘱使用抗炎药物进行病因治疗)，及时擦干汗液，保持皮肤清洁，出汗多时及时更换内衣，防止受凉，注意观察有无脱水体征。

(2) 减轻关节疼痛，维护关节正常功能　急性期患儿应卧床休息，注意观察关节炎症状，如有无晨僵、疼痛、肿胀、发热、运动障碍及畸形。利用夹板、沙袋将患肢固定于功能位或者用支架保护患肢防止受压以减轻关节疼痛。教给患儿用放松、分散注意力的方法控制疼痛或做局部热敷止痛。经常变换体位，适当做关节活动，防止关节挛缩。急性期过后尽早开始关节的康复治疗，指导家长帮助患儿做关节的被动运动和按摩，并融入治疗性游戏，如游泳、骑车、抛球、踢球等，以恢复患儿关节功能，防止畸形。如运动后关节疼痛、肿胀加重可暂时停止运动。关节畸形及功能障碍患儿应注意预防外伤，并考虑手术矫形治疗。

(3) 心理护理　多与患儿及家长沟通，以便了解患儿病情及心理感受，及时给予患儿及家属精神安慰。指导家长不要过度保护患儿，多让患儿接触社会，并且多尝试一些新的活动。做好出院指导，介绍本病的治疗进展和有关康复信息，使他们了解到本病虽病程长但预后较好，使他们树立战胜疾病的信心并自觉坚持长期治疗。

(4) 药物副作用的观察　非甾体类抗炎药常见副作用是胃肠道反应，如胃痛、厌食，此外还影响凝血功能，对肝、肾和中枢神经系统也有副作用，故长期用药者应每2～3个月检查血常规及肝、肾功能。

【健康教育】

向患儿和家长宣传本病有关知识，指导患儿及家长学会关节康复运动的具体方法，告知适当运动对关节功能恢复的重要性，做好出院指导，按医嘱正确用药，并定期复查，注意药物疗效及副作用。

案例引导

患儿，男，8岁，因双下肢皮疹3 d入院。伴腹痛、右踝关节肿痛。2周前有上呼吸道感染史。体格检查：体温37 ℃，臀部及双下肢可见大小不等的紫癜，对称分布，分批出现，呈暗红色或暗紫色，高出皮肤，压之不退色，伸侧多见，右踝关节肿胀疼痛，活动受限。辅助检查：血液检查显示嗜酸性粒细胞增多，血小板计数正常，出血和凝血时间正常，尿常规正常，大便潜血试验阳性，毛细血管脆性试验阳性。该患儿临床诊断是什么？首要的护理问题是什么？如何制订护理措施及进行健康教育？

三、过敏性紫癜患儿的护理

过敏性紫癜(anaphylactoid purpura)，又称舒-亨综合征(Schonlein-Henoch syndrome)，是以小血管变态反应性炎症为主要病变的结缔组织病。主要表现为皮肤紫癜、关节肿痛、腹痛、便血及血尿等。

【病因及发病机制】

本病病因尚不清楚，目前认为本病与某种致敏因素引起的自身免疫反应有关。致敏原可为病原体(细菌、病毒或寄生虫)、药物(抗生素、磺胺等)、食物(鱼、虾、蟹、蛋、奶)或花粉等。机体对这些因素产生不恰当的免疫应答，形成免疫复合物沉积于小血管，引起皮肤、胃、肠、关节的广泛性毛细血管炎，导致水肿和出血。

【临床表现】

本病多见于学龄期儿童及青年，男孩多于女孩，四季均可发病，但春、秋季多见。病前1～3周常有上呼吸道感染史。主要是皮肤、关节、消化道和肾脏受累，出现相应临床表现。

(1) 皮肤紫癜　常为首发症状，皮肤紫癜反复出现为本病特征，皮疹多见于下肢及臀部，伸侧较多，呈对称性分批出现，躯干和面部少见。初起为紫红色斑丘疹，高出皮面，压之不退色，此后颜色加深呈暗紫色，最后呈棕褐色而消退。可伴有荨麻疹和血管神经性水肿。少数重症皮肤紫癜可融合成大疱甚至出血性坏死。

(2) 消化道症状　约2/3患儿可出现消化道症状，常在皮疹未出现前，突发腹痛、恶心、呕吐及便血，伴腹部压痛。偶可发生肠套叠、肠梗阻、肠穿孔及出血坏死性小肠炎。

(3) 关节症状　约1/3患儿出现关节肿胀、疼痛和活动受限，为单个或多个大关节的损害，多累及膝关节、踝关节、肘关节、腕关节等，关节腔有积液，多在数日内消失而不遗留关节畸形。

(4) 肾损害　30%～60%患儿有肾损害表现。多发生在起病1个月内，症状轻重不一。多数患儿出现血尿、蛋白尿及管型尿，伴血压增高及水肿，称为紫癜性肾炎。少数患儿呈肾病综合征表现。一般患儿肾损害较轻，大多数都能完全恢复，少数发展为慢性肾炎，可死于慢性肾功能衰竭。

(5) 其他　偶有颅内出血、鼻出血、牙龈出血、心肌炎等。

【辅助检查】

本病无特异性化验检查，常做以下检查。

(1) 血常规检查　白细胞数正常或增高，嗜酸性粒细胞数可增高。血小板计数、出血和凝血时间、血块退缩试验正常，约半数患儿的毛细血管脆性试验呈阳性。

(2) 尿常规检查　肾脏受损者可有血尿、蛋白尿和管型尿。

(3) 大便常规检查　潜血试验呈阳性，提示消化道出血。

(4) 其他　血清IgA浓度常升高，IgG、IgM浓度升高或正常，过敏原试验往往呈阳性。

【治疗原则】

本病尚无特效疗法，主要采取支持治疗和对症治疗。

(1) 一般治疗　急性期应卧床休息，积极寻找和去除致病因素。避免引起过敏的蛋白质饮食，有消化道出血者给予流质软食或暂禁食。

(2) 病因治疗　感染引起者应控制感染。

(3) 对症治疗　①用抗组胺药、钙剂、大剂量维生素C减轻过敏反应；②腹痛时应用解痉剂；③消化道出血时禁食，静脉滴注西咪替丁，必要时输血；④止血抗凝，如采用卡巴克络、双嘧达莫等。

(4) 肾上腺皮质激素和免疫抑制剂治疗　急性发作症状严重有消化道出血者可应用肾上腺皮质激素，并发肾炎且经激素治疗无效者可加用免疫抑制剂(如环磷酰胺)。

(5) 中药治疗　采用贞芪扶正冲剂、复方丹参制剂等可补肾益气、活血化瘀。

【护理评估】

(1) 健康史　病因不清时，注意询问患儿病前1～3周有无上呼吸道感染史，有无接触以下致敏原或遇到以下情况：①药物，如阿司匹林、抗生素等；②食物，如鱼、虾、蟹、蛋、牛奶等；③其他，如接触花粉、动物皮毛，昆虫叮咬，疫苗接种等。

(2) 身体状况　重点评估患儿有无皮肤紫癜及具体部位，有无腹痛、血便和腹部压痛，有无尿液异常，膝关节、踝关节、肘关节、腕关节等大关节有无肿胀、疼痛、活动受限。

(3) 心理社会状况　评估患儿及家长有无因皮肤紫癜反复出现、消化道出血等严重症状出现焦虑和恐惧。

(4) 辅助检查　遵医嘱及时采集各种标本进行化验检查。

【护理诊断】

(1) 皮肤完整性受损　与变态反应、血管炎有关。

(2) 疼痛　与关节和肠道变态反应性炎症有关。

(3) 潜在并发症　消化道出血、紫癜性肾炎。

【护理目标】

(1) 患儿皮肤损害减少，不发生感染及破溃。

(2) 患儿腹痛与关节痛缓解或消失。

(3) 患儿并发症得到及时发现与处理。

【护理措施】

(1) 恢复皮肤的正常形态和功能　观察皮疹形态、数量、部位，是否反复出现，每日详细记录皮疹变化情况。应保持皮肤清洁，防止擦伤及抓伤，如有破溃及时处理，防止出血和感染。避免接触各种可能的致敏原。遵医嘱使用止血药、脱敏药等。

(2) 减轻或消除关节肿痛和腹痛　有关节肿痛者，应观察疼痛及肿胀情况，保持患肢功能位置，协助患儿选舒适体位，做好日常生活护理。使用肾上腺皮质激素，对缓解关节痛和腹痛效果较好。

(3) 密切观察病情及有无并发症发生　患儿腹痛时应卧床休息，护士尽量守护在床边。观察有无腹绞痛、呕吐、血便。注意大便性状，有血便者应详细记录大便次数及性状，留取大便标本。腹痛者禁止腹部热敷以防肠出血加重。腹型紫癜患儿应给予无动物蛋白(鱼、虾、蟹、蛋、牛奶等的动物蛋白)、无渣的流质饮食，出血量多者禁食，经静脉供给营养。静脉滴注肾上腺皮质激素，输血等。注意观察尿色、尿量，及时送检尿标本，出现血尿、蛋白尿及管型尿提示发生紫癜性肾炎，应按肾炎护理。

【健康教育】

过敏性紫癜可反复发作或并发肾损害，给患儿及家属带来焦虑和痛苦，应根据具体情况尽量予以解释，树立他们战胜疾病的信心，并应做好出院指导，使家长学会继续观察病情，嘱出院后必须定期来院复查尿常规等，及早发现肾脏并发症并及时治疗。合理调配饮食，尽量避免接触可能的致敏原，预防本病复发。

四、皮肤黏膜淋巴结综合征患儿的护理

案例引导

患儿，男，2岁，因发热9 d入院。曾用头孢曲松钠治疗7 d无效。体格检查：体温39.8 ℃，精神萎靡，双侧颈部淋巴结肿大，双侧结膜充血，口唇潮红皲裂，口腔黏膜弥漫充血，呈草莓舌，心率130次/分，心律齐，心音有力，未闻及杂音。手足呈硬性水肿，掌跖红斑。血白细胞总数增高，血沉增快，CRP增高，心电图示窦性心动过速，心脏彩超示冠状动脉无扩张。拟诊为皮肤黏膜淋巴结综合征。该患儿首要的护理问题是什么？应采取哪些护理措施？如何进行健康教育？

皮肤黏膜淋巴结综合征(mucocutaneous lymph node syndrome，MCLS)又称川崎病(Kawasaki disease，KD)，是一种以全身中、小动脉炎为主要病理改变的结缔组织疾病。主要表现为急性发热、皮肤黏膜病损和淋巴结肿大。婴幼儿多见，男孩多于女孩。我国近年来该病发病率明显增高。

【病因及发病机制】

本病病因不清，可能与多种病原体感染有关，包括EB病毒、逆转录病毒、链球菌、丙酸杆菌、支原体、立克次体感染等，但均未得到证实。目前认为皮肤黏膜淋巴结综合征是多种感染原作用于易患宿主引起的一种免疫介导的全身中、小血管为主的血管炎，病变可累及动脉、静脉和毛细血管，可侵犯全身多个系统，使临床表现多种多样，最严重的是冠状动脉病变，形成血栓和冠状动脉瘤，心肌梗死和冠状动脉瘤破裂常为致死主要原因。

【临床表现】

本病病程多为6～8周，有心血管症状时可持续数月至数年。

1. 主要表现

(1) 发热　体温为38～40 ℃，呈稽留热或弛张热，持续1～2周，抗生素治疗无效。

(2) 皮肤表现　皮疹常在第1周出现，与发热同时或在发热后出现，呈向心性、多形性，常为斑丘疹、多形性红斑或猩红热样皮疹，无水疱和结痂。肛周皮肤发红、脱皮。

(3) 手足症状　手足急性期呈硬性水肿、掌跖红斑，恢复期指(趾)端甲床和皮肤交界处膜状脱皮，此为本病特征，常在发热1～2周后出现。

(4) 黏膜表现　双眼结膜充血，无脓性分泌物；口唇潮红、皲裂或出血，舌乳头充血、突起呈草莓舌，口腔及咽部黏膜弥漫性充血发红而无溃疡及伪膜形成。

(5) 颈部淋巴结肿大　颈部单侧或双侧淋巴结肿大，质硬有触痛，表面不红、无化脓，热退后消散。

2. 心脏表现

心脏表现少见，但很重要。于病后1～6周可出现心肌炎、心包炎和心内膜炎等，表现为心脏杂音、心律不齐、心脏扩大、心力衰竭。伴冠状动脉病变者可呈心肌缺血甚至心肌梗死，心肌梗死和冠状动脉瘤破裂常为致死主要原因。

3. 其他伴随症状

此外，可出现间质性肺炎、无菌性脑膜炎、腹泻、呕吐、腹痛、关节肿胀或疼痛等。

【辅助检查】

(1) 血液检查　白细胞总数增高、中性粒细胞数增高、血沉增快、C反应蛋白含量增高。

(2) 免疫学检测　血清IgG、IgM、IgA、IgE等含量增高。

(3) 心血管检查　心电图检查：心肌炎者有ST-T改变，心包炎者有ST段抬高及低电压，心肌梗死者有ST段明显抬高、T波倒置和异常Q波。超声心动图可显示冠状动脉异常，如冠状动脉扩张、冠状动脉瘤、冠状动脉狭窄等。必要时行冠状动脉造影。

【治疗原则】

(1) 应用阿司匹林　阿司匹林为首选药物，应早用。其主要是对抗血管炎和对抗血小板凝集，应用6～8周或至临床症状消失，同时配合双嘧达莫(潘生丁)。

(2) 应用丙种球蛋白　应早用，在发病10 d内用大剂量丙种球蛋白静脉滴注，可迅速退热和有效预防冠状动脉瘤，其作用机制可能是提供特异性抗体，阻断血管内皮免疫炎症反应，

(3) 对症、支持疗法　病情严重如并发心肌炎或持续高热者可配合应用肾上腺皮质激素，有心肌损害者可用ATP、辅酶A等，并卧床休息，高热者配合物理降温，感染者应用抗生素等。

【护理评估】

(1) 健康史　本病病因不清，要注意询问病前有无感染史，有无环境污染及化学物品过敏史。

(2) 身体状况　询问有无发热，热程、热型，有无皮疹，皮疹特点，皮疹与发热的关系，唇及口腔黏膜有无异常，颈部淋巴结有无肿大，有无面色苍白、乏力等表现，手足有无硬性水肿、膜状脱皮，肛周皮肤有无发红、脱皮等。

(3) 心理社会状况　本病多见于婴幼儿，注意评估患儿是否因发热不适而产生焦虑，家

长因缺乏本病知识及担心预后有无焦虑及恐惧心理。

(4) 辅助检查　遵医嘱及时留取各种标本送检，协助家长对患儿进行心电图及超声心动图检查等。

【护理诊断】

(1) 体温过高　与感染、免疫反应等因素有关。

(2) 皮肤完整性受损　与血管炎有关。

(3) 口腔黏膜改变　与血管炎有关。

(4) 潜在并发症　心脏损害。

【护理目标】

(1) 患儿体温恢复正常。

(2) 患儿皮肤不发生感染、破溃。

(3) 患儿能保持口腔清洁，口腔黏膜炎症得到改善。

(4) 患儿心脏损害能得到及时发现和有效处理。

【护理措施】

(1) 降低体温　急性期患儿应绝对卧床休息，以降低代谢，减少能量消耗。保持室内空气清新，温度、湿度适宜。监测体温变化、观察热型及伴随症状，以便及时采取必要的治疗护理措施。发热患儿一般每 4 h 测体温一次，高热、超高热者每 1～2 h 测体温一次，体温超过 38.5 ℃者给予物理降温和药物降温。因高热时热量和水分消耗增多，为保证足够的液体摄入，应给予患儿高蛋白、高热量、高维生素、易消化、清淡的流质或半流质饮食，鼓励患儿多饮水或遵医嘱静脉输液。遵医嘱进行病因治疗，注意观察药物的疗效和副作用，注意阿司匹林的出血倾向和丙种球蛋白的过敏反应，一旦发生及时进行处理。

(2) 口腔黏膜护理　观察口腔黏膜病损情况，应鼓励患儿多饮温开水，保持口腔清洁，可使用生理盐水清洁口腔 2 次/天，口唇皲裂者涂 2.5%～5%金霉素鱼肝油或润唇膏。给予少渣、无刺激、易消化、温凉的高蛋白、高维生素流质或半流质饮食，以减少对口腔黏膜的刺激。

(3) 皮肤护理　部分患儿全身散在红色斑丘疹，在一周内可自行消退。部分患儿指(趾)端有红肿，红肿消退后开始见膜样脱皮，在出现脱皮时，反复告诫患儿及其家长不要人为撕脱而损伤皮肤的完整性，应让受损皮肤自行脱落或用消毒剪刀剪除，防止出血和继发感染。

(4) 其他脏器损害的观察与护理　本病患儿约 30%可有心脏损害，如心肌炎、心包炎、心肌梗死及冠状动脉瘤等。要密切监测心率、心律，每 4 h 测心率一次，发现心音低钝或收缩期杂音或心率增快疑有心脏损害者，应做彩超检查，以明确病情。

【健康教育】

向家长进行健康宣教，告知家长本病的预后绝大多数良好，80%患儿均会完全康复，使家长消除焦虑情绪。发热及有心脏损害者，让患儿卧床休息，配合治疗。出院后遵照医嘱坚持服药，并注意观察药物的副作用，特别强调按期来院复查的重要性。

任务小结

结缔组织疾病是以全身结缔组织发生非化脓性炎性病变为主的一组疾病，常多系统同时或陆续受累，病因尚不清楚。小儿风湿热是一种具有反复发作倾向的全身结缔组织疾病，其发病与A组乙型溶血性链球菌感染密切相关。临床主要表现为心脏炎、关节炎、舞蹈病、皮下结节及环形红斑，心脏炎是最严重表现。治疗要点：①抗风湿热治疗：有心脏炎者应首选肾上腺皮质激素，无心脏炎者选用阿司匹林。②清除链球菌感染：用青霉素不少于2周。护理措施特别强调绝对卧床休息：无心脏炎者休息2周，有心脏炎时轻者休息4周，重者休息6～12周。儿童类风湿病是一种以慢性关节滑膜炎为特征的全身结缔组织疾病，主要表现为发热及关节肿痛，常伴皮疹，肝、脾、淋巴结肿大，若反复发作可致关节畸形和功能丧失。治疗以抗炎治疗为主，常用非甾体类抗炎药，有抗炎、止痛、消肿、改善晨僵和解热作用。护理重点是减轻关节疼痛，维护关节正常功能，观察药物副作用。过敏性紫癜是以小血管变态反应性炎症为主要病变的结缔组织疾病，主要表现为皮肤紫癜、关节肿痛、腹痛、便血、血尿等。护理要点为给予无动物蛋白（如鱼、虾、蟹、蛋、牛奶等）、无渣的流质饮食，消化道出血量多者禁食。皮肤黏膜淋巴结综合征是一种以全身中、小动脉炎为主要病理改变的结缔组织疾病，主要表现为急性发热、皮肤黏膜病损和颈部淋巴结肿大，最严重的是冠状动脉病变，形成血栓和冠状动脉瘤，心肌梗死和冠状动脉瘤破裂常为致死主要原因。治疗要点：主要应用阿司匹林和大剂量丙种球蛋白静脉滴注。护理要点：注意发热患儿的护理，加强口腔黏膜和皮肤护理，出现手足皮肤脱皮时，嘱患儿及其家长不要人为撕脱，观察有无心脏受累表现，并及时检查、及时治疗。

能力检测

一、名词解释

1. 风湿热　2. 舒-亨综合征　3. 川崎病

二、选择题

（一）A_1型题

1. 下列哪项不是小儿风湿热的主要临床表现？（　）

A. 心脏炎　B. 舞蹈病　C. 关节酸痛　D. 皮下结节　E. 环形红斑

2. 小儿风湿热最易受累的心瓣膜是（　）。

A. 二尖瓣　B. 三尖瓣　C. 主动脉瓣　D. 肺动脉瓣　E. 各瓣膜同时受累

3. 风湿热的初发与再发与下列哪种细菌有关？（　）

A. 大肠埃希菌　B. 金黄色葡萄球菌

C. A组乙型溶血性链球菌　D. 肺炎链球菌

E. 表皮葡萄球菌

4. 关于小儿风湿热休息治疗，下列哪项不正确？（　）

A. 急性期无心脏炎者，卧床休息2周

B. 有心脏炎者，轻者卧床休息4周，重者卧床休息6～12周

C. 血沉正常后可下床活动

D. 血沉正常后可进行一切活动

E. 伴心力衰竭者休息6个月

5. 护理风湿热心脏炎伴心力衰竭的患儿应嘱其卧床休息至（　）。

A. 急性症状消失，血沉正常　B. 心电图正常

C. 急性症状消失,ASO 正常　　D. 急性症状消失,C 反应蛋白正常
E. 心电图和 ASO 正常

6. 关于风湿热舞蹈病以下哪项不正确?(　　)
A. 为椎体外系受累所致　　B. 脑脊液检查异常
C. 不协调、不自主运动　　D. 入睡后症状消失
E. 注意力集中时症状加重

7. 小儿风湿热与类风湿病的主要区别是(　　)。
A. 关节炎　　B. 发热　　C. 血沉增快
D. 心肌炎　　E. X 线平片见关节面骨质破坏

8. 风湿热关节炎特点应除外(　　)。
A. 主要累及小关节　　B. 多发性　　C. 游走性
D. 关节局部红、肿、热、痛　　E. 无畸形

9. 风湿性心脏炎包括(　　)。
A. 心肌炎　　B. 心内膜炎　　C. 心包炎
D. 心肌炎、心内膜炎　　E. 心肌炎、心内膜炎、心包炎

10. 不符合全身型儿童类风湿病关节炎表现的是(　　)。
A. 多见于幼儿　　B. 皮疹反复出现　　C. 可有多关节受累
D. 发热多为稽留热　　E. 肝、脾、淋巴结肿大

11. 下列与溶血性链球菌感染有关的疾病是(　　)。
A. 类风湿病关节炎　　B. 风湿热　　C. 心包炎
D. 支气管哮喘　　E. 心肌病

12. 过敏性紫癜临床表现以下哪项最具有特征性?(　　)
A. 起病前 1～3 周有上呼吸道感染史　　B. 病程中反复、成批出现皮肤紫癜
C. 突发腹痛、恶心、呕吐或便血　　D. 尿常规异常
E. 多累及膝关节、踝关节、肘关节、腕关节

13. 过敏性紫癜的皮肤紫癜好发于下列哪个部位?(　　)
A. 双上肢　　B. 双下肢　　C. 面部　　D. 腹部　　E. 胸部

14. 关于过敏性紫癜患儿腹痛时的护理措施下列哪项不妥?(　　)
A. 腹部热敷　　B. 注意观察大便性状
C. 留取大便标本及时送检　　D. 消化道出血严重者禁食
E. 给予无动物蛋白的流质饮食

15. 皮肤黏膜淋巴结综合征的特征性表现是(　　)。
A. 皮疹　　B. 发热　　C. 杨梅舌
D. 指(趾)端膜状脱皮　　E. 颈部淋巴结肿大

16. 皮肤黏膜淋巴结综合征患儿突然死亡的原因是(　　)。
A. 心包炎　　B. 心肌炎　　C. 脑炎
D. 心肌梗死或冠状动脉瘤破裂　　E. 肝炎

17. 护理皮肤黏膜淋巴结综合征患儿时以下哪项不妥?(　　)
A. 给予清淡、营养丰富流质或半流质饮食　　B. 监测体温
C. 勤剪指甲,防止抓伤　　D. 口唇干裂时涂护唇膏

E. 有指(趾)端脱皮时应及时撕脱

18. 下列关于过敏性紫癜患儿的护理措施正确的是(　　)。

A. 注意皮疹情况　　B. 注意有无血尿、蛋白尿

C. 肠道出血多时应暂禁食　　D. 注意心理护理

E. 以上都正确

(二) A_2型题

1. 某患儿因双下肢间断出现皮疹 1 个月，以过敏性紫癜收住院，其饮食护理应强调(　　)。

A. 多饮水　　B. 暂时禁食

C. 多吃富含维生素的食物　　D. 少食多餐

E. 避免吃虾、蟹等海鲜

2. 1 个月前因患皮肤黏膜淋巴结综合征治疗好转出院的患儿，突然出现心跳、呼吸骤停，经抢救无效死亡，其最可能的原因是(　　)

A. 肺炎　　B. 脑炎　　C. 肾炎　　D. 心肌梗死　　E. 心肌炎

(三) A_3/A_4型题

(1～3 题共用题干)

患儿，男，7 岁，因过敏性紫癜收住院，现出现阵发性腹痛、果酱样血便。体格检查：腹部有压痛，右上腹可触及一腊肠样包快。

1. 该患儿目前最可能的血便原因为(　　)。

A. 肠息肉　　B. 肠套叠　　C. 消化道溃疡

D. 白血病　　E. 血小板减少

2. 对该患儿应首先采取的护理措施是(　　)。

A. 暂禁食、禁水　　B. 安静休息　　C. 取右侧卧位

D. 限制水入量　　E. 观察病情变化

3. 以下给予的护理措施哪项不妥？(　　)

A. 监测生命体征　　B. 给予静脉输液

C. 按医嘱给予止血药　　D. 必要时吸氧

E. 插肛管进行胃肠减压

(4～8 题共用题干)

患儿，女，2 岁，因发热伴皮疹 6 d，以皮肤黏膜淋巴结综合征收住院。体格检查：体温 39 ℃，全身皮肤可见红色斑丘疹，双侧颈部淋巴结肿大，轻压痛，口唇潮红、皲裂，有草莓舌，口腔黏膜充血，指(趾)端硬性肿胀、疼痛。

4. 根据以上资料，该患儿最可能的临床诊断是(　　)。

A. 过敏性紫癜　　B. 皮肤黏膜淋巴结综合征　　C. 风湿热

D. 猩红热　　E. 儿童类风湿病

5. 该患儿目前最主要的护理问题是(　　)。

A. 口腔黏膜改变　　B. 体温过高　　C. 有感染危险

D. 皮肤完整性受损　　E. 躯体移动障碍

6. 对该患儿的护理，以下哪项措施不妥？(　　)

A. 卧床休息　　B. 鼓励多饮水

C. 将冰袋放置于头顶、足底　　　D. 测体温，1～2 h 一次

E. 每日口腔护理 2 次

7. 该患儿可能出现最严重的表现是(　　)。

A. 心肌炎　B. 心内膜炎　C. 心包炎　D. 心肌梗死　E. 心律失常

8. 若患儿病情好转，出院时健康指导应强调(　　)。

A. 介绍本病病因　　　B. 遵医嘱继续服药、定期随诊

C. 说明本病的治疗反应　　　D. 强调休息的重要性

E. 讲解预防复发的重要性

三、简答题

1. 简述小儿风湿热的主要临床表现。
2. 如何正确指导风湿热患儿休息？
3. 简述过敏性紫癜的主要临床表现及饮食护理原则。
4. 简述皮肤黏膜淋巴结综合征的主要临床表现。
5. 简述儿童类风湿病的主要临床表现。

选择题参考答案：

(一) 1. C　2. A　3. C　4. D　5. A　6. B　7. E　8. A　9. E　10. D　11. B　12. B　13. B　14. A　15. D　16. D　17. E　18. E

(二) 1. E　2. D

(三) 1. B　2. A　3. E　4. B　5. B　6. C　7. D　8. B

（陈　青）

任务十八　遗传性疾病患儿的护理

学习目标

掌握：21-三体综合征、苯丙酮尿症患儿的临床表现、护理评估、护理诊断、护理措施及健康指导。

熟悉：21-三体综合征、苯丙酮尿症患儿的病因、辅助检查特点及治疗要点。

了解：21-三体综合征、苯丙酮尿症患儿的护理目标。

遗传性疾病是指遗传物质结构或功能改变所导致的疾病，简称遗传病（genetic disease）。由于分子生物学技术的飞速发展，人们对遗传性疾病的认识从细胞水平进入了分子水平，对众多疾病的发病机制有了新的认识，并在诊断、治疗和预防方面开拓了新途径。

遗传是对子代与亲代在形态结构、生理、生化、免疫功能等方面的相似而言。基因是遗传的物质基础，染色体是基因的载体，基因是一个带有遗传信息的 DNA 分子片断，在染色体上有其特定的位点，它具有自体复制、决定性状、发生突变的基本特性。正常人体细胞的染

色体为23对(46条),其中22对(44条)为常染色体,另1对(2条)为性染色体。正常女性的染色体核型为46,XX;男性为46,XY。人体细胞的遗传信息几乎全部编码在组成染色体的DNA分子长链上。在DNA分子长链上,每3个相邻的核苷酸碱基构成一个密码子,即代表一种氨基酸,即DNA分子储存的遗传信息。

基因突变即DNA分子中的碱基顺序发生变异时,必然导致组成蛋白质的氨基酸发生改变,遗传表型也因此不同,临床上就有可能出现遗传性疾病。

遗传性疾病分为以下三类。①染色体病:由于染色体数目、形态或结构异常而引起的疾病,常见的如21-三体综合征、猫叫综合征等。②基因病:包括单基因遗传病、多基因遗传病、线粒体病、分子病。单基因遗传病是指一对主基因突变造成的疾病,如血红蛋白病、苯丙酮尿症、糖原累积症和遗传代谢缺陷病等均属此类;多基因遗传病是指由几对基因异常引起的遗传性疾病,它的遗传基因不是一对主基因,而是多对微效基因,多基因遗传病是由这些微效基因的累积效应及环境的共同作用所致,如精神分裂症、先天性心脏病、唇裂等;线粒体病是指因线粒体基因突变所致的疾病,如帕金森病;分子病是指调控生物大分子的基因突变导致生物大分子结构或数量改变所致的疾病,如地中海贫血、血友病、肝豆状核变性等。③体细胞遗传病:体细胞中的遗传物质改变所致的疾病,如各种肿瘤。

案例引导

患儿,男,6个月,因抬头不稳、不认人入院。体格检查:表情呆滞,眼距宽,眼裂小,鼻梁低平,舌外伸,流涎,身材矮小,关节过伸,有通贯手,其母35岁,近亲结婚。该患儿最可能的临床诊断是什么?首选的护理诊断是什么?如何对家长进行健康教育?

一、21-三体综合征患儿的护理

21-三体综合征(21 trisomy syndrome)又称先天愚型或唐氏综合征(Down syndrome),是人类最早发现的常染色体畸变疾病,也是最常见的常染色体疾病。本病发生的遗传学基础是21号染色体为三体。在活产婴儿的普查中,发生率为1∶600~1∶1 000,发病率随孕妇年龄增高而增加。本病特征为:智力低下,特殊面容,生长发育迟缓,可伴有先天性心脏病或其他多种畸形。

【病因及发病机制】

本病的病因尚不清楚。一般认为与孕母高龄,孕期接触放射线、某些致畸药物及毒物(如抗代谢药物、抗癫痫药物、苯、农药等)及病毒感染(如EB病毒、流行性腮腺炎病毒、风疹病毒及肝炎病毒等)有关。其发病机制主要是由于生殖细胞在减数分裂时或受精卵在有丝分裂时,21号染色体发生不分离,使体细胞内存在一条额外的21号染色体。根据染色体的异常情况,本病可分为三种类型。

(1) 标准型　占全部患儿的95%,患儿体细胞染色体为47条,有一条额外的21号染色体,染色体核型为47,XY(或XX),+21。

(2) 易位型　占全部患儿的2.5%~5%,染色体总数为46条,其中一条是易位染色体。常见的为D/G易位型,即主要是D组中14号染色体与G组中21号染色体发生着丝粒融合。另一种为G/G易位型,是指G组中两个21号染色体发生着丝粒融合。这些易位约半数为遗传型,即父母一方携带有易位染色体而传给后代,另一半为散发,即在配子形成过程中发生易位所致。

(3) 嵌合型　占全部患儿的 2%～4%。患儿体内有两株或以上细胞株,以两株为多见,一株正常,另一株为 21-三体细胞,形成嵌合体,其核型为 46,XY(或 XX)/47,XY(或 XX),+21。临床表现由正常细胞所占百分比而定。

【临床表现】

主要临床特征为特殊面容、智力低下和生长发育迟缓,并可伴有多种畸形。

(1) 特殊面容　出生时即可出现明显的特殊面容:患儿表情呆滞,眼距宽,眼裂小,双眼外眦上斜,鼻梁低平,耳廓小,张口伸舌,流涎不止,头小而圆,前囟大且闭合延迟,颈短而宽。有的患儿可有唇裂、腭裂。

(2) 智力低下　绝大多数患儿都有不同程度的智力低下,且随年龄增长日益明显,嵌合型患儿智力水平多高于标准型患儿的。

(3) 皮肤纹理特征　可有通贯手,*atd* 角增大等。

(4) 生长发育迟缓　患儿出生时平均身高、体重均较正常婴儿的低;身材矮小,四肢短,骨龄落后,出牙延迟且顺序异常;肌张力低,韧带松弛,关节过度弯曲,手指粗短,小指向内弯曲;运动功能及性发育均延迟。

(5) 伴发畸形　约半数患儿伴有先天性心脏病,其次是消化道畸形。免疫功能低下者,易患各种感染性疾病,白血病的发病率明显高于正常人群的。

【辅助检查】

(1) 染色体核型分析　染色体核型分析可确诊该病。

(2) 分子生物学及细胞遗传学检查　用荧光素标记的 21 号染色体的相应片段序列作探针,与外周血淋巴细胞或羊水细胞进行荧光原位杂交,在本病患者的细胞中呈现三个 21 号染色体的荧光信号,可做出快速、准确诊断。

【治疗原则】

本病尚无特殊有效的治疗办法。注意预防感染,对轻症患儿可以进行长期耐心的教育和训练以提高生活自理能力,可应用 γ-酪氨酸、谷氨酸、维生素 B_6、叶酸等,以促进小儿精神活动和改善智力。如伴有其他畸形,可考虑手术矫形治疗。

【护理诊断】

(1) 自理能力缺陷　与智力低下有关。

(2) 有感染的危险　与免疫力低下有关。

(3) 焦虑(家长)　与小儿患严重疾病有关。

(4) 知识缺乏　与家长缺乏遗传病相关知识有关。

【护理目标】

(1) 患儿能逐步自理生活,从事简单劳动。

(2) 患儿不发生感染。

(3) 患儿家长达到良好的心理适应。

(4) 患儿家长掌握有关疾病知识及对患儿进行教育、训练的技巧。

【护理措施】

(1) 提高自理能力　加强生活护理及教养,培养自理能力,防止意外伤害。细心照顾患儿,协助其日常活动,如吃饭、穿衣,定期洗澡。帮助家长制订教育、训练方案,加强教养,促进智力发育,使患儿生活逐步能自理及进行简单劳动,提高生活质量,有条件者可送患儿至专门机构接受训练。

(2) 保持皮肤清洁干燥 因患儿长期流涎，应及时擦干，保持下颌及颈部清洁，用面油保持皮肤的润滑，避免皮肤糜烂。

(3) 预防感染 患儿免疫力低下，易患感染，应保持空气清新，避免接触感染者，与呼吸道感染者接触时患儿须戴口罩。注意个人卫生，勤洗手，保持口腔、鼻腔清洁。

(4) 家庭支持 帮助家长面对现实，增强心理承受能力，护士应理解家长的心情并予以耐心开导，提供有关孩子养育、家庭照顾的知识，使他们尽快适应疾病所带来的影响。

【健康教育】

(1) 提供遗传咨询 标准型21-三体综合征的再发风险率为1%，孕母年龄越大，再发风险率越高，少数有生育能力的女性患者，其子代发病概率为50%。易位型21-三体综合征的再发风险率为4%～10%，但若母亲染色体核型为21q22q平衡易位携带者，则其子代发病概率为100%。

(2) 产前筛查 对高危孕妇可做羊水细胞或绒毛膜细胞染色体检查进行产前诊断。

(3) 宣传孕期保健知识 孕期注意预防感染，避免接触放射线，慎重用药等。

案例引导

患儿，女，10个月，因反复抽搐发作伴智力低下5个月入院。体格检查：反应迟钝，表情呆滞，毛发呈黄褐色，皮肤白皙，智力低下，前囟门1.5 cm×1.5 cm，平软，颈软，心肺无异常，腹软，肝肋下1 cm，脾肋下未触及，克尼格征和布鲁津斯基征阴性。尿液有鼠尿臭味。该患儿最可能的临床诊断是什么？首选的护理诊断是什么？护理措施有哪些？如何对患儿及家长进行健康教育？

二、苯丙酮尿症患儿的护理

苯丙酮尿症(phenylketonuria，PKU)是由于苯丙氨酸代谢途径中酶缺陷所致的遗传代谢病，因患儿尿液中排出大量苯丙酮酸等代谢产物而得名。本病是氨基酸代谢障碍性疾病中较常见的一种，属常染色体隐性遗传病。临床主要特征为智力低下、发育迟缓、皮肤和毛发颜色变浅。未能及时治疗的患儿可发生不可逆的脑损伤，甚至惊厥发作。其发病率随种族而异，我国发病率约为1∶11000。

【病因及发病机制】

苯丙氨酸是人体必需的氨基酸之一，其作用是部分用来合成蛋白质，部分则通过肝细胞中苯丙氨酸羟化酶(phenylalanine hydroxylase，PAH)的作用转化为酪氨酸，以供给合成甲状腺素、肾上腺素和黑色素等。在苯丙氨酸羟化作用过程中除了PAH外，还必须有辅酶四氢生物蝶呤(tetrahydrobiopterin，BH_4)的参与。

本病按酶缺陷不同可大致分为典型苯丙酮尿症(约占99%)和非典型苯丙酮尿症(约占1%)两型。典型苯丙酮尿症是指由于患儿肝细胞缺乏苯丙氨酸羟化酶，而引起苯丙氨酸代谢障碍，不能将苯丙氨酸转化为酪氨酸，因此，苯丙氨酸在血液、脑脊液、各种组织和尿液中的浓度极度增高，同时产生了大量苯丙酮酸、苯乙酸、苯乳酸等旁路代谢产物并自尿中排出。高浓度的苯丙氨酸及其旁路代谢产物导致脑细胞受损，患儿出现智力落后及其他神经系统症状。同时，由于酪氨酸来源减少，致使黑色素合成不足，患儿毛发、皮肤色素减少。非典型苯丙酮尿症是指由于四氢生物蝶呤的缺乏，使苯丙氨酸不能氧化成酪氨酸，造成多巴胺，5-羟色胺等重要神经递质的合成受阻，加重了神经系统的功能损害，故非典型苯丙酮尿症的临床症状更重。

【临床表现】

患儿出生时都正常，通常在3～6个月时开始出现症状，后逐渐加重，1岁时症状明显。

(1) 神经系统表现　智力发育落后为本病最突出的表现，可有行为或性格异常，如多动、忧郁、孤僻等，可有肌痉挛或癫痫小发作，少数呈现肌张力增高和腱反射亢进。BH_4缺乏型苯丙酮尿症患儿的神经系统症状出现较早且较严重，常在幼儿期死亡。

(2) 外观　患儿在出生数月后因黑色素合成不足，毛发由黑逐渐变为棕色或黄色，皮肤白皙，常伴湿疹，虹膜色泽变浅。

(3) 其他　呕吐常见，由于尿及汗液中排出苯乙酸，故尿和汗液有特殊鼠尿臭味。

【辅助检查】

由于早期患儿无症状，故须借助实验室检查。

(1) 新生儿期筛查　采用Guthrie细菌生长抑制试验可以半定量测定新生儿血液苯丙氨酸浓度：新生儿喂奶3 d，采集婴儿足跟末梢血液一滴，吸在厚滤纸上，晾干后即可寄送至筛查实验室；当苯丙氨酸含量大于0.24 mmol/L(4 mg/dL)，亦即两倍于正常参考值时，即为筛查阳性，应复查或采静脉血对苯丙氨酸进行定量测定。

(2) 尿三氯化铁试验和尿2,4-二硝基苯肼试验　两者都是检测尿中苯丙酮酸的化学呈色法。取尿5 mL，滴入10%三氯化铁数滴，如尿中有苯丙酮酸，则呈绿色；尿2,4-二硝基苯肼试验阳性时尿呈黄色或有黄色沉淀，由于本试验特异性欠佳，有假阳性和假阴性的可能，一般用作对较大儿童的初筛。

(3) 血苯丙氨酸浓度测定　可提供生化诊断依据，通常患儿血苯丙氨酸浓度大于1.2 mmol/L(20 mg/dL)。

(4) DNA分析　近年来DNA分析广泛应用于苯丙酮尿症诊断、产前诊断和杂合子检查。

【治疗原则】

本病是少数可治性遗传代谢病之一，应力求早诊断、早治疗，尽量避免神经系统的不可逆损伤。诊断一经确立，应立即给予积极治疗，开始治疗的年龄愈小，效果和预后愈好。主要是饮食疗法，给予患儿低苯丙氨酸饮食，对婴儿可喂给特制的低苯丙氨酸奶粉，饮食控制至少须持续到青春期以后。非典型病例主要以补充BH_4和5-羟色胺、左旋多巴为主。

【护理诊断】

(1) 生长发育改变　与高浓度苯丙氨酸导致脑细胞受损有关。

(2) 有皮肤完整性受损的危险　与皮肤异常分泌物的刺激有关。

(3) 知识缺乏(家长)　缺乏本病的相关知识。

(4) 焦虑(家长)　与患儿疾病有关。

【护理目标】

(1) 长期控制饮食，促进患儿正常生长发育。

(2) 皮肤无损伤，保持完好。

(3) 患儿家长掌握有关疾病知识及应对措施，使患儿神经系统损伤减轻。

(4) 患儿家长达到良好心理适应。

【护理措施】

(1) 调整饮食,促进生长发育　一经确诊,应尽早给予患儿低苯丙氨酸饮食,原则是使摄入苯丙氨酸的量既能保证生长发育和体内代谢的最低需要,又能使血中苯丙氨酸浓度维持在0.12～0.61 mmol/L(2～10 mg/dL)之间。苯丙氨酸需要量:2个月以内50～70 mg/(kg·d),3～6个月40 mg/(kg·d),6～12个月30～50 mg/(kg·d),1～2岁20～40 mg/(kg·d),4岁以上10～30 mg/(kg·d)。治疗过程中应定期监测血中苯丙氨酸浓度。饮食疗法应至少维持到青春期以后。对婴儿可喂给特制的低苯丙氨酸奶粉,对幼儿添加辅食时应以淀粉类、蔬菜和水果等低蛋白食物为主。如出生2～3个月内就开始控制饮食,可使智力发育接近正常;6个月以后接受治疗者,大部分会出现智力低下;4～5岁以后开始治疗,虽难以纠正严重的智力低下,但可防止脑损伤的继续加重,并能减少癫痫发作和行为异常。

(2) 加强皮肤护理　由于高浓度的苯丙酮尿和汗液刺激,皮肤完整性易受到损害,常患湿疹。须勤换尿布,保持皮肤清洁、干燥,特别是腋下、腹股沟、臀部等处,可涂油膏以防溃烂。

【健康教育】

向家长讲解本病的发病机制、特殊症状和体征。强调本病为少数可治性遗传代谢病。说明饮食治疗成功与否直接影响到患儿智力和体格发育,必须坚持。协助制订食谱,督促定期复查。

任务小结

21-三体综合征重在预防,要做好遗传咨询,宣传孕期保健知识,对高危孕妇可做羊水细胞或绒毛膜细胞染色体检查进行产前诊断,对患儿确诊的依据是染色体核型分析,目前尚无特殊有效治疗办法。苯丙酮尿症是少数可治性遗传代谢病之一,应力求早诊断、早治疗,尽量避免神经系统的不可逆损伤。开始治疗的年龄愈小,预后愈好。主要是饮食疗法,应给予患儿低苯丙氨酸饮食,对婴儿可喂给特制的低苯丙氨酸奶粉,饮食控制至少须持续到青春期以后。非典型病例主要以补充BH_4和5-羟色胺、左旋多巴为主。

能力检测

一、名词解释

1. 21-三体综合征　　2. 苯丙酮尿症

二、选择题

(一) A_1型题

1. 关于21-三体综合征的表现下列哪项不符合?(　　)

A. 智力低下,特殊面容　　B. 智力正常,骨龄落后　　C. 常有皮纹改变
D. 染色体发生畸变　　E. 体格发育迟缓

2. 21-三体综合征的确诊依据是(　　)。

A. 特殊面容　　B. 智力低下　　C. 通贯手
D. 体格发育落后　　E. 染色体检查

3. 苯丙酮尿症饮食治疗时间应至少持续到(　　)。

A. 幼儿期　B. 婴儿期　C. 学龄期　D. 学龄前期　E. 青春期后

4. 关于苯丙酮尿症的临床特点，下列哪项不正确？(　　)

A. 可有抽搐发作　B. 智力低下　C. 皮肤白皙

D. 尿有鼠尿臭味　E. 染色体畸变

(二) A_3/A_4型题

(1～2题共用题干)

患儿，女，5个月，因发现哭闹后发绀4个月余入院。尚不会抬头，不认识母亲，家族中无同类疾病患者。体格检查：表情呆滞，头小而圆，眼距宽，双眼外眦上斜，张口伸舌伴流涎，四肢短，肌张力低，通贯手，心尖区闻及粗糙响亮的Ⅲ～Ⅳ级收缩期杂音，传导明显。

1. 该患儿最可能的临床诊断是(　　)。

A. 苯丙酮尿症　B. 21-三体综合征　C. 糖原累积症

D. 肝豆状核变性　E. 猫叫综合征

2. 该患儿确诊应选择(　　)。

A. 染色体核型分析　B. 血苯丙氨酸浓度测定

C. 尿黏多糖测定　D. 血糖测定

E. 血清铜蓝蛋白测定

三、简答题

1. 简述21-三体综合征的临床表现。

2. 简述苯丙酮尿症的饮食护理。

选择题参考答案：

(一) 1. B　2. E　3. E　4. E

(二) 1. B　2. A

(陈　青)

项目四　传染病患儿的护理

学习目标

掌握：小儿麻疹、水痘、猩红热、手足口病、百日咳、流行性腮腺炎、流行性乙型脑炎、中毒性细菌性痢疾和结核病的护理评估、护理诊断及护理措施。

熟悉：小儿各种传染性疾病的流行病学特征及预防。

了解：各种感染性疾病的治疗原则。

传染病是指由病原微生物（如病毒、细菌、衣原体、立克次体等）和寄生虫感染人体后产生有传染性、在一定条件下可形成流行的一类感染性疾病。小儿时期由于免疫功能低下，传染病发病率较成人的高，且起病急，症状重，病情复杂多变，容易发生并发症。因此，护理人员必须熟悉传染病的有关理论知识，了解病情基本变化特点，以采取适当的预防措施加以控制。

任务十九　传染病患儿的护理及管理

一、传染病的特点

1. 传染病的基本特征

(1) 由其特异性病原体所致。

(2) 具有一定的传染性，即可通过某种途径感染他人。

(3) 流行病学特征包括流行性、季节性、地方性、周期性，按其强度和广度可分为散发、暴发、流行、大流行四种类型。

(4) 免疫性：患者在传染病痊愈后，大多数可获得对该病病原体的特异性体液免疫及细胞免疫。

2. 传染病的病程发展

(1) 多数传染病的病程发展具有阶段性，一般都要经过以下四个阶段。

① 潜伏期：病原体侵入机体之后至出现临床症状之前的这一阶段，病原体在机体繁殖、转移、定位，引起组织损伤和功能改变但未出现临床症状的时期。了解潜伏期最重要的临床意义是可以确定检疫期限，且有助于传染病的诊断和流行病学调查。

② 前驱期：起病至开始出现该病明显症状为止。

③ 症状明显期：出现该传染病所特有的症状、体征。

④ 恢复期：患儿症状体征基本消失，如较长时间机体功能仍不能恢复正常则称为后遗症期。

(2) 常见症状与体征。

① 发热:不同传染病呈不同热型,有鉴别诊断意义。

② 皮疹:皮肤、黏膜可出现皮疹,皮疹出现的时间、顺序和特征有各自特异性。

③ 毒血症:病原体产生的毒素及各种代谢产物可引起全身中毒症状,如疲乏、全身不适、食欲不振、肌肉酸痛等。

④ 可产生不同并发症。

3. 传染病的流行环节

传染病的流行是指传染病在人群中发生、发展和转归的过程。传染病在人群中的传播必须具备三个基本环节,即传染源、传播途径和易感人群。切断任何一个环节都能阻止传染病的流行。同时自然环境中的地理、气候、季节、人群生活方式等也可影响其传播。

二、传染病患儿的护理及管理

1. 建立预诊制度

小儿时期传染病较多,门诊的预诊制度能及早发现传染病患儿,避免和减少交叉感染的机会。预诊后患儿按不同传染病的病种分别在指定的诊室进行诊治。传染病门诊应有单独的治疗室、留观室、药房、化验室、厕所等。诊室内应有洗手、空气消毒等设备。患儿诊治完毕后,由指定出口离院或入院。

2. 严格执行消毒隔离制度

隔离与消毒是控制传染源,防止传染病播散和院内交叉感染的重要措施。应根据不同病原体的特征和不同传染病的传播途径采取相应的隔离消毒措施,控制传染源,切断传播途径,保护易感人群。医护人员要严格遵守和执行传染病消毒隔离制度,对患儿、家长及接触的医护人员及时采取措施,包括正确洗手、戴手套,采取适宜的消毒方法,对医疗用具、患儿衣物、排泄物及环境进行消毒,正确使用抗生素等。有效控制传染病的播散和院内感染的发生。

3. 及时报告疫情

医护人员是传染病的法定报告人之一。发现传染病后应及时填写“传染病疫情报告卡”并严格按国家规定的时间向防疫部门报告,采取相应的隔离措施。对与传染病接触的人群,尤其是学校的儿童、托幼机构人员,应及时报告有关机构进行筛查,尽早采取措施进行疫源地消毒,控制传染源,防止疫情播散。

知识链接

法定传染病

根据《中华人民共和国传染病防治法》,法定传染病分甲、乙、丙三类,共39种。

甲类(强制管理传染病2种):有鼠疫、霍乱。要求发现后城镇6 h内上报,农村不超过12 h。

乙类(严格管理传染病26种):有传染性非典型肺炎、艾滋病、病毒性肝炎、脊髓灰质炎、人感染高致病性禽流感、麻疹、流行性出血热、狂犬病、流行性乙型脑炎、登革热、炭疽、细菌性和阿米巴性痢疾、肺结核、伤寒和副伤寒、流行性脑脊髓膜炎、百日咳、白喉、新生儿破伤风、猩红热、布鲁菌病、淋病、梅毒、钩端螺旋体病、血吸虫病、疟疾。要求于发病后城镇12 h内上报，农村不超过24 h。

丙类(监测管理传染病11种)：有流行性感冒、流行性腮腺炎、风疹、急性出血性结膜炎、麻风病、流行性和地方性斑疹伤寒、黑热病、包虫病、丝虫病，除霍乱、细菌性和阿米巴性痢疾、伤寒和副伤寒以外的感染性腹泻病。其中血吸虫病、丝虫病和包虫病应向有关疾病控制中心报告疫情，其他为仅在监测点上进行监测的传染病，在监测点内按乙类传染病方法报告。

2003年4月卫生部通知，将传染性非典型肺炎(SARS)列入乙类传染病，按甲类传染病管理报告。2008年5月2日，将手足口病纳入丙类传染病，参照乙类传染病管理报告。

4. 密切观察病情

急性传染病发病急、病情变化快、并发症多，特别是婴幼儿不会诉说或陪同的家长知识欠缺，护士应深入病房，仔细观察患儿病情变化、服药反应、治疗效果、特殊检查结果等，必要时专人守护，详细记录，正确作出护理诊断，及时与医生联系，并做好各种抢救的准备工作。

5. 加强休息与营养

保持病室清洁、安静、舒适，以利于患儿休息。患儿在传染病的急性期应绝对卧床休息，待症状减轻后方可逐渐起床活动。传染病患儿大多有高热、食欲不振，应根据患儿饮食习惯及病情给予营养充足、易消化的流质或半流质饮食。鼓励患儿多饮水，维持水、电解质平衡和促进体内毒素的排泄，必要时给予鼻饲或静脉补液。

6. 预防和控制院内感染

院内感染是对住院患儿的一大威胁，护士在院内感染中起着非常重要的作用。医护人员必须采取措施预防和保护自身免受感染。正确洗手和勤洗手是防止病原体传播和预防院内感染最重要的方法。当可能接触传染病患者的血液、体液、分泌物或排泄物时，应戴手套或使用其他防护用品以免受传染。正确处理医用废弃物，污染物品要正确清洁与消毒等。

7. 加强心理护理

护理人员应关注患儿是否有孤独、紧张、恐惧等心理，加强与患儿及家长的沟通，以取得他们的信任和配合，使患儿安心休息、配合治疗。恢复期应合理安排好患儿的教养活动，使其保持良好的情绪，鼓励患儿参加适当的活动，促使疾病早日康复。

8. 健康指导

健康教育是传染病预防、治疗及护理的重要环节。护士应根据不同病种选择不同方法宣教，有咨询、示教、个别交谈、办墙报及张贴宣传画等方式，向患儿及家长介绍传染病的有关知识，使他们能配合医院的消毒隔离及治疗护理措施，避免院内交叉感染，并对传染病发生的原因、治疗、护理措施、出院后注意事项进行指导。重视日常生活中对传染病的防护，按期完成小儿的计划免疫，减少小儿传染病的发生。

任务二十　常见传染病患儿的护理

一、麻疹

案例引导

患儿，男，3岁。1周前与一麻疹患儿密切接触，4 d前发热、流涕、咳嗽，抗生素治疗效果不佳。体格检查：体温39.5 ℃，患儿精神状态差，嗜睡，可闻及肺部有少量湿啰音。前额及耳后部有浅红色斑丘疹，眼结膜充血、流泪，在口腔两侧颊黏膜相对第二磨牙处可见灰白色小点，直径约1.0 mm，周围有红晕，请问：该患儿初步临床诊断是什么？该病的皮疹特点是什么？请列出主要护理诊断及护理措施。

麻疹(measles)是麻疹病毒引起的一种急性出疹性呼吸道传染病，以发热、咳嗽、流涕、结膜炎、口腔麻疹黏膜斑（又称柯氏斑）及全身斑丘疹为主要临床特征，多见于6个月至5岁小儿。本病传染性强，主要通过飞沫传播，易并发肺炎。病后免疫力持久，大多终身免疫。自麻疹减毒活疫苗普及接种以来，麻疹的流行已得到有效控制，目前我国的总发病率低于0.1%。近年来出现发病年龄后移现象，青少年和成人麻疹病例报道增加，其主要原因是幼年接种后未再复种，故应加强麻疹疫苗的复种。

麻疹患者是最主要的传染源，无症状病毒携带者及隐性感染者传染性极低。麻疹患者自出疹前5 d至出疹后5 d，均有传染性，如合并肺炎，传染期可延长至出疹后10 d。患儿口、鼻、咽、气管及眼部的分泌物中均含有麻疹病毒，当咳嗽、打喷嚏、说话时以飞沫形式播散。密切接触者也可经污染病毒的手传播，而经被污染的衣物、食物及用具等间接传染的机会较少。本病传染性极强，流行期间易感儿接触患者后，几乎100%发病。麻疹一年四季均可发病，以冬、春季多见。

【病因及发病机制】

麻疹病毒是一种副黏病毒，呈圆颗粒状，仅有一个血清型，抗原性稳定。病毒不耐热，加热至55 ℃经15 min即被破坏，在流通空气中或在日光下20 min即可失去致病力，在室内空气中保持传染性一般不超过2 h。但耐寒冷及干燥，在0 ℃时可存活1个月，对一般消毒剂、紫外线敏感。

麻疹病毒侵入易感儿体内后出现两次病毒血症。麻疹病毒随飞沫侵入呼吸道黏膜、眼结膜及局部淋巴结，在局部繁殖引起炎症反应，在感染后2～3 d有少量病毒释放入血，形成第一次病毒血症；此后病毒在全身单核-巨噬细胞系统内大量复制、繁殖，在感染后5～7 d，大量病毒释放入血，出现第二次病毒血症。此时病毒可播散到全身组织器官，其中以口、呼吸道、眼结膜、皮肤及胃肠道等部位为主，此时传染性最强，为临床的前驱期，患者出现全身症状和皮疹等。

【临床表现】

典型麻疹临床经过可分为以下四期。

(1) 潜伏期　一般为6～18 d，平均为10 d。在潜伏期末患者可有轻度发热、精神差、全身不适等表现。

(2) 前驱期（出疹前期）　从发热开始至出疹，一般为3～4 d。主要症状有发热、上呼吸道感染、结膜炎、麻疹黏膜斑。发热是首发症状，多为中度以上发热。发热的同时出现咳嗽、打喷嚏、流涕、咽部充血等上呼吸道感染症状。眼结膜充血、流泪、畏光及眼睑水肿是本病特点。麻疹黏膜斑(柯氏斑)在发疹前 24～48 h 出现，在两侧下臼齿相对应的颊黏膜上，可见直径约 1.0 mm 灰白色小点，周围有红晕，随后迅速增多并融合，可波及整个颊黏膜，甚至唇部黏膜，于出疹后 1～2 d 迅速消失。麻疹黏膜斑可见于 90%以上的患儿，是麻疹前驱期的特异性体征，有早期诊断价值。部分病例可出现全身不适、精神不振、食欲减退、呕吐、腹泻等一些非特异性症状。偶见皮肤荨麻疹、猩红热等皮疹，在出现典型的皮疹时消失。

图 4-20-1　麻疹皮疹

(3) 出疹期　一般为 3～5 d。多在发热后 3～4 d 出疹，此时，发热、呼吸道症状达高峰。皮疹按一定顺序出现，先见于耳后、颈部到面部，然后从上而下蔓延至躯干、四肢，最后到手掌、足底，2～3 d 波及全身。初为淡红色斑丘疹，压之退色，大小不等，直径为 2～5 mm，疹间有正常皮肤，继之皮疹转为暗红色，可融合成片(图 4-20-1)。此期全身症状加重，体温升高、嗜睡或烦躁、厌食、呕吐、腹泻，肺部有少量啰音。易出现肺炎、喉炎等并发症。

(4) 恢复期　一般为 3～5 d。此期体温下降，症状逐渐好转。皮疹出齐后开始消退，皮疹按出疹先后顺序逐渐消退，可有糠麸样脱屑及淡褐色色素沉着，1～2 周后完全消失。

少数患者如体内尚有一定免疫力者呈轻型麻疹，病程呈非典型经过。患儿症状轻，常无麻疹黏膜斑，皮疹稀而色淡，疹退后无脱屑和色素沉着，无并发症，多见于 6 个月以内的婴儿和近期接受过被动免疫或曾接种过麻疹疫苗者。当患儿体弱、有严重继发感染时呈重型麻疹，出现持续高热，中毒症状较重，皮疹密集融合，常有并发症或皮疹骤退、血压下降、四肢冰冷等循环衰竭表现。注射过麻疹减毒活疫苗的患者还可出现异型麻疹(非典型麻疹综合征)和无皮疹型麻疹。

(5) 并发症　麻疹患儿可并发肺炎、喉炎、中耳炎、脑炎、气管及支气管炎、心肌炎、维生素 A 缺乏和营养不良等，并可使原有的结核病恶化。其中肺炎为麻疹最常见的并发症，多见于 5 岁以下的小儿，是患儿死亡的主要原因。麻疹应注意与其他出疹性疾病相鉴别。小儿出疹性疾病的鉴别要点见表 4-20-1。

表 4-20-1　小儿出疹性疾病的鉴别要点

病　名	麻　疹	风　疹	幼儿急疹	猩　红　热
病原体	麻疹病毒	风疹病毒	人类疱疹病毒6型	A组乙型溶血性链球菌
全身症状及其他特征	呼吸道卡他性症状明显，结膜炎，发热第 2～3 天出现口腔麻疹黏膜斑	全身症状轻，低热，耳后、枕部淋巴结肿大并有触痛	一般情况好，高热时可有惊厥，耳后、枕部淋巴结可肿大	中毒症状重，出现高热、杨梅舌、咽峡炎、扁桃体炎、环口苍白圈

续表

病 名	麻 疹	风 疹	幼儿急疹	猩 红 热
发热与皮疹关系	发热 3～4 d 后出疹，出疹期体温更高，热退疹减退	发热后半天至 1 天出疹	高热 3～5 d，热退疹出	高热 1～2 d 后，全身出疹，体温更高
皮疹特点	红色斑丘疹，先见于耳后、颈部、面部，而后达躯干及四肢，退后有糠麸样脱屑及色素沉着	淡红色斑丘疹，1 d 内遍及全身，2～3 d 消退，无色素沉着	红色斑丘疹，颈及躯干多见，1 d 出齐，1～2 d 消退	皮肤弥漫充血，上有密集针尖大小丘疹，疹间无正常皮肤。3～5 d 后退疹，全身有大片状脱皮

【辅助检查】

(1) 血常规检查　外周血白细胞总数减少，淋巴细胞数相对增多。若白细胞总数增多，且以中性粒细胞数增多为主提示继发细菌感染。如淋巴细胞数严重减少，常提示预后不良。

(2) 血清学检查　皮疹出现 1～2 d 内即可用酶联免疫检测法从血中检出特异性 IgM、IgG 抗体，IgM 抗体于病后 5～20 d 最高，是诊断麻疹的标准方法。IgG 抗体恢复期较早期高 4 倍以上也有诊断意义。

(3) 病原学检查　从呼吸道分泌物中分离出麻疹病毒，或检测到麻疹病毒抗原均可作出特异性诊断。

【治疗原则】

目前尚无抗麻疹病毒药物。主要治疗原则为加强护理，对症治疗，防止并发症的发生。

(1) 一般治疗　嘱患儿卧床休息，保持室内空气新鲜，注意温度和湿度。保持眼、鼻及口腔清洁，避免强光刺激，给予营养丰富易于消化的食物，注意补充维生素，尤其是维生素 A 和维生素 D。

(2) 对症治疗　体温超过 40 ℃者酌情给予小量(常用量的 1/3～1/2)退热剂，伴有烦躁不安或惊厥者给予镇静剂，咳嗽重者可服止咳剂和给予超声雾化吸入。体弱病重患儿可早期静脉注射丙种球蛋白。保持水、电解质及酸碱平衡。

(3) 中药治疗　麻疹在中医理论中属于“温热病”范畴，前驱期治疗则以辛凉透表为主，出疹期治疗以清热解毒透疹为主，恢复期治疗则以养阴清热、调理脾胃为主。

(4) 并发症治疗　有并发症者给予相应治疗。抗生素无预防并发症的作用，不能滥用。

【护理评估】

(1) 健康史　仔细询问患儿有无与麻疹患者接触史，了解患儿平素体质、营养状况、既往疾病史、麻疹疫苗接种史，了解近期有无接受过主动或被动免疫。

(2) 身体状况　检查口腔有无麻疹黏膜斑，注意皮疹的出疹时间、部位、顺序、性质及分布情况，颜色及疹间皮肤是否正常，有无肺炎、喉炎、脑炎等并发症出现。

(3) 心理社会状况　麻疹患儿需要隔离治疗，易产生焦虑、孤独、恐惧等心理，常表现为哭闹、拒食、逃跑等行为。家长常因患儿生病产生担心、焦虑、内疚等心理。护士要及时和患儿和家长沟通以消除其紧张心理。了解家庭及社区居民对该病的认识程度、防治态度及对该病的应对措施。

(4) 辅助检查　及时评估血常规、特异性抗体和胸片的检查结果，若白细胞总数和中性粒细胞数增多，常提示有继发感染，必要时检查心电图。

【护理诊断】

(1) 体温过高　与病毒血症、继发感染有关。

(2) 皮肤完整性受损　与皮疹有关。

(3) 有传播感染的危险　与呼吸道排出病毒有关。

(4) 营养失调，低于机体需要量　与食欲减退、高热消耗增加有关。

(5) 潜在并发症　肺炎、心肌炎、喉炎、脑炎。

【护理目标】

(1) 患儿体温降至正常。

(2) 患儿皮肤完整，未发生破损及继发感染。

(3) 患儿未将疾病传染给他人，也未再重复感染。

(4) 患儿机体需要得到满足，营养状况改善。

(5) 患儿住院期间未发生并发症或及时发现并处理并发症。

【护理措施】

(1) 维持正常体温　保持室内空气新鲜，每日通风 2 次。室内温度维持在 18～22 ℃，湿度为 50%～60%，避免直接吹风，防止受凉。监测体温变化，麻疹高热时须兼顾透疹，不宜用药物及物理方法强行降温，尤其禁用冷敷及酒精擦浴，因体温骤降可引起末梢循环障碍而使皮疹突然隐退。若体温升至 40 ℃以上时，可用小剂量退热剂或温水擦浴，使体温稍降以免惊厥。卧床休息至皮疹消退、体温正常为止。

(2) 保持皮肤黏膜的完整性　保持皮肤清洁，勤换内衣，勤剪指甲，避免患儿抓伤皮肤引起继发感染。每日用温水擦浴更衣 1 次(忌用肥皂)，促进血液循环，以利于透疹。同时做好保持口腔、眼、耳、鼻部的清洁。多喂患儿白开水，常用生理盐水或 2% 硼酸溶液洗漱，保持口腔清洁、舒适，室内光线柔和，眼部因炎性分泌物多而形成眼痂者，用生理盐水清洗双眼，再滴入抗生素眼药水或眼膏，可加服维生素 A 预防干眼病。防止呕吐物或眼泪流入耳道，引起中耳炎；及时清除鼻痂，保持鼻腔通畅。

(3) 保证营养的供给　饮食以清淡、易消化、营养丰富的流质或半流质食物为宜，少量多餐。鼓励患儿多饮水，以利于排毒、退热、透疹，必要时按医嘱静脉补液。恢复期应给予高蛋白、高维生素饮食以补充营养。

(4) 观察病情　麻疹并发症多且重，应密切观察病情，及早发现。出疹期间出现高热不退、咳嗽加剧、呼吸困难及肺部细湿啰音等为并发肺炎的表现，重症肺炎尚可致心力衰竭；患儿出现声嘶、气促、吸气性呼吸困难、三凹征等为并发喉炎的表现；患儿出现抽搐、嗜睡、脑膜刺激征等为脑炎的表现。如出现上述表现应予以相应处理。

(5) 预防感染的传播

① 控制传染源：隔离患儿至出疹后 5 d，并发肺炎者延长至出疹后 10 d。密切接触传染源的易感儿，应隔离观察 3 周，若接触后接受过免疫制剂者则延至 4 周。

② 切断传播途径：每天用紫外线消毒患儿房间或通风半小时，患儿衣物在阳光下曝晒。医护人员接触患儿前后应洗手、更换隔离衣或在空气流动处停留半小时。

③ 保护易感人群：流行期易感儿应尽量避免去公共场所。托幼机构应加强晨间检查。

8个月以上未患过麻疹者均应接种麻疹减毒活疫苗，7岁时进行复种。流行期间应急接种，以防止传染病扩散。体弱易感儿接触麻疹患者后，在5 d内注射免疫血清球蛋白可预防发病，6 d后注射可减轻症状，有效免疫期为3～8周。

(6) 心理护理　向家长及患儿说明麻疹出疹各期的注意事项，随时观察出现的各种心理反应，安慰家长及患儿，及时消除对疾病可能产生负面影响的心理因素，促使疾病的及早康复。

【健康教育】

向家长介绍麻疹的有关知识，强调预防的重要性及主要措施，使其有充分的心理准备，积极配合治疗。指导家长做好消毒隔离、皮肤护理以及病情观察等，防止继发感染。

二、水痘

案例引导

患儿，男，3岁，发热1 d后出现皮疹。体格检查：体温38.8 ℃，精神差，食欲减退，前胸及后背可见散在红色斑丘疹、疱疹，数小时后变成小水疱，疱液清亮，周围有红晕，少数疱疹破溃，瘙痒感重。患儿2周前曾与水痘患儿密切接触，平素体健。该患儿最可能的诊断是什么？该病典型皮疹的特点是什么？治疗该病的首选药物是什么？该病主要的护理诊断和护理要点有哪些？

水痘(varicella，chicken pox)是由水痘-带状疱疹病毒（varicella-zoster virus，VZV）引起的小儿常见的急性出疹性疾病，传染性极强。临床特征是全身症状轻微，皮肤和黏膜相继出现并同时存在斑疹、丘疹、疱疹及结痂。患儿感染后可获得持久免疫，但成年后可以发生带状疱疹。

水痘患者是唯一的传染源。本病一年四季均可发生，以冬、春季高发。病毒存在于患儿上呼吸道鼻咽分泌物及疱疹液中，经飞沫或直接接触传播，出疹前1～2 d至疱疹结痂为止，均有很强的传染性。在幼儿园、小学等集体机构易引起流行。

【病因及发病机制】

水痘-带状疱疹病毒即人类疱疹病毒3型，病毒核心为双股DNA链，仅一个血清型。病毒在外界生活能力弱，不耐高温，不耐酸，在痂皮中不能存活，对乙醚敏感。在小儿时期，该病毒原发感染为水痘，恢复后病毒可长期潜伏在脊髓后根神经节或颅神经的感觉神经节内，少数人在青春期或成年后，病毒可以被再次激活而发病，表现为带状疱疹。人类是该病毒的唯一宿主。

该病毒经口、鼻进入人体内，在呼吸道黏膜细胞内繁殖，2～3 d后入血，产生病毒血症，并在单核-巨噬细胞系统内增殖后再次入血，引起第二次病毒血症而发病。病变主要损害皮肤，较少累及内脏。由于病毒侵入血液常是间歇性的，故临床表现为皮疹分批出现。皮肤病变仅限于表皮棘细胞层，呈退行性变和水肿，当细胞裂解、液化和组织液渗入时，形成水疱，疱液内含大量病毒。由于病变浅表，只要不被抓破继发感染，一般愈合后不留瘢痕。

【临床表现】

1. 典型水痘

潜伏期多为2周左右。临床分为前驱期和出疹期。

(1) 前驱期　可无症状或症状轻微，表现为低热、头痛、全身不适、乏力、食欲减退等，持续 1～2 d 迅速进入出疹期。

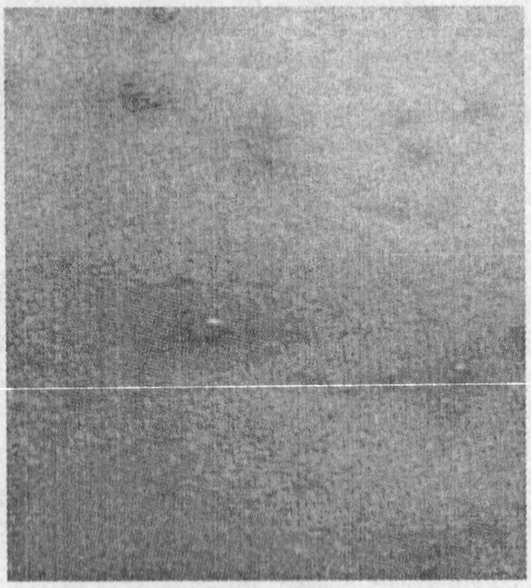

图 4-20-2　水痘皮疹

(2) 出疹期　其特点为：①皮疹分批出现，开始为红色斑疹或斑丘疹，迅速发展为清亮、椭圆形小水疱，周围伴有红晕（图 4-20-2）。疱液先透明而后混浊，且疱疹出现脐凹现象，易破溃，常伴瘙痒，2～3 d 后开始干枯结痂。由于皮疹演变过程快慢不一，故同一时间内可见上述三种形态皮疹同时存在，这是水痘皮疹的重要特征。皮疹脱痂后一般不留瘢痕。②皮疹呈向心性分布，躯干多，四肢远端较少，手掌、足底更少，这是水痘皮疹的又一特征。③黏膜疱疹可出现在如口腔、咽、眼结膜、生殖器等处，易破溃形成溃疡，疼痛明显。

水痘多为自限性疾病，10 d 左右自愈，但体质较弱、正在使用糖皮质激素和免疫抑制剂的小儿患水痘后症状明显，易形成播散性、出血性水痘。患儿全身中毒症状重，皮疹分布广泛，可继发感染引起败血症，病死率高。新生儿可在母亲妊娠期间，尤在妊娠晚期患水痘发生先天性水痘综合征，病死率也较高。

2. 并发症

水痘的常见并发症为皮肤继发性细菌感染导致败血症。少数病例可发生心肌炎、肝炎、脑炎等。

【辅助检查】

(1) 血常规检查　白细胞总数大多正常，继发细菌感染时可增高。

(2) 疱疹刮片检查　刮取新鲜疱疹基底组织涂片，用瑞氏染色可见多核巨细胞，用苏木素-伊红染色可见核内包涵体，用于快速诊断。用直接荧光抗体染色查病毒抗原也简捷有效。

(3) 血清学检查　做血清特异性抗体 IgM 检查，抗体在出疹 1～4 d 后即出现，2～3 周后补体结合抗体高滴度或双份血清抗体滴度升高 4 倍以上即可确诊。

【治疗原则】

(1) 对症治疗　高热时给予退热药，皮肤瘙痒时可局部应用炉甘石洗剂或口服抗组胺药。有并发症时进行相应对症治疗。

(2) 抗病毒治疗　目前治疗的首选药物是阿昔洛韦，但须在水痘发病后 24 h 内应用，效果更佳。后期继发细菌感染予以抗生素治疗，也可酌情选用干扰素。

【护理评估】

(1) 健康史　询问家长患儿有无与水痘患者接触史、长期糖皮质激素和免疫抑制剂药物服用史。

(2) 身体状况　了解患儿发病时有无上呼吸道感染的表现，皮疹的特点，是否伴有继发感染等并发症。

(3) 心理社会状况　由于患儿被隔离和瘙痒感极重等原因，患儿易产生烦躁、焦虑、恐惧等心理，常表现为哭闹、拒食等。水痘传染性极强，易在托幼机构引起流行，应注意观察家长、保育人员在水痘预防、隔离消毒和护理方面的知识水平，社会群体对患儿和家庭的认知及支持程度。

(4) 辅助检查　评估血常规、疱疹刮片检查及血清学检查的结果，若有白细胞总数增高，则提示有继发感染；疱疹刮片检查出现核内包涵体，可快速诊断。

【护理诊断】

(1) 皮肤完整性受损　与水痘病毒引起的皮疹及继发感染有关。

(2) 体温过高　与病毒血症有关。

(3) 有传播感染的可能　与呼吸道分泌物及疱液排出有关。

(4) 潜在并发症　肺炎、脑炎、心肌炎等。

【护理目标】

(1) 患儿皮肤保持完好，未发生损伤。

(2) 体温维持在正常范围内。

(3) 患儿未将疾病传染给他人，也未再重复感染。

(4) 患儿住院期间未发生并发症或及时发现并处理并发症。

【护理措施】

1. 减轻皮肤病损，恢复皮肤完整性

(1) 病室内应保持适宜温度和湿度，被褥清洁，增进患儿的舒适感。勤换内衣，保持皮肤清洁、干燥。应剪短患儿指甲或戴连指手套，避免抓破皮疹，引起继发感染或留下瘢痕。

(2) 减少皮疹瘙痒，用温水洗浴，疱疹无破溃者，可局部涂抹炉甘石洗剂或5%碳酸氢钠溶液，也可遵医嘱口服抗组胺药物；疱疹破溃时涂1%的甲紫溶液，继发感染时，局部用百多邦、红霉素等抗生素软膏，或遵医嘱口服抗生素控制感染。皮疹瘙痒严重者可让患儿听音乐、讲故事等，转移患儿注意力以减轻其瘙痒的程度。

2. 降低体温

患儿多有中低度发热，宜以物理降温为主，酌情选用退热药，忌用阿司匹林，以免诱发Reye综合征(以急性弥漫性脑水肿和肝脏病变为主的内脏脂肪变性)。患儿应多饮水，给予清淡、易消化、富有营养的饮食。

3. 预防感染的传播

(1) 管理传染源　无并发症的患儿多在家中隔离治疗，隔离至疱疹全部结痂为止。易感儿接触传染源后应隔离观察3周。

(2) 保护易感儿　尽量避免易感儿、孕妇与水痘患儿接触。保持室内空气新鲜，托幼机构应做好晨间检查、空气消毒，防止疾病扩散。对体弱、免疫功能低下者或使用大剂量激素的患儿，在接触水痘后72 h内肌内注射水痘-带状疱疹免疫球蛋白(varicella-zoster immune globulin，VZIG)，可起到预防和减轻症状的作用。也可使用水痘减毒活疫苗，接触水痘后立即给予疫苗可预防发病，即使患病症状也很轻。

4. 观察病情

应密切观察患儿的精神、反应、饮食、生命体征及皮疹情况。偶发播散性水痘，并发肺炎、脑炎、心肌炎等时，及早发现并报告医生，予以相应治疗及护理。

【健康教育】

(1) 对社区人群进行水痘知识宣教，加强预防知识教育，如疾病流行期间易感儿避免去公共场所。近年来国外试用水痘-带状疱疹病毒减毒活疫苗效果满意，国内已开始使用，适用于12个月以上的健康儿童，1～12岁者接种1次(0.5 mL)，13岁或以上者接种2次，间隔6～10周。接种疫苗后可获得持久免疫。

(2) 护理人员应指导家长隔离水痘患儿至疱疹全部结痂为止。注意观察患儿体温、精神、食欲及有无呕吐等，如有异常情况及时到医院就诊。水痘患儿隔离期间，使家长有充分思想准备，以免引起焦虑情绪。

(3) 指导家长给予患儿足够的水分和营养。为家长示范皮肤护理方法，注意检查，防止继发感染。指导家长做好皮肤护理，皮肤瘙痒感较重时，可涂抹炉甘石洗剂或5%碳酸氢钠溶液。剪短指甲，避免抓伤皮肤引起继发感染。

三、猩红热

案例引导

患儿，女，3岁，发热、咽痛伴皮疹2 d。体格检查：体温39.2 ℃，精神差，颜面潮红，口周苍白圈明显，扁桃体肿大，咽部充血，并有脓性分泌物，颈、胸部皮肤鲜红，散布针尖大小充血样丘疹，压之退色，心肺无异常。请问该患儿最可能患的是什么病？该病的病原体是什么？该患儿治疗首选药物是什么？该患儿主要的护理诊断和护理措施有哪些？

猩红热 (scarlet fever)是由A组乙型溶血性链球菌引起的急性呼吸道传染病。其临床特征是发热、咽峡炎、全身弥漫性鲜红色皮疹和疹退后皮肤脱屑。

患者和带菌者是主要传染源。传播途径主要为经飞沫传播。人群普遍易感。感染后人体可产生抗菌免疫和抗毒免疫。本病全年均可发病，以冬、春季节发病较多，好发于5～15岁儿童。

【病因及发病机制】

A组乙型溶血性链球菌为革兰染色阳性。按菌体细胞壁上所含多糖类抗原的不同，乙型溶血性链球菌可分为19个组，A组乙型溶血性链球菌是猩红热的主要病原体。A组乙型溶血性链球菌又可依其表面抗原M蛋白分为80个血清型。M蛋白及链球菌产生的脂壁酸、红疹毒素和一些酶，在本病发病过程中起重要作用。A组乙型溶血性链球菌对热及干燥的抵抗力较弱，加热到56 ℃ 30 min及使用一般消毒剂均可将其杀灭，但在痰及脓液中可生存数周。该病原体侵入人体后，主要产生三种病变，即化脓性病变、中毒性病变和变态反应性病变。

【临床表现】

本病潜伏期通常为2～3 d。典型病例起病急骤并出现发热、咽峡炎，之后出现典型的皮疹等，此为猩红热三大特征性表现。

(1) 发热　多为持续性，体温可达39 ℃左右，伴有头痛、全身不适、食欲减退等一般中毒症状，发热程度的高低及热程均与皮疹的多少及其消长相一致。

(2) 咽峡炎　表现为咽痛、吞咽痛，咽峡部充血并可覆有脓性渗出物，发热后第2天开始出皮疹，始于耳后、颈及上胸部，24 h内迅速波及全身。

(3) 皮疹　典型皮疹是在弥漫性充血的皮肤上出现分布均匀的针尖大小的丘疹，压之退色，伴有痒感。在皮肤皱褶处，皮疹密集或因摩擦出血而呈紫红色线状，称为线状疹(也称

Pastia 线)。颜面部仅有充血而无皮疹。口、鼻周围充血较轻,与面部充血相比显得发白,称为口周苍白圈。皮疹多于 48 h 达高峰,继而依出疹顺序开始消退,2～3 d 内退尽,重者可持续 1 周。疹退后皮肤开始脱屑,轻者皮肤呈糠屑状,重者呈大片状脱皮。病初舌被白苔,红肿的舌乳头凸出覆以白苔的舌面,称为草莓舌(图4-20-3)。后期白苔脱落,舌面光滑呈绛红色,舌乳头凸起,称为杨梅舌(图 4-20-4)。

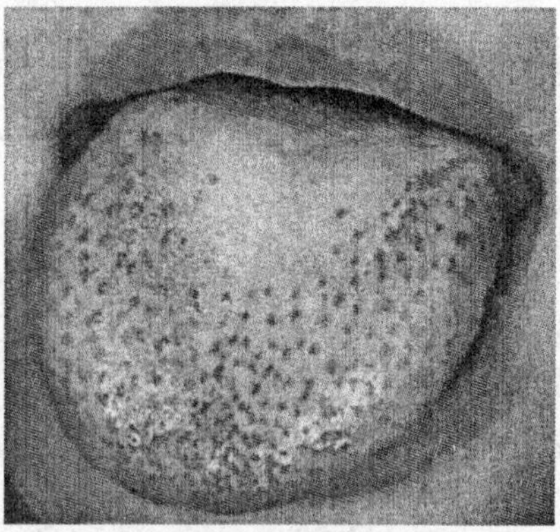

图 4-20-3 草莓舌

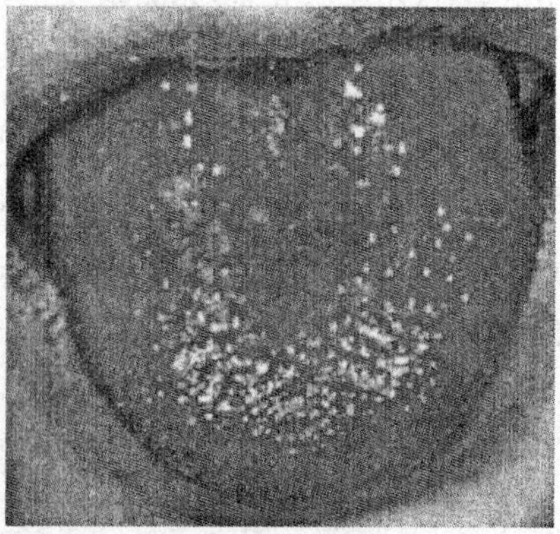

图 4-20-4 杨梅舌

(4) 并发症 本病初期可发生化脓性和中毒性并发症,如化脓性淋巴结炎、化脓性中耳炎、中毒性心肌炎等。在病程 2～3 周内,主要有风湿病、肾小球肾炎和关节炎,为变态反应所致。

【辅助检查】

(1) 血常规检查 白细胞总数增高,可达(10～20)$\times 10^9$/L,中性粒细胞比例增高,常在 0.80 以上,严重患者可出现中毒颗粒,出疹后嗜酸性粒细胞可增多。

(2) 尿常规检查 一般无明显异常,如果发生肾小球肾炎,尿中则可出现尿蛋白、红细胞、白细胞等。

(3) 细菌培养 做咽试子或其他病灶分泌物培养可见 A 组乙型溶血性链球菌。

(4) 免疫荧光检查 用免疫荧光法检测咽试子涂片可进行快速诊断。

【治疗原则】

早期病原治疗可缩短病程,减少并发症。首选青霉素,根据病情选择肌内注射或静脉给药,疗程为 5～7 d。对青霉素过敏者可选用红霉素,疗程同青霉素的。中毒型或脓毒型猩红热中毒症状重或伴休克症状者,应给予相应处理,防治并发症。

【护理评估】

(1) 健康史 询问家长当地有无传染病的流行,患儿近期有无与猩红热患者接触史,患儿平素体质,患儿此前是否患过出疹性疾病,居住条件是否拥挤、潮湿等,有无发热、咽痛等病史。

(2) 身体状况 了解患儿有无发热、头痛、全身不适、食欲减退、咽峡不适、皮疹等表现。

(3) 心理社会状况 观察患儿因生病需要隔离、学习中断等原因是否产生害怕、烦躁等情绪反应。了解家长对本病的认知程度,护理能力,有无焦虑、担心和恐惧等情绪,社会人群对患儿及家庭的支持、帮助程度等。

(4) 辅助检查 评估血常规、尿常规及细菌培养的检查结果,评估是否有白细胞总数及中性粒细胞比例增高,分泌物培养是否有 A 组乙型溶血性链球菌。

【护理诊断】

(1) 体温过高 与感染、毒血症有关。

(2) 皮肤黏膜完整性受损　与皮疹、脱皮有关。

(3) 有传播感染的危险　与病原体播散有关。

(4) 潜在并发症　风湿病、肾小球肾炎、关节炎等。

【护理目标】

(1) 患儿体温在正常范围内。

(2) 患儿皮肤完整,无破损发生。

(3) 患儿未将疾病传给他人或无新感染的表现。

(4) 患儿住院期间未发生并发症。

【护理措施】

(1) 降低体温　保持室内通风良好,空气新鲜。室温维持在 18～22 ℃,湿度以 50%～60%为宜。急性期嘱患儿绝对卧床休息 2～3 周,给予易消化、富含维生素的流质或半流质饮食,恢复期给予软食,鼓励并帮助患儿进食,保证足够液体供应,必要时静脉输液以保证入量,以利于散热及毒素的排泄。高热者采用物理降温,禁用酒精擦浴,以免刺激皮肤。对持续高热患儿用物理降温效果不明显者可按医嘱采用药物降温。

(2) 皮肤黏膜的护理　保持皮肤清洁,衣被勤换洗。将患儿指甲剪短或戴指套,劝告不要抓破皮肤。忌穿绒布或化纤内衣,以免加重痒感。疹退后有皮肤脱屑,应让其自然脱落,脱皮不完全时,可用消毒剪刀剪除,不可用手撕,以免撕破出血,引起感染。脱皮时可涂凡士林或液体石蜡。皮肤瘙痒严重者,出疹期皮肤有瘙痒感,可用炉甘石洗剂涂擦局部。加强口腔护理,并用生理盐水漱口。

(3) 病情观察　遵医嘱给予抗生素,观察疗效,有无过敏反应及不良反应。应注意观察体温变化、咽部症状、咽部分泌物及皮疹变化。警惕并发症的发生,注意有无其他部位化脓性病灶,定时检查尿常规,及时发现肾损害。注意观察有无风湿病、肾小球肾炎和关节炎等并发症的临床表现,如有变化及时告知医生,给予相应的治疗和护理。观察患儿和家长的情绪变化,适时给予心理安慰。

(4) 预防感染的传播　儿童机构内有本病流行时,对有咽峡炎或扁桃体炎的患儿,也应按猩红热隔离治疗。患儿隔离至临床症状消失后 1 周,咽拭子培养连续 3 次阴性时,方可解除隔离。对接触者进行医学观察 7 d,一旦有咽痛、扁桃体炎表现就应给予隔离治疗并观察。

【健康教育】

向家长介绍猩红热的流行特点、病程、隔离时间、症状、并发症和预后,使其积极配合治疗。对有接触者观察 7 d,并可用苄星青霉素 120 万单位肌内注射 1 次预防。猩红热流行期间不要带儿童去公共场所,接触患者时应戴口罩。让家长知道猩红热患儿使用抗生素的原则,尤其要强调足量、足疗程用药,使咽部的病原体得到完全清除,避免并发症的发生。

四、手足口病

案例引导

患儿,女,2 岁 6 个月,发热、咳嗽 3 d,手掌小疱 1 d。体格检查:体温 37.8 ℃,患儿精神不振,食欲差,伴头痛、流涕、手掌及口腔黏膜出现米粒大小的小疱,周围绕以红晕,其他未见异常。你认为该患儿最可能患的是何病?主要的护理诊断及护理措施是什么?如何进行健康教育?

手足口病(hand foot and mouth disease)是由肠道病毒引起的传染性病毒性皮肤病,多发生于5岁以下儿童,可引起手、足、口腔等部位的疱疹,少数患儿可引起心肌炎、肺水肿、无菌性脑膜炎等并发症。个别重症患儿如果病情发展快,可导致死亡。

本病常见于夏、秋季节。患者、隐性感染者和无症状带毒者为该病流行的主要传染源。本病常可于夏、秋季节在托儿所、幼儿园发生小流行,尤以1～2岁婴幼儿居多。本病潜伏期为3～7 d,主要是通过人群间的密切接触进行传播。患者咽喉分泌物及唾液中的病毒,可通过飞沫传播,也可通过被病毒污染的手、口杯、毛巾、玩具、食具、奶具以及床上用品、内衣或患者接触过的公共健身器械等接触传播,亦可经口传播。门诊交叉感染和口腔器械消毒不严也可造成传播。与患者同居一室最易感染,人对柯萨奇病毒A16型(Cox A16)及肠道病毒71型(EV 71)普遍易感,感染后可获得免疫力。

【病因及发病机制】

手足口病的发生与柯萨奇病毒A5型、A7型、A9型、A10型、A16型、B1型、B2型、B3型、B5型以及肠道病毒71型有关。其中以柯萨奇病毒A16型和肠道病毒71型最为常见。上述病毒存在于人直肠、鼻咽部、手足破裂的水疱液中,可经鼻咽腔或呼吸道分泌物引发手足口病,由人传播到人引起小流行。

【临床表现】

患儿发病前可有不同程度的低热不适、头痛、乏力、食欲减退、咽痛、咳嗽、鼻炎和腹痛等前驱症状。1～3 d后手、足、口腔黏膜出现皮损,皮损特点为口腔黏膜出现小疱并绕以红晕,破裂后形成溃疡或糜烂,掌跖、指趾出现红色斑疹并很快发展为2～4 cm大小的水疱,疱壁薄,周围绕以红晕,水疱破溃后可形成灰白色糜烂面或浅溃疡。急性起病者,发热,口腔黏膜出现散状疱疹,呈米粒大小,疼痛明显;手掌或脚掌部出现米粒大小疱疹,臀部或膝盖偶可受累。手足口病的皮疹特征为"四不像",即不像蚊虫叮咬、不像药物疹、不像口唇牙龈疱疹、不像水痘。根据手、足、口腔等部位的特征性皮疹特点,结合流行病学可作出诊断,应与多形红斑、疱疹性咽炎、单纯疱疹等相鉴别。

本病病程为1周左右,预后好,极少复发,偶有并发心肌炎、脑膜炎等严重并发症。严重患者(尤其是小于3岁者)病情进展迅速,可并发脑膜炎、脑炎(以脑干脑炎最为凶险)、脑脊髓炎、肺水肿、循环障碍等,极少数患者病情危重,可致死亡,存活者可留有后遗症。

【辅助检查】

血常规检查白细胞总数正常或偏低,中性粒细胞数减少,淋巴细胞总数相对增高。病毒分离和血清反应可明确病原体,免疫荧光、酶联免疫等方法有利于疾病的早期诊断。

【治疗原则】

抗病毒药物可选用利巴韦林、干扰素等,继发感染时可选用抗生素如磺胺、红霉素等。口腔用生理盐水或淡盐水漱口,外涂四环素甘油。口腔黏膜损害严重影响进食者,饭前用1%地卡因、利多卡因、盐酸达克罗宁、苯海拉明酊剂等混合外用,局部可外用炉甘石洗剂。

【护理评估】

(1) 健康史　询问家长当地有无传染病的流行,患儿此前是否患过出疹性疾病。

(2) 身体状况　了解患儿发病前有无不同程度的低热、头痛、乏力、食欲减退、咽痛、咳嗽、鼻炎和腹痛等前驱症状。了解患儿手、足、口腔黏膜是否出现皮疹,皮疹大小、颜色及是否破溃,与疼痛、张口言语和进食有无关系。

(3) 心理社会状况　本病传染性强,观察家长对本病的了解程度和护理能力,是否恐惧,针对具体情况做好家长的心理安慰。

(4) 辅助检查　及时收集血常规检查、病毒分离和血清反应等检查结果,评估是否有淋巴细胞总数增高,分离的病原体是否明确。

【护理诊断】

(1) 体温过高　与病毒感染有关。

(2) 皮肤黏膜的完整性受损　与手、足、口腔的皮损有关。

(3) 有传播感染的可能　与疱疹的破溃有关。

(4) 潜在并发症　心肌炎、脑膜炎。

(5) 焦虑或恐惧(家长)　与疾病预后差有关。

【护理目标】

(1) 患儿体温在正常范围内。

(2) 患儿皮肤完整,无破损发生。

(3) 患儿未将疾病传给他人或无新感染的表现。

(4) 患儿住院期间未发生并发症或及时发现并处理并发症。

(5) 患儿及家长能正确对待疾病,情绪稳定。

【护理措施】

(1) 维持正常的体温　手足口病患儿应安排在同一病区内诊疗,重症患儿应单独隔离治疗。患儿应卧床休息 1 周,保持室内安静、空气清新,维持室温 18～20 ℃,湿度 50%～60%,定期消毒空气,以免病原体传播。体温在 37.5～38.5 ℃之间的患儿,给予散热、洗温水浴等,高热者采用物理降温。因口腔疱疹,患儿食欲较差,应给予患儿清淡、温热、可口、易消化的流质或半流质饮食,禁食冰冷、辛辣、过咸等刺激性食物。

(2) 加强皮肤黏膜的护理　患儿因口腔疼痛而拒食、流涎、哭闹不安等,要保持口腔清洁,饭前、饭后用生理盐水漱口,对不会漱口者,可用棉签蘸生理盐水轻轻地清洁口腔,或将维生素 B_2 粉剂或鱼肝油直接涂于口腔糜烂部位,以减轻疼痛,促使糜烂部位早日愈合,预防细菌继发感染。患儿衣服、被褥要清洁、舒适、柔软,经常更换。剪短患儿的指甲,必要时包裹其双手,防止抓破皮疹,臀部有皮疹者,要随时清理大小便,保持臀部清洁干燥。手足部皮疹者初期可涂炉甘石洗剂,待有疱疹形成或疱疹破溃时可涂 0.5%碘伏。注意保持皮肤清洁,防止感染。

(3) 预防感染的传播　及时发现的患儿应隔离 7～10 d,至皮损消退为止,以控制疾病流行。患儿呼吸道分泌物和粪便及其污染的食品、玩具、便器等物品要进行消毒处理;密切接触患者的婴幼儿可肌内注射丙种球蛋白 1.5～3 mL,以增强其预防能力。

(4) 心理护理　近几年手足口病的患儿增多,但家长对本病的知识了解并不多,发病时易产生恐惧和焦虑情绪,应及时给予心理安慰,消除紧张情绪。

【健康教育】

手足口病传播途径较多,婴幼儿和儿童普遍易感。做好儿童个人、家庭和托幼机构的卫生工作是预防本病传染的关键。

(1) 本病流行期间不宜带儿童到人群聚集、空气流通差的公共场所,注意保持家庭环境卫生,居室要经常通风,勤晒衣被。

(2) 指导儿童养成正确洗手的习惯,饭前、便后、外出后要用肥皂或洗手液等给儿童洗手,不要让儿童喝生水、吃生冷食物,婴幼儿更换过的尿布要妥善处理;婴幼儿使用的奶瓶、奶嘴使用前后应充分清洗，避免健康婴幼儿接触患儿。

(3) 在本病流行季节，托幼机构的教室和宿舍等场所要保持通风良好；每日对玩具、个人卫生用具、餐具等物品进行清洗消毒；工作人员应戴手套，清洗工作结束后应立即洗手；每日对门把手、楼梯扶手、桌子等物体表面进行擦拭消毒；每日进行晨检，发现可疑患儿时，应及时送诊。

五、百日咳

案例引导

患儿，女，50 d，以流涕、低热、阵咳 1 周入院。体格检查：体温 37.8 ℃，精神差，吃奶或喝水等刺激后出现阵发性、痉挛性咳嗽数次，咳嗽时伴有呼吸急促、口唇发绀，严重时出现全身青紫，口、鼻流出黏液性带泡分泌物，痉挛性咳嗽随黏液痰咳出或胃内容物呕出而告终。心肺听诊无异常，肝脾不肿大。该患儿出生后未按免疫计划注射百白破疫苗。你认为该患儿最可能患的是何病？该病的临床特点是什么？该患儿主要的护理诊断和护理措施有哪些？

百日咳(whooping cough)是由百日咳嗜血杆菌引起的急性呼吸道传染病，以阵发性、痉挛性咳嗽(即阵咳和痉咳)及阵咳终末出现鸡鸣样吼声为特征。外周血中淋巴细胞明显增多。重症或体弱者可并发肺炎、脑病等严重并发症。因本病咳嗽症状可持续 2～3 个月之久，故名百日咳。婴幼儿多发，咳嗽严重者可窒息死亡。

患者和无症状带菌者为传染源，从潜伏期到第 6 周都有传染性，主要通过飞沫传播。人群普遍易感，约 2/3 的病例是 7 岁以下小儿；由于婴幼儿从母体得到的特异性抗体极少，故 6 个月以下婴幼儿发病较多。全年均可发病，冬、秋季多见，病后多可获持久免疫力。

【病因及发病机制】

百日咳嗜血杆菌属博代菌属，革兰染色阴性，为两端着色较深的短杆菌，需氧，无鞭毛及芽孢，需要含有血液的培养基才能生长。百日咳嗜血杆菌根据菌落形态、毒力、抗原性强弱及侵袭力不同分为四相：Ⅰ相，菌落光滑，能溶血，有荚膜，毒力强，抗原性强；Ⅳ相，菌落大而粗，没有荚膜，毒力和抗原性消失，没有致病力；Ⅱ、Ⅲ相为过渡型。百日咳嗜血杆菌对外界抵抗力弱，离开人体后不易生存，56 ℃ 30 min 或干燥数小时、日光曝晒 1 h 即死亡，对一般消毒剂敏感。

百日咳嗜血杆菌侵入易感者呼吸道后，借其分泌的黏附素、丝状血凝素等黏附于呼吸道上皮细胞纤毛上，繁殖并产生毒素，如外毒素、气管细胞毒素、表皮坏死因子等，使呼吸道上皮细胞纤毛麻痹和细胞坏死，呼吸道产生黏稠的分泌物并排出受阻，潴留的分泌物不断刺激呼吸道神经末梢，通过咳嗽中枢引起痉咳；痉咳时患儿处于呼气状态，同时声门痉挛，痉咳停止时吸入的大量气体快速通过痉挛的声门发出高调鸡鸣样吼声；长期痉咳使咳嗽中枢形成优势兴奋灶，致使患儿在受到其他刺激时，如咽部检查、进食等可引起痉咳，甚至病愈后一段时间也可因上呼吸道感染而诱发痉咳。淋巴细胞促进因子将淋巴组织中的淋巴细胞动员到周围血液中，因而白细胞总数和淋巴细胞比例增高。

【临床表现】

本病潜伏期为 7～10 d。典型临床经过分 3 期，每期历时 3 周左右。

(1) 前驱期(卡他期)　从起病至阵发性痉咳的出现,需 7～10 d。患儿出现咳嗽、流涕、打喷嚏、低热、乏力等上呼吸道感染症状,2～3 d 后热退,但咳嗽日益加重,尤以夜间为甚。

(2) 痉咳期　患者出现典型痉咳状态为进入本期的标志,病期为 2～4 周或更长。痉咳表现为突发几十声急促的咳嗽(处于连续呼气状态),咳至终末方伴一口深长吸气及高音调鸡鸣样吼声,痉咳时患儿两眼圆睁、面红耳赤、口唇发绀、舌伸于齿外、颈静脉怒张、弯腰曲背、缩成一团、痛苦万状。痉咳随黏液痰咳出或胃内容物呕出而告终。如此反复发作每日数次至数十次,日轻夜重。痉咳常因冷空气刺激、进食、烟熏或情绪波动而诱发。痉咳频繁者由于胸腔内压力增高,上腔静脉回流受阻,出现颜面水肿、球结膜下出血(或鼻出血)、面部淤点或眼睑周围皮下出血等百日咳面容,甚至发生颅内出血。痉咳时舌向外伸与下切齿反复摩擦导致舌系带溃疡。无并发症时体温始终正常。

3 个月以内的婴儿常无典型的痉咳,而表现为阵发性的呼吸暂停、发绀、窒息,如不及时抢救可死亡。

(3) 恢复期　此期需 2～3 周,痉咳逐渐减轻至停止,咳嗽消失。有并发症者迁延数周。

(4) 并发症　少数患儿可因继发其他细菌感染并发支气管肺炎,出现高热、呼吸困难、两肺中细湿啰音。黏稠的呼吸道分泌物可引起肺不张、肺气肿、皮下或纵隔气肿。患儿也可因严重痉咳,脑组织缺血、缺氧、出血或颅内高压而并发百日咳脑病,表现为反复抽搐、意识障碍或昏迷、脑膜刺激征及病理征阳性。

【辅助检查】

周围血白细胞总数一般为(20～40)×10^9/L,淋巴细胞比例一般为 0.60 以上,继发细菌感染者中性粒细胞数增高。血清学检测特异性抗体 IgM 有利于早期诊断,也可用鼻咽吸出物或鼻咽拭子进行细菌学检查。

【治疗原则】

前驱期应用抗生素可减轻或阻断痉咳,缩短病程,痉咳期应用抗生素只能缩短排菌期及预防继发感染。可选用红霉素、氨苄西林、复方磺胺甲基异恶唑,疗程为 14～21 d。重症婴幼儿可加用泼尼松,以减轻症状,疗程为 3～5 d,也可用高效价免疫球蛋白,同时配合对症治疗及并发症治疗。

【护理评估】

(1) 健康史　了解患者是否按计划接种百白破疫苗。

(2) 身体状况　询问家长患儿近期有无出现咳嗽、流涕、打喷嚏、低热、乏力等上呼吸道感染症状,咳嗽时的表现,是否痉咳、咳嗽时患儿两眼圆睁、面红耳赤、口唇发绀、舌伸齿外、颈静脉怒张、弯腰曲背、缩成一团、痛苦万状。

(3) 心理社会状况　观察家长对小儿疾病表现出的焦虑和恐惧情绪,了解社会群体对家庭和本病的了解和支持程度。

(4) 辅助检查　收集血常规、细菌学和血清学的检测结果,评估是否有淋巴细胞计数增多,是否有 IgM 抗体、百日咳嗜血杆菌出现。

【护理诊断】

(1) 清理呼吸道无效　与黏稠痰液积聚、呼吸道上皮细胞纤毛麻痹和细胞坏死有关。

(2) 有感染的危险　与机体抵抗力下降有关。

(3) 潜在并发症　支气管肺炎、百日咳脑病。

【护理目标】

(1) 保持呼吸道通畅。

(2) 患儿未将疾病传给他人或无新感染出现。

(3) 患儿住院期间未发生并发症或及时发现并处理并发症。

【护理措施】

1. 保持呼吸道通畅

(1) 保持室内空气新鲜,注意室内温度和湿度,避免各种诱发痉咳的刺激。白天多安排室内或户外活动,分散患儿注意力,保持患儿心情舒畅。护理操作尽量集中进行,减少痉咳的发生。

(2) 痉咳发作时,协助患儿侧卧或坐起,轻拍背部,助痰排出,随时擦拭口、鼻分泌物。痉咳频发伴窒息或抽搐的幼婴,应由专人守护,及时采取吸痰、给氧、人工呼吸等抢救措施。

(3) 保证休息,夜间痉咳影响睡眠可遵医嘱服用镇静剂。早期给予抗生素、止咳祛痰剂。痰稠频咳者用蒸汽或雾化吸入,严重病例可采用激素治疗。

2. 观察病情

病程中应密切观察病情变化,患儿出现持续高热、气促、肺部啰音而阵发性痉咳停止为并发肺炎的表现;出现意识障碍、反复惊厥、瞳孔和呼吸的改变,为并发百日咳脑病的表现,应协助医生给予相应的治疗及护理。

3. 保证营养的供应

痉咳常导致呕吐,患儿因害怕呕吐而拒食,长期如此,可引起营养不良。为保证小儿营养供应,须给予患儿营养丰富、易消化、无刺激性、较黏稠的食物,如面条、米粥、蛋羹等。食物品种要多样化,以增进食欲。进食宜采用少量多餐,痉咳后进食,喂食不能过急,食后少动,以免引起呕吐。呕吐后及时清洗口腔、耳道或颈部残留的呕吐物,稍等片刻后重喂,大多不再呕吐。有舌系带溃疡者,局部涂甲紫溶液。

4. 预防感染的传播

(1) 管理传染源　无并发症者多在家进行治疗护理,除对家长进行上述护理指导外,还应指导家长对患儿实施呼吸道隔离至痉咳后 3 周。

(2) 切断传播途径　加强室内通风换气,每天采用紫外线消毒空气 1 次,患儿的呼吸道分泌物、呕吐物及其污染的物品随时消毒,衣被曝晒。

(3) 保护易感者　接触者医学观察 21 d,并口服红霉素预防,也可肌内注射高效价免疫球蛋白 2～4 mL,5 d 后重复 1 次。目前常用百白破疫苗进行预防,婴儿分别于 3、4、5 个月时各接种 1 次,皮下注射 0.5 mL,流行季节可提前到出生后 1 个月接种。有效保护期为 4 年,之后须加强免疫。国外研制的含有百日咳毒素、外膜蛋白和丝状血凝素的无细胞菌苗,副作用低、安全有效。

【健康教育】

避免各种诱发痉咳的因素。患儿痉咳时,指导家长拍背或转位,以助痰液排出,密切观察,如有并发症,及时进行抢救。指导家长耐心喂养患儿,以防长期喂养不当引起营养不良。

六、流行性腮腺炎

案例引导

患儿，男，6 岁，发热、头痛 2 d，张口时下颌疼痛 1 d。体格检查：体温 39 ℃，精神差，厌食。双侧腮腺肿大，肿胀以耳垂为中心向周围蔓延，局部不红，边缘不清，有轻度压痛，张口或咀嚼食物时疼痛加重。患儿 1 周前曾与腮腺肿大同伴玩耍。你认为该患儿初步考虑为何病？主要的护理诊断及护理措施是什么？有可能会出现哪些并发症？

流行性腮腺炎(epidemic parotitis)是由腮腺炎病毒引起的小儿时期常见的急性呼吸道传染病。以腮腺非化脓性炎症为特征，大多有发热、咀嚼受限，并可累及其他腺体或脏器。本病传染性仅次于麻疹、水痘，为自限性疾病，预后良好，极少发生死亡，感染后可获终身免疫。

人是腮腺炎病毒的唯一宿主，该病毒存在于患者唾液、血液、尿液及脑脊液中。病毒主要通过直接接触、飞沫传播，也可经唾液污染的食具、玩具等途径传播。一年四季均可发病，以冬、春季为高峰。主要见于儿童及青少年，90%病例发生于 15 岁以下的小儿。在幼儿园中容易造成流行，患者和隐性感染者为本病的传染源。自腮腺肿大前 6 d 到消肿后 9 d 均有传染性。

【病因及发病机制】

腮腺炎病毒为 RNA 病毒，属副黏病毒，病毒呈球形，直径为 100～200 nm，仅一个血清型，存在于患者唾液、血液、尿液及脑脊液中。此病毒对理化因素敏感，加热至55～60 ℃、20 min 或用 0.2%甲醛、75%酒精消毒 2～3 min 即可将其灭活，紫外线照射等很容易将其灭活，但该病毒耐低温，4 ℃下可存活 2 个月以上。

腮腺炎病毒经口、鼻侵入人体，在局部黏膜上皮细胞中增殖，引起局部炎症和免疫反应，然后入血液产生病毒血症。病毒经血液至全身各器官，首先使腮腺、颌下腺、舌下腺、胰腺、性腺等发生炎性病变，也可侵犯神经系统。在这些器官中病毒再度繁殖，并再次侵入血液循环，散布至第一次未曾侵入的其他器官，引起炎症及损伤，出现各种临床表现。

流行性腮腺炎的主要病理变化特征是病变腺体呈非化脓性炎症，包括间质水肿、点状出血、淋巴细胞浸润和腺泡坏死等，致使腺管被炎性渗出物阻塞，唾液淀粉酶排出受阻，它们经淋巴系统进入血液，致使血、尿淀粉酶均增高。胰腺、睾丸等其他器官也可发生类似的病理改变。

【临床表现】

典型病例临床上以腮腺肿大为主要表现。潜伏期为 14～25 d，平均为 18 d。

(1) 前驱期　本病前驱期很短，可有发热、头痛、乏力、肌痛、厌食等表现。

(2) 腮腺肿大　腮腺肿大常是本病的首发体征，通常先起于一侧，2～3 d 内波及对侧，也有两侧同时肿大或始终限于一侧者。肿胀以耳垂为中心，向前、后、下发展，局部不红，边缘不清，有轻度压痛，咀嚼食物时疼痛加重。腮腺肿大 3～5 d 达高峰，1 周左右逐渐消退。

(3) 并发症　因腮腺炎病毒有嗜腺体和嗜神经性，故可侵入中枢神经系统、其他腺体或器官发生并发症。睾丸炎是男孩最常见的症状，多为单侧受累，睾丸肿胀疼痛，约半数病例睾丸可发生萎缩，双侧萎缩者可导致不育症。脑膜炎和脑膜脑炎较为常见，一般多在肿后 1 周内出现，以发热、头痛、呕吐、颈项强直为主要表现，少见惊厥和昏迷。急性胰腺炎较少见，多发生于腮腺肿胀数日后，患者出现中上腹剧痛，有压痛和肌紧张，伴发热、寒战、呕吐、腹胀、腹泻或便秘等。

【辅助检查】

(1) 血常规检查　白细胞总数正常或稍低，淋巴细胞数相对增高。有并发症时白细胞总数及中性粒细胞数可增高。

(2) 血、尿淀粉酶测定　其增高程度常与腮腺肿胀程度相平行，90%患儿发病早期血、尿淀粉酶均增高，有助于诊断。

(3) 病毒分离　可从患儿唾液、脑脊液、尿液或血液中分离出病毒。

(4) 特异性抗体测定　血清特异性 IgM 抗体阳性提示近期感染。

【治疗原则】

主要为对症处理及支持治疗。急性期应避免刺激性食物，多饮水，保持口腔卫生。高热患儿可使用物理降温或使用退热药，严重头痛和并发睾丸炎者可酌情应用止痛药。重症脑膜脑炎、睾丸炎或心肌炎者必要时可用中等量激素治疗 3～7 d。氦氖激光局部照射可用于治疗腮腺炎，对止痛、消肿有一定疗效。本病也可采用中医中药内外兼治。

【护理评估】

(1) 健康史　了解患儿病前 2～3 周有无流行性腮腺炎患者接触史、反复腮腺肿大或疫苗接种史。本次发病前有无发热、乏力、头痛、肌痛等症状。

(2) 身体状况　了解患儿疼痛与张口言语和进食是否有关，局部是否发红，腮腺管口压之有无脓性分泌物，肿胀的部位，检查其他腺体有无受累，有无并发症。

(3) 心理社会状况　流行性腮腺炎为学龄期儿童常见的传染病，由于疼痛影响进食，外表形象改变，以及需要隔离，患儿常感到孤独、担心学习成绩落后等情况，出现焦虑、担心、恐惧等心理。观察家长是否有焦虑、内疚等心理及其对本病的了解程度和护理能力。

(4) 辅助检查　及时收集血常规检查，血、尿淀粉酶测定和病毒分离等检测结果；评估是否有淋巴细胞数增高，血、尿淀粉酶升高及是否分离出腮腺炎病毒，以明确诊断。

【护理诊断】

(1) 疼痛　与腮腺非化脓性炎症有关。

(2) 体温过高　与病毒感染有关。

(3) 有传播感染的可能　与病原体排出有关。

(4) 潜在并发症　脑膜炎、脑膜脑炎、睾丸炎、急性胰腺炎等，与病毒侵入相关组织有关。

【护理目标】

(1) 患儿疼痛逐渐减轻或消失。

(2) 患儿体温在正常范围内。

(3) 患儿未将疾病传给他人或未发生再次感染。

(4) 患儿住院期间未发生或及时发现并发症。

【护理措施】

(1) 减轻疼痛　保持口腔清洁，常用温盐水或 4%硼酸溶液漱口，不会漱口的幼儿应帮助其多饮水，以减少口腔内残余食物，防止继发感染。给予富有营养、易消化的半流质饮食或软食，忌酸、辣、干、硬食物，否则可引起唾液分泌增多，排出受阻，使疼痛加剧。局部冷敷，使血管收缩，以减轻炎症充血及疼痛，也可用中药湿敷。

(2) 保持正常体温　随时监测体温变化，轻中度发热时鼓励患儿多饮水；高热者给予物理降温或药物降温。发热伴有并发症者应卧床休息至热退。

(3) 预防感染传播　本病流行期间避免去人群密集的场所，托幼机构加强每日的晨检筛查。居室应空气流通，对患儿口、鼻分泌物及污染物进行消毒。易感儿可接种减毒腮腺炎活疫苗，接种后90%可产生抗体。患儿确诊腮腺炎后，立即采取呼吸道隔离措施，直至腮腺肿大消退后9 d。有接触史的易感儿应观察3周。

(4) 观察病情变化　注意有无脑膜炎、脑膜脑炎、睾丸炎、急性胰腺炎等临床症状。若患儿腮腺肿大后1周左右，出现高热、剧烈头痛、呕吐、颈项强直、嗜睡、烦躁或惊厥，可能并发脑膜炎；发生睾丸炎时可用"丁"字带托起阴囊，局部间歇冷敷以减轻疼痛。腮腺肿大数日后，如出现中上腹剧痛，有压痛和肌紧张，伴发热、寒战、呕吐、腹胀、腹泻或便秘，提示可能发生了急性胰腺炎。当患者出现以上症状时，应及早发现并及时报告医生，予以相应治疗及护理。观察家长及患儿的心理变化，及时给予心理疏导和安慰。

【健康教育】

(1) 腮腺炎流行期间，避免带儿童到人群密集的场所。对8个月以上易感儿接种减毒腮腺炎活疫苗，有效保护期可达10年。

(2) 无并发症的患儿一般在家中隔离治疗，指导家长做好隔离、饮食、用药等护理，指导家长隔离患儿至腮腺肿大消退后3 d。注意观察病情，在病情恢复过程中如患儿体温再度升高，有剧烈呕吐、头痛，男性患儿睾丸肿大等，应立即就诊。

(3) 向家长介绍减轻疼痛的方法，使其配合治疗和护理。对腮腺肿大的患儿，采取局部冷敷，也可用中药如青黛散调醋局部湿敷。饮食给予富有营养、易消化的半流质饮食或软食，忌酸、辣、干、硬食物，以免疼痛加剧。

七、流行性乙型脑炎

案例引导

患者，女，4岁2个月。高热伴剧烈头痛，2 d前体温升高，扪头部觉得发烫，抽搐1次遂来院就诊。体格检查：体温39.1 ℃，精神萎靡，颈项弯曲有阻力，外周血白细胞总数增高，脑脊液压力高、无色透明，蛋白质稍高，糖、氯化物正常。请问该患者患有何病？本病的发生与临床有何特点？患者可能留下什么后遗症？主要的护理诊断及护理措施是什么？

流行性乙型脑炎(epidemic encephalitis)简称乙脑，是由携带乙型脑炎病毒(简称乙脑病毒)的蚊虫叮咬而引起的一种中枢神经系统的急性传染病，又称大脑炎。其临床特征为高热、惊厥、意识障碍、病理反射和脑膜刺激征阳性。重症患儿常伴有呼吸衰竭，病死率高，可留后遗症。

乙脑是人畜共患的自然疫源性疾病，人和动物(包括猪、羊、牛、马、鸭、鸡等)感染乙脑病毒后，可发生病毒血症，成为传染源。其中猪是主要的传染源，猪还是乙脑的扩散宿主。蚊虫是主要传播媒介。流行区的小儿为易感人群，非流行区任何人群均对本病易感，以隐性感染最为常见，人体感染后可获持久免疫力。患者多为10岁以下(尤其是2～6岁)儿童，发病率最高。近年来由于儿童和青少年广泛接种乙脑疫苗，虽成人和老年人发病率相对升高，但总的发病率仍有较大幅度下降。本病在夏、秋季流行，呈高度散发性，约90%的病例集中在7月、8月、9月三个月，与气温、雨量和蚊虫滋生密度有关。

【病因及发病机制】

乙型脑炎病毒为嗜神经病毒，呈球状，属被膜病毒科虫媒病毒属的一种RNA病毒，主要引起中枢神经系统感染。该病毒的包膜为脂蛋白，抵抗力不强，加热至56 ℃ 30 min即可灭活，对常用消毒剂(如乙醚、乙酸、酒精、甲醛)等均很敏感，但耐干燥和低温。

当感染的蚊虫在叮咬人时，可将病毒传给人体，病毒先在单核-巨噬细胞内繁殖，并进入血液循环引起病毒血症。如机体免疫功能正常，感染后病毒迅速被清除，不进入中枢神经系统，仅引起隐性感染或轻型感染；如体弱或机体免疫力低下，感染病毒量大、毒力强时，病毒可通过血-脑屏障进入中枢神经系统，在神经细胞内复制，引起脑炎。

乙脑的病变范围较广，脑和脊髓均可受累，尤以大脑皮质、间脑和中脑最为严重。乙脑病毒可引起神经细胞变性、肿胀和坏死，噬神经细胞现象(小胶质细胞、中性粒细胞侵入神经细胞内)明显。血管周围和脑实质有大量单核细胞和淋巴细胞聚集，形成所谓“血管套”。血管的病变会影响脑循环，进而加重脑组织损害，使脑实质显著水肿与小坏死软化灶形成。软化灶是乙型脑炎特征性改变。

【临床表现】

本病可分为5期，即潜伏期、前驱期、极期、恢复期和后遗症期。如按病情轻重乙脑可分为轻型、普通型、重型和极重型(暴发型)四型(表4-20-2)。

表4-20-2 各型乙脑临床特点

	轻 型	普 通 型	重 型	极 重 型
体温/℃	38～39	39～40	40～41	>41
神志	清楚或轻度嗜睡	嗜睡或浅昏迷	昏迷	深昏迷
惊厥	无	有	反复	频繁
呼吸衰竭	无	无	可有	常有
脑疝	无	无	可有	常有
后遗症	无	无	部分有	大部分有
病程/d	5～7	7～10	10～14	>14

(1) 潜伏期　一般为10～14 d。

(2) 前驱期　一般为1～3 d，为病毒血症期。起病多急骤，主要表现为发热和神志改变。体温在1～2 d内高达39～40 ℃，伴头痛、恶心和呕吐，部分患儿有嗜睡及轻度颈项强直，检查可见病理反射阳性，婴儿有前囟饱满。

(3) 极期　持续时间约7 d，主要表现为脑实质受损症状。

① 高热：体温可高达40 ℃以上，热程通常持续7～10 d，出现头痛、眩晕、畏光和腹痛等。患儿体温越高，热程越长，则病情越重。

② 惊厥：患儿可出现局部小抽搐、肢体阵挛性抽搐、全身抽搐或强直性痉挛，持续数分钟至数十分钟不等，均伴有意识障碍。根据患儿的病情不同出现意识障碍的程度也不等，包括嗜睡、谵妄、昏迷或定向力障碍等，常持续1周左右，重者可长达4周以上。昏迷发生愈早，程度愈深，持续时间愈长，病情愈严重。频繁抽搐可加重缺氧和脑实质损伤，导致中枢性呼吸衰竭。

③ 呼吸衰竭：重症病例由于脑实质炎症、脑水肿、颅内压增高、脑疝和低血钠性脑病可出现呼吸衰竭。以呼吸节律不规则、暂停，抽泣样、双吸气或叹息样呼吸等为主要表现；严重脑疝患者，两侧瞳孔散大或大小不等，呼吸突然停止而死亡。

高热、惊厥及呼吸衰竭是乙脑极期的严重症状，三者相互影响，其中呼吸衰竭常为致死的主要原因。

④ 颅内压增高：患者以面色苍白、剧烈头痛、喷射性呕吐、血压升高和脉搏变慢、脑膜刺激征阳性为主要表现。婴幼儿常有前囟隆起，严重患者可发展为脑疝，常见有小脑幕切迹疝及枕骨大孔疝，可致两侧瞳孔不等大、对光反射消失、呼吸节律异常、昏迷突然加深等，最后呼吸、心跳停止而死亡。

⑤ 其他神经系统症状表现：多在病程 10 d 内出现，根据其病变损害部位不同，可出现相应的神经症状，如失语、听觉障碍、大小便失禁和尿潴留等。主要有脑膜刺激征阳性、深浅反射改变、大脑锥体束受损等表现。

(4) 恢复期　一般为 1 个月以上。体温逐渐下降，意识清醒，精神症状好转，一般于 2 周左右完全恢复。重症乙脑患儿需 1～6 个月逐渐恢复。

(5) 后遗症期　少数症状超过 6 个月尚未恢复者，部分极期病情严重的患者，可出现各种神经精神方面的异常，形成后遗症。主要表现为意识障碍、失语、痴呆、肢体瘫痪、扭转痉挛和精神障碍等。

【辅助检查】

(1) 血常规检查　白细胞总数增高，常为$(10～20)\times10^9$/L。病初中性粒细胞比例达0.80以上，随后淋巴细胞占优势，部分病例血常规始终正常。

(2) 血清学检查　包括补体结合试验、血凝抑制试验、中和试验、特异性 IgM 抗体检查等，其中特异性 IgM 抗体在病后 3～4 d 即可出现，2 周达到高峰，有早期诊断价值。

(3) 脑脊液检查　脑脊液外观为无色透明或微混浊，压力增高，白细胞总数增高，为$(50～100)\times10^6$/L，发病 5 d 内以中性粒细胞为主，以后淋巴细胞增多。氯化物正常，蛋白质稍高，糖正常或偏高。

(4) 其他　脑 CT 检查可显示脑组织低密度区；MRI 检查可显示丘脑和脑干部位异常信号。

【治疗原则】

一般采用无特效抗病毒药物，主要采取对症治疗。抢救乙脑患者的关键是处理好“三关”，即高热、惊厥、呼吸衰竭。

1. 对症治疗

(1) 高热　采用物理降温和药物降温将肛温控制在 38 ℃左右。高热伴惊厥者可用亚冬眠疗法，即用氯丙嗪和异丙嗪每次各肌内注射 0.5～1 mg，每 4～6 h 1 次，使肛温降至 38 ℃左右，疗程为 3～5 d。应用退热药可选用安乃近溶液滴鼻或安乃近针剂肌内注射。

(2) 惊厥　可选用地西泮肌内注射或缓慢静注，也可用苯巴比妥钠肌内注射或 10%水合氯醛保留灌肠，宜两种药物交替使用，每 4～6 h 1 次。

(3) 脑水肿与颅内高压　常用 20%甘露醇、呋塞米或地塞米松，时间不超过 3～5 d。

(4) 呼吸衰竭　中枢性呼吸衰竭可用呼吸兴奋剂如尼可刹米、洛贝林等，必要时可选用东莨菪碱改善微循环，保持呼吸道通畅。

2. 恢复期和后遗症处理

加强营养，提高机体抵抗力，避免继发感染。根据患者的病情逐渐进行功能训练，如语言、肢体功能锻炼和吞咽，也可适当选用中医针灸、按摩、中药、体疗及高压氧治疗，促进患儿早日康复。

【护理评估】

(1) 健康史　评估发病季节，患儿的年龄，是否有乙脑患者接触史和预防接种史，有无发热和神志改变等。

(2) 身体状况　评估患儿有无发热、惊厥、意识障碍、呼吸衰竭、头痛、呕吐，观察婴幼儿前囟是否隆起及瞳孔大小、对光反射的变化等。

(3) 心理社会状况　乙脑患者的病死率在10%以下，但重型和极重型病死率可高达20%～50%，存活患者可有不同程度的后遗症。观察家长对本病的了解程度，有无恐惧、焦虑等，加强与家长沟通以消除其负面情绪，促进患儿的康复。

(4) 辅助检查　及时收集血常规检查、血清学检查和脑脊液检查等检查结果，评估是否有中性粒细胞数升高、特异性 IgM 抗体出现，脑脊液的压力，氯化物、蛋白质和糖的情况。

【护理诊断】

(1) 体温过高　与病毒血症及脑部炎症有关。

(2) 急性意识障碍　与中枢神经系统损害有关。

(3) 潜在并发症　惊厥、呼吸衰竭。

(4) 焦虑（家长）　与担心预后差有关。

【护理目标】

(1) 患儿体温恢复正常。

(2) 减轻患儿意识障碍，促进意识恢复。

(3) 预防并及时处理并发症。

(4) 家长解除或减轻焦虑，情绪稳定。

【护理措施】

(1) 降低体温　采取有效的措施控制患者的体温在 38 ℃以下，将室温控制在 25 ℃以下(可采用空调、放冰块等)。高热患儿头部可放置冰帽、冰枕，颈部、腋下、腹股沟等大血管处放置冰袋或用酒精擦浴、冷盐水灌肠，也可遵医嘱给予药物或采用亚冬眠疗法，但降温过程中注意观察患者生命体征和全身症状的变化。

(2) 保持呼吸道通畅　鼓励并协助患儿翻身、拍背，以利于分泌物排出。痰液黏稠者给予超声雾化吸入，必要时采用吸引器吸痰、气管插管或气管切开术，以保持患儿呼吸道通畅，同时给氧，减轻脑损伤。

(3) 控制惊厥　若患儿出现烦躁不安、口角或指（趾）抽搐、双眼凝视、肌张力增高等惊厥先兆，要及时处理。当患儿出现惊厥或抽搐时，应让其取仰卧位，头偏向一侧，松解衣裤和领口，清理口、鼻分泌物，用牙垫或开口器置于患儿上、下臼齿之间，防止咬伤舌头，或用舌钳拉出舌头，以防止舌后坠阻塞呼吸道。同时备好急救药品及抢救器械，随时准备抢救。

(4) 心理护理　安慰患儿，抚摸患儿的身体，对其听觉、视觉及皮肤感觉予以良性刺激，以减轻恐惧感。主动向家长介绍病情及主要处理措施，提供各方面的心理支持，减轻焦虑和自责情绪。

【健康教育】

(1) 开展卫生宣教工作,做好防蚊、灭蚊工作。乙脑流行季节使用驱蚊油、蚊帐等防止蚊虫叮咬;加强家畜管理;一旦有可疑症状发生,立即就诊。

(2) 加强乙脑疫苗接种工作的宣传,对10岁以下小儿和从非流行区进入流行区的人员进行乙脑疫苗接种,初次皮下注射2次,间隔7～10 d,以后每年加强1次,连续3年可获得持久免疫力。

(3) 对有后遗症的患儿,做好康复护理指导,教会家长切实可行的护理措施及康复疗法,并鼓励患儿坚持康复训练和治疗,如肢体功能锻炼、语言训练等。坚持用药,定期复诊。

八、中毒性细菌性痢疾

案例引导

患儿,女,4岁,突然出现发热。体格检查:体温39.6 ℃,惊厥,经询问该患儿前2 d前吃过不洁食物。该患儿应初步考虑为何病?该病的病原体是什么?对该患儿主要的护理措施是什么?如何进行健康教育?

细菌性痢疾(bacillary dysentery)是由痢疾杆菌引起的肠道传染病,中毒性细菌性痢疾(bacillary dysentery, toxic type)简称毒痢,是急性细菌性痢疾的危重型。本病起病急骤,临床上以突发高热、嗜睡、反复惊厥、迅速发生休克和昏迷为特征。病死率很高,必须积极抢救。

急性、慢性细菌性痢疾患者及带菌者是主要传染源。其传播方式主要是通过消化道传播,或通过接触患者或带菌者的生活用品而感染。本病流行季节可因饮用污染的水和食物引起暴发流行。本病夏、秋季多见,人群普遍易感,好发于2～7岁小儿,尤其是平素体格健壮、营养状况良好者。患病后免疫力短暂且不稳定,且不同菌群间无交叉免疫,故易重复感染或再发。

【病因及发病机制】

细菌性痢疾的病原体是痢疾杆菌,痢疾杆菌属志贺菌属,为革兰阴性杆菌,分A、B、C、D四群,即痢疾志贺菌、福氏志贺菌、鲍氏志贺菌、宋氏志贺菌,在我国以福氏志贺菌多见,其次为宋氏志贺菌。痢疾杆菌对外界抵抗力较强,在瓜果、蔬菜及污染物上可存活1～2周,耐寒、耐湿,但不耐热和阳光,一般消毒剂均可将其灭活。

本病发病机制尚未完全清楚,可能和机体对细菌毒素产生异常强烈的过敏反应有关。痢疾杆菌经口进入人体后,侵入结肠上皮细胞并生长繁殖,导致肠黏膜炎症、坏死及溃疡;细菌裂解后可释放大量内毒素进入血液循环,引起发热、毒血症及全身微血管障碍。内毒素作用于肾上腺髓质、交感神经系统和单核-巨噬细胞系统,使其释放各种血管活性物质,引起急性微循环衰竭、感染性休克、弥散性血管内凝血(DIC)及重要脏器功能衰竭。

中毒性细菌性痢疾的上述病变在脑组织中最为显著,可导致脑水肿甚至脑疝,出现昏迷、抽搐及呼吸衰竭,这是中毒性细菌性痢疾患者死亡的主要原因。

【临床表现】

本病潜伏期大多为1～2 d,短者为数小时,长者可达8 d。起病急骤,患儿突然高热,体温可达40 ℃以上,全身中毒症状严重,出现嗜睡、反复抽搐,迅速发生呼吸衰竭、休克或昏迷。常在肠道症状出现前发生惊厥，短期内（一般在数小时内）即可出现中毒症状，肠道症状往往在数小时或十数小时后出现，症状多不明显甚至无腹痛、腹泻，常被误诊为其他发热性疾病。

根据临床特点，可将本病分为以下4种类型。

（1）休克型（皮肤内脏微循环障碍型） 此型较常见，感染性休克是主要表现。早期患儿面色苍白、肢端厥冷、脉搏细速、呼吸增快、血压正常或偏低、脉压差小；随着病情进展，微循环淤血、缺氧，面色青灰、肢端湿冷、皮肤有花纹、血压明显降低或测不出、心音低钝、少尿或无尿；后期可伴心、肺、肾等多系统器官功能障碍。

（2）脑型（脑微循环障碍型） 此型较重，病死率高，以颅内压增高、脑水肿、脑疝和呼吸衰竭为主。此型大多数患儿无肠道症状而突然起病，早期即出现剧烈头痛、呕吐、血压增高，心率相对缓慢，肌张力增高，伴嗜睡或烦躁等不同程度意识障碍；随病情进展后期出现昏迷、反复惊厥，继而出现瞳孔两侧大小不等，对光反应迟钝或消失，甚至呼吸停止。

（3）肺型（肺微循环障碍型） 主要表现为呼吸窘迫综合征。常在脑型或休克型基础上发展而来，以肺微循环障碍为主，病情危重，病死率较高。

（4）混合型 同时或先后出现上述两型或三型的征象，极为凶险，病死率更高，预后差。

【辅助检查】

（1）血常规检查 白细胞总数增高达$(10\sim20)\times10^9$/L，中性粒细胞比例增高，当有DIC时，血小板减少。

（2）大便常规检查 有黏液脓血便的患儿，镜检可见大量脓细胞、红细胞和巨噬细胞。怀疑为中毒性细菌性痢疾而未排便者，可用冷盐水灌肠，必要时反复多次镜检大便。

（3）大便培养 可分离出志贺菌属痢疾杆菌。

（4）免疫学检查 可采用免疫荧光抗体等方法检测粪便的细菌抗原，有助于早期诊断，但应注意假阳性。

（5）特异性核酸检测 采用核酸杂交或聚合酶链反应可直接检测大便中的痢疾杆菌核酸，其灵敏性较高，特异性较强，快捷方便，是较有发展前途的检测方法。

【治疗原则】

（1）降温止惊 高热时采用物理降温、药物降温或亚冬眠疗法。持续惊厥患儿可用地西泮、水合氯醛或苯巴比妥钠。亚冬眠疗法可使患儿沉睡、降温、代谢率降低、耗氧量减少，帮助危重患儿度过危险期。

（2）控制感染 为迅速控制感染，通常选用两种对痢疾杆菌敏感的抗生素，如丁胺卡那霉素、头孢噻肟钠或头孢曲松钠等静脉给药，病情好转后改口服。疗程不短于5 d。

（3）抗休克治疗 扩充血容量，纠正酸中毒，维持水、电解质平衡；改善微循环，在充分扩容的基础上，适当应用血管活性药物，如酚妥拉明、多巴胺等；及早应用糖皮质激素，常用地塞米松，主张早期、大剂量、短程应用。

（4）防治脑水肿和呼吸衰竭 首选20%甘露醇，每次0.5～1 g/kg静注，每6～8 h 1次，可与利尿剂交替使用，也可短期静脉推注地塞米松。若出现呼吸衰竭尽早使用呼吸机治疗。保持呼吸道通畅，给氧。

【护理评估】

（1）健康史 评估患儿年龄及发病季节，平时健康状况；了解有无不洁饮食史、痢疾患者接触史、腹泻史。

(2) 身体状况　观察大便性质、次数，是否排黏液脓血便，有无高热、惊厥表现。重症患儿重点观察小儿神志、脉搏、瞳孔、呼吸节律、血压、尿量、肤色、皮肤温度及弹性等。

(3) 心理社会状况　中毒性细菌性痢疾是小儿消化系统极为严重的传染病，治疗不及时可在短期内危及患儿生命。注意评估家长对本病的了解程度，有无恐惧、焦虑等，及时给予心理安慰。了解家庭饮食起居，卫生习惯，经济能力，社会群体对其理解、支持程度。

(4) 辅助检查　收集血常规检查、大便常规检查、大便培养等检查结果，评估是否有白细胞总数及中性粒细胞比例增高，大便是否有脓血等。

【护理诊断】

(1) 体温过高　与毒血症有关。

(2) 组织灌注量不足　与机体的高敏状态和毒血症致微循环障碍有关。

(3) 潜在并发症　脑水肿、呼吸衰竭。

(4) 焦虑（家长）　与病情危重有关。

【护理目标】

(1) 体温维持在正常范围内。

(2) 患儿血压和有效循环恢复正常。

(3) 避免并发症发生或发生时得到有效控制。

(4) 患儿家长能正确对待疾病，情绪稳定。

【护理措施】

1. 降低体温，加强营养

保持室内空气流通，温度、湿度适宜。监测患儿体温变化。高热时给予物理降温或药物降温，对持续高热不退甚至惊厥不止者采用亚冬眠疗法，控制体温在 37 ℃左右。禁食易引起胀气、多渣及刺激性食物；应给予营养丰富、易消化的流质或半流质饮食，多饮水，促进毒素的排出。

2. 维持有效循环

患儿取平卧位或休克体位，给氧，适当保暖以改善周围循环。迅速建立并维持静脉通道，保证输液通畅和药物输入。遵医嘱进行抗休克治疗。

3. 密切观察病情

(1) 专人监护，密切观察患儿神态、面色、体温、脉搏、瞳孔、血压、尿量、呼吸节律变化和惊厥等情况，每 15～20 min 监测生命体征一次，准确记录 24 h 出入液量。

(2) 观察患儿大便性状、次数，正确采集大便标本送检，应采取黏液脓血部分化验以提高阳性率。大便次数多或病初为水样泻时应注意防止脱水的发生，遵医嘱给予抗生素治疗。

(3) 防治脑水肿及呼吸衰竭，遵医嘱应用脱水剂、利尿剂、镇静剂等药物，控制惊厥，降低颅内压。做好人工呼吸、气管插管、气管切开的准备工作，保持呼吸道通畅，必要时使用呼吸机治疗，同时注意观察药物副作用，防止水、电解质紊乱。

4. 心理护理

主动向患儿及家长解释病情，提供心理支持，减轻焦虑心理。

5. 预防感染的传播

对中毒性细菌性痢疾患儿进行隔离；饮食行业及托幼机构员工定期做大便培养，及早发现带菌者并给予治疗。

【健康教育】

(1) 向患儿及家长讲解细菌性痢疾的传播方式和预防知识。加强对饮食、饮水、粪便的管理。指导家长和患儿注意饮食卫生，不吃生冷、不洁食物，养成饭前便后洗手的良好卫生习惯。

(2) 向家长指导消毒隔离的重要性。有密切接触患者的婴幼儿应做医学观察 7 d。患儿采取隔离措施至临床症状消失后 1 周或 2 次大便培养阴性为止。

(3) 夏、秋季细菌性痢疾流行前(3～6 个月最佳)，可给儿童口服含福氏志贺菌和宋氏志贺菌“依链”株的细菌性痢疾减毒活疫苗，宜在空腹或半空腹时服用，提高免疫力。

九、结核病

(一) 概述

结核病 (tuberculosis)是由结核杆菌引起的一种慢性传染性疾病，全身各个脏器均可受累，但以肺结核最常见，严重者可引起血行播散发生粟粒性结核或结核性脑膜炎。近十多年来，由于人类免疫缺陷病毒 (HIV)的流行和耐药结核菌株的产生，许多国家结核病发病率有所回升，因此，1993 年世界卫生组织(WHO)宣布全球结核病处于紧急状态。1997 年开始将每年的 3 月 24 日定为“世界结核病防治日”。我国结核病疫情在全球属于 WHO 认定的 22 个结核病高发国家之一，目前有 5 亿以上人口感染，有 600 万活动性结核病患者。据调查，0～14 岁小儿结核杆菌平均感染率为 9.6%，结核菌仍为儿童时期重要的传染病。

开放性肺结核患者是结核病的主要传染源。30%～50%的患儿有与成人开放性肺结核患者的密切接触史。本病传播途径主要是通过呼吸道传染，还可以通过消化道传染，经皮肤或胎盘传染者少见。小儿结核病的感染率随着年龄增长而升高，患病率则年龄越小越高。生活贫困、居住拥挤、营养不良、社会经济落后等，是人群结核病高发的原因。新生儿对结核杆菌非常敏感，小儿发病与否主要取决于结核杆菌的毒力、数量及机体抵抗力的强弱，遗传因素与本病的发生也有一定关系。近年来由于卡介苗的广泛接种，大大降低了小儿结核病的发病率和死亡率。

【病因及发病机制】

结核杆菌属分枝杆菌，具抗酸性，抗酸染色呈红色，分为 4 型，即人型、牛型、鸟型、鼠型。对人类致病的主要是人型结核杆菌和牛型结核杆菌，其中人型结核杆菌是人类结核病的主要病原体。结核杆菌含有类脂质、蛋白质和多糖。蛋白质能使机体致敏，产生变态反应，引起疾病；类脂质对细菌有保护作用，使其对酸、碱和消毒剂的耐受力较强，但对湿热敏感，湿热 65 ℃ 30 min 即可灭活，干热 100 ℃ 20 min 可灭活。痰液中的结核杆菌用 5%苯酚或 20%漂白粉经 24 h 处理才被杀灭。

小儿初次接触结核杆菌后是否发展为结核病，取决于细菌数量、毒力及机体免疫力，尤其是机体免疫力的强弱。机体感染结核杆菌后，在产生免疫力的同时，也产生变态反应，两者均为致敏 T 淋巴细胞介导，是同一细胞免疫过程的两种不同表现。

小儿对结核杆菌及其代谢产物具有较高的敏感性，结核杆菌初次侵入人体后，在肺泡内和无活性的巨噬细胞中短暂生长繁殖，4～8 周后产生细胞免疫，同时出现组织超敏反应，通过细胞免疫应答使 T 淋巴细胞致敏，此期如用结核菌素做皮试试验可出现阳性反应。若再次接触结核杆菌或其代谢产物时，致敏的 T 淋巴细胞就释放一系列细胞因子，激活并使巨噬细胞汇集于病灶处，产生足够的水解酶和杀菌素，吞噬和杀灭大部分结核杆菌。当细菌量少而组织敏感性高时，就形成由淋巴细胞、巨噬细胞和成纤维细胞组成的肉芽肿；当细菌量多、组织敏感性高时，则组织坏死不完全而产生干酪样物质；当细菌量多而组织敏感性低时，可引起感染播散和局部组织破坏。

【小儿结核病特点】

(1) 小儿对结核杆菌及其代谢产物有较高的敏感性，结核菌素试验多呈强阳性反应，可出现疱疹性结膜炎、结节性红斑等。其表现常较肺内病变出现早，应引起注意。

(2) 小儿结核病多为原发感染，发病急，病情进展快，易产生并发症，未经有效治疗短期内可恶化，若早期发现，及时治疗，多能痊愈，病灶多钙化。

(3) 原发型肺结核易产生血行播散，故小儿粟粒性肺结核及结核性脑膜炎多见。小儿原发型结核病易侵犯淋巴系统，尤以肺门处淋巴结最易受累，并可产生压迫、阻塞支气管症状。

【辅助检查】

1. 结核菌素试验

结核菌素试验可测定受试者是否感染过结核杆菌。小儿受结核杆菌感染4～8周后，做结核菌素试验即呈阳性反应。其发生机制主要是致敏的淋巴细胞和巨噬细胞积聚在真皮的血管周围，诱发炎症反应，使血管通透性增高，在注射局部形成硬结。

(1) 试验方法　常用的结核菌素试验为皮内注射0.1 mL含结核菌素5个单位的纯蛋白衍生物(protein purified derivative，PPD)。一般注入左前臂掌侧中下1/3交界处皮内，使之形成直径为6～10 mm的皮丘。若患儿结核变态反应强烈，如患疱疹性结膜炎、结节性红斑或一过性多发性结核过敏性关节炎等，宜用含结核菌素1个单位的PPD进行试验，以防局部的过度反应及可能的病灶反应。

(2) 结果判断　接种后48～72 h观察反应结果，一般以72 h为准。测定局部硬结的直径，取纵、横两径的平均值及观察周围皮肤变化来判断其反应强度。试验结果判定见表4-20-3。

表4-20-3　结核菌素试验结果判定

局部反应	结果判定	符号
微红，无硬结或硬结直径＜5 mm	阴性	－
红肿，硬结直径≥5 mm	阳性	＋
红肿，硬结直径为10～19 mm	中度阳性	＋＋
红肿，硬结直径≥20 mm	强阳性	＋＋＋
除硬结外，还有水疱、破溃、淋巴管炎及双圈反应，一般硬结直径在20 mm以上	极强阳性	＋＋＋＋

(3) 临床意义

① 阳性反应：见于①接种卡介苗后，一般为弱阳性反应；②年长儿无明显临床症状，仅呈一般阳性反应，表示曾感染过结核杆菌；③3岁以下尤其是1岁以内未接种过卡介苗者，中度阳性反应多表示体内有新的结核病灶，年龄愈小，活动性结核病的可能性愈大；④强阳性和极强阳性反应者，表示体内有活动性结核病；⑤由阴性反应转为阳性反应，或硬结直径由原来小于10 mm增至大于10 mm，且增幅超过6 mm时，表示新近有感染。接种卡介苗后阳性反应与自然感染反应的鉴别见表4-20-4。

表 4-20-4　接种卡介苗后阳性反应与自然感染反应鉴别

	接种卡介苗后阳性反应	自然感染反应
硬结直径	多为 5～9 mm	多为 10～15 mm
硬结颜色	浅红	深红
硬结质地	较软，边缘不清	较硬，边缘清楚
阳性反应持续时间	较短，2～3 d 即消失	较长，可达 7～10 d 或以上
阳性反应的变化	逐年减弱，一般于 3～5 年内逐渐消失	短时间内反应无减弱倾向，可持续若干年，甚至终身

② 阴性反应：见于①未感染过结核杆菌；②结核变态反应前期（初次感染 4～8 周内）；③假阴性反应，由于机体免疫功能低下或受抑制所致，如重症结核病；急性传染病如麻疹、水痘、风疹、百日咳等；体质极度衰弱者，如重度营养不良、重度脱水、重度水肿等；原发或继发免疫缺陷病；应用糖皮质激素或其他免疫抑制剂治疗时等；④技术误差或结核菌素失效。

2. 实验室检查

(1) 结核杆菌检查　从患儿的痰液、胃液、脑脊液、浆膜腔液中找到结核杆菌即可确诊。采用厚涂片法或荧光染色法检查结核杆菌阳性率较高。

(2) 免疫学诊断及分子生物学诊断　如用 DNA 探针、聚合酶链反应（PCR）来快速检测结核杆菌。用免疫荧光试验、酶联免疫电泳技术（ELIEP）、酶联免疫吸附试验（ELISA）来检测结核杆菌特异性抗体。

(3) 血沉检查　血沉增快为结核病活动性指标之一，但无特异性。

3. 影像学诊断

胸部 X 线检查是筛查小儿结核病的重要手段之一，除前、后位胸片外，同时应拍侧位片。可检出病变部位、范围、性质、类型及发展情况，定期复查可观察治疗效果，必要时可做高分辨率 CT 扫描。CT 扫描有利于发现隐蔽区结核病灶。目前磁共振影像检查在结核病领域主要用作结核病与非结核病的鉴别诊断。

4. 其他辅助检查

纤维支气管镜检查，有助于支气管内膜结核及支气管淋巴结结核的诊断；周围淋巴结穿刺液涂片检查，可发现特异性结核改变，如结核结节或干酪样坏死，有助于结核病的诊断和鉴别诊断；肺穿刺活检或胸腔镜取肺活检对特殊疑难病例确诊有帮助。

【预防】

1. 控制传染源

结核杆菌涂片阳性患者是小儿结核病的主要传染源，早期发现及合理治疗结核杆菌涂片阳性患者，是预防小儿结核病的根本措施。

2. 普及卡介苗接种

卡介苗接种是预防小儿结核病的有效措施，可降低发病率和死亡率。目前我国计划免疫接种对象为新生儿和结核菌素试验阴性的小儿。在下列情况下禁止接种卡介苗：先天性胸腺发育不全或联合免疫缺陷病患者；急性传染病恢复期；注射局部有湿疹或患全身性皮肤病；结核菌素试验阳性。

3. 预防性化疗

(1) 目的　预防小儿活动性肺结核、肺外结核病发生及防止青春期结核病复发。

(2) 适应证　①密切接触家庭内开放性肺结核者;②新近结核菌素试验由阴性转为阳性者;③3岁以内婴幼儿未接种过卡介苗而结核菌素试验中度阳性及以上者;④结核菌素试验为阳性并有早期结核中毒症状者;⑤结核菌素试验阳性,新近患麻疹、百日咳等急性传染病的小儿;⑥结核菌素试验阳性小儿,因其他疾病需较长期使用糖皮质激素或其他免疫抑制剂治疗者。是否需要预防性化疗,不可仅凭结核菌素试验反应的大小,须结合临床资料综合分析。

(3) 方法　服用异烟肼(INH),每日 10 mg/kg,每日 1 次,最大剂量不超过 300 mg,疗程为 6～9 个月。

【治疗原则】

主要应用抗结核药物治疗。目的:杀灭病灶中的结核杆菌,防止血行播散。治疗原则:早期、适宜、联合、规律、全程、分段治疗。

1. 目前常用的抗结核药物

(1) 杀菌药物

① 全效杀菌药物:异烟肼(INH)和利福平(RFP)。该类药对细胞内、外处于生长繁殖期的细菌和干酪病灶内代谢缓慢的细菌均有杀灭作用,且不论在酸性还是碱性环境中均能发挥作用。

② 半效杀菌药物:链霉素(SM)和吡嗪酰胺(PZA)。SM 能杀灭在碱性环境中生长、分裂、繁殖活跃的细胞外的结核杆菌;PZA 能杀灭在酸性环境中细胞内的结核杆菌及干酪病灶内代谢缓慢的结核杆菌。

(2) 抑菌药物　常用的有乙胺丁醇(EMB)及乙硫异烟胺(ETH)。

(3) 针对耐药菌株的几种新型抗结核药物　老药的复合剂型,如利福平和异烟肼合剂(内含 INH 150 mg 和 RFP 300 mg)、卫非特(内含 INH、RFP 和 PZA);老药的衍生物,如利福喷丁是一种长效利福霉素的衍生物,对利福霉素以外的耐药结核杆菌有较强的杀菌作用;新的化学制剂,如力排肺疾,是一种合成的新抗结核药物,是耐受较好的 INH 类制品,可延迟 INH 的耐药性。临床常用小儿抗结核药物见表 4-20-5。

表 4-20-5　临床常用小儿抗结核药物

药　物	剂量/(mg/(kg·d))	给药途径	主要副作用
异烟肼(INH 或 H)	10(每日最大总剂量≤300 mg/d)	口服(也可静脉滴注、肌内注射)	肝毒性、末梢神经炎、过敏、皮疹和发热
利福平(RFP 或 R)	10(每日最大总剂量≤450 mg/d)	口服	肝毒性、恶心、呕吐和流感样症状
链霉素(SM 或 S)	20～30(每日最大总剂量≤750 mg/d)	肌内注射	第Ⅷ颅神经损害、肾毒性、过敏、皮疹和发热
吡嗪酰胺(PZA 或 Z)	20～30(每日最大总剂量≤750 mg/d)	口服	肝毒性、高尿酸血症、关节痛、过敏和发热
乙胺丁醇(EMB 或 E)	15～25	口服	皮疹、视神经炎
乙硫异烟胺(ETH)	10～15	口服	胃肠道反应、肝毒性、末梢神经炎、过敏、皮疹、发热

2. 化疗方案

(1) 标准疗法　化疗一般用于无明显自觉症状的原发型肺结核。每日服用 INH、RFP 和(或)EMB,疗程为 9～12 个月。

(2) 两阶段疗法　该疗法用于活动性原发型肺结核、急性粟粒性结核及结核性脑膜炎。①强化治疗阶段:联用 3～4 种杀菌药物,迅速杀灭敏感菌、生长繁殖活跃的细菌和代谢缓慢的细菌,防止或减少耐药菌株的产生,为化疗的关键阶段。长程化疗时,此阶段一般需要 3～4 个月;短程化疗时一般为 2 个月。②巩固治疗阶段:联用 2 种抗结核药物,杀灭持续存在的细菌以巩固疗效,防止复发。长程化疗时,此阶段长达 12～18 个月;短程化疗时一般为 4 个月。

(3) 短程疗法　为结核病现代疗法的重大进展,作用机制是快速杀灭机体内处于不同繁殖速度的细胞内、细胞外结核杆菌群,使痰菌早期转阴并持久呈阴性,病变吸收消散快,远期复发少。6 个月短程化疗方案可选用以下几种:① 2HRZ/4HR;②2SHRZ/4HR;③2EHRZ/4HR(方案中数字为月数,H＝INH、R＝RFP、Z＝PZA、S＝SM、E＝EMB)。若无 PZA 则将疗程延长至 9 个月。

(二) 原发型肺结核

案例引导

患儿,男,5 岁,轻咳伴低热 3 周。体格检查:体温 38.2 ℃,消瘦,右背下部听诊呼吸音减弱,经询问该患儿未接种过卡介苗,结核菌素试验(＋＋＋)。该患儿最可能的临床诊断是什么?该病主要的辅助检查有哪些?主要的护理诊断和护理要点是什么?如何进行健康教育?

原发型肺结核 (primary pulmonary tuberculosis)是指结核杆菌初次侵入人体后引起的原发感染,是小儿肺结核的主要类型,占儿童各型肺结核总数的 85.3%。本病包括原发综合征和支气管淋巴结结核,前者由肺原发病灶、局部淋巴结病变和两者相连的淋巴管炎组成,后者以胸腔内淋巴结肿大为主。两者除 X 线表现不同外,在临床上难以区别,故两者常并为一型,即原发型肺结核。一般预后良好,但也可以继续发展甚至恶化,导致干酪性肺炎、结核性胸膜炎等,或血行播散导致急性粟粒性结核或结核性脑膜炎。

【病因及发病机制】

结核杆菌由呼吸道进入肺,引起结核性细支气管炎,继而形成结核结节或结核性肺炎。肺部原发病灶多位于右侧肺上叶底部和下叶上部近胸膜处。基本病变为渗出、增殖、坏死。渗出性病变以炎性细胞、单核细胞和纤维蛋白为主要成分;增殖性改变以结核结节和结核性肉芽肿为主;坏死的特征性改变为干酪样病变,常出现于渗出性病变中。结核性炎症的主要特征是上皮样细胞结节和朗格汉斯细胞浸润。原发型肺结核的病理转归如下。

(1) 吸收好转　病变完全吸收,钙化或形成硬结(隐伏或痊愈)。此种转归最常见,出现钙化表示病变已有 6～12 个月。

(2) 进展　①原发病灶扩大,产生空洞;②出现支气管淋巴结周围炎,形成淋巴结支气管瘘,导致支气管内膜结核或干酪性肺炎;③支气管淋巴结肿大,造成肺不张或阻塞性肺气肿;④结核性胸膜炎。

(3) 恶化　血行播散,导致急性粟粒性肺结核或全身性粟粒性结核病。

【临床表现】

原发型肺结核临床表现轻重不一。轻者可无症状或在X线检查时被发现。一般起病缓慢,可有低热、盗汗、食欲不佳、乏力等结核中毒症状,多见于年龄较大的儿童。婴幼儿及症状较重者,可突起高热39～40 ℃,但一般情况尚好,与发热不相称,持续2～3周后转为低热,并有结核中毒症状,易被误诊为伤寒或肺炎。部分患儿可有疱疹性结膜炎、皮肤结节性红斑或多发性、一过性关节炎等结核变态反应表现。当胸内淋巴结高度肿大压迫支气管分叉处时有类似百日咳痉挛性咳嗽、喘鸣;压迫喉返神经时出现声音嘶哑,压迫静脉可致颈部一侧或双侧颈静脉怒张。体检时可见周围淋巴结有不同程度肿大,婴儿可伴肝、脾肿大。肺部体征不明显,和肺内病变不一致。

【辅助检查】

(1) 胸部X线检查　原发综合征在X线胸片上呈现典型哑铃状双极影者已少见。因肺内原发病灶小或被纵隔掩盖,X线检查无法查出,或者原发病灶已吸收,仅遗留局部肿大淋巴结,所以临床诊断支气管淋巴结结核多见。胸部X线检查的表现为:①炎症型:肺门处见肿大淋巴结阴影,边缘模糊。②结节型:肺门区域见圆形或卵圆形致密阴影,边缘较清楚,突向肺叶。③微小型:肺纹理紊乱,肺门形态异常,肺门周围呈小结节及小点片状模糊阴影,此型近年来逐渐被重视。

(2) 结核菌素试验　结果呈强阳性或由阴性转为阳性。

【治疗原则】

无明显症状的原发性肺结核选用标准疗法,每天服用INH、RFP和(或)EMB,疗程为9～12个月。活动性原发型肺结核适宜采用短程化疗(DOTS)。强化治疗阶段联用3～4种杀菌药物:INH、RFP、PZA或SM,2～3个月后用INH、RFP或EMB巩固维持治疗。常用治疗方案为2HRZ/4HR。

【护理评估】

(1) 健康史　详细询问患儿有无与开放性肺结核患者的密切接触史,是否接种过卡介苗,患儿的生活环境、居住条件和既往疾病史,近期是否患过百日咳、麻疹等急性传染病,有无营养不良、过度疲劳和结核过敏等表现。

(2) 身体状况　注意评估患儿有无盗汗、午后低热、食欲不佳、消瘦、乏力等结核中毒症状;有无出现百日咳样的痉挛性咳嗽,有无疱疹性结膜炎、结节性红斑等结核过敏表现。

(3) 心理社会状况　评估家长对病情、隔离方法、服药等知识的了解程度,了解患儿及家长的心理状态,如社会支持程度、家庭的经济承受能力等。

(4) 辅助检查　及时收集和评估X线检查、结核菌素试验等辅助检查结果。

【护理诊断】

(1) 营养失调,低于机体需要量　与食欲不佳、疾病消耗过多有关。

(2) 活动耐力降低　与结核杆菌感染有关。

(3) 有传播感染的可能　与经呼吸道排出病原体有关。

(4) 焦虑　与病程长,需长期治疗、隔离有关。

(5) 知识缺乏　家长及患儿缺乏隔离、服药的知识。

【护理目标】

(1) 满足患儿的营养需要,体重控制在正常范围以内。

(2) 患儿体力恢复,能维持日常活动。

(3) 患儿未将疾病传给他人或未发生再次感染。

(4) 患儿及家长情绪稳定,能了解疾病的相关知识,积极配合治疗和护理。

(5) 患儿及家长能正确接受隔离,能认识药物的副作用,患儿能遵医嘱服药。

【护理措施】

(1) 饮食护理　加强患儿营养,给予高能量、高蛋白、高维生素、富含钙质和易消化的食物。如牛奶、鸡蛋、瘦肉、鱼、豆腐、新鲜水果及蔬菜等以增强抵抗力,促进机体修复和病灶的愈合。为患儿制作食谱,尽量多采用患儿喜爱的食物形式,注意食物的色、香、味,促进食欲,必要时少量多餐,保证机体营养需要。

(2) 生活护理　建立合理的生活制度,保持居室空气流通,阳光充足。使患儿生活规律,有充足的睡眠时间,减少体力消耗,促进体力恢复。除严重的结核病患儿应绝对卧床休息外,一般不过分强调绝对卧床。患者根据病情,可做适当的室内、外活动。积极防治各种急性传染病,如麻疹、百日咳等,防止病情恶化。原发型肺结核患儿出汗较多,特别是夜间,应及时更换衣服,避免受凉引起上呼吸道感染。

(3) 合理用药　抗结核药物种类多,疗程长,治疗过程中会出现不同程度的副反应,需密切观察,及时发现,及时处理。有些药物对肝、肾有损伤,应定期检查尿常规、肝功能。使用链霉素的患儿,尤其要注意有无发呆、抓耳挠腮等听神经损害的现象;利福平的副作用主要是肝毒性;乙胺丁醇可引起神经炎;吡嗪酰胺可起高尿酸血症,发现异常及时和医生联系,以决定是否停药。

(4) 预防感染传播　患儿活动期应实行呼吸道隔离措施,对患儿呼吸道分泌物、痰杯、餐具等进行消毒处理。

(5) 心理护理　多与患儿及家长交流,了解其心理状态,及时做好思想工作,介绍病情及用药情况,消除顾虑、使其树立战胜疾病的信心。

【健康教育】

(1) 向家长和患儿介绍原发型肺结核的病因、传播途径和消毒隔离的具体措施。指导家长对居室、食具、痰液、痰杯、便盆等进行消毒处理,同时做好患儿的日常生活护理和饮食调整,提高机体的抵抗力。积极防治各种急性传染病、营养不良、佝偻病等,以免加重病情。

(2) 全程正规化疗是治愈原发型肺结核的关键,患儿应坚持全程正规服药。指导家长密切观察抗结核药物的副作用,特别是治疗时间较长的患儿,注意定期复查,了解治疗效果和药物使用情况,如发现变化应及时就诊,以便于根据病情调整治疗方案。

(三) 结核性脑膜炎

案例引导

患儿,男,4个月,足月顺产,未接种过卡介苗,间断发热,咳嗽10 d。体格检查:体温38.4 ℃,精神萎靡,表情淡漠,左眼外展受限,前囟饱满,心音低钝,双肺可闻及少量湿啰音,布氏征阳性,肝右肋缘下1 cm,X线胸片见两肺有散在小斑点和小片状融合阴影。腰椎穿刺检查显示脑脊液压力增高,蛋白质定量增加,糖和氯化物均降低。该患儿最可能患有何病?该病的治疗及护理要点是什么?

结核性脑膜炎（tuberculous meningitis）简称结脑，是结核杆菌侵犯脑膜所引起的炎症，是小儿结核病中最严重的类型。常在结核原发感染后1年内发生，尤其是初次感染结核杆菌3～6个月最易发生结脑。多见于3岁以内的婴幼儿，约占60%。结脑是小儿结核病致死的主要原因。自普及卡介苗接种和应用有效抗结核药物以来，本病发病率较过去明显降低，预后有很大改进。若早期诊断和治疗，多数病例可痊愈，但如果诊断、治疗不及时、合理，该病的死亡率和后遗症的发生率仍很高。因此，早期诊断和合理治疗是改善结脑预后的关键。

【病因及发病机制】

结脑常为全身粟粒性结核的一部分，通过血行播散所致。小儿由于神经系统发育不成熟，血-脑屏障功能不完善，免疫功能低下与本病的发生密切相关。结脑也可由脑实质或脑膜的结核病灶破溃，结核杆菌进入蛛网膜下腔及脑脊液中所致，偶见脊柱、中耳或乳突结核病灶侵犯脑膜。

【临床表现】

典型的结脑为缓慢起病，根据临床表现，大致可分为三期。

(1) 早期（前驱期） 为1～2周。主要症状为小儿性格改变，如精神呆滞，对周围事物不感兴趣，少言、少动、烦躁、易怒等，可有低热、厌食、盗汗、消瘦、便秘及不明原因的呕吐，年长儿可诉头痛。婴幼儿表现为皱眉，以手击头、啼哭等。

(2) 中期（脑膜刺激征期） 为1～2周。由于颅内压逐步增高，患儿出现持续性头痛、喷射性呕吐、嗜睡或烦躁不安，并可有惊厥发作等。患儿脑膜刺激征明显（颈项强直、克尼格征和布鲁津斯基征阳性）。婴幼儿表现为前囟隆起、颅缝裂开。此期可出现脑神经障碍，最常见的为面神经瘫痪，其次为动眼神经和外展神经瘫痪。部分患儿可出现语言、运动功能障碍的脑炎体征。

(3) 晚期（昏迷期） 为1～3周。上述症状逐渐加重，意识状态由朦胧、半昏迷进入昏迷，强直性或阵挛性惊厥频繁发作。患儿出现极度消瘦，呈舟状腹，常出现水、电解质代谢紊乱，最终因颅内压急剧增高导致脑疝而死亡。

结脑最常见的并发症为脑积水、脑实质损害、脑出血和脑神经障碍，其中前三种是导致患儿死亡的常见原因。严重后遗症有脑积水、肢体瘫痪、智力低下、失明、失语、癫痫及尿崩症等。

【辅助检查】

(1) 脑脊液检查 脑脊液压力增高，外观透明或呈毛玻璃状；静置12～24 h后，可有网状薄膜生成，取之涂片可查到抗酸杆菌。白细胞总数为$(50\sim500)\times10^6$/L，分类以淋巴细胞为主；蛋白质定量增加；糖和氯化物均降低是结核性脑膜炎的典型改变。脑脊液结核杆菌培养阳性则可确诊。

(2) 抗结核抗体测定 PPD-IgM、PPD-IgG抗体测定有助于早期诊断。

(3) 胸部X线检查 约85%结脑患儿X线胸片有结核病改变，其中90%为活动性肺结核，X线胸片证实有血行播散性结核病对确诊结脑很有意义。

(4) 结核菌素试验 阳性对诊断有帮助，但晚期可呈假阴性。

(5) 眼底检查 可见脉络膜上有粟粒性结核结节病变，对确诊结脑很有意义。

【治疗原则】

治疗的重点是抗结核治疗和降低颅内压。

(1) 抗结核治疗 联合应用易透过血-脑屏障的抗结核药物，分阶段治疗。

① 强化治疗阶段：联合使用 INH、RFP、PZA 及 SM，疗程为 3～4 个月。

② 巩固治疗阶段：继续应用 INH、RFP 或 EMB。RFP 或 EMB 应用 9～12 个月。抗结核药物总疗程不少于 12 个月或脑脊液恢复正常后再继续治疗 6 个月。

(2) 降低颅内压　常用的脱水剂为 20％甘露醇，一般每次剂量为 0.5～1 g/kg，在 30 min 内快速滴完，4～6 h 一次；利尿剂常用乙酰唑胺，在停用甘露醇前 1～2 d 加用，每日 20～40 mg/kg(总量小于 0.75 g/d)，分 2～3 次口服，可减少脑脊液生成；视病情可考虑做侧脑室穿刺引流、腰穿减压、分流手术等。

(3) 应用糖皮质激素　早期使用糖皮质激素可降低颅内压、减轻炎症反应，并可减少粘连，防止或减轻脑积水的发生。一般应用泼尼松，每日 1～2 mg/kg(总量小于 45 mg/d)，疗程为 8～12 周。

【护理评估】

(1) 健康史　询问患儿是否接种过卡介苗，既往疾病史，近期是否有开放性肺结核患者接触史，有无结核病史，是否进行过治疗，效果如何，近期有无患百日咳、麻疹等其他急性传染病。

(2) 身体状况　了解患儿生命体征、神志、囟门张力、有无脑膜刺激征及颅神经受损、瘫痪等；患儿有无精神呆滞、烦躁、易怒、消瘦、呕吐、性格改变等早期表现。

(3) 心理社会状况　了解家长对疾病预后及治疗要求的了解程度，预后及服药等知识的掌握程度，对患儿的照顾能力和家庭的经济承受能力。年长儿因惧怕打针、服药、担心学习成绩落后，担心遭到同伴的歧视、冷落等，易产生焦虑、烦躁、恐惧心理。了解社会群体对患儿及家庭的支持程度。

(4) 辅助检查　及时收集和评估脑脊液检查、胸部 X 线检查及结核菌素试验的结果。

【护理诊断】

(1) 潜在并发症(颅内高压症)　与脑实质炎性肿胀、脑脊液分泌增加及回流受阻有关。

(2) 营养失调，低于机体需要量　与摄入不足和消耗增多有关。

(3) 有皮肤完整性受损的危险　与长期卧床、排泄物刺激有关。

(4) 焦虑（家长）　与患儿病程较长、疾病预后较差有关。

【护理目标】

(1) 患儿神志清楚，惊厥停止，前囟平坦。

(2) 患儿能摄入足够的能量及营养。

(3) 皮肤保持完整，无压疮发生。

(4) 家长焦虑减轻，能配合医护人员的工作。

【护理措施】

1. 协助医生控制颅内压

(1) 密切观察病情变化，注意监测体温、脉搏、呼吸、血压、神志、惊厥情况、瞳孔大小，及早发现颅内高压症或脑疝，以便及时采取急救措施。

(2) 患儿应绝对卧床休息，保持室内安静，避免一切不必要的刺激，医疗护理操作尽量集中进行，减少对患儿的刺激。惊厥发作时，松解衣扣，应在上、下齿之间安置牙垫，防止舌咬伤。

(3) 有呼吸功能障碍时，保持呼吸道通畅，及时清除呼吸道分泌物，必要时用吸痰器或人工呼吸机，防止窒息和吸入性肺炎。

(4) 遵医嘱给予脱水剂、利尿剂、糖皮质激素、抗结核药物等，注意观察液体的滴速和药物的副作用。

(5) 配合做好腰椎穿刺术、侧脑室引流术，以降低颅内压。做好术后护理，腰椎穿刺后去枕平卧 4～6 h，以防脑疝发生。

2. 改善营养状况

给予患儿营养丰富、易消化的饮食，保证足够能量以增强机体的抵抗力。对昏迷、不能吞咽者，可用鼻饲和静脉补液维持水、电解质平衡。鼻饲时压力不可过大，以免呕吐，病情好转能自行吞咽后，及时停止鼻饲。

3. 加强皮肤、黏膜的护理

应保持患儿皮肤清洁、干燥，床铺清洁、平整。对昏迷及瘫痪患儿，每 2 h 翻身、拍背一次，以防止压疮和坠积性肺炎。呕吐后及时清除残留的呕吐物，大小便后及时清洗臀部及会阴部，防止发生皮炎。每日清洁口腔 2～3 次，以免因呕吐致口腔不洁、细菌繁殖或并发吸入性肺炎。对昏迷眼不能闭合者，可涂眼膏并用纱布覆盖，保护角膜。

4. 消毒隔离

大部分结脑患儿伴有肺部结核病灶，应采取呼吸道隔离措施。对患儿呼吸道的分泌物、餐具、痰杯应进行消毒处理。

5. 心理护理

结脑病情重、病程较长，护理人员对患儿应关心体贴。执行护理操作时动作应轻柔，多与患儿沟通交流，及时了解其身体的不适和心理需求，并予以全面的照顾。加强与患儿家长的沟通，了解他们的心理感受，给予耐心的解释和心理上的支持，使其克服焦虑情绪，配合治疗护理。

【健康教育】

(1) 向患儿和家长介绍结核病的预防、治疗、传播途径及出院后的注意事项。做好长期治疗的准备，坚持全程、合理用药，并做好病情及药物副作用的观察；建立合理的生活制度，供给充足的营养，保证休息时间，适当地进行户外活动，定期进行门诊复查。

(2) 指导患儿避免结核病复发的危险因素，如营养不良、免疫抑制剂治疗、与开放性结核病患者接触等，避免感染复发。

(3) 对留有后遗症如肢体瘫痪者，指导家长对瘫痪肢体进行理疗、针灸、按摩等功能训练，帮助肢体功能恢复，防止肌挛缩；对智力低下和失语者，进行语言训练和适当教育。

任务小结

传染病是指由病原微生物(如病毒、细菌、衣原体、立克次体等)和寄生虫感染人体后产生有传染性、在一定条件下可形成流行的一类感染性疾病。传染病的发展过程一般要经过潜伏期、前驱期、症状明显期和恢复期。传染病传播必须具备三个环节：传染源、传播途径和易感人群。传染病的预防包括：管理传染源、切断传播途径和保护易感人群。小儿传染病的护理管理措施：建立预诊制度、及时报告疫情、严格执行消毒隔离制度、密切观察病情、加强休息与营养、预防和控制院内感染、加强心理护理、健康指导。

麻疹的病原体是麻疹病毒，麻疹患者是唯一的传染源，主要通过飞沫传播。发热、上呼吸道炎症、麻疹黏膜斑和眼部症状突出是本病特点。体温高峰时出疹，初见于耳后发际，淡红色斑丘疹,疹间皮肤正常。疹退后有糠麸样脱屑及淡褐色色素沉着。护理要点:维持正常体温,保持皮肤黏膜的完整性、保证营养供应,密切观察有无肺炎、喉炎、脑炎、结核病复发和恶化,指导患儿家长预防感染传播及加强生活护理。

水痘的病原体是水痘-带状疱疹病毒,患者是唯一的传染源,经飞沫或接触传播,患儿应隔离至疱疹全部结痂。皮疹首发于躯干,向心性分布。皮疹按红斑疹、丘疹、疱疹、脓疱、结痂的顺序演变,在同一部位可见不同性状的皮疹,预后不留瘢痕。护理要点:维持皮肤完整性、降低体温、预防感染的传播、观察病情及健康指导。

猩红热的病原体是A组乙型溶血性链球菌。患者及带菌者均有传染性,通过飞沫传播,也可经物品、创口、产道感染。治疗首选青霉素。猩红热患儿呼吸道隔离至症状消失后1周,连续咽拭子培养3次阴性,有并发症者隔离至治愈为止。护理要点:降低体温,保持皮肤、黏膜完整,预防并发症。

手足口病是由肠道病毒引起的传染性病毒性皮肤病,可引起手、足、口腔等部位的疱疹。皮疹特征:"四不像",即不像蚊虫叮咬、不像药物疹、不像口唇牙龈疱疹、不像水痘。隐性感染者和无症状带毒者为该病流行的主要传染源,通过人群间的密切接触进行传播。少数患儿可引起心肌炎、肺水肿、无菌性脑膜脑炎等并发症。护理要点:维持正常的体温,加强皮肤黏膜的护理,预防感染的传播,心理护理。

百日咳是由百日咳嗜血杆菌引起的急性呼吸道传染病,以阵发性、痉挛性咳嗽及阵咳终末出现鸡鸣样吼声为特征。护理措施主要包括:保持呼吸道通畅,保证营养供应,观察有无肺炎、百日咳脑病的发生。患儿呼吸道隔离至痉咳后3周。

流行性腮腺炎是由腮腺炎病毒引起的急性呼吸道传染病,临床上主要表现为腮腺的非化脓性肿痛,伴发热和咀嚼受限,也可累及其他腺体或器官。最常见的并发症为脑膜炎、脑膜脑炎、睾丸炎、卵巢炎和急性胰腺炎。患儿隔离至腮腺肿大消退后3 d。护理措施主要包括:减轻疼痛、降低体温、密切观察病情变化。

流行性乙型脑炎是由乙型脑炎病毒引起,以脑实质炎症为主要病变的中枢神经系统急性传染病。经蚊传播,夏、秋季流行。其临床特征为高热、惊厥、意识障碍、呼吸衰竭等。重症患儿可留有后遗症。护理要点:降低体温,保持呼吸道通畅,密切观察病情变化。

中毒型细菌性痢疾是急性细菌性痢疾的危重型,是由痢疾杆菌引起的肠道传染病。临床主要表现为急起高热、反复惊厥、嗜睡、昏迷,迅速发生循环衰竭和(或)呼吸衰竭,而早期肠道症状可很轻或无。护理措施主要包括:维持正常体温、维持有效血液循环、密切观察病情变化、心理护理及预防感染的传播。患儿隔离至症状消失,大便培养连续2次阴性或粪便正常后1周。

结核病是由结核杆菌引起的一种慢性感染性疾病,小儿以原发型肺结核最为常见,严重者可引起血行播散,发生粟粒性结核或结核性脑膜炎,结核性脑膜炎是小儿结核病致死的主要原因。小儿结核病多由接触开放性结核病患者传染而来。结核杆菌主要经呼吸道传播。临床特点:小儿对结核杆菌有较高敏感性,且发病多急、进展快,易有并发症,易侵犯淋巴系统,易产生血行播散。常用的辅助检查有结核菌素试验、结核杆菌检查、胸部X线检查等。治疗要点为抗结核治疗,用药原则为早期、适量、联合、规律、全程、分段治疗。护理要点:保证营养供给,建立合理生活制度,合理用药及对症护理等。

能力检测

一、名词解释

1. 柯氏斑　2. 口周苍白圈　3. 杨梅舌　4. 结核菌素试验　5. 原发综合征

二、选择题

(一) A_1型题

1. 传染病的病程发展不包括(　　)。

A. 潜伏期　B. 前驱期　C. 后遗症期　D. 恢复期　E. 症状明显期

2. 麻疹患者皮疹开始出现的部位是(　　)。

A. 躯干部　B. 面部、颈部　C. 耳后、发际　D. 四肢　E. 手心、足底

3. 细菌性痢疾患儿何时可解除隔离进入幼儿园?(　　)

A. 大便镜检恢复正常　B. 大便次数恢复正常　C. 体温恢复正常

D. 大便培养连续 2 次阴性　E. 临床症状消失

4. 丘疹、水疱、结痂同时存在的出疹性疾病是(　　)。

A. 麻疹　B. 幼儿急疹　C. 风疹　D. 猩红热　E. 水痘

5. 诊断结核性脑膜炎最可靠的依据是(　　)。

A. 脑脊液外观呈毛玻璃样　B. 脑脊液中糖和氯化物同时降低

C. 脑脊液中找到结核杆菌　D. 脑脊液放置 24 h 有薄膜生成

E. 脑脊液压力增高

6. 下列对猩红热患儿的护理措施哪一项是错误的?(　　)

A. 密切观察病情　B. 采用温水擦浴降温

C. 保持适宜的室内温度、湿度　D. 采用酒精擦浴降温

E. 患儿剪短指甲、戴指套、避免皮肤搔抓

7. 护理百日咳患儿应尽量避免不良刺激的目的是(　　)。

A. 预防呕吐　B. 防止窒息　C. 减少阵咳发作

D. 保证足够睡眠　E. 提高机体免疫力

8. 与流行性腮腺炎急性期护理不相符的措施是(　　)。

A. 卧床休息　B. 避免酸性食物　C. 用朵贝尔液漱口

D. 腮腺局部热敷　E. 隔离患儿至腮腺肿大消退 3 d

(二) A_2型题

1. 患儿,5 岁,猩红热病后 20 d,出现眼睑水肿,尿呈茶色,血压 130/100 mmHg。该患儿可能发生了(　　)。

A. 支气管炎　B. 喉炎　C. 支气管肺炎

D. 心肌炎　E. 肾炎

2. 患儿,2 岁,麻疹恢复期,体温突然再次升高,出现嗜睡、惊厥等症状,该患儿可能出现的并发症是(　　)。

A. 肺炎　B. 喉炎　C. 支气管炎

D. 心肌炎　E. 脑炎

3. 患儿,6 岁,发热 1 d 后出现皮疹,躯干多见,四肢末端稀少,为红色斑丘疹,数小时后

变成小水疱，瘙痒感重。该患儿最可能的疾病是(　　)。

A. 麻疹　B. 水痘　C. 幼儿湿疹

D. 猩红热　E. 腮腺炎

4. 患儿，8岁，发热2 d，体温39 ℃，咽痛，咽部有脓性渗出物。周身可见针尖大小的皮疹，全身皮肤鲜红。该患儿最可能的疾病是(　　)。

A. 麻疹　B. 水痘　C. 猩红热

D. 脓疱疮　E. 腮腺炎

5. 患儿，女，6岁。患流行性腮腺炎后第3天，高热不退，头痛，呕吐，该患儿可能出现的并发症是(　　)。

A. 脑膜脑炎　B. 喉炎　C. 支气管肺炎

D. 支气管炎　E. 心肌炎

6. 患儿，3岁，突然出现发热、惊厥，经询问该患儿前1 d有不洁饮食史。该患儿可能为(　　)。

A. 急性支气管炎　B. 急性喉炎　C. 急性肾小球肾炎

D. 急性上呼吸道感染　E. 中毒性细菌性痢疾

(三) A_3/A_4型题

(1～3题共用题干)

患儿，女，5岁。高热、流涕、头痛、畏光、流泪，4 d后耳后、发际等处出现红色斑丘疹，疹间皮肤正常，2～3 d后皮疹遍及全身。患儿精神状态差，嗜睡。

1. 针对该患儿的护理，下列措施哪项不妥？(　　)

A. 对该患儿实行呼吸道隔离　B. 病室进行空气消毒

C. 做好疫情报告　D. 患儿的玩具、衣物曝晒2 h

E. 对接触的易感儿检疫2周

2. 该患儿最可能患的病是(　　)。

A. 麻疹　B. 风疹　C. 猩红热　D. 幼儿急疹　E. 水痘

3. 该患儿出疹后5 d，高热不退，咳嗽加剧，气急发绀，肺部闻及湿啰音。患儿可能发生了(　　)。

A. 支气管炎　B. 喉炎　C. 脑炎　D. 支气管肺炎　E. 心肌炎

(4～7题共用题干)

患儿，3岁，女，高热1 d出疹，颈、胸部皮肤鲜红，散布针尖大小充血样丘疹。体格检查：患儿体温39 ℃，咽部有脓性分泌物，口周苍白圈明显。

4. 该患儿最可能患的病是(　　)。

A. 麻疹　B. 风疹　C. 猩红热　D. 幼儿急疹　E. 水痘

5. 该患儿治疗首选(　　)。

A. 阿昔洛韦　B. 青霉素　C. 林可霉素　D. 红霉素　E. 维生素C

6. 该病的病原体是(　　)。

A. 麻疹病毒　B. A组乙型溶血性链球菌

C. 水痘-带状疱疹病毒　D. 腮腺炎病毒

E. 流感嗜血杆菌

7. 针对患儿皮疹的护理措施，应除外(　　)。

A. 观察皮疹及脱皮情况　　　　　　B. 勤换内衣

C. 剪短指甲，以防抓伤　　　　　　D. 用剪刀剪掉半脱的皮肤

E. 每天用肥皂水擦洗皮肤一次

三、简答题

1. 简述传染病的基本特征、临床特点及预防措施。

2. 简述麻疹、水痘、猩红热、手足口病的皮疹鉴别要点及主要的护理措施。

选择题参考答案：

(一) 1. C　2. C　3. D　4. E　5. C　6. D　7. C　8. D

(二) 1. E　2. E　3. B　4. C　5. A　6. E

(三) 1. E　2. A　3. D　4. C　5. B　6. B　7. E

（秦爱华）

项目五　急症患儿的护理

任务二十一　惊厥患儿的护理

学习目标

掌握：小儿惊厥的概念及急救护理措施。
熟悉：小儿惊厥的护理评估要点。
了解：小儿惊厥的判断，热性惊厥的特点。

案例引导

患儿，女，2个月，人工喂养，易激惹，夜间睡眠不安，多汗。突然出现双眼球上翻，嘴角外牵，屏住呼吸，双手紧握。急查血钙为1.7 mmol/L。请思考，该患儿可能的诊断是什么？该如何处理？

惊厥（convulsions）俗称"抽风"，是神经元异常放电致全身或局部肌群发生不自主的强直性或阵挛性收缩，同时伴随意识障碍的一种神经系统功能暂时紊乱的状态，常见于6个月至3岁的婴幼儿，主要是因为小儿大脑皮质发育不够成熟，较弱的刺激亦可在大脑引起强烈的兴奋与扩散，使神经细胞突然大量异常放电所致。如持续较长时间或反复发作可导致脑组织缺氧性损害。小儿惊厥可由多种因素引起，是儿科常见的急症。

【病因及发病机制】

（1）感染性疾病　感染是小儿惊厥最常见的原因。

① 颅内感染：各种病原体导致的脑膜炎、脑脓肿、脑炎等。

② 颅外感染：热性惊厥最多见，多由于呼吸系统、消化系统等感染性疾病引起。

（2）非感染性疾病

① 颅内疾病：颅脑损伤、畸形、颅内出血或肿瘤等。

② 颅外疾病：中毒（如食物或药物中毒及一氧化碳中毒等）、代谢紊乱及电解质紊乱（如低血糖、低血钙、低血钠、低血镁等）、心肾疾病（先天性心脏病、急性肾炎、尿毒症等）、癫痫等。

（3）诱因　部分小儿惊厥发作有明显的诱因，如原发性癫痫在突然停药或感染时、高血压脑病在紧张及过度劳累时均易诱发惊厥。

【临床表现】

1. 典型惊厥

患儿突然意识丧失、呼吸节律不齐或呼吸暂停，眼球固定或上翻、凝视或斜视，局部或全身肌群呈现强直性或阵发性抽搐（图 5-21-1），发作可持续几秒钟至几分钟不等，可伴有面色青紫、大小便失禁、口吐白沫或嘴角牵动。有时反复发作，如果发作持续 30 min 以上，或两次发作间歇期意识不能恢复者，称为惊厥持续状态，可导致小儿体内氧的消耗过多，脑组织缺氧而致脑水肿及脑损伤。小婴儿及新生儿惊厥表现不典型。

2. 热性惊厥

常由急性上呼吸道感染引起，热性惊厥的特点如下。

(1) 多见于 6 个月至 3 岁的婴幼儿，男孩多于女孩。

(2) 多发生在病初体温上升期，急骤高热开始 12 h 之内。

(3) 发作次数少，持续时间短（多在 10 min 内），呈全身性，发作后意识恢复快。

(4) 预后良好，但遇发热有反复发作倾向。

(5) 不伴有神经系统异常体征，热退后 1 周做脑电图检查显示恢复正常。

(6) 部分患儿有热性惊厥的家族倾向。

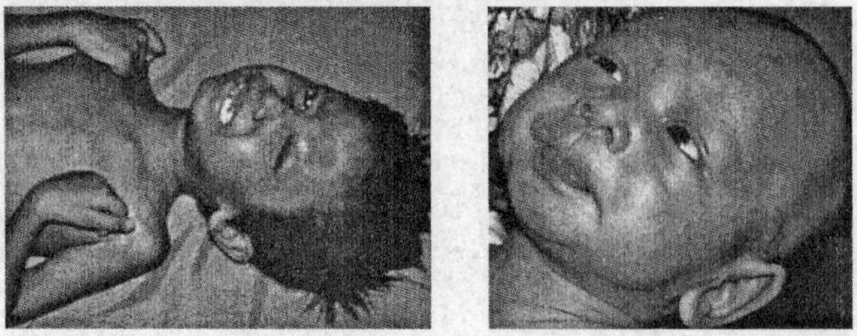

(a)　　(b)

图 5-21-1　惊厥

知识链接

预防小儿惊厥小贴士

(1) 平时要注意预防感冒。天气变化时，适时添减衣服，避免受凉；尽量不要到公共场所、流动人口较多的地方去，如超市、车站、电影院等，以免被传染；如家中大人感冒，须戴口罩，尽可能少与小儿接触；每天开窗通风，保持家中空气流通。

(2) 提高小儿的免疫力。营养均衡、经常到户外活动可以增强小儿的体质、提高小儿抵抗力。

(3) 小儿发热时，要观察体温、出汗情况。若汗出热退，则病情好转，及时为小儿擦干身体，更换衣服及被褥，预防受凉。

3. 其他情况

惊厥发作时可能造成患儿机体受伤，如双手握拳指甲损伤手心皮肤，舌咬伤、喉肌痉挛或呼吸道分泌物阻塞而发生窒息，肢体抽搐造成腋下等处皮肤损伤、骨折或脱臼，意识丧失而发生摔伤及各种意外事件。

【辅助检查】

(1) 血生化检查　检查血糖、血钙、血钠、血尿素氮等，主要鉴别有无代谢因素所致疾病。

(2) 脑脊液检查　主要鉴别有无颅内感染。

(3) 眼底检查　视网膜下出血提示颅内出血；视乳头水肿提示颅内压增高。

(4) 其他检查　脑电图检查、颅脑B超检查、颅脑CT检查、磁共振成像等，有助于明确原发病因、判断预后。

【治疗原则】

去除病因是控制惊厥的根本措施；迅速控制惊厥是首要处理措施，应用抗惊厥药物，首选地西泮，其次为苯巴比妥静脉注射或10％水合氯醛灌肠。若无条件使用抗惊厥药物，应立即针刺或指压人中、百会、十宣、内关等穴。同时须针对病因及伴随的症状进行处理，监测生命体征，保持呼吸道通畅，纠正代谢紊乱，预防颅内压增高。

【护理评估】

(1) 健康史　主要询问患儿出生史、喂养史、感染史及传染病史；询问目前药物治疗情况，如药物种类、剂量、次数及副作用等；询问病史如心肾疾病史、颅内疾病史、癫痫史、热性惊厥史，了解家族中有无惊厥病史。询问是否有高血压脑病、原发性癫痫突然停药或感染等诱因。

(2) 身体状况　主要评估患儿生命体征是否稳定。

(3) 心理社会状况　患儿的心理反应主要表现在发作后，因年龄及病因不同可产生不同的心理反应，年幼患儿的心理改变不明显，年长患儿则可产生自卑、焦虑、恐惧等心理。患儿家长因知识缺乏，多表现为惊慌失措、恐惧，并采取错误的处置方式，如大声喊叫、摇晃患儿等，因担心预后不良而焦虑，盲目求医。

(4) 辅助检查　评估脑脊液检查结果，鉴别有无颅内感染。

【护理诊断】

(1) 有窒息的危险　与惊厥发作有关。

(2) 有受伤的危险　与惊厥时突然丧失意识而发生跌倒摔伤有关。

(3) 恐惧(家长)　与家长担心患儿的生命安危及预后有关。

【护理目标】

(1) 患儿面色正常，呼吸平稳。

(2) 患儿住院期间未发生外伤或外伤程度能降低至最低限度。

(3) 患儿及家长情绪稳定。

【护理措施】

1. 急救护理

(1) 就地抢救　惊厥患儿多处于高度兴奋状态，轻微刺激即可使惊厥加重或延长惊厥时间，故切勿大声喊叫或摇晃患儿，应就地抢救，不要搬运。立即松解衣扣，使患儿去枕仰卧，头偏向一侧，以防衣服对颈、胸部的束缚影响呼吸及呕吐物误吸发生窒息；避免各种刺激，保持安静。

(2) 保持呼吸道通畅　向外轻轻牵拉舌，防止舌后坠阻塞呼吸道而引起呼吸不畅；及时清除口腔内呕吐物及呼吸道分泌物，保持呼吸道通畅；备好吸痰器及急救药品。

(3) 遵医嘱应用抗惊厥药物，并观察患儿用药后的反应，详细记录。

2. 病情观察

密切观察患儿的生命体征、瞳孔和神志的变化，了解患儿惊厥类型、持续的时间和伴随症状、有无并发症等。

(1) 发热患儿：每 4 h 时测 1 次体温，当体温大于 38.5 ℃时遵医嘱给予退热处理。

(2) 惊厥较重或持续时间较长的患儿，除按医嘱给予抗惊厥药物外，还应及时吸氧，避免因长时间惊厥引起脑缺氧导致脑水肿或脑损伤。观察有无颅内压增高的表现，若出现，应立即通知医生，配合医生进行降颅内压处理，预防脑疝发生。

3. 心理护理

关心体贴患儿，并对患儿及家长进行心理辅导；讲解惊厥的有关知识，介绍患儿的病情、预后估计及影响因素，根据不同病因，说明家长应采取的正确处理方法，提高应对能力，消除其焦虑、恐惧心理。

【健康教育】

(1) 讲解惊厥的有关知识，尤其是保持安静的重要性；介绍患儿的病情、预后估计及影响因素，教会家长预防惊厥发作的方法，如平时注意加强小儿体格锻炼，防止受凉，预防上呼吸道感染；用物理降温方法控制体温，预防惊厥的再发作。

(2) 指导惊厥发作时的急救方法，如就地抢救，针刺或指压人中穴，保持安静；发作缓解时迅速将患儿送往医院查明原因，防止再发作。同时强调定期门诊随访的重要性，根据病情及时调整药物。

(3) 指导惊厥发作时防止外伤的方法，如在患儿发作倒地时，应将周围可能伤害患儿的物品移开；勿用力强行牵拉或按压患儿肢体，以免骨折或脱臼；对有可能发生皮肤损伤的患儿应在患儿的手中或腋下垫上床单或毛巾，防止皮肤摩擦受损；对已出牙的患儿应将小毛巾包裹筷子置于患儿上、下磨牙之间，防止舌咬伤。

任务二十二　心跳呼吸骤停患儿的护理

学习目标

掌握：小儿心跳呼吸骤停的判断。

熟悉：心跳呼吸骤停的护理评估要点，心肺复苏术的步骤。

了解：心肺复苏成功的标志。

案例引导

患儿，男，6 个月。低热、咳嗽伴憋喘 2 d 收入院，曾用青霉素治疗无效。体格检查：烦躁，呼吸 88 次/分，心率 170 次/分，两肺闻及喘鸣音及少量中、小水泡音。体格检查时意识突然丧失，昏迷，抽搐，面色发绀，瞳孔散大，心音消失，听诊无呼吸音。请判断该患儿可能的诊断是什么？该如何抢救？

心跳呼吸骤停是指各种原因导致的心脏射血功能和呼吸功能的突然停止，意识丧失，抽搐，大动脉搏动消失，血压测不出。心跳呼吸骤停是儿科最危险的急症，如不及时抢救，会导致脑和全身器官、组织的不可逆性损害，患儿将面临死亡。及时、正确地采取抢救措施则有可能使患儿迅速恢复呼吸、循环功能，该抢救措施称为心肺复苏术（cardiopulmonary resuscitation，CPR）。

【病因及发病机制】

各种原因均可引起新生儿窒息、婴儿猝死综合征等，如电击、溺水、严重创伤、严重感染、大出血等，药物过敏或中毒、电解质紊乱和酸碱失衡、严重的心脏疾病等也可引起。

【临床表现】

(1) 突然出现意识丧失。

(2) 大动脉（颈动脉、股动脉等）搏动消失，血压难以测出。

(3) 严重的呼吸困难或呼吸停止，面色苍白或发绀。

(4) 瞳孔散大，对光反射消失，有短暂的抽搐。

(5) 心音微弱甚至消失或进行性心动过缓，年长儿心率小于 30 次/分，婴幼儿心率小于 80 次/分，新生儿心率小于 100 次/分。

心跳、呼吸停止 4～6 min 大脑即可发生不可逆的损害，脑细胞死亡，即使复苏成功也将遗留不同程度的神经系统后遗症。

【诊断】

患儿一旦出现意识丧失，大动脉（颈动脉、股动脉等）搏动消失，即可诊断为心跳呼吸骤停。

【治疗原则】

确认患儿意识丧失，呼吸、心跳停止后，应立即进行急救，进行心肺复苏术。

患儿心肺复苏术的过程可分为五个基本方面：评估；基础生命支持（即 ABC 操作）；高级生命支持；心脏骤停后处理；长期治疗。

心肺复苏术的步骤：A(airway)畅通气道；B(breathing)建立呼吸；C(circulation)恢复循环；D(drugs)复苏药物应用；E(ECG)心电监护；F(fibrillation treatment)电除颤。

1. CPR 开始阶段

(1) 迅速判断患儿的意识和反应（图 5-22-1），要求在 15 s 内完成。

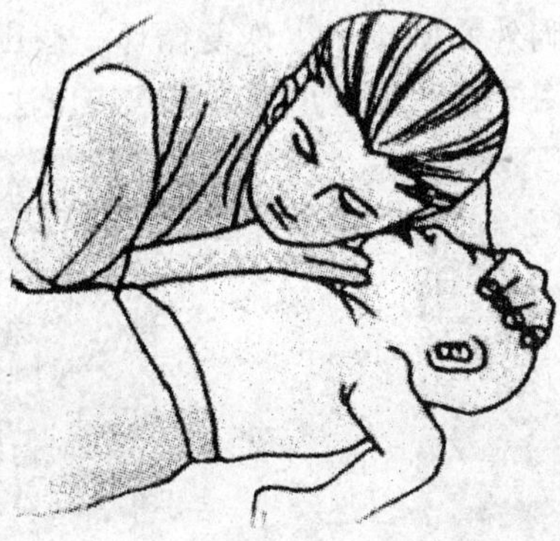

图 5-22-1 迅速判断患儿的意识和反应

① 轻拍或摇患儿并大声呼喊患儿名字，如无反应说明患儿意识丧失。

② 判定呼吸:耳朵贴近患儿口、鼻部,侧耳细听呼吸音或感觉气流从口、鼻呼出,同时双眼注视患儿胸部起伏,如无胸部起伏或气体逸出,即判定患儿无呼吸。

③ 判定大动脉搏动:1 岁以上患儿触摸颈动脉搏动,1 岁以内的患儿可触摸到肱动脉或股动脉搏动,如摸不到脉搏搏动时,即可确定心脏停搏。

一旦确认患儿意识丧失,呼吸、心跳停止,应立即进行抢救。在临床实践中,通常患儿突然昏迷同时大动脉搏动消失即可诊断,不必反复测脉搏或听心音,以免延误抢救时机。

(2) 请求帮助:迅速呼救并通知急救中心。

(3) 摆放复苏体位:使患儿就地仰卧在坚实的平面上。

2. 进行基础生命支持

(1) A(airway)畅通气道　迅速清除患儿口、鼻、咽的分泌物或异物,采用仰面举颌法畅通气道,即抢救者一手置于前额,使患儿头向后仰,另一手的食指与中指放在下颌骨的下方将颌部向上推并向前移,气道即可开放(图 5-22-2)。

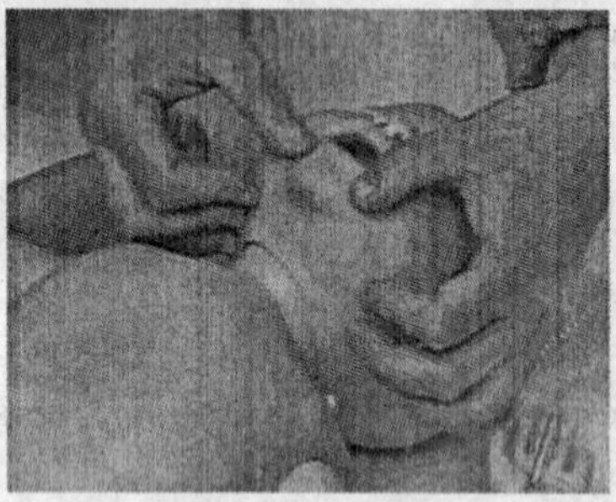

图 5-22-2　畅通气道

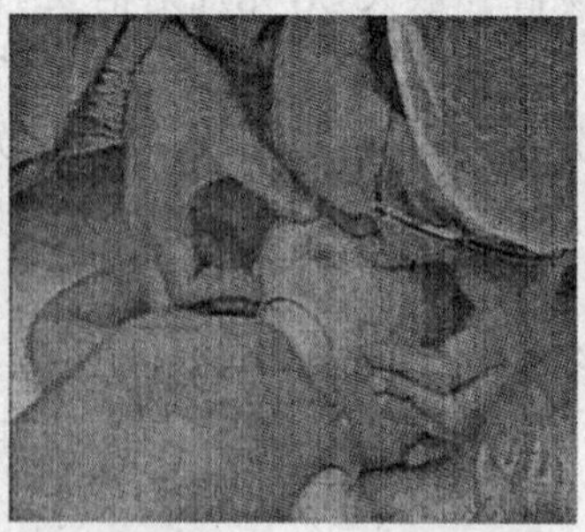

图 5-22-3　口对口人工呼吸

(2) B(breathing)建立呼吸　口对口人工呼吸:捏紧患儿鼻孔,掰开患儿口腔,抢救者深吸一口气,用口盖严患儿的嘴,呈密封状,缓慢、有力、匀速地吹气,每次吹气应持续 2 s 以上,确保患儿胸部膨起,随之放松鼻孔,让患儿肺部气体排出(图 5-22-3)。吹气与排气时间之比应为 1∶2,通气频率为婴儿 30～40 次/分,儿童 20～24 次/分。口对鼻人工呼吸:牙关紧闭患儿可采用口对鼻吹气;婴儿可同时盖住口鼻吹气。

有条件者立即用呼吸囊加压通气或气管插管,连接呼吸机进行辅助呼吸。

(3) C(circulation)恢复循环　检查有无脉搏:开放气道并进行 2 次吹气后立即检查脉搏,如摸不到脉搏应立即实施胸外心脏按压以恢复循环。按压部位为两乳头连线中点。年长儿同成人用双手掌按压法(图 5-22-4);幼儿用单手掌按压法(图 5-22-5);婴儿可用双手拇

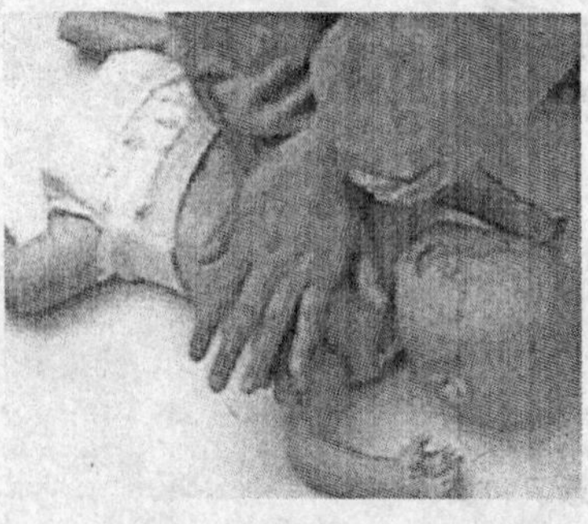

图 5-22-4　双手掌按压法

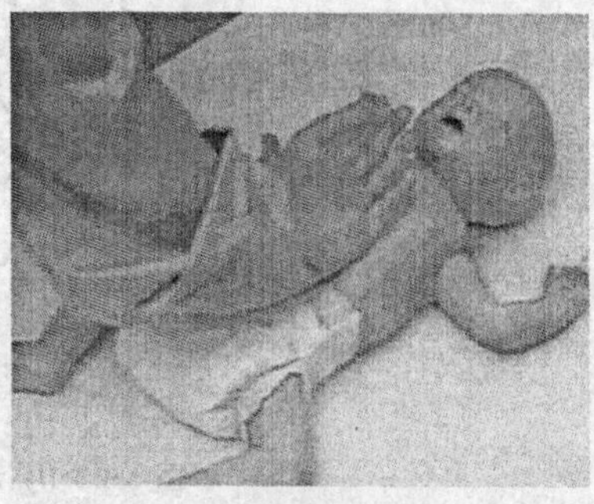

图 5-22-5　单手掌按压法

指按压法(图 5-22-6),用两手掌的四手指托住患儿背部两侧,用双手的拇指进行按压;新生儿及小婴儿可用双指按压法(图 5-22-7),即一手托住患儿背部,将另一手两指置于下一横指下缘处垂直进行按压。

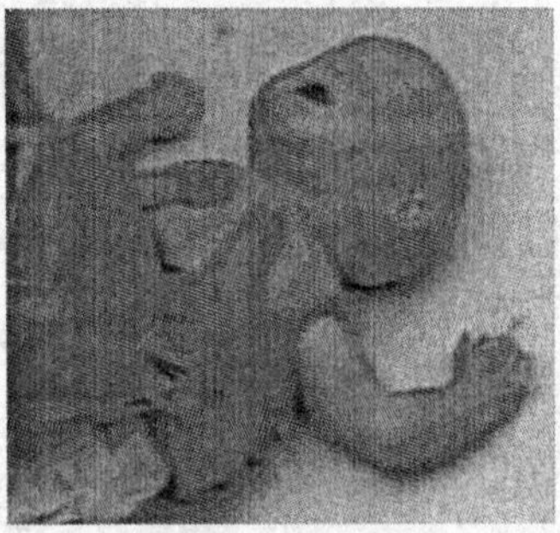

图 5-22-6　双手拇指按压法

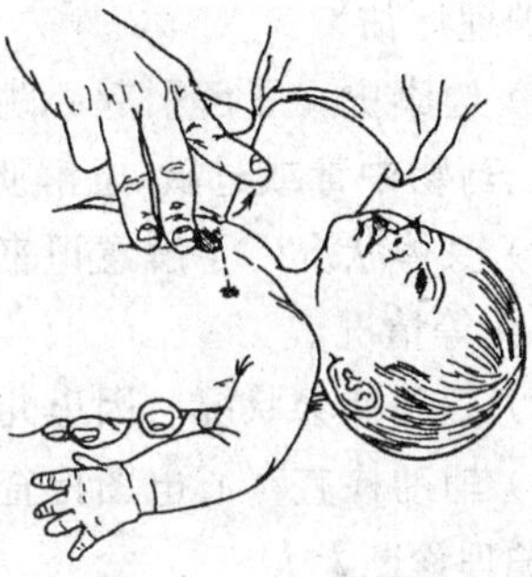

图 5-22-7　双指按压法

胸外心脏按压因年龄不同其按压位置、按压深度、按压频率等也有所不同(表 5-22-1)。按压时应防止用力过猛或部位不当而致肋骨骨折、内脏损伤及胃内容物反流引起窒息等。

表 5-22-1　不同年龄小儿胸外心脏按压

标　　准	<1 岁	1～8 岁	>8 岁(同成人)
按压位置	乳头连线中点	胸骨中下 1/3 交界处	胸骨中下 1/3 交界处
按压手法	双指按压法、双手拇指按压法	单手掌按压法	双手掌按压法
按压深度/cm	1.5～2	2～3	3～4
按压频率/(次/分)	100～120	100	100
按压通气比	3∶1	双人 15∶2,单人 30∶2	30∶2

3. 高级生命支持与基础生命支持结合

(1) D(drugs)复苏药物应用　高级生命支持是极为重要的一环。常用的药物有肾上腺素、利多卡因、碳酸氢钠、阿托品等。遵医嘱由静脉、气管或心腔内注射给药。

(2) E(ECG)心电监护　密切进行心电监护,以便及时发现心脏骤停的原因、心脏受累程度、心律失常的类型,以指导治疗和护理。

(3) F(fibrillation treatment)电除颤　电除颤对室性心动过速和室颤效果较好,应及早进行。通常发现室颤或心跳骤停 2 min 内应立即除颤;心跳骤停未及时发现者,必须在基础生命支持 2 min 后进行除颤。电除颤前应保证供氧,纠正酸中毒。

知识链接

心肺复苏成功的标志

(1) 扪及大动脉搏动,血压大于 60 mmHg(8 kPa)。

(2) 恢复自主呼吸。

(3) 闻及心音。

(4) 瞳孔缩小，恢复对光反射。

(5) 口唇、甲床颜色转红。

【护理评估】

(1) 健康史　了解引起心跳呼吸骤停的原因，如电击、溺水、窒息、严重创伤、严重感染、大出血、药物中毒或过敏、电解质和酸碱平衡的紊乱、严重的心脏疾病等。

(2) 身体状况　了解意识丧失、大动脉（颈动脉、股动脉）搏动、呼吸、面色、心音、心率、瞳孔变化等情况。

(3) 心理社会状况　因患儿病情危重，家长可产生自责、恐惧、焦虑等心理反应。

(4) 辅助检查　心电图检查可见等电位线、心电机械分离及室颤等。

【护理诊断】

(1) 心输出量减少　与周围循环衰竭有关。

(2) 气体交换型态受损/低效性呼吸型态　与呼吸、循环衰竭有关。

(3) 恐惧（家长）　与患儿病情危重、濒临死亡有关。

【护理目标】

(1) 患儿心输出量增加，恢复正常。

(2) 患儿面色正常，呼吸平稳。

(3) 患儿及家长情绪稳定。

【护理措施】

(1) 迅速判断患儿的意识和反应，要求在 15 s 内完成。一旦确认患儿意识丧失，呼吸、心跳停止，应立即进行抢救，同时呼救，以免延误抢救时机。

(2) 摆放复苏体位：使患儿就地仰卧在坚实的平面上，前臂紧贴躯体旁。

(3) 建立静脉通路：迅速建立 2 条以上静脉通路，以维持有效循环血量及输入各类抢救药物。

(4) 保持呼吸道通畅：吸氧，必要时进行气管插管及使用呼吸机。

(5) 心电监护：观察效果，必要时除颤、起搏。

(6) 及时记录抢救过程及患者情况。

(7) 复苏后处理。

① 病情观察：专人监护心率、心律、血压、呼吸、体温、出入液量等的变化。

② 降低颅内压，防止脑水肿。

③ 预防感染，严格执行无菌操作。

【健康教育】

心脏疾病患儿查明病因，积极治疗原发病；向家长介绍安全防护知识，预防小儿呼吸道梗阻；对小儿进行安全教育，防止溺水、触电、中毒等意外事故。

知识链接

小儿心跳呼吸骤停的预后及停止复苏指征

患儿未得到及时有效的抢救将会死亡；若复苏后仅有呼吸、心跳而脑复苏不成功也为抢救不成功；存活患儿易有各种中枢系统损伤后遗症。当有下述情况时可停止复苏。

(1) 深昏迷无自主呼吸　经积极抢救15～30 min患儿仍为深昏迷、瞳孔扩大固定、无自主呼吸，往往提示脑死亡，继续复苏成功的机会极小。

(2) 证实为脑死亡者　心搏虽已恢复，脑功能恢复却无保证，即使能自主呼吸也有成为植物人的可能，故凡证实为脑死亡者应停止抢救。

(3) 排除脑死亡的假象　某些药物可引起瞳孔扩大或影响意识判断，而过度通气又可抑制自主呼吸，从而造成脑死亡的假象，因此应反复排除上述可能。只要患儿心脏对各种刺激(包括药物)尚有反应，应持续胸外心脏按压至少1 h以上。

任务二十三　急性中毒患儿的护理

学习目标

掌握：小儿急性中毒的概念及急救护理措施。

熟悉：小儿急性中毒的护理评估要点。

案例引导

患儿，女，3岁，因气急、憋喘、哭闹不安、呼吸困难入院。体格检查：体温38 ℃，脉搏78次/分，呼吸26次/分，血白细胞总数为11.5×10^9/L，两侧瞳孔等大等圆，直径1.5 mm，口唇发绀，有泡沫样痰，双肺布满哮鸣音。询问其父母，得知患儿曾用“3911”农药的空药瓶灌水喝。请思考，该患儿可能发生了什么情况？该如何处理？

急性中毒是指有毒性作用的物质以不同的途径进入人体，引起组织和器官功能性、器质性损害。急性中毒发病急骤、变化迅速、症状严重，可引起呼吸、循环等多系统、多器官的功能衰竭，最后导致患儿昏迷、死亡。急性中毒是住院儿童意外伤害的常见原因，有机磷农药中毒是最常见的中毒类型，占11.4%，其次为药物中毒、食物中毒等。中毒发生率农村儿童高于城市儿童，女童高于男童。

【病因及发病机制】

小儿急性中毒以误食、意外接触有毒物质、用药过量、自杀或谋害等原因较多见。常见类型包括农药中毒、食物中毒、药物中毒等。毒物常见吸收途径有呼吸道吸入、皮肤与黏膜接触、消化道摄入。

(1) 呼吸道吸入　有毒气体、气溶液和烟雾易经肺泡吸收，直接作用于各组织器官，其毒性作用出现早且较严重。

(2) 皮肤与黏膜接触　毒物经接触的皮肤、黏膜吸收进入皮下毛细血管。通常情况下皮肤吸收速度较慢；毒物为脂溶性或在高温环境下，皮肤吸收速度可加快。

(3) 消化道摄入　毒物经消化道摄入、吸收。胃内 pH 值、肠内菌群、消化酶对毒物的吸收以及毒性作用有较大影响。

毒物经呼吸道、皮肤与黏膜、消化道等途径进入患儿身体，部分气体和易挥发毒物以原形经呼吸道排出，其余毒物经肝脏的氧化、还原、水解或结合等代谢后，大多毒性降低，然后再通过汗液、尿液、呼吸等途径排出体外。少数毒物毒性增加，如对硫磷氧化成对氧磷后毒性增加，可引起严重后果。

【临床表现】

(1) 常见毒物中毒时呼气、呕吐物和体表的气味见表 5-23-1。

表 5-23-1　常见毒物中毒时呼气、呕吐物和体表的气味

气味	蒜臭味	酒味	苦杏仁味	酮味	酚味	氨味	其他
常见毒物	有机磷农药、砷等化合物	酒精或其他醇类化合物	氰化物	丙酮及氯仿等	苯酚或来苏	氨水、硝酸铵等	煤油、汽油等

(2) 皮肤与黏膜：由于毒物不同，可导致皮肤与黏膜发绀或出现不同颜色(表5-23-2)。

表 5-23-2　常见毒物中毒时皮肤与黏膜颜色

皮肤与黏膜颜色	青紫色	潮红色	樱红色	紫色	黑色	黄色	灰棕色
常见毒物	亚硝酸盐	酒精、阿托品	氰化物、一氧化碳	蛇毒、毒虫毒	硫酸(灼伤)	硝酸(灼伤)	盐酸(灼伤)

(3) 泌尿系统：尿量和尿色的改变。

(4) 眼睛：瞳孔缩小见于有机磷农药、阿片类药物及毒蕈等中毒；瞳孔扩大多见于抗胆碱类药物中毒；视力障碍多见于毒蛇或毒虫咬蜇伤等。

(5) 神经系统：不同程度的意识障碍，如烦躁、谵妄、嗜睡、昏迷等；瞳孔缩小(或扩大)、肌肉颤动、惊厥、抽搐和瘫痪、呼吸衰竭等。

(6) 循环系统：各种毒物均可引起休克，毒物也可直接损害心脏，引起心律失常或心跳骤停等。

(7) 呼吸系统：咳嗽、声嘶、胸痛、呼吸节律加快或减慢、呼吸困难、窒息、呼气有特殊气味、哮喘或肺水肿等。

(8) 消化系统：口腔周围常有腐蚀痕迹或药渍，可有流涎或口干、恶心、呕吐、腹泻和腹部绞痛；口腔溃烂，牙龈出血，甚至胃肠出血。

【辅助检查】

(1) 毒物分析　留取血、尿、便、呕吐物等进行毒物及其分解产物的分析。

(2) 生化检查　有机磷农药中毒时血液胆碱酯酶活性降低；亚硝酸盐中毒时血液中可检出高铁血红蛋白等。

(3) 其他非特异性检查　血常规检查、血气分析、心电图检查、肝肾功能检查、X 线检查等。

【治疗原则】

在积极诊断的同时争取时间，积极抢救。

一般急救措施:尽快清除毒物,促进毒物的排泄,阻止毒物的吸收;采取对症处理,维持器官的功能。查明中毒原因后,按其特殊的急救措施处理,使用特效解毒剂:亚硝酸盐中毒时用美蓝;有机磷农药中毒时用阿托品加解磷定;铅中毒时用依地酸二钠钙;氰化物(苦杏仁等)中毒时用亚硝酸钠加硫代硫酸钠。

【护理评估】

1. 中毒的评估与判断

主要依据来源于毒物的接触史和临床表现。

(1) 收集中毒病史,如接触毒物的种类、数量及中毒途径。收集病史较困难时,不应过分强调病史,以免延误抢救时机,而应重视患儿的临床表现,及时抢救。

(2) 了解患儿的精神状态、患儿与家人经常服用药物的情况、用药的剂量以及对治疗的反应等。

(3) 注意调查中毒环境,收集患儿身边可盛放毒物的容器、纸袋和剩余毒物等。

(4) 呼吸道中毒时应了解空气中毒物的浓度、风向、风速及吸入时间等。

2. 身体状况

评估生命体征是否稳定等。

3. 心理社会状况

由于患儿年龄不同可产生不同的心理反应,如年长的患儿可产生焦虑、恐惧等心理,年幼患儿的心理改变则不明显。患儿家长因知识缺乏及担心预后不良,面对患儿非常紧张,多表现为惊慌失措、恐惧,并采取错误的处置方式,如大声喊叫、摇晃患儿等。

4. 辅助检查

评估毒物分析、生化检查结果,进行针对性解毒处理。

【护理诊断】

(1) 急性意识障碍　与中毒有关。

(2) 气体交换型态受损/低效性呼吸型态　与毒物抑制呼吸中枢或导致肺部分泌物过多有关。

(3) 恐惧(家长)　与患儿病情危重、濒临死亡有关。

(4) 知识缺乏(家长)　缺乏毒物、药物使用及管理和中毒的有关知识。

【护理目标】

(1) 患儿面色正常,呼吸平稳。

(2) 患儿心输出量增加,血压恢复正常。

(3) 患儿及家长情绪稳定。

【护理措施】

1. 尽快排出毒物

1) 呼吸道中毒

患儿应立即脱离现场,呼吸新鲜空气,保持呼吸道通畅,必要时吸氧和人工呼吸。

2) 皮肤接触中毒

立即脱去已被污染的衣物,一般主张反复用清水冲洗体表、毛发及指甲缝等部位的毒物,冲洗时间要求为 10～30 min。强酸中毒时可用 3%～5%碳酸氢钠溶液或淡肥皂液冲洗;强碱中毒时可用 3%～5%醋酸或淡食醋冲洗。

3）食入性中毒

（1）催吐　适用于食入毒物4～6 h、神志清醒的年长儿。机械催吐为压迫舌根或刺激咽后壁。药物催吐为口服吐根糖浆15～20 mL，以少量水送服，15～30 min后即发生呕吐。禁忌证：误服汽油、煤油及腐蚀性毒物中毒；惊厥、昏迷、肺水肿、严重心血管疾病等。

（2）洗胃　食入毒物4～6 h内洗胃效果最好，饱食、中毒量大或减慢胃排空的毒物超过6 h者仍要洗胃。常用洗胃溶液：生理盐水或温开水。禁忌证：强酸、强碱及腐蚀性毒物中毒，食道或贲门梗阻，昏迷等患儿。

（3）导泻　常用50%硫酸镁溶液50 mL导泻，也可用20%甘露醇。经催吐或洗胃后给予泻剂，以使毒物尽快排出，但导泻不能替代洗胃。

（4）灌肠　食入毒物4 h以上者可用0.5%温盐水或1%肥皂水灌肠数次，促进排泄，至洗出液变清为止。

2. 促进已吸收毒物的排泄

（1）饮水　鼓励患儿多饮水，以利于尿排毒。

（2）透析　常用于毒性极大的氰化物、砷化物中毒。常用方法有腹膜透析、血液透析、血液灌流或血浆置换等。

3. 阻止毒物吸收

可使用胃黏膜保护剂（如蛋清、花生油、牛奶、浓茶等）缓慢注入胃内，能分别与不同毒物发生沉淀反应，并保护胃黏膜；注意用力不宜过大，速度不宜过快，防止造成穿孔等并发症；口服活性炭也可吸附毒物从而减少毒物吸收；有毒动物咬伤时，可在肢体的伤口上端结扎止血带以减少毒物吸收。

4. 使用特殊的解毒方法

按医嘱使用特效解毒剂及高压氧舱疗法。

5. 对症护理

（1）卧床休息，维持营养及水分供给，注意保暖。

（2）密切观察患儿的病情变化，详细记录24 h出入液量，维持水、电解质与酸碱平衡，防止重要脏器功能衰竭。

（3）保持呼吸道通畅，保持口腔清洁，及时清除呼吸道分泌物和涎液，给氧，必要时行气管插管。

（4）对于躁动、抽搐、昏迷的患儿应注意保护，防止碰伤和坠床等意外。

6. 其他

密切观察药物的疗效与不良反应，及时、准确地做好各项记录。

【健康教育】

对家长加强防毒宣传；督促小儿养成良好的饮食卫生习惯，不吃有毒或变质食物；家中的药品及毒物应妥善保管。

任务二十四 气管异物患儿的护理

学习目标

掌握：小儿气管异物的概念及急救护理措施。

案例引导

患儿，男，6岁，因气急、憋喘、哭闹不安、呼吸困难入院。体格检查：体温 38 ℃，脉搏 140 次/分，呼吸 40 次/分，血压 12/9.5 kPa，神志模糊，时有躁动，口唇发绀。实验室检查：血红细胞 4.4×10^{12}/L，血红蛋白 126 g/L，白细胞 12×10^{9}/L，中性粒细胞 0.77，淋巴细胞 0.23。胸部透视检查：右肺下野纹理增强、紊乱，右肺透亮度增加，横膈位置降低，活动减弱，呼气时纵隔向左侧摆动，吸气时回原位。X 线检查：右侧支气管内见透光性非金属异物。请思考，该患儿可能发生了什么情况？该如何处理？

气管异物是指异物因误吸滑入气管及支气管内，是儿科急症之一，多发生于5岁以下的儿童。可出现呼吸困难甚至危及生命。

【病因及发病机制】

小儿喉的保护作用及咳嗽反射不完善，在进食或口含物品时，哭笑、逗玩、惊吓等诱因可促使异物因误吸滑入气管及支气管内。常见异物有：花生米、葵花籽、黄豆、果核、硬币、纽扣、塑料笔帽等。少数为全麻未醒或昏迷患儿误吸呕吐物所致。

【临床表现】

(1) 吸入异物时，患儿有剧烈呛咳、喉喘鸣、声嘶、面色发绀和不同程度的呼吸困难，片刻后缓解或加重。

(2) 阵发性、痉挛性咳嗽：气管、支气管异物的典型症状。多数患儿在症状缓解期无明显表现，但在睡眠时翻身、活动或安静时会出现阵发性、痉挛性咳嗽，可呈"空空"音，但发音正常。可咳出异物而症状缓解、消失，也可因异物咳至声门或在声门下嵌顿，使症状突然加重。异物若停留在支气管，多有喘息症状。因病史较长，患儿常有发热、咳脓痰、外周血白细胞总数升高等肺部感染症状和体征。

(3) 呼吸困难：多数患儿有不同程度的呼吸困难，重症者可有面色发绀、三凹征、呼吸时胸廓运动不对称等表现。

(4) 拍击声：气管内异物可上下移动，听诊能闻及金属性拍击声，手置于颈部气管处有撞击感。

(5) 并发症：支气管异物可阻塞该支气管下部，而引起患侧阻塞性肺气肿、肺不张或支气管肺炎。

【辅助检查】

(1) 胸部X线检查　该检查最常用，但除金属异物外，其他异物多数不能显示具体位置。

(2) 支气管镜检查　该检查较可靠，多数能直接发现异物。

【治疗原则】

及时取出异物；保持呼吸道通畅；控制感染。

【护理评估】

(1) 健康史　询问有无引起气管、支气管异物的诱发因素，如小儿进食时有无逗笑和使儿童受惊吓等。

(2) 身体状况　典型症状为剧烈呛咳、喉喘鸣、声嘶、面色发绀和不同程度的呼吸困难，异物若停留在支气管，多有喘息症状，可闻及金属性拍击声，手置于颈部气管处有撞击感。

(3) 心理社会状况　患儿常因疾病引起的不适无法表达自己的需要而产生烦躁、焦虑和恐惧情绪。家长因患儿病情表现危急及对本病知识的缺乏，产生惊恐、紧张、忧虑和悲观等心理变化，对医护人员的言行、态度及情绪过于敏感。

(4) 辅助检查　支气管镜检查多能直接发现异物。

【护理诊断】

(1) 有窒息的危险　与气管及支气管内异物有关。

(2) 气体交换障碍　与异物阻塞气管及支气管有关。

(3) 有感染的危险　与异物刺激气管及支气管黏膜，影响呼吸道分泌物排出有关。

(4) 知识缺乏　患儿和(或)家属缺乏气管及支气管异物的相关知识。

【护理目标】

(1) 患儿面色正常，呼吸平稳。

(2) 患儿住院期间未发生感染或感染被有效控制。

(3) 患儿及家长了解相关知识。

【护理措施】

1. 避免诱发因素

减少患儿烦躁、哭闹，避免因此导致异物移位发生急性喉梗阻，发生窒息而危及生命。

2. 心理护理

气管异物病情危急，常有阵发性呛咳、呼吸困难等，加之婴幼儿不善于用言语表达，家长情绪紧张，应认真向家长交代病情，稳定其情绪，以取得其配合，同时给予患儿安慰，如采用亲切耐心的话语，轻轻地抚摸患儿头部等。

3. 术前护理

利用支气管镜取出异物，是唯一有效的治疗方法。

(1) 观察病情及判定异物阻塞部位　密切观察患儿呼吸、咳嗽等情况，判断异物所在部位，如有面色发绀、三凹征、大汗等危急情况应立刻通知医生，同时做好抢救准备。

(2) 术前准备　备好氧气瓶、吸痰器、气管切开包等急救物品；按照患儿的年龄选择好适当管径、长度的气管套管和吸痰管。告知患儿及家长注意事项与配合要求，术前患儿禁食、禁饮6～8 h(哺乳期婴儿4 h)，病情危急者除外。

4. 术后护理

(1) 了解手术情况　了解手术时间、异物取出情况等。

(2) 病情观察　密切观察是否因异物的刺激及手术的直接损伤，引起喉、气管的水肿和炎症，有无残留异物等。

(3) 饮食　术后禁食 4 h，4 h 后给予半流质饮食，先试以小口饮水，无呛咳可给予半流质饮食，完全恢复后逐渐改为普食。

5. 气管切开术后的护理

按气管切开术后常规护理处理。

【健康教育】

向小儿或(和)家长介绍气管异物的相关知识，以预防为主。小儿进食时禁止逗笑和使儿童受惊吓；3 岁以下小儿不要给予花生、豆类等小而硬的食物；小儿玩具不宜带有易脱落的小零件，避免小儿抓到小物件后放入口内；发现小儿口内含有细小物品时，应劝说或诱导其吐出，不可急于从其口内取出或者打骂；疑似气管及支气管内异物时应及时就医。

知识链接

小儿气管异物的现场急救

(1) 一旦发现小儿喉、气管、支气管有异物的可能时，应立即去医院救治。

(2) 现场急救时可提起小儿双脚，使其身体悬空，以手掌轻拍患儿背部，借助咳嗽可将喉部及气管内小的异物咳出，但此方法可能不彻底，故仍应去医院检查。

项目小结

惊厥是儿科的常见急症，以局部或全身肌群发生强直性或阵挛性收缩为特点，如持续较长时间或反复发作可导致脑损害甚至危及生命。惊厥发作时应就地抢救，保持呼吸道通畅，遵医嘱应用抗惊厥药物，严密观察病情，保持安静，防止受伤，预防复发。

心跳呼吸骤停是由于多种原因导致的心跳、呼吸突然停止，表现为心跳、呼吸停止，脉搏消失，血压下降甚至无法测出，本病是儿科最危险的急病症，如不及时抢救，患儿将面临死亡。医护人员必须尽快采用心肺复苏术使心跳呼吸骤停患儿迅速恢复呼吸、循环功能。

急性中毒是住院儿童意外伤害的常见原因，有机磷农药中毒是最常见的中毒类型，急性中毒发病急骤、变化迅速、症状严重，可引起呼吸、循环等多系统、多器官的功能衰竭，最后导致患儿昏迷、死亡。在积极诊断的同时争取时间积极抢救。一般急救措施包括：尽快清除毒物；促进毒物的排泄；阻止毒物的吸收；对症护理，维持器官的功能。

气管异物是指异物因误吸滑入气管及支气管内，是儿科急症之一，多发生于5 岁以下的儿童。可出现呼吸困难甚至危及生命。医护人员必须及时取出异物，保持患儿呼吸道通畅，控制感染。

能力检测

一、名称解释

1. 惊厥　2. 心跳呼吸骤停

二、选择题

(一) A_1型题

1. 小儿惊厥最常见的原因是(　　)。

A. 高热　　B. 癫痫　　C. 中毒性脑病

D. 脑炎和脑膜炎　　E. 低血糖和水、电解质紊乱

2. 小儿惊厥发作时,应首先做哪项护理工作?(　　)

A. 立即送入抢救室　　B. 立即解松衣领,平卧取头侧位

C. 将舌轻轻向外牵拉　　D. 手心和腋下放纱布

E. 置牙垫于上、下磨牙之间

3. 小儿抗惊厥的首选药物为(　　)。

A. 地西泮　B. 苯妥英钠　C. 苯巴比妥钠　D. 副醛　E. 水合氯醛

4. 小儿惊厥发作时,脑电图检查常用于鉴别是否为(　　)。

A. 癫痫　B. 阿斯发作　C. 低血钙　D. 颅脑损伤　E. 脑膜炎

5. 当怀疑患儿出现心跳呼吸骤停时,为迅速确诊,首先应(　　)。

A. 摸脉搏　B. 听心音　C. 检查心电图　D. 数呼吸次数　E. 测血压

6. 有机磷农药中毒的解毒药为(　　)。

A. 地塞米松　B. 阿托品　C. 美蓝　D. 硫酸镁　E. 亚甲蓝

(二) A_2型题

1. 患儿,12 个月。因热性惊厥入院,治疗一周后痊愈出院,出院时对其家属健康教育的重点是(　　)。

A. 合理喂养的方法　　B. 预防接种的时间　　C. 体格锻炼的方法

D. 惊厥预防及急救措施　　E. 与小儿沟通的技巧

2. 患儿,男,10 个月。因发热、咳嗽、惊厥来院就诊。体格检查:体温 39.8 ℃,咽充血,前囟平软,神经系统检查无异常。请问该患儿惊厥的原因可能是(　　)。

A. 癫痫发作　B. 热性惊厥　C. 低钙惊厥　D. 中毒性脑病　E. 化脓性脑膜炎

(三) A_3/A_4型题

(1～2 共用题干)

患儿,4 个月,睡眠时常烦躁哭闹,难以入睡,诊断为佝偻病,给予维生素 D_3 30 万 U 肌内注射后突然发生全身抽搐 3 次,每次 20～60 s,发作停止时精神如常,体重 6 kg,体温 37.9 ℃,有枕秃及颅骨软化,血钙 1.68 mmol/L。

1. 对该患儿的护理应首先采取(　　)。

A. 继续补充维生素 D_3　　B. 降低患儿体温

C. 在病床两侧加床栏　　D. 尽快给予葡萄糖酸钙

E. 及时纠正碱中毒

2. 该患儿现在抽搐的主要原因是(　　)。

A. 缺乏维生素 D_3　　B. 血钙降低　　C. 热性惊厥

D. 癫痫发作　　E. 碱中毒

三、简答题

1. 患儿出现惊厥发作时应如何急救?

2. 当发生一氧化碳中毒时,如何在现场抢救患儿?

3. 心跳呼吸骤停患儿的临床表现有哪些?

4. 常用的洗胃液有哪些?

选择题参考答案:

(一) 1. A 2. B 3. A 4. A 5. A 6. B

(二) 1. D 2. B

(三) 1. D 2. B

(张永霞)

项目六　儿科常用护理技术

学习目标 ...

掌握：小儿体重、身高测量法，沐浴法，婴儿抚触法，尿布皮炎护理法，头皮静脉输液法，婴幼儿灌肠法的护理要点和健康指导。

熟悉：小儿更换尿布法、约束法、颈外静脉穿刺、股静脉穿刺、暖箱使用法、蓝光箱使用法的护理评估、护理要点及健康指导。

了解：儿科常用护理技术的护理目标。

任务二十五　一般儿科护理技术

一、一般测量法

实训 25-1-1　体重测量法

（一）目的

准确测量小儿体重，评价小儿体格生长发育情况，尤其是营养情况，为临床护理中药物剂量、输液量和热量供应的计算等提供根据。

（二）要求

(1) 评估小儿和(或)家长对测量小儿体重的认知情况。

(2) 准备好环境和用物。

(3) 熟练掌握操作方法，操作过程中关爱小儿，动作轻巧、准确。

(4) 沟通有效，能向小儿家长解释清楚操作目的和配合要求。

（三）准备用物

婴儿秤或磅秤、尿布、浴巾等。

（四）操作步骤

操作步骤见表 6-25-1。

表 6-25-1　体重测量法操作步骤

操作步骤	要点说明
(1) 评估小儿姓名、性别、年龄、出生体重及合作程度，解释测量目的及配合要求	·确认小儿，并使之建立安全感以取得合作

续表

操作步骤	要点说明
(2) 保持环境整洁、舒适，操作者仪表符合要求，洗手，按需备齐用物，检查体重秤并调零	·选择合适的体重秤；婴儿秤上铺浴巾
(3) 妥善安置小儿：脱掉衣裤、鞋、帽	·注意保暖；保护其安全
◆婴儿体重测量法(图 6-25-1) 将其抱上婴儿秤；婴儿卧于秤盘中央	·保持婴儿安静
◆小儿体重测量法(图 6-25-2) 1～3 岁小儿嘱其坐在磅秤座上；3 岁以上小儿嘱其站在磅秤上	·姿势正确，双臂自然垂于身体两侧 ·保持小儿安静
(4) 测量：操作者双目直视刻度盘，直接读数	·读数精确至小数点后 1 位
(5) 记录：正确记录测量值	
(6) 整理：协助小儿离开秤，穿好衣物。体重秤归零，整理用物	·保证小儿舒适、安全
(7) 评价：小儿无不适，体重测量准确	

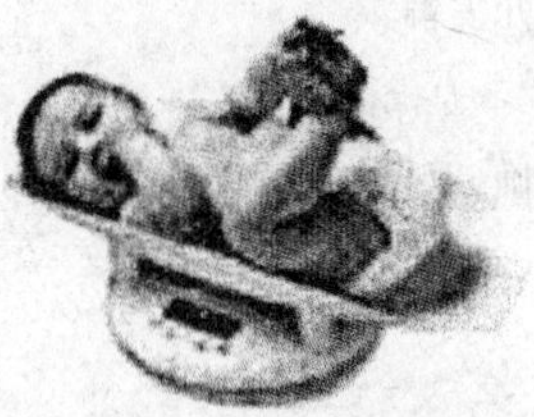

图 6-25-1 婴儿体重测量法

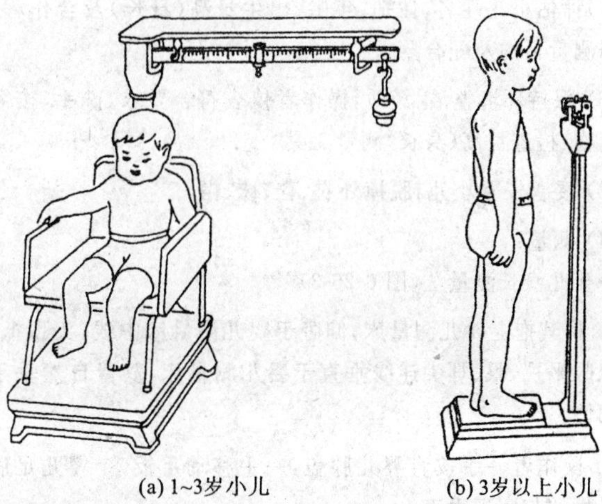

(a) 1~3岁小儿　(b) 3岁以上小儿

图 6-25-2 小儿体重测量法

（五）注意事项

(1) 沟通有效，取得小儿和(或)家长的配合。评估小儿和(或)家长对测量小儿体重的认知情况。

(2) 在晨起、空腹排尿后(或进食后 2 h)测量最佳；测量前必须校正秤至零点，应脱下衣裤、鞋袜等；测量时小儿不可摇晃或接触其他物体。

(3) 小婴儿读数精确至 10 g；幼儿读数精确至 50 g；年长儿读数精确至 50～100 g。婴儿卧于秤盘中央测量，1～3 岁小儿取坐位测量，3 岁以上小儿取站位测量，双臂自然下垂。

(4) 测量过程中关爱小儿，动作轻巧、准确。

(5) 熟悉小儿不同年龄段的正常体重。正常的波动范围为平均体重的 10%。体重减轻或增加缓慢、停滞，提示营养不良；体重增长过速，超过正常值 15%，应检查是否为肥胖症。

实训 25-1-2　身高测量法

（一）目的

准确地测量小儿身高（身长），评价小儿体格生长发育情况。

（二）要求

(1) 评估小儿和（或）家长对测量小儿身高（身长）的认知情况。

(2) 准备好环境和用物。

(3) 熟练掌握操作方法，测量过程中关爱小儿，动作轻巧、准确。

(4) 沟通有效，能向小儿家长解释清楚操作目的和配合要求。

（三）准备用物

婴儿测量床或身高、坐高测量仪等。

（四）操作步骤

操作步骤见表 6-25-2。

表 6-25-2　身高测量法操作步骤

操作步骤	要点说明
(1)评估小儿姓名、性别、年龄、出生身高（身长）及合作程度，解释测量目的及配合要求	· 确认小儿，并使之建立安全感以取得合作
(2) 保持环境整洁、舒适，操作者仪表符合要求，洗手，按需备齐用物，检查身高（身长）测量工具	· 选择合适的身高（身长）测量工具
(3) 妥善安置小儿：脱掉外衣、鞋、袜、帽	· 注意保暖；保护其安全
(4) 测量：	
◆婴儿身长测量法（图 6-25-3）	· 保持婴儿安静
① 将其抱上婴儿测量床；仰卧于婴儿测量床中线，头顶抵头板，双眼平视，眼、耳尖连线垂直于婴儿测量床，双臂自然垂于身体两侧	· 姿势正确，双臂自然垂于身体两侧
② 操作者一手按直婴儿膝盖，一手移动足板，令婴儿足底紧贴足板并与底板垂直	
③ 操作者双目直视刻度，直接读数，以厘米为单位	· 读数精确至小数点后 1 位
◆小儿身高测量法（图 6-25-4）	· 保持小儿安静、舒适、安全
① 协助小儿站在量杆前；双眼平视，双臂自然垂于身体两侧，足跟并拢，足尖分开约成 60°角；头、肩胛骨、臀部、足跟四点一线紧贴量杆	· 姿势正确
② 操作者将量杆推至小儿头顶，量杆与立柱垂直	· 量杆位置正确
③ 操作者双目直视刻度，直接读数，以厘米为单位	· 读数准确，精确至小数点后 1 位
(5) 记录：正确记录测量值	
(6) 整理：协助小儿离开，穿好衣物，还原量杆，整理用物	· 关心小儿
(7) 评价：小儿无不适，身高（身长）测量准确	

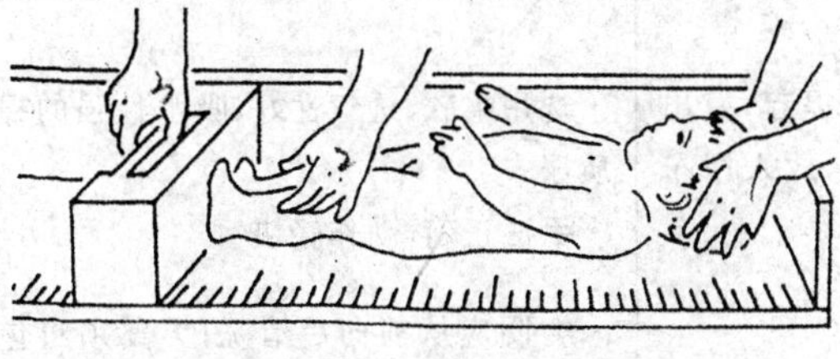

图 6-25-3　婴儿身长测量法

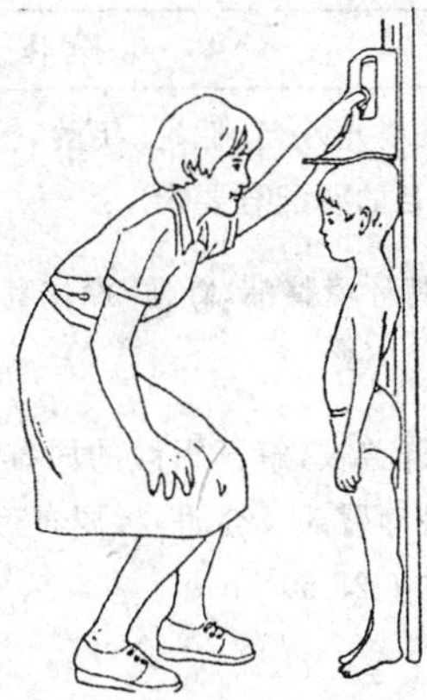

图 6-25-4　小儿身高测量法

（五）注意事项

(1) 沟通有效，取得小儿和（或）家长的配合。评估小儿和（或）家长对测量小儿身高（身长）的认知情况。

(2) 测量前应脱下外衣、帽、鞋、袜等。

(3) 婴儿用婴儿测量床测量，年长儿以站式测量；量板轻贴小儿头顶或足底，与量杆垂直；读数精确至 0.1 cm。

(4) 测量过程中关爱小儿，动作轻巧、准确。

(5) 熟悉小儿不同年龄段的正常身高（身长）。正常的波动范围为平均身高（身长）的 10%。

二、更换尿布法

实训 25-2　更换尿布法

（一）目的

保持婴儿臀部皮肤的清洁、干燥、舒适，预防尿布皮炎。

（二）要求

(1) 评估小儿和（或）家长对尿布皮炎的认知情况。

(2) 准备好环境和用物。

(3) 熟练掌握操作方法，操作过程中关爱小儿，动作轻巧、准确。

(4) 沟通有效，能向小儿家长解释清楚操作目的和配合要求。

（三）准备用物

清洁尿布、温水、软毛巾等。

（四）操作步骤

操作步骤见表 6-25-3。

表 6-25-3 更换尿布法操作步骤

操作步骤	要点说明
(1)评估婴儿姓名、性别、年龄、臀部皮肤及合作程度，向家长解释操作目的及配合要求	·确认婴儿，并使之建立安全感以取得合作
(2) 保持环境整洁、舒适，操作者仪表符合要求，洗手，按需备齐用物	·注意保暖
(3) 揭开盖被，解开污湿的尿布，握住婴儿双脚轻轻提起，露出臀部，擦净臀部及会阴，将尿布污湿部分卷折于内面，放入尿布筐内(图 6-25-5)	·选用柔软、透气性好、吸水性强的棉质尿布 ·手法正确，动作轻快
(4) 用温水洗净婴儿会阴部及臀部，擦干水分	·会阴应从前向后清洗；男婴须将包皮翻起清洗，洗净后轻轻擦干水分，勿用力擦
(5) 将婴儿置于床上，握住其双脚，略抬高臀部，放三角形尿布的底边于腰下，再将三角形尿布的两端覆盖在腹部，将三角形尿布顶端由两腿间拉上，系好尿布带	·尿布顶端不可覆盖肚脐 ·松紧适宜
(6) 婴儿体型较大或尿量较多者，可在三角形尿布上再垫一长方形尿布，女婴垫在臀下，男婴放在会阴部	
(7) 整理：整理衣物，盖好被子	
(8) 评价：小儿臀部皮肤清洁、干燥，无不适	·关爱小儿

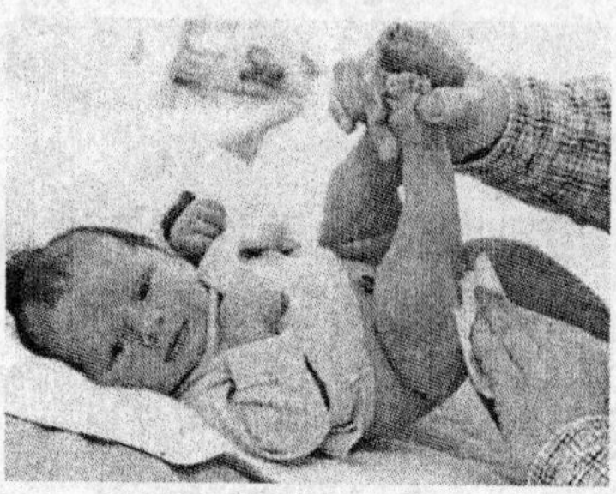

图 6-25-5 更换尿布

（五）注意事项

(1) 选用尿布的标准：质地柔软、透气性好、吸水性强的棉织品。

(2) 更换尿布时避免暴露婴儿上半身，动作应轻快。

(3) 包尿布应松紧合适，防止过紧而影响婴儿的活动或过松造成大便外溢。

(4) 尿布皮炎的护理：清洗患儿臀部后（禁用肥皂），暴露尿布皮炎部位，进行阳光照射或红外线照射，10～20 分/次，2～3 次/天，然后根据不同的皮炎程度选择合适的外用药涂抹患处。

① 轻度及Ⅰ度皮炎采用鱼肝油。

② Ⅱ、Ⅲ度皮炎采用氧化锌糊剂或油膏。

③ 继发细菌感染或真菌感染时，采用 0.5%新霉素氧化锌糊剂或克霉唑制剂。

三、约束法

实训 25-3 约 束 法

（一）目的

(1) 令小儿不能过多活动，便于进行诊疗和护理操作。

(2) 防止躁动不安的小儿受伤，保护小儿安全，防止意外发生。

(3) 保护小儿伤口敷料，以免抓脱或感染。

（二）要求

(1) 评估小儿和(或)家长对约束法的认知情况。

(2) 准备好环境和用物。

(3) 熟练掌握操作方法，操作过程中关爱小儿，动作轻巧、准确。

(4) 沟通有效，能向小儿家长解释清楚操作目的和配合要求。

（三）用物准备

床单或浴巾、棉垫、夹板、约束带或布带。

（四）操作步骤

操作步骤见表 6-25-4。

表 6-25-4 约束法操作步骤

操 作 步 骤	要 点 说 明
(1) 评估小儿姓名、性别、年龄、意识、病情及合作程度，向家长解释操作目的及配合要求	·确认小儿，并使之建立安全感以取得合作
(2) 保持环境整洁、舒适，操作者仪表符合要求，洗手，按需备齐用物	·环境温度、湿度适宜
(3) 约束小儿	
◆全身约束法(见图 6-25-6)	
方法一：	
① 将床单或浴巾折成自小儿肩至踝的长度，轻轻抱起小儿仰卧于床单或浴巾的中间	·选用柔软、透气性好的棉质床单或浴巾
② 操作者站在小儿一侧，将小儿四肢舒适地放好，用近侧床单或浴巾包紧小儿同侧手臂、躯干和双腿，经小儿前胸至对侧腋窝处，再平整地压在小儿背后	·手法正确，动作轻快
③ 将对侧床单或浴巾包住对侧上肢及整个躯干，经前胸压于背下	·松紧适宜
④ 如果小儿活动比较剧烈，可以用布带围绕双臂打活结系好	·床单或浴巾及小儿衣服平整无皱褶
方法二：	
① 将床单或浴巾折成自小儿肩至踝的长度，轻轻抱起小儿仰卧于床单或浴巾的中间	·手法正确，动作轻快

续表

操作步骤	要点说明
② 操作者站在小儿一侧，将小儿四肢舒适地放在床单或浴巾中央，用近侧床单或浴巾将小儿手臂包紧并从腋下经后背到达对侧腋下拉出，再包住对侧手臂，多余部分压于背后	·松紧适宜
③ 将床单或浴巾对侧包裹小儿胸部压于背下	·床单或浴巾及小儿衣服平整无皱褶
◆手足约束法 ① 夹板约束：在输液肢体的穿刺部位下方，放置衬有棉垫的小夹板，再用绷带将小儿肢体固定	·常用于四肢静脉输液的固定 ·夹板长度应超过关节处
② 约束带约束：将小儿手或足置于约束带(图 6-25-7)衬垫的宽端中间，再将宽带两端对折于手腕或踝部，再以细带系好，将长带端系于床边	·松紧适宜，手、足不易脱出且不影响血液循环
(4) 整理：整理衣物，盖好被子	
(5) 评价：约束松紧适宜，小儿无不适	·关爱小儿

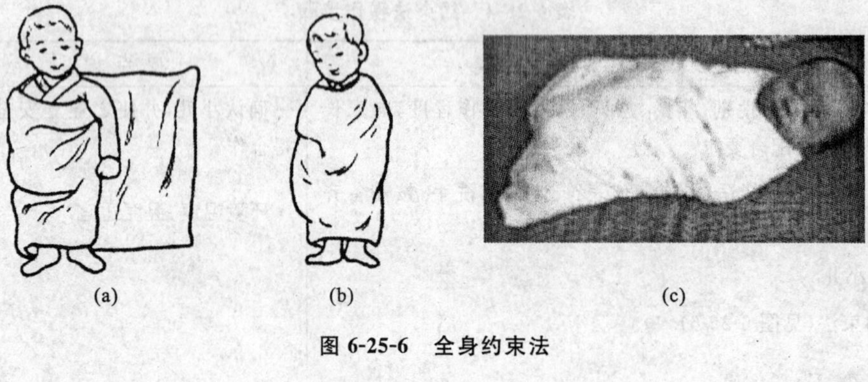

图 6-25-6　全身约束法

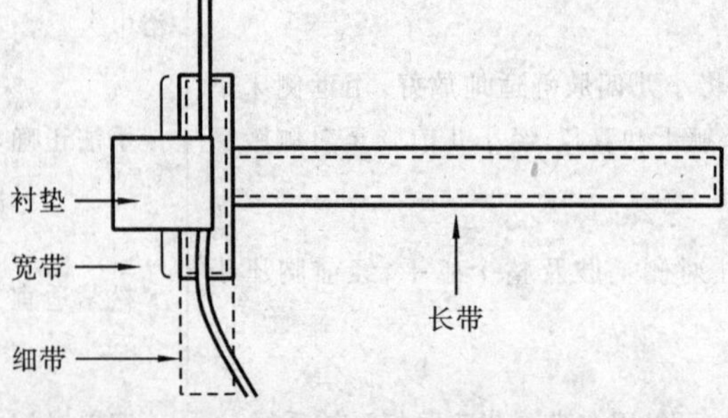

图 6-25-7　约束带

（五）注意事项

(1) 应用约束法前应先向小儿及家属充分解释以取得其理解和配合，并使其掌握相关知识。

(2) 应用约束法时注意松紧适度，过松则失去约束作用，过紧则损伤小儿皮肤，影响其血液循环。约束手足时被约束的部位须放衬垫。

(3) 保持小儿的肢体处于功能位，姿势舒适，应经常更换体位，减少小儿疲劳。

(4) 约束期间注意随时观察约束部位皮肤的颜色、温度，必要时按摩局部，促进血液循环。

(5) 记录使用原因、时间、观察结果及解除约束的时间。

四、沐浴法

实训 25-4 沐 浴 法

(一) 目的

(1) 清洁小儿皮肤，促进皮肤的排泄和散热功能，使小儿全身舒适。

(2) 促进小儿血液循环，利于其活动肢体和肌肉。

(3) 观察小儿全身情况尤其是皮肤情况，及时发现小儿的不适。

(二) 要求

(1) 评估小儿和(或)家长对沐浴法的认知情况。

(2) 准备好环境和用物。

(3) 熟练掌握操作方法，操作过程中关爱小儿，动作轻巧、准确。

(4) 沟通有效，能向小儿家长解释清楚操作目的和配合要求。

(三) 用物准备

(1) 清洁干燥的衣裤和尿布、面巾、毛巾、浴巾、小被及包布、小儿沐浴露、盛 2/3 满温水的浴盆。

(2) 指甲刀、梳子、棉签、液体石蜡、50%酒精、红汞鱼肝油。

(3) 按需准备床单、被套、枕套、磅秤等。

(四) 操作步骤

操作步骤见表 6-25-5。

表 6-25-5 沐浴法操作步骤

操作步骤	要点说明
(1) 评估小儿姓名、性别、年龄、脐部、皮肤及合作程度，向家长解释操作目的及配合要求	·确认小儿，并使之建立安全感以取得合作
(2) 保持环境整洁、舒适，操作者仪表符合要求，洗手，按需备齐用物，依使用顺序摆好	·注意保暖
(3) 揭开盖被，三折至床尾，脱去小儿衣服，称体重，用浴巾包裹小儿全身(保留尿布)	·选用柔软、透气性好、吸水性强的棉质尿布
(4) 用温水擦洗面部：用单层面巾擦眼(从内眦到外眦)，更换面巾部位，同法擦另一侧眼；擦耳、鼻，洗脸(图 6-25-8)	·手法正确，动作轻快

续表

操作步骤	要点说明
(5) 洗头：抱起小婴儿，用左臂和腋下夹住小儿躯干，左手托小儿枕部，左拇指与中指将其双侧耳廓向前折以堵住外耳道口，防止水流进耳内，右手蘸小儿沐浴露清洗头、颈、耳后，然后用清水冲洗净泡沫，用毛巾擦干水分(图 6-25-9)。体型较大的大婴儿沐浴时，可将其下身托于操作者腿上，用前臂托住大婴儿上身(图 6-25-10)	·洗净后轻轻擦干水分，勿用力擦
(6) 撤去浴巾、尿布，操作者以左手握小儿左臂近肩处，用肘窝托其头部，右手托住小儿双大腿根部，轻放入浴盆内(图 6-25-11)	·手法正确，动作轻快
(7) 用小儿沐浴露搓起泡沫，清洗小儿胸、腹、背、臂、腿、脚、会阴等部位，再用清水冲洗干净(图 6-25-12)	·操作者应始终以左手握住小儿；在洗背部时，左、右手交接小儿，使小儿头靠在操作者手臂上
(8) 按入水时握持方法迅速抱出小儿，用浴巾包裹小儿全身并将水分吸干，从上到下按顺序检查全身各部位，然后迅速为小儿系好尿布，穿好衣裤	·会阴应从前向后清洗；用棉签蘸取液体石蜡擦净女小儿大阴唇及男小儿包皮处污垢 ·如有异常，给予相应处理
(9) 整理：整理衣物，盖好盖被	
(10) 评价：小儿皮肤清洁、干燥，无不适	·关爱小儿

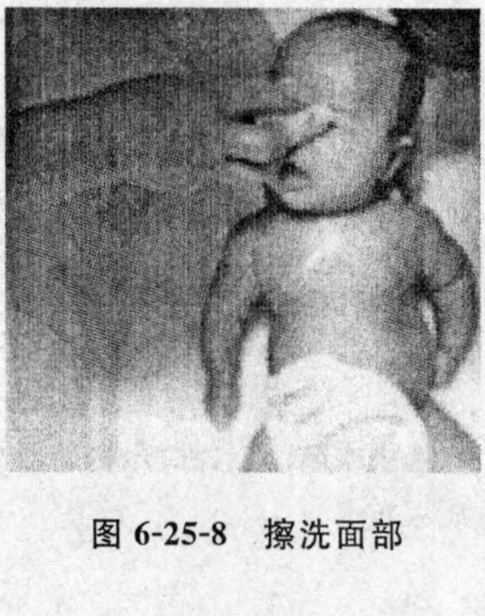

图 6-25-8　擦洗面部

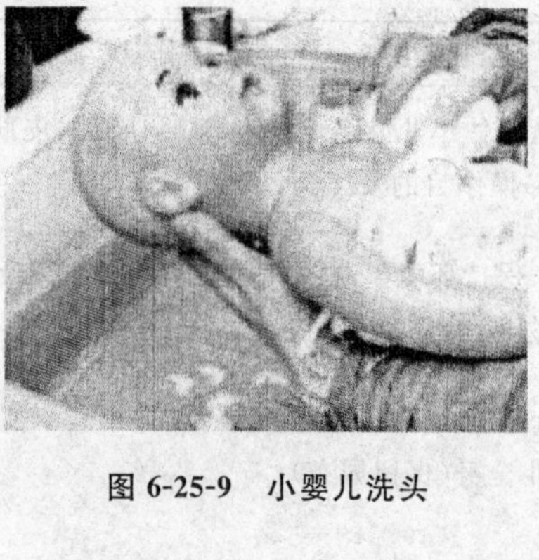

图 6-25-9　小婴儿洗头

（五）注意事项

(1) 新生儿在脐带脱落后即可进行温水浴。可根据气候的不同每天进行 1～2 次。

(2) 小儿沐浴应于哺乳前或哺乳后 1 h 进行，以免呕吐或溢乳。

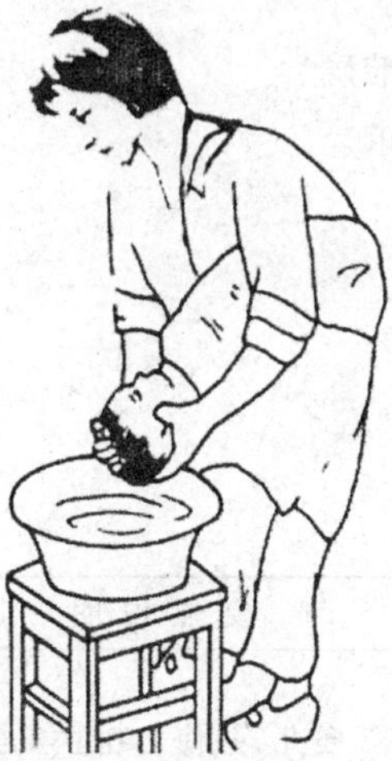

图 6-25-10　大婴儿洗头

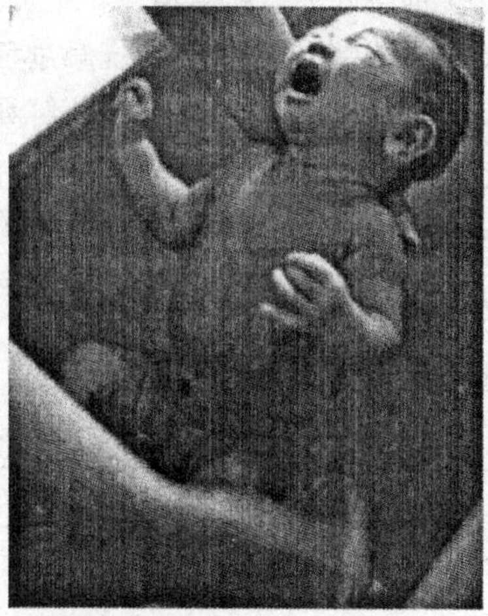

图 6-25-11　放入浴盆

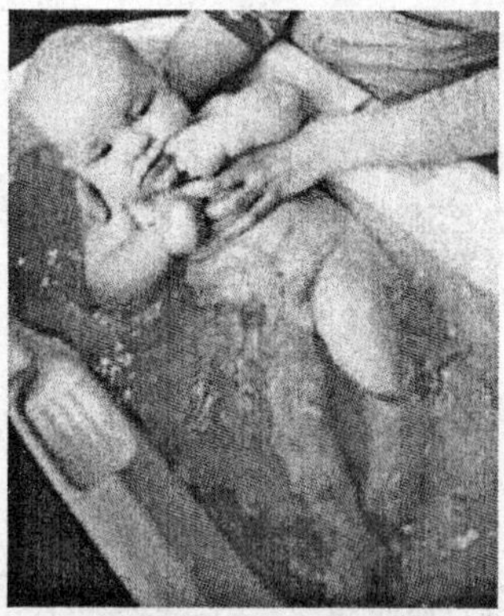

图 6-25-12　清洗身体

(3) 动作轻快，减少暴露，注意保暖。关好室内门窗，调节室温至 25～28 ℃，调节水温至 38～40 ℃，操作者以前臂尺测试水温，以热而不烫为宜。

(4) 清洗时认真观察小儿皮肤及全身情况，如有异常，及时处理。

(5) 小儿前囟的皮脂不可用力清洗，可先涂液体石蜡浸润，次日梳去结痂后再清洗。

(6) 注意洗净皮肤皱褶处，如颈部、腋下、腹股沟、手指缝、足趾缝等。

(7) 3 岁以上儿童可进行淋浴，水不可直接冲淋头部。

五、婴儿抚触法

实训 25-5　婴儿抚触法

(一) 目的

(1) 促进婴儿血液循环、刺激淋巴系统，增加免疫力。

(2) 改善婴儿消化系统功能，增强其肌肉力量和关节灵活度。

(3) 满足婴儿心理需要，促进婴儿身心发展和母婴情感交流。

(二) 要求

(1) 评估家长对婴儿抚触法的认知情况。

(2) 准备好环境和用物。

(3) 熟练掌握操作方法，抚触过程中关爱婴儿，动作轻巧、准确。

(4) 沟通有效，能向婴儿家长解释清楚操作目的和配合要求。

(三) 用物准备

婴儿润肤油、干净的婴儿衣服、尿布、毛巾、毛毯。

(四) 操作步骤

操作步骤见表 6-25-6。

表 6-25-6　婴儿抚触法操作步骤

操作步骤	要点说明
(1) 评估婴儿姓名、性别、年龄、脐部、皮肤、是否哺乳及合作程度，向家长解释操作目的及配合要求	·确认婴儿，并使之建立安全感以取得合作 ·不宜在刚喂乳后或婴儿饥饿的情况下进行抚触
(2) 保持环境整洁、舒适，操作者仪表符合要求，洗手，修剪指甲，按需备齐用物，携至床边，调节室温至适宜温度	·注意保暖
(3) 揭开盖被，三折至床尾，脱去小儿衣服，称体重，用浴巾包裹小儿全身(保留尿布)	·手法正确，动作轻快
(4) 选择合适的姿势	·操作者应保持双肩放松，背部挺直
(5) 操作者倒少量婴儿润肤油于手掌内，涂布均匀，轻轻摩擦双手至温暖，按头面部、胸部、腹部、四肢、手足、背部顺序依次进行抚触	·手法轻重适宜，同时密切观察病情变化
① 头面部：用大拇指从婴儿额部中央向两边按摩→从下颌中央沿面部两侧向上滑动，使婴儿呈"微笑"状(图 6-25-13)→两拇指从面部外侧向上推合于额部→两手掌心从前额发际抚向后脑→两中指止于婴儿双耳后乳突处，轻轻按压	·对婴儿说"让我们一起笑一笑"
② 胸部：双手交替从婴儿胸部的外下方向上滑动交叉至对侧肩部(图 6-25-14)	
③ 腹部：操作者双手交替横向放于婴儿上腹、紧靠胸部下方→从上腹轻压按摩至下腹，反复多次→操作者一手从婴儿右下腹向上经中上腹滑向左上腹，平移手指到左下腹(画"n"字)，回到右下腹，重复按摩多次(图 6-25-15)	·呈顺时针方向画半圆 ·操作者应始终保持有一只手接触婴儿腹部
④ 四肢：涂抹婴儿润肤油→操作者双手食指和拇指弯成圈状，套在婴儿手臂上由上往下紧紧揉捏滑动，揉捏手臂肌肉关节(图 6-25-16)→同法揉捏双腿肌肉关节(图 6-25-17)	·关爱小儿 ·告诉婴儿"让我们一起伸伸手" ·告诉婴儿"让我们一起伸伸腿"

续表

操作步骤	要点说明
⑤ 手足：涂抹婴儿润肤油→操作者托住婴儿手腕，用大拇指从婴儿的掌根部滑向指尖，伸展婴儿手掌→从指根到指尖揉捏婴儿每个手指→提捏各手指关节，重复一次。同法抚触婴儿的足	
⑥ 背部：使婴儿俯卧，涂抹婴儿润肤油→操作者双掌从脊柱分别向两侧滑动按摩→双手横放于婴儿肩背部，从上往下交叉滑动按摩至对侧臀部（画"X"字）→用手掌沿顺时针方向按摩骶尾凹陷数次（图 6-25-18）	
(6) 活动四肢：双臂伸展、交叉→双腿伸展、交叉	· 帮助婴儿活动关节，伸展四肢
(7) 从上到下按顺序检查全身各部位，然后迅速为小儿系好尿布，穿好衣裤	· 注意保暖
(8) 整理：整理衣物，盖好盖被	
(9) 评价：小儿皮肤清洁、干燥，无不适	

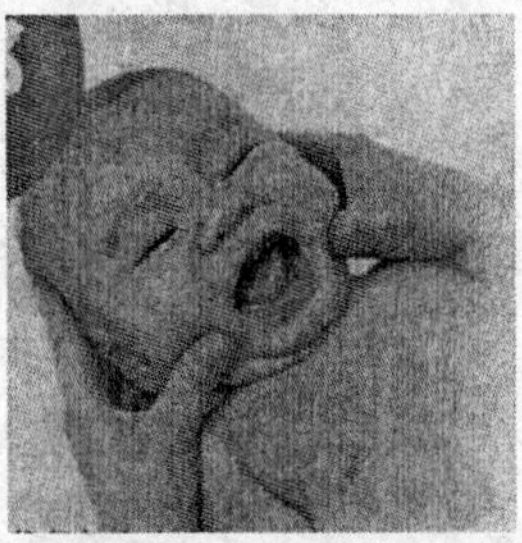
图 6-25-13　抚触头面部

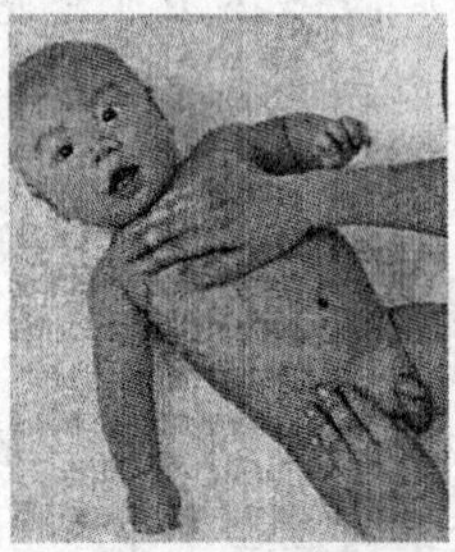
图 6-25-14　抚触胸部

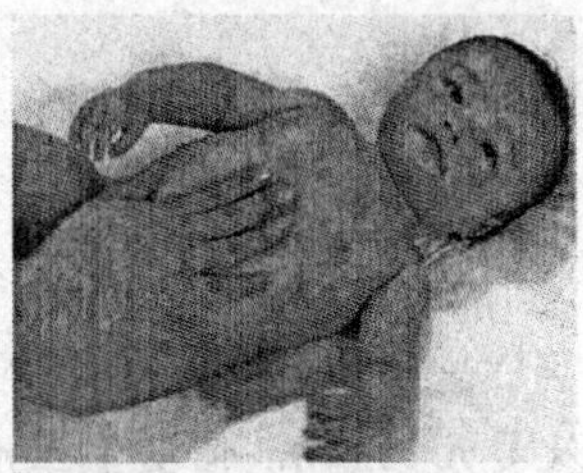
图 6-25-15　抚触腹部

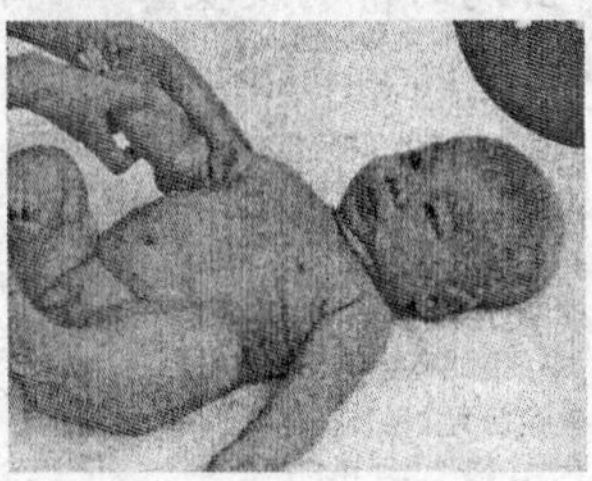
图 6-25-16　揉捏手臂

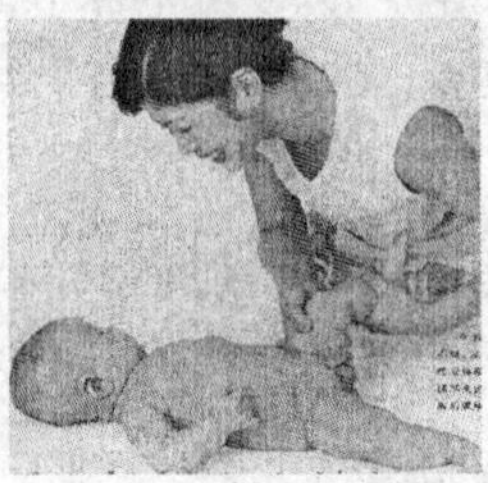
图 6-25-17　揉捏双腿

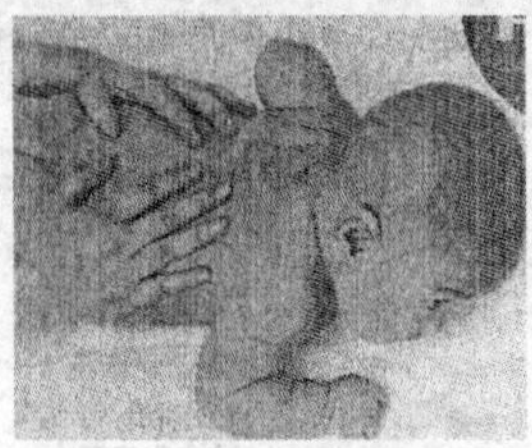
图 6-25-18　抚触背部

（五）注意事项

(1) 室温适宜，注意保暖，防止受凉；因婴儿润肤油光滑，抚触后应小心抱婴儿，防止滑脱。

(2) 操作者可以采用坐姿（操作者双腿前伸，婴儿位于操作者两腿之间，面向操作者）、跪姿（操作者面向婴儿，双膝跪于垫子边缘，臀部和婴儿腿之间加软垫）、盘膝坐姿（操作者双腿盘曲而坐，将婴儿放在自己正前方）及站立姿势（最常用）。

(3) 按摩手法轻重适宜，按摩时密切观察患儿病情的变化。

(4) 不宜在刚哺乳后或婴儿饥饿的情况下进行抚触，以免婴儿不适和不安；每次抚触不一定要做全套动作，可按需进行婴儿各部位的抚触，如哺乳时抚触手掌和手指，更换尿布后抚触背部、臀部，沐浴后抚触全身等。抚触时间一般为10～20分/次，1～3次/天。

(5) 在进行抚触的同时与婴儿进行交流，增强婴儿对操作者行为的理解和配合。

(6) 全身抚触后婴儿肌肉已完全放松，此时可协助其活动各关节，伸展婴儿的四肢。主要做双臂、双腿的伸展和交叉。

(7) 如婴儿发热，在原因未明之前暂不进行抚触。

知识链接

家庭婴儿抚触

(1) 抚触前的准备和时机选择：房间通风换气、温暖舒适；播放柔和的音乐；准备好毛巾、尿片、换洗的衣物以及婴儿润肤油；操作者将指甲修剪整洁，摘掉戒指等可能对孩子造成伤害的饰品，让双手处于温暖状态当中。

(2) 不能在孩子太饿、太饱、疲倦的时候进行抚触；在抚触当中孩子情绪不佳时，应该马上停止抚触。建议选择在沐浴前后或者午睡、晚睡之前进行抚触。

(3) 抚触时注意室内灯光强度，避免对孩子眼睛造成伤害。

任务小结

一般儿科护理技术是小儿特有的护理技术，包括一般测量法、更换尿布法、约束法、沐浴法及婴儿抚触法，侧重于生活管理，是儿科护理工作的重要组成部分。

儿科护士应具备良好的职业道德素质、心理素质和沟通技巧，操作中应贯彻整体护理的思想，主动向患儿和(或)家长说明操作目的、步骤和操作中可能会出现的情况及操作后的注意事项，同时注重对家长进行健康教育，促进小儿健康。

能力检测

一、名词解释

1. 生理性体重下降　　2. 尿布皮炎

二、选择题

(一) A_1型题

1. 小儿沐浴时的室温应为(　　)。

A. 18～20 ℃　B. 28～30 ℃　C. 38～40 ℃　D. 25～28 ℃　E. 22～24 ℃

2. 婴幼儿盆浴时，下列水温哪项适宜？(　　)

A. 18～20 ℃　B. 28～30 ℃　C. 38～40 ℃　D. 22～24 ℃　E. 50～60 ℃

3. 以下哪个是反映小儿生长发育尤其是反映营养状况的重要指标？(　　)

A. 身高(身长)　B. 头围　C. 体重　D. 胸围　E. 皮下脂肪

4. 按婴幼儿营养不良分度标准，Ⅰ度营养不良的表现是体重低于正常比例、腹壁皮下脂肪厚度（　　）。

A. 8%～10%，0.8～1 cm　B. 10%～15%，0.6～0.8 cm

C. 15%～25%，0.4～0.8 cm　D. 25%～40%，0.4 cm 以下

E. 40%以上，完全消失

5. 1 周岁小儿的体重约为出生体重的（　　）。

A. 1 倍　B. 2 倍　C. 3 倍　D. 4 倍　E. 5 倍

6. 关于小儿各期体重的指标，下列陈述哪项是错误的？（　　）

A. 正常产新生儿出生时体重约为 3 kg

B. 出生前半年平均每月增加体重 0.6 kg，后半年平均每月增加体重 0.5 kg

C. 1 周岁时体重平均约为出生体重的 2 倍

D. 2 周岁时体重平均约为出生体重的 4 倍

E. 2～12 岁期间的体重推算公式是：(年龄×2+8)kg

7. 反映骨骼发育的重要指标是（　　）。

A. 体重　B. 身高(身长)　C. 出牙时间

D. 囟门闭合情况　E. 头围与胸围比例

8. 婴儿营养不良最常见的病因是（　　）。

A. 先天不足　B. 喂养不当　C. 缺乏锻炼

D. 疾病影响　E. 免疫缺陷

9. 某健康小儿，身长 105 cm，体重 18 kg，其年龄大约为几岁？（　　）

A. 3 岁　B. 4 岁　C. 5 岁　D. 6 岁　E. 7 岁

（二）A_2型题

1. 拒食常由精神因素或喂养不当引起，现有一 11 个月小儿因拒食来院求医，护士应首先为其检查（　　）。

A. 身高(身长)　B. 体重　C. 坐高　D. 乳牙　E. 骨化中心

三、简答题

1. 简述小儿沐浴法的目的。
2. 简述婴儿抚触法的目的及注意事项。
3. 简述小儿约束法的目的及注意事项。
4. 简述更换尿布的注意事项。
5. 简述测量身高(身长)、体重的目的及注意事项。

选择题参考答案：

（一）1. D　2. C　3. C　4. C　5. C　6. C　7. B　8. B　9. C

（二）1. B

（张永霞）

任务二十六　协助诊断护理技术

一、颈外静脉穿刺

实训 26-1　颈外静脉穿刺

（一）目的

(1) 采集静脉血标本，为诊断及治疗疾病提供依据。适用于 3 岁以下小儿或肥胖儿童取血，有严重心肺疾病、病情危重、有出血倾向及全身器官衰竭者禁用。

(2) 颈外静脉插管输液。

(3) 为周围循环衰竭的患儿测量中心静脉压。

（二）要求

(1) 评估小儿和(或)家长对颈外静脉穿刺的认知情况。

(2) 准备好环境和用物。

(3) 熟练掌握操作方法，操作过程中关爱小儿，动作轻巧、准确。

(4) 沟通有效，能向小儿家长解释清楚操作目的和配合要求。

（三）用物准备

(1) 治疗盘、无菌治疗巾、无菌纱布、无菌手套、棉签、碘伏、静脉穿刺针、输液器或试管(按医嘱准备)、试管架及检验单。

(2) 医嘱、止血带、小垫枕、快速手消毒液。

(3) 污物回收器。

（四）操作步骤

操作步骤见表 6-26-1。

表 6-26-1　颈外静脉穿刺操作步骤

操作步骤	要点说明
(1) 评估婴儿姓名、性别、年龄、局部皮肤及血管情况、合作程度，向家长解释操作目的及配合要求	·确认婴儿，并使之建立安全感以取得合作
(2) 保持环境整洁、明亮、舒适，操作者和助手仪表符合要求，洗手、戴口罩，按需备齐用物，按医嘱备合适的试管	·注意安全 ·符合无菌操作要求
(3) 核对，解释；助手以全身约束法包裹患儿，抱至治疗台，将患儿横卧于治疗台中央，仰卧、头偏向一侧，肩部与治疗台边沿平齐，肩下垫小垫枕；助手站于台旁，用双臂固定患儿身躯，双手扶着患儿面颊与枕部(勿盖住患儿口、鼻)，使患儿头部稍垂于治疗台边沿下，以充分暴露其颈外静脉(图 6-26-1)	·手法正确，动作轻快

续表

操作步骤	要点说明
(4) 操作者站在患儿头顶一端，选择合适的穿刺点(常选择下颌角与锁骨上缘连线 1/3 处、颈外静脉外缘为穿刺点，见图 6-26-2)，常规消毒穿刺部位皮肤，戴无菌手套，操作者以左手食指压迫颈外静脉近心端，右手持注射器沿血液回心方向，待患儿啼哭，颈外静脉显露最清晰时，在颈外静脉外缘，针头与皮肤成 30°角进针，见回血后即固定针栓，回抽血液至需要量，拔针，取下针头，将血液注入试管内，脱手套	·选择血管正确，尊重患儿及家长意愿 ·消毒规范 ·手法正确，动作轻快，戴手套穿刺
(5) 拔针后助手托起患儿头部，用无菌干棉签压迫穿刺点 2～3 min 至无出血，以无菌纱布覆盖，胶布固定	·助手应始终固定好小儿
(6) 查对，洗手，记录，交代注意事项，送患儿回病室，血标本送检	·询问小儿或家长的感觉 ·血标本及时送检
(7) 整理：整理衣物，盖好盖被；妥善处理医疗废物	·按医疗废物处理要求分类处理
(8) 评价：无菌观念强，无污染；穿刺部位无渗血、肿胀，小儿无不适	·如有异常，给予相应处理 ·关爱小儿

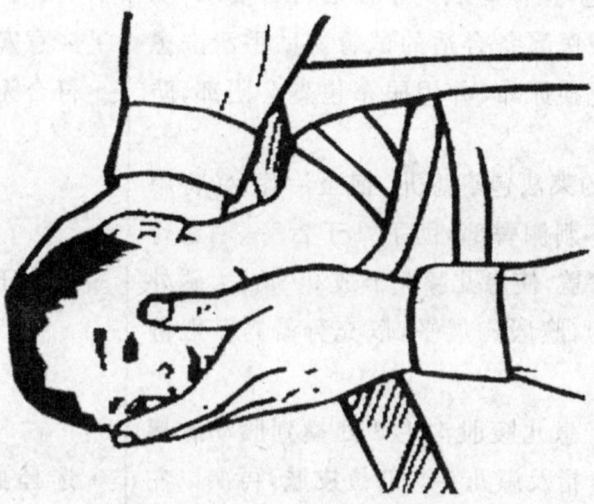

图 6-26-1　颈外静脉穿刺固定法

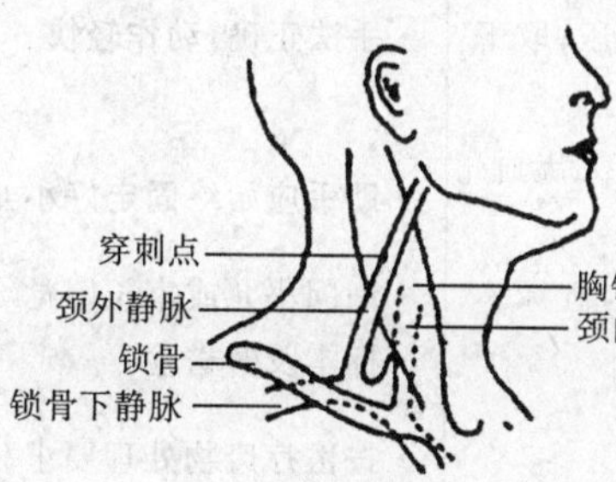

(a)

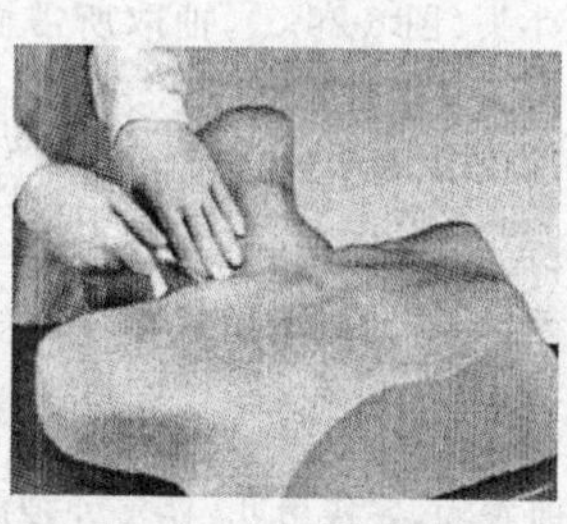

(b)

图 6-26-2　颈外静脉穿刺点示意图

二、股静脉穿刺

实训 26-2 股静脉穿刺

（一）目的

采集静脉血标本，为诊断及治疗疾病提供依据。适用于 3 岁以下小儿或肥胖儿童取血，有严重心肺疾病、病情危重、有出血倾向及全身器官衰竭者禁用。

（二）要求

(1) 评估小儿和(或)家长对股静脉穿刺的认知情况。

(2) 其他同颈外静脉穿刺。

（三）用物准备

同颈外静脉穿刺。

（四）操作步骤

操作步骤见表 6-26-2。

表 6-26-2 股静脉穿刺操作步骤

操作步骤	要点说明
(1) 评估婴儿姓名、性别、年龄、局部皮肤及血管情况、合作程度，向家长解释操作目的及配合要求	·确认婴儿，并使之建立安全感以取得合作
(2) 保持环境整洁、明亮、舒适，操作者和助手仪表符合要求，洗手、戴口罩，按需备齐用物，按医嘱备合适的试管。助手清洗患儿会阴部及腹股沟处皮肤，更换尿布，并用尿布包裹会阴部，防止小儿排尿污染穿刺点	·注意安全 ·符合无菌操作要求
(3) 核对，解释；助手以全身约束法包裹患儿，抱至治疗台，将患儿仰卧于治疗台中央，垫高穿刺侧臀部，助手站于台旁，用双臂固定患儿身躯，双手握患儿膝盖，使患儿膝关节成 90°角，大腿外展与身体成 45°角(图 6-26-3)，腹股沟展平，以充分暴露其股静脉(图 6-26-4)	·手法正确，动作轻快
(4) 操作者站在患儿一侧，于患儿腹股沟 1/3 处摸到股动脉搏动后，常规消毒自己的左手食指及患儿穿刺部位皮肤，再次以左手食指触摸股动脉搏动，右手持注射器沿股动脉搏动内侧 0.3 cm 处，垂直或成 45°角刺入后，慢慢向上提针，边提边抽回血，见到回血，固定针头(图 6-26-5)，抽取所需血量，拔针，按压；取下针头，将血液注入合适试管内	·选择血管正确，尊重患儿及家长意愿 ·消毒规范 ·手法正确，动作轻快
(5) 拔针后助手用无菌干棉签压迫穿刺点 3～5 min 至无出血，以无菌纱布覆盖，胶布固定	·助手应始终固定好小儿
(6) 查对，洗手，记录，交代注意事项，送患儿回病室，血标本送检	·询问小儿或家长感觉 ·标本及时送检
(7) 整理：整理衣物，安抚患儿；妥善处理医疗废物	·按医疗废物处理要求分类处理
(8) 评价：无菌观念强，无污染；穿刺部位无渗血、肿胀，小儿无不适	·如有异常，给予相应处理 ·关爱小儿

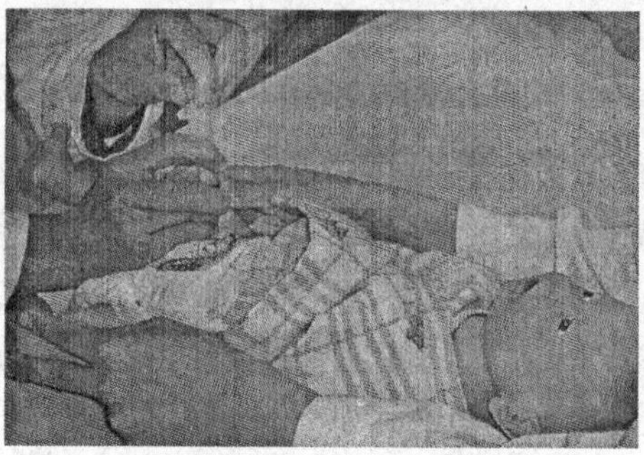

图 6-26-3 股静脉穿刺固定法

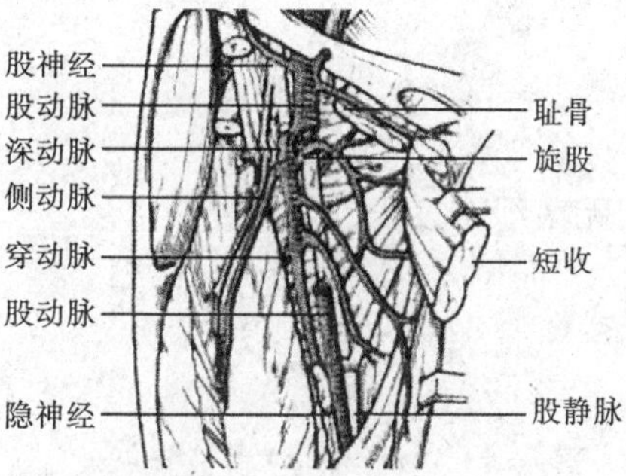

图 6-26-4 股静脉示意图

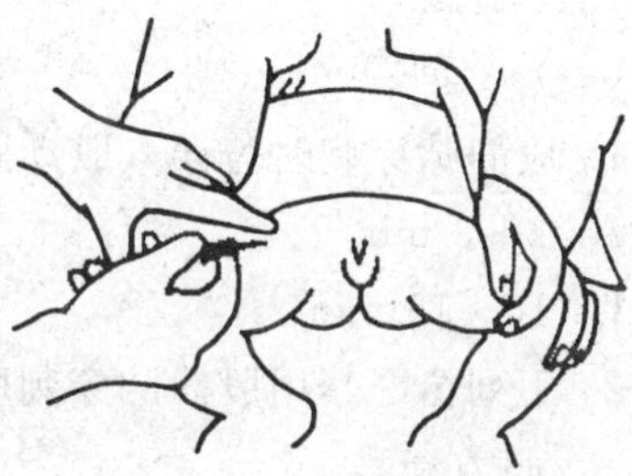

图 6-26-5 小儿股静脉穿刺法

（五）注意事项

(1) 严格执行无菌操作，防止感染。

(2) 正确选择血管，尊重患儿及家长意愿。

(3) 穿刺手法正确，动作轻快；穿刺后应注意观察局部是否有渗血、肿胀等提示活动性出血的表现。

(4) 颈外静脉穿刺：

① 新生儿颈部短小，操作困难，故一般不选用颈外静脉穿刺；

② 颈部多柔软组织，附近血管较多，如穿破静脉会引起血肿，甚至压迫气管，妨碍呼吸，故操作者要技术熟练，谨慎操作；

③ 当固定患儿体位后，应迅速进行操作，避免患儿头部下垂时间过长而影响血液回流；

④ 操作过程中应随时观察患儿面色和呼吸情况，发现异常立即停止；

⑤ 如局部静脉穿破应立即加压止血，待止血后才能更换至对侧采血。

(5) 股静脉穿刺：

① 适用于婴幼儿；有出血倾向或凝血功能障碍者禁用此法，以免引起出血；

② 如抽出血液为鲜红色，提示穿刺误入股动脉，应立即拔针，压迫穿刺处 5～10 min 止血；

③ 如果穿刺失败，不宜在同一部位反复多次穿刺。

任务小结

协助诊断护理技术是儿科护理工作的重要组成部分，包括颈外静脉穿刺和股静脉穿刺。

儿科护士须具备扎实的理论基础、熟练的操作技能、高度的责任心，操作中应严格遵守操作规程，贯彻整体护理的思想，主动向患儿和(或)家长做好解释工作，操作后勤巡视，及时发现并处理各种不良反应，此外，儿科护士还应具备良好的职业道德素质、心理素质和沟通技巧，与患儿及家长建立良好的护患关系。

能力检测

一、选择题

(一) A_1型题

1. 股静脉穿刺时若误入股动脉，应立即拔针，用无菌纱布按压(　　)。

A. 2～3 min　　B. 3～5 min　　C. 5～10 min

D. 10～15 min　　E. 15～20 min

2. 下列情况禁用股静脉穿刺取血的是(　　)。

A. 心力衰竭　　B. 重症肺炎　　C. 腹泻病

D. 败血症　　E. 有出血倾向或凝血功能障碍

3. 下列情况适用颈外静脉穿刺的是(　　)。

A. 有严重心肺疾病患儿　　B. 新生儿　　C. 病情危重儿

D. 有出血倾向的患儿

E. 3 岁以内婴幼儿或肥胖儿童无上述情况者

4. 婴儿可以选择的最佳输液部位为(　　)。

A. 颈外静脉　B. 大隐静脉　C. 手背静脉　D. 头皮静脉　E. 股静脉

5. 小儿颈外静脉穿刺适用于几岁的患儿？(　　)

A. 1 个月的小儿　　B. 1～3 岁的小儿　　C. 4～5 岁的小儿

D. 6～7 岁的小儿　　E. 8～9 岁的小儿

(二) A_2型题

1. 患儿因腹泻就诊，体检发现肛周皮肤红肿，有皮疹，除保持臀部清洁外，局部可涂(　　)。

A. 植物油　　B. 氧化锌油膏　C. 达克宁　D. 克霉唑　　E. 鱼肝油

2. 小儿头皮静脉输液不正确的操作方法是(　　)。

A. 患儿仰卧或侧卧，头垫小垫枕

B. 皮肤拇指、食指分别固定静脉两端皮肤

C. 右手持针位于距静脉最清晰点向后移 0.3 cm 处将针头近似平行刺入头皮

D. 沿静脉离心方向穿刺

E. 操作过程中严格执行无菌操作

二、简答题

1. 简述颈外静脉穿刺、股静脉穿刺的注意事项。

选择题参考答案：

(一) 1. C　2. E　3. E　4. D　5. B

(二) 1. B　2. D

（张永霞）

任务二十七　协助治疗护理技术

一、暖箱使用法

实训 27-1　暖箱使用法

（一）目的

以科学的方法为婴儿创造一个温度、湿度相适应的环境，保持患儿的体温稳定，提高高危新生儿的成活率。

（二）要求

(1) 评估家长对暖箱使用法的认知情况。

(2) 准备好环境和用物。

(3) 熟练掌握操作方法，操作过程中关爱小儿，动作轻巧、准确。

(4) 沟通有效，能向小儿家长解释清楚操作目的和配合要求。

（三）用物准备

婴儿暖箱（图 6-27-1）、常温无菌蒸馏水等。

（四）操作步骤

操作步骤见表 6-27-1，婴儿暖箱温度、湿度调节参数见表 6-27-2。

表 6-27-1　暖箱使用法操作步骤

操作步骤	要点说明
(1) 评估婴儿姓名、性别、日龄、孕周、出生体重、生命体征、有无并发症，向家长解释操作目的及配合要求	· 确认婴儿，并使之建立安全感以取得合作
(2) 保持环境整洁、明亮、舒适，调节室温至 24～26℃；操作者和助手仪表符合要求，洗手、戴口罩，按需备齐用物	· 注意安全 · 减少辐射热的损失
(3) 向注水槽及湿度计水槽中加入蒸馏水，选择合适箱温，接通电源预热至所需温度	· 根据婴儿的孕周、日龄、出生体重选择暖箱温度、湿度
(4) 核对，解释；患儿仅包裹尿布或穿单衣，放置于暖箱内。患儿平卧，或将其上身抬高 15°～30°	· 手法正确，动作轻快
(5) 入箱后护理： ① 监测： a. 监测、记录患儿的体温，体温未达正常前 1 h 测一次，升至正常后 4 h 测一次，注意保持体温在 36～37℃之间，观察患儿的一般情况 b. 监测、记录暖箱的温度、湿度，根据体温调节箱温，应注意维持适宜的温度、湿度	· 如有异常，给予相应处理

续表

操作步骤	要点说明
② 清洁消毒:用消毒液擦拭暖箱内外,每天一次,注水槽用水每天更换	·消毒规范 ·手法正确,动作轻快
(6) 出箱:评估患儿情况,符合出箱条件者给予出箱	
(7) 整理:整理衣物,患儿抱回至婴儿床;妥善清洁、消毒暖箱及暖箱用物	
(8) 评价:小儿体温正常,无不良反应	·关爱小儿

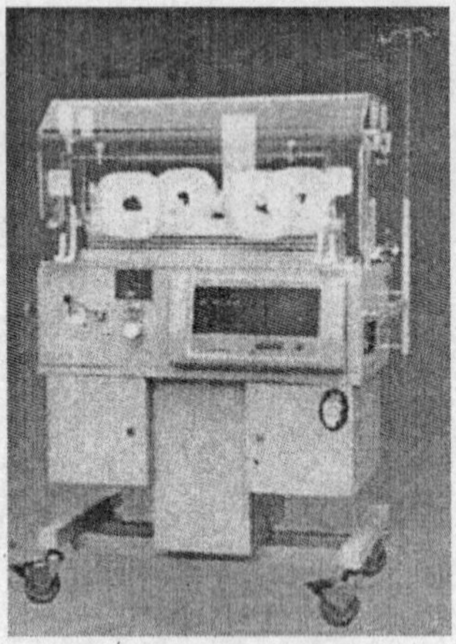

图 6-27-1 婴儿暖箱

知识链接

入暖箱的条件

(1) 体重低于 2000 g 的早产儿。
(2) 新生儿寒冷损伤综合征的患儿。
(3) 体温不升的异常新生儿。

表 6-27-2 婴儿暖箱温度、湿度调节参考表

出生体重/g	暖箱温度				暖箱湿度
	35 ℃	34 ℃	33 ℃	32 ℃	
1000	出生 10 d 内	出生 10 d	出生 3 周后	出生 5 周后	55%～65%
1500	—	出生 10 d 内	出生 10 d 后	出生 4 周后	
2000	—	出生 2 d 内	出生 2 d 后	出生 3 周后	
2500	—	—	出生 2 d 内	出生 2 d 后	

(五) 注意事项

(1) 掌握暖箱性能,严格执行操作规程,定期检查有无故障,保证安全。

(2) 暖箱不应放置在有阳光直射、对流风或取暖设备附近，以免影响暖箱内温度的控制。

(3) 使用过程中随时观察疗效，如暖箱发出警报，应及时查找原因并妥善处理。

(4) 严禁骤然提高暖箱温度，避免小儿体温上升过快而出现不良后果。

(5) 保持暖箱清洁：

① 暖箱使用期间每天用消毒液擦拭箱内外，然后再用清水擦拭；如有污染应随时将污迹擦去；湿化器水箱用水每天更换，防止细菌滋生；

② 长期使用暖箱时，应每周更换一次暖箱；用过的暖箱擦拭消毒后，还应用紫外线照射；空气净化垫每个月清洗一次；

③ 定期进行细菌培养。如有致病菌应将暖箱搬出病房彻底消毒，防止交叉感染。

(6) 出箱条件：

① 患儿体重达 2000 g 或以上，体温正常；

② 室温维持在 24～26℃时，在不加热的暖箱内，患儿体温保持正常；

③ 患儿在箱内生活 1 个月以上，体重虽不到 2000 g，但一般情况良好。

二、蓝光箱使用法

实训 27-2 蓝光箱使用法

(一) 目的

蓝光疗法是通过蓝色荧光照射治疗新生儿高胆红素血症的治疗方法。其作用原理是蓝色荧光(简称蓝光)照射可使脂溶性的未结合胆红素转化为水溶性的结合胆红素，从而随胆汁及尿排出体外，降低血中未结合胆红素的浓度，防止胆红素脑病。

(二) 要求

(1) 评估家长对患儿病情及蓝光箱使用法的认知情况。

(2) 准备好环境和用物。

(3) 熟练掌握操作方法，操作过程中关爱小儿，动作轻巧、准确。

(4) 沟通有效，能向小儿家长解释清楚操作目的和配合要求。

(5) 能密切观察并正确处理蓝光疗法的并发症。

(三) 用物准备

(1) 性能完好的蓝光箱(图 6-27-2)(波长 420～470 nm，强度以 60～320 W 为宜)。

(2) 其他：温度计、湿度计、患儿护眼罩、纱布、墨镜、尿布、记录单、消毒用物等。

(四) 操作步骤

操作步骤见表 6-27-3。

表 6-27-3 蓝光箱使用法操作步骤

操作步骤	要点说明
(1) 评估婴儿姓名、性别、日龄、孕周、出生体重、生命体征、有无并发症及黄疸情况，向家长解释操作目的及配合要求	·确认婴儿，并使之建立安全感以取得合作
(2) 保持环境整洁、安静、舒适，调节室内温度、湿度；操作者仪表符合要求，洗手，戴口罩、墨镜，按需备齐用物	·注意安全 ·戴墨镜保护眼睛

续表

操作步骤	要点说明
(3) 清洁蓝光箱，将蓝光床的水盆中加入常温蒸馏水，接通电源，开启蓝光管，检查灯管亮度，预热，调节箱温至患儿的适应温度，湿度为55%～65%	·根据婴儿的孕周、日龄、出生体重选择蓝光箱温度、湿度
(4) 核对，解释；为患儿测量体温，剪指(趾)甲，戴眼罩，仅用尿布遮盖外阴部，纱布包裹足部，裸体放入预热好的蓝光箱内，患儿平卧	·剪短患儿指甲，以防抓伤 ·尿布不宜过大，以免影响光疗效果 ·如为单面光疗蓝光箱，患儿每2 h更换一次体位
(5) 入箱后护理：记录入箱时间 ① 监测、记录患儿的体温，每4 h测一次；观察患儿的黄疸进展情况、脱水情况及并发症；监测血清胆红素变化 ② 每4 h监测、记录蓝光箱的温度、湿度	·如有异常，给予相应处理 ·应注意维持适宜的温度、湿度
(6) 出箱：关闭电源，评估患儿情况，除去眼罩，给患儿穿好衣服，累计灯管使用时间，并记录	·光照时间一般为12～24 h
(7) 整理：整理衣物，将患儿抱回婴儿床；妥善清洁、消毒蓝光箱及用物	·手法正确，动作轻快
(8) 评价：小儿疗效理想，无不良反应	·关爱小儿

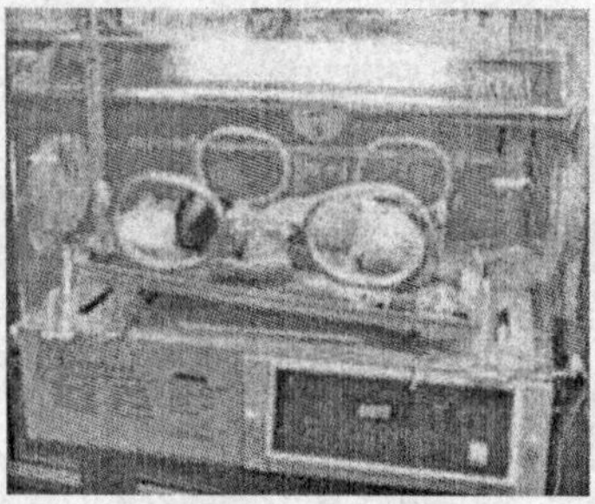

图6-27-2 蓝光箱

（五）注意事项

(1) 蓝光箱可分为单面或双面光疗两种，双面光疗优于单面光疗，使用前必须了解小儿的诊断结果、日龄、体重、一般情况、胆红素检查结果、黄疸程度和范围等，入箱前小儿不宜涂抹润肤油或爽身粉。

(2) 记录蓝光箱使用时间；灯管使用1000 h必须更换，以保证光照的疗效。

(3) 蓝光箱应放在洁净、温度和湿度变化小且无阳光直射的地方。

(4) 光疗进行中须注意以下几项。

① 须使患儿皮肤受光均匀，灯管距离患儿皮肤30～50 cm。如为单面光疗蓝光箱，则每2 h更换体位；可取仰卧位、侧卧位和俯卧位交替，但俯卧时须有专人守护，防止患儿口鼻受

压影响呼吸。

② 保证水分及营养供给，按医嘱静脉输液；按需喂奶、喂水。

③ 密切观察病情变化，注意患儿一般情况及黄疸程度的变化；检查皮肤有无发红、干燥、皮疹等情况；观察有无烦躁、嗜睡、腹胀、呕吐、惊厥等发生；若有异常应配合医生及时检查和处理。

(5) 出箱及护理。

① 一般光照 12～24 h 后血清胆红素下降；光疗总时间应按医嘱执行；通常血清胆红素小于 171 μmol/L(10 mg/dL)时可停止光疗。

② 注意蓝光箱的维护和保养，光疗结束后，切断电源，将湿化器水箱内的水倒尽，做好整机清洁、消毒工作；有机玻璃制品不可用酒精擦洗。

三、尿布皮炎护理法

实训 27-3　尿布皮炎护理法

尿布皮炎(臀红)是指患儿臀部皮肤长期受潮湿尿布刺激，或因尿布清洗不净、大小便的刺激等引起的臀部皮肤炎症。经常使用透气性差的尿布或不透气的塑料布、橡胶布等，都可导致尿布皮炎的发生。

(一) 目的

保持臀部皮肤的干燥、清洁、舒适，预防皮肤感染，促进尿布皮炎痊愈。

知识链接

预防尿布皮炎的方法

(1) 勤换尿布，做任何操作前均应检查尿布是否潮湿并及时更换。

(2) 腹泻患儿勤洗臀部，每次大便后洗净、擦干臀部皮肤，涂一薄层植物油。不要用肥皂洗臀部。

(3) 要选用浅色、质地柔软、吸水性好的棉布做尿布。尿布应冲洗干净，不留残皂液，并在阳光下曝晒，遇到雨天烘干的尿布应在空气中吹风数小时后才能使用。

(4) 尿布外层尽可能避免使用塑料布或橡胶布。

(二) 要求

(1) 评估家长对患儿尿布皮炎及尿布皮炎预防的认知情况。

(2) 准备好环境和用物。

(3) 熟练掌握操作方法，操作过程中关爱小儿，动作轻巧、准确。

(4) 沟通有效，能向小儿家长解释清楚操作目的和配合要求。

(三) 用物准备

25 W 可活动的台灯或落地灯、清洁尿布、外用氧化锌糊剂或油膏等。

(四) 操作步骤

操作步骤见表 6-27-4。

表 6-27-4　尿布皮炎护理法操作步骤

操作步骤	要点说明
(1)评估婴儿姓名、性别、年龄、臀部皮肤情况，向家长解释操作目的及配合要求	·确认婴儿，并使之建立安全感以取得合作
(2) 保持环境整洁、安静、舒适，调节室内温度、湿度；操作者仪表符合要求，洗手、戴口罩，按需备齐用物	·注意安全
(3) 核对，解释；为患儿清洗臀部后，垫好清洁尿布；男婴注意用尿布遮住阴囊，患儿侧卧，盖好盖被，暴露尿布皮炎部位	·禁用肥皂 ·尿布不宜过大，以免影响光疗效果 ·手法正确，动作轻快
(4) 保持室温适宜，可用阳光照射臀部，也可用红外线照射臀部	·照射 15～20 分/次，2～3 次/天 ·以灯泡距尿布皮炎部位 30～40 cm 为宜
(5) 观察患儿的一般情况和臀部皮肤情况	·照射时必须有人守护
(6) 关闭电源，评估患儿情况，根据尿布皮炎程度的不同，选择合适的外用药保护皮肤；记录	·如有异常，给予相应处理
(7) 整理：整理衣物、婴儿床；妥善清洁、消毒台灯及用物	
(8) 评价：小儿疗效理想，无不良反应	·关爱小儿

（五）注意事项

(1) 以手掬水进行冲洗臀部，避免用毛巾直接擦洗，洗后用柔软的毛巾轻轻吸干水分。

(2) 照射过程中操作者必须在旁看护，防止小儿受凉或烫伤。

(3) 红外线可加速炎症吸收，照射时以灯泡距尿布皮炎部位 30～40 cm 为宜。

(4) 根据尿布皮炎程度的不同，照射后分别选择鱼肝油（轻度、Ⅰ度尿布皮炎）、氧化锌糊剂或油膏（Ⅱ、Ⅲ度尿布皮炎）涂于患处。如果有继发细菌感染或真菌感染，可涂用 0.5% 新霉素氧化锌糊剂或克霉唑制剂。

(5) 涂抹外用药时，棉签应贴在皮肤上滚动，不可用力擦，以免加重疼痛和导致脱皮。

四、头皮静脉输液法

实训 27-4　头皮静脉输液法

小儿头皮静脉表浅而且易见，便于固定，不影响小儿活动，因此婴幼儿输液常使用头皮静脉。小儿常用的头皮静脉有额上静脉、颞浅静脉、耳后静脉等（图 6-27-3）。

须认真区分头皮动脉和静脉，鉴别要点如下。

(1) 静脉：一般较细小，呈树枝状分布，浅蓝色，管壁易压瘪，不易滑动。

(2) 动脉：呈紫红色，有搏动，不易压瘪，易滑动，注入液体时周围组织发白。

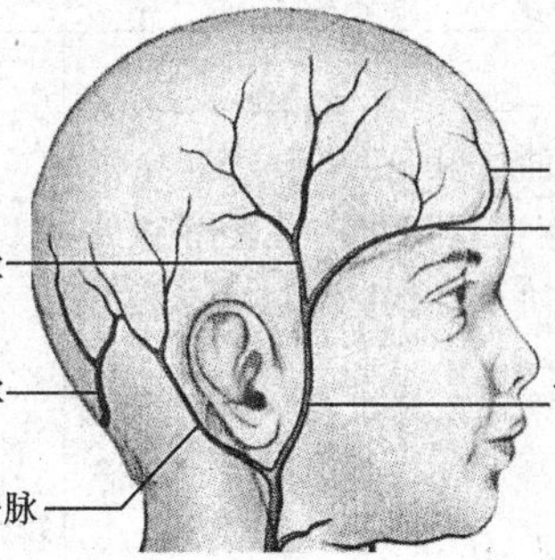

图 6-27-3 小儿头皮静脉部位图

(一) 目的

(1) 补充液体和营养,维持电解质平衡。

(2) 药物不宜口服、皮下或肌内注射或需快速起效,且患儿较小或不合作时可通过头皮静脉输入液体和营养,以达到治疗疾病的目的。

(二) 要求

(1) 评估家长对患儿病情及头皮静脉输液的认知情况。

(2) 准备好环境和用物。

(3) 熟练掌握操作方法,操作过程中关爱小儿,动作轻巧、准确。

(4) 沟通有效,能向小儿家长解释清楚操作目的和配合要求。

(5) 能密切观察并正确处理并发症。

(三) 用物准备

无菌静脉输液用物一套、无菌头皮针(4～5.5 号)2 个、5 mL 注射器 1 支(内有无菌生理盐水)、备皮用物等。

(四) 操作步骤

操作步骤见表 6-27-5。

表 6-27-5 头皮静脉输液法操作步骤

操作步骤	要点说明
(1) 评估婴儿姓名、性别、年龄、局部头皮静脉及皮肤情况,向家长解释操作目的及配合要求	·确认婴儿,并使之建立安全感以取得合作
(2) 保持环境整洁、安静、舒适,调节室内温度、湿度;操作者及助手仪表符合要求,洗手、戴口罩,按需备齐用物,按要求配好液体	·注意安全
(3) 携用物至床旁,核对,解释;将输液瓶挂于输液架上,排尽输液器内空气;为患儿剃去穿刺部位头发	·手法正确,动作轻快
(4) 将枕头放于床沿,患儿横卧于床中间,操作者立于患儿头端,选择穿刺静脉	·注意与动脉区别
(5) 操作者用 75%酒精消毒穿刺部位皮肤两次,待干;助手固定患儿头部	·消毒规范

续表

操作步骤	要点说明
(6) 将头皮针连在盛有无菌生理盐水的注射器上，排空气，操作者用左手食指、拇指固定静脉穿刺点两端，右手持针在距静脉最清晰点后 0.3 cm 处刺入，见回血后再进少许(图 6-27-4)	·排净空气 ·穿刺时针头近似平行皮肤
(7) 固定：用第一条胶布固定针头，用第二条胶布绕针柄交叉固定，用第三条胶布覆盖第二条，然后将硅胶管盘曲后置于头上恰当位置，用第四条胶布固定(图 6-27-5)	·固定美观、牢固
(8) 分离注射器，将无菌头皮针与输液器连接，调滴速，查对，观察患儿全身情况	·穿刺过程中要注意观察患儿面色及一般情况，如有异常，给予相应处理
(9) 整理：整理衣物、婴儿床和用物；妥善处理医疗废物，记录输液时间、输液量及药物	
(10) 评价：小儿无不良反应	·关爱小儿

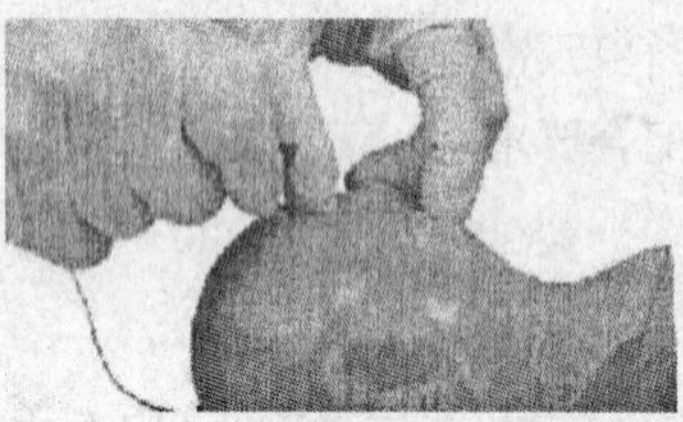

图 6-27-4　头皮静脉穿刺

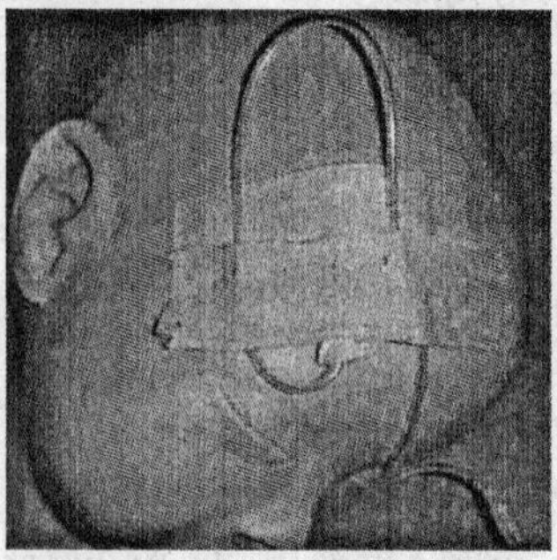

图 6-27-5　头皮静脉穿刺固定

知识链接

头皮静脉穿刺技巧

(1) 按常规静脉输液的程序准备好物品，用治疗盘将物品带至患儿床边。

(2) 挂输液瓶，排气，关水止，将输液瓶取下平放在治疗盘中，使治疗盘与患儿头部平行或稍低，备胶布，选血管，消毒皮肤，待干。

(3) 将针头迅速刺入选择血管的皮内，开放水止，穿刺血管，见回血，再将输液瓶挂在输液架上，用胶布固定，调滴速，完毕。

(四) 注意事项

(1) 输液前更换清洁尿布，使患儿舒适，便于配合。

(2) 严格执行无菌技术操作与查对制度。

(3) 刺入头皮静脉后若无回血，可用注射器轻轻抽吸；若因静脉细小或充盈不全而无回血者可推入极少量液体，观察局部无隆起现象，周围组织不变白，推之无阻力且点滴顺利即证实穿刺成功。

(4) 根据患儿病情、年龄、药物性质调节输液速度，密切观察输液情况。

(5) 输液时间持续 24 h 以上者必须更换输液器，如情况允许，应更换穿刺部位。

(6) 在穿刺过程中要注意观察患儿面色和一般情况，不可因集中精力进行静脉穿刺而忽略病情变化致发生意外。

五、婴幼儿灌肠法

实训 27-5 婴幼儿灌肠法

(一) 目的

(1) 为热性患儿降温。

(2) 肠道给药。

(3) 解除便秘，减轻腹胀。

(二) 要求

(1) 评估家长对患儿病情及灌肠法的认知情况。

(2) 准备好环境和用物。

(3) 熟练掌握操作方法，操作过程中关爱小儿，动作轻巧、准确。

(4) 沟通有效，能向小儿家长解释清楚操作目的和配合要求。

(5) 能密切观察并正确处理意外情况。

(三) 用物准备

一次性灌肠器、肛管、尿布、大毛巾、塑料布、便盆、灌肠液等。不同年龄段的婴幼儿灌肠液的量见表 6-27-6。

表 6-27-6 不同年龄段的婴幼儿灌肠液的量

年 龄	<6 个月	6 个月～1 岁	1～2 岁	2～3 岁
小量保留灌肠	10～20 mL	10～20 mL	20～30 mL	20～30 mL
大量不保留灌肠	50 mL	100 mL	200 mL	300 mL

(四) 操作步骤

操作步骤见表 6-27-7。

表 6-27-7 婴幼儿灌肠法操作步骤

操作步骤	要点说明
(1) 评估婴儿姓名、性别、年龄、病情及肛周皮肤情况，向家长解释操作目的及配合要求	· 确认婴儿，并使之建立安全感以取得合作
(2) 保持环境整洁、安静、舒适，床帘遮挡；操作者仪表符合要求，洗手、戴口罩，按需备齐用物，按医嘱备好灌肠液	· 选择适宜的肛管
(3) 携用物至床旁，核对，解释；置婴幼儿于仰卧位或侧卧位，垫胶单、中单于腰臀部下方	· 婴幼儿对灌肠耐受力差、不合作时，较少取侧卧位
(4) 操作者立于患儿一侧，倒灌肠液于灌肠器内，将灌肠器挂于输液架上，液面距肛门 30～40 cm，戴手套，排空气，关水止；润滑肛管前端	· 手法正确，动作轻快 · 排净空气

续表

操作步骤	要点说明
(5) 将肛管轻轻插入肛门 5～10 cm,左手固定肛管以防滑脱,右手打开水止,开始灌液	·固定肛管不滑脱 ·为防止灌洗液溅出,将尿布覆盖于患儿两腿间
(6) 观察液体流入情况和患儿反应	·注意观察患儿面色及一般情况,如有异常,给予相应处理
(7) 灌肠完毕,关水止,拔管,分离肛管置于弯盘,擦净肛门,取下灌肠器,脱手套,嘱患儿忍耐 5～10 min 后方可排便	·卧位舒适 ·指导正确
(8) 整理:整理衣物、婴儿床和用物;妥善处理医疗废物,记录灌肠情况	
(9) 评价:小儿舒适,无不良反应	·关爱小儿

(五) 注意事项

(1) 选用恰当的肛管:新生儿 7～11 号、婴儿 9～12 号、幼儿 10～13 号、儿童 14～18 号。

(2) 正确配制灌肠溶液,肝性脑病患儿禁用肥皂液灌肠,以减少对氨的吸收;禁用清水灌肠,避免因肠道吸收大量水分引起水中毒。

(3) 灌肠过程中注意保暖,保护患儿隐私。

(4) 保持适当的灌注压力与速度;伤寒患儿灌肠溶液量宜少、压力要低。

(5) 灌肠时注意观察流速、患儿的一般情况和病情变化,发现问题及时处理;如患儿剧烈腹痛应停止灌洗并及时报告医生;如患儿疲劳,可先休息片刻后再继续灌洗,以免虚脱。

(6) 急腹症、胃肠道出血患儿禁忌灌肠。

任务小结

协助治疗护理技术是儿科护理工作的重要组成部分,包括暖箱使用法、蓝光箱使用法、尿布皮炎护理法、头皮静脉输液法及婴幼儿灌肠法,其中暖箱使用法、蓝光箱使用法、尿布皮炎护理法、头皮静脉输液法是小儿特有的护理技术。

儿科护士须具备扎实的理论基础,掌握各种护理技术的适应证,具备熟练的操作技能,熟悉各种仪器的使用及维护,操作中严格遵守操作规程,贯彻整体护理的思想,运用沟通技巧主动向小儿和(或)家长说明操作目的、步骤和操作中可能会出现的情况及操作后的注意事项,密切观察患儿情况,及时发现并处理各种不良反应。

能力检测

一、选择题

(一) A_1 型题

1. 病理性黄疸患儿进行光疗时,最佳的照射波长是(　　)。

A. 360～420 nm B. 420～470 nm C. 470～520 nm
D. 520～570 nm E. 570～620 nm

2. 新生儿进行光疗时，血清胆红素低于多少可停止？（ ）
A. 342μmol/L B. 171 μmol/L C. 17.1μmol/L
D. 34.2μmol/L E. 85 μmol/L

3. 光疗的适应证为（ ）。
A. 新生儿硬肿症 B. 新生儿肺炎 C. 新生儿颅内出血
D. 新生儿高胆红素血症 E. 新生儿败血症

4. 使用蓝光箱时，灯管与患儿皮肤的距离应为（ ）。
A. 10～15 cm B. 15～20 cm C. 55～60 cm
D. 30～50 cm E. 60～70 cm

5. 蓝光治疗常见的副作用是（ ）。
A. 腹泻 B. 发热 C. 皮疹 D. 青铜症 E. 以上均有

6. 新生儿应用光照疗法正确的是（ ）。
A. 蓝光箱湿度保持在 55%～65%，温度保持在 34 ℃
B. 患儿入箱前涂以滑石粉保护皮肤
C. 单面疗法每 6 h 翻身 1 次
D. 灯管使用 1000 h 后必须更换
E. 患儿全裸睡在蓝光箱里

7. 早产儿应用暖箱正确的是（ ）。
A. 将早产儿放入暖箱，然后检查暖箱的性能并清洁、消毒暖箱
B. 可经常打开箱门进行护理操作
C. 每周清洁暖箱，更换水槽中的蒸馏水
D. 体重 1501～2000 g 的早产儿，暖箱温度宜在 30～32 ℃
E. 暖箱不可以放在阳光直射的地方

8. 在暖箱使用过程，箱内外应每天用消毒液擦拭（ ）。
A. 1 次 B. 2 次 C. 3 次 D. 4 次 E. 5 次

9. 体重在 1000 g～1500 g 的早产儿暖箱温度、湿度应保持在（ ）。
A. 温度 30～32 ℃；湿度 50%～55% B. 温度 30～32 ℃；湿度 55%～65%
C. 温度 32～34 ℃；湿度 50%～55% D. 温度 32～34 ℃；湿度 55%～65%
E. 温度 34～35 ℃；湿度 55%～65%

10. 婴幼儿灌肠时，肛管插入深度为（ ）。
A. 1～2 cm B. 3～4 cm C. 5～10 cm D. 12～14 cm E. 16～20 cm

11. 防止尿布皮炎发生的主要措施有（ ）。
A. 用一次性尿布 B. 用棉织品尿布 C. 勤换尿布、涂油
D. 尿布煮沸消毒 E. 换尿布后涂粉

12. 轻度尿布皮炎（表现为皮肤红肿）时，下列护理不妥的是（ ）。
A. 勤换尿布，保持臀部皮肤清洁、干燥
B. 排便后，可用温水洗净吸干再涂抹植物油
C. 可用肥皂洗臀及塑料布或油布包裹尿布

D. 室温允许时,可直接暴露臀部于阳光下

E. 可用红外线照射臀部以加速炎症吸收

13. 小儿抢救时常用给药方法(　　)。

A. 口服法　B. 灌肠法　C. 静脉推注法

D. 膏剂外敷法　E. 肌内注射法

14. 蓝光疗法的目的是(　　)。

A. 降低血清胆绿素　B. 降低血清间接胆红素

C. 降低血清直接胆红素　D. 减少血红细胞破坏

E. 降低血清尿素氮

(二) A_2型题

1. 下列哪项是腹泻患儿预防尿布皮炎最有效的护理措施?(　　)

A. 禁食　B. 更换尿布　C. 大便后及时清洗臀部

D. 暴露臀部皮肤　E. 臀部涂爽身粉

2. 患儿因腹泻 2 d 就诊,体检发现肛门周围皮肤潮红,伴有皮疹,为其进行护理时,除清洁臀部皮肤外,局部可涂下列哪种药膏?(　　)

A. 植物油　B. 鱼肝油　C. 氧化锌软膏　D. 克霉唑　E. 呋锌油

(三) A_3/A_4型题

(1～4 题共用题干)

患儿 1 岁,因腹泻、呕吐 1 d 就诊,体检时发现臀部皮肤潮红,伴有皮疹,肛周皮肤有脱皮。

1. 对该患儿的尿布皮炎进行分度应为(　　)。

A. 轻度　B. Ⅰ度　C. Ⅱ度　D. Ⅲ度　E. 轻-重度

2. 为使尿布皮炎减轻,对该患儿使用烤灯照射法,灯泡距尿布皮炎部位距离下列哪项适宜?(　　)

A. 10～20 cm　B. 20～30 cm　C. 30～40 cm

D. 40～45 cm　E. 50～55 cm

3. 为使尿布皮炎尽早痊愈,局部可涂(　　)。

A. 植物油　B. 氧化锌油　C. 达克宁　D. 克霉唑　E. 鱼肝油

4. 若有继发霉菌感染,局部可涂(　　)。

A. 植物油　B. 氧化锌油　C. 达克宁　D. 克霉唑　E. 鱼肝油

二、简答题

1. 简述出、入暖箱的条件及暖箱使用时如何观察患儿。

2. 简述尿布皮炎不同分度的临床表现及护理方法。

3. 简述蓝光疗法的适应证及注意事项。

4. 简述婴幼儿灌肠法的目的及方法。

选择题参考答案:

(一) 1. B　2. B　3. D　4. D　5. E　6. D　7. E　8. A　9. D　10. B　11. C　12. C　13. C　14. B

(二) 1. C　2. B

(三) 1. C　2. C　3. B　4. D

(张永霞)

参考文献

[1] 崔炎. 儿科护理学[M]. 4 版. 北京：人民卫生出版社，2008.

[2] 李胜玲，陈长香. 儿科护理学[M]. 西安：世界图书出版公司，2010.

[3] 叶春香. 儿科护理[M]. 2 版. 北京：人民卫生出版社，2008.

[4] 董荣欣. 儿科护理[M]. 西安：第四军医大学出版社，2009.

[5] 黄力毅. 儿科护理学[M]. 北京：人民卫生出版社，2004.

[6] 王兴华，张庆明. 2010 国家护士执业资格考试试题精编[M]. 北京：科学出版社，2009.

[7] 谢秀君. 2010 执业护士资格考试历年真题解析与实战模拟[M]. 西安：第四军医大学出版社，2008.

[8] 沈晓明，王卫平. 儿科学[M]. 7 版. 北京：人民卫生出版社，2008.

[9] 崔焱，顾平. 2010 全国卫生专业技术资格考试护理学(执业护士含护士)应试指导[M]. 北京：人民卫生出版社，2009.

[10] 崔焱，顾平. 2010 全国卫生专业技术资格考试习题集丛书：护理学(执业护士含护士)练习题集[M]. 北京：人民卫生出版社，2010.

[11] 贺鸿远. 儿科护理[M]. 北京：科学出版社，2008.

[12] 朱念琼. 儿科护理学[M]. 北京：人民卫生出版社，2001.

[13] 穆秋玲. 儿童护理[M]. 北京：高等教育出版社，2005.

[14] 耿莉华，宋雁宾，黄少平. 护理实训教材[M]. 2 版. 北京：科学出版社，2010.

[15] 于洁. 儿科学[M]. 6 版. 北京：人民卫生出版社，2009.

[16] 范玲. 儿科护理学[M]. 2 版. 北京：人民卫生出版社，2007.

[17] 梅国建. 儿科护理学[M]. 北京：人民卫生出版社，2007.

[18] 王平，罗晨玲. 护理学(士)与护士执业应试指导及历年考点串讲[M]. 北京：人民军医出版社，2008.

[19] 肖建武. 儿科护理学[M]. 北京：中国医药科技出版社，2009.

[20] 孙锟，沈颖. 小儿内科学[M]. 4 版. 北京：人民卫生出版社，2009.

[21] 王野坪. 儿童护理[M]. 2 版. 北京：高等教育出版社，2009.

[22] 华涛，杨小青. 儿科护理学[M]. 北京：中国科学技术出版社，2009.

[23] 王佐之. 儿科护理学[M]. 长沙：湖南科学技术出版社，1999.

[24] 全国卫生专业技术资格考试专家委员会. 2010 年全国卫生专业技术资格考试指导：

护理学(师)[M].北京:人民卫生出版社,2009.

[25] 方勤,姜妹娟.母婴与儿童青少年护理[M].北京:科学出版社,2004.

[26] 杨绍基.传染病学[M].北京:人民卫生出版社,2005.

[27] 石宏,岳希全,欧阳霞.传染病护理学[M].上海:第二军医大学出版社,2005.

[28] 周琦,孙亚娟.国家护士执业资格考试考点精讲与综合训练:儿科护理学[M].西安:第四军医大学出版社,2009.

[29] 叶春香.儿科护理学习指导及习题集[M].北京:人民卫生出版社,2008.

[30] 田云芳.儿科学护理学[M].北京:科学出版社,2007.

[31] 张梅珍.护士执业资格考试同步辅导丛书:儿科护理学笔记[M].北京:科学出版社,2010.

[32] 韦统友,周琦.儿科护理[M].武汉:华中科技大学出版社,2011.

[33] 刘奉,刘靖,于雁.儿科护理技术[M].武汉:华中科技大学出版社,2010.

[34] 刘景秋,王雁.儿科护理学[M].北京:第四军医大学出版社,2007.